REPRODUÇÃO ANIMAL

Caninos e felinos

REPRODUÇÃO ANIMAL

Caninos e felinos

EDITORES

Marcelo Rezende Luz

Eneiva Carla Carvalho Celeghini

Felipe Zandonadi Brandão

manole

editora

EDITORES: Marcelo Rezende Luz, Eneiva Carla Carvalho Celeghini e Felipe Zandonadi Brandão
PRODUÇÃO EDITORIAL: Patrícia Alves Santana
CAPA: Ricardo Yoshiaki Nitta Rodrigues
IMAGENS DA CAPA: Freepik e acevo dos autores
PROJETO GRÁFICO: Departamento Editorial da Editora Manole
EDITORAÇÃO ELETRÔNICA: Formato Estúdio
ILUSTRAÇÕES: Ribak Imagens

CIP-BRASIL. CATALOGAÇÃO NA PUBLICAÇÃO
SINDICATO NACIONAL DOS EDITORES DE LIVROS, RJ

R336
v. 4

Reprodução animal : caninos e felinos / editores Marcelo Rezende Luz [coordenador], Eneiva Carla Carvalho Celeghini, Felipe Zandonadi Brandão ; coordenadores Maria Isabel Mello Martins, Alexandre Rodrigues Silva. - 1. ed. - Barueri [SP] : Manole, 2024.

Inclui bibliografia e índice
ISBN 9788520465349

1. Medicina veterinária. 2. Animais - Reprodução. 3. Cães - Reprodução. 4. Gatos - Reprodução. I. Luz, Marcelo Rezende. II. Celeghini, Eneiva Carla Carvalho. III. Brandão, Felipe Zandonadi. IV. Martins, Maria Isabel Mello. V. Silva, Alexandre Rodrigues.

CDD: 636.082
24-88358 CDU: 636.082

Meri Gleice Rodrigues de Souza - Bibliotecária - CRB-7/6439

20/02/2024 23/02/2024

1ª edição – 2024

Editora Manole Ltda.
Alameda América, 876 – Tamboré
06543-315 – Santana de Parnaíba – SP – Brasil
Tel.: (11) 4196-6000
www.manole.com.br | https://atendimento.manole.com.br/

Impresso no Brasil
Printed in Brazil

Editores

Marcelo Rezende Luz

Médico-veterinário pela Universidade Federal Fluminense (UFF). Residência em Clínica, Cirurgia e Reprodução de Bovinos pela Clínica de Bovinos de Garanhuns – Universidade Federal Rural de Pernambuco (UFRPE). Mestre e Doutor em Reprodução Animal pela Universidade Estadual Paulista "Júlio de Mesquita Filho" (Unesp). Professor associado de Reprodução Animal da Escola de Veterinária da Universidade Federal de Minas Gerais (UFMG). Presidente do Colégio Brasileiro de Reprodução Animal (CBRA) – 2019-2023.

Eneiva Carla Carvalho Celeghini

Médica-veterinária pela UNIFEOB. Mestre e Doutora em Reprodução Animal pela Faculdade de Medicina Veterinária e Zootecnia da Universidade de São Paulo (FMVZ-USP). Professora associada do Departamento de Reprodução Animal da FMVZ-USP.

Felipe Zandonadi Brandão

Médico-veterinário pela Universidade Federal Fluminense (UFF). Mestre e Doutor em Ciência Animal pela Escola de Veterinária da Universidade Federal de Minas Gerais (UFMG). Professor titular do Setor de Reprodução Animal da Faculdade de Veterinária da UFF. Pesquisador de produtividade em pesquisa do CNPq – Nível 1B e Cientista do Nosso Estado da Fundação de Amparo à Pesquisa do Estado do Rio de Janeiro (Faperj).

Coordenadores

Marcelo Rezende Luz

Médico-veterinário pela Universidade Federal Fluminense (UFF). Residência em Clínica, Cirurgia e Reprodução de Bovinos pela Clínica de Bovinos de Garanhuns – Universidade Federal Rural de Pernambuco (UFRPE). Mestre e Doutor em Reprodução Animal pela Universidade Estadual Paulista "Júlio de Mesquita Filho" (Unesp). Professor associado de Reprodução Animal da Escola de Veterinária da Universidade Federal de Minas Gerais (UFMG). Presidente do Colégio Brasileiro de Reprodução Animal (CBRA) – 2019-2023.

Maria Isabel Mello Martins

Doutora em Biotecnologia da Reprodução Animal pela Faculdade de Medicina Veterinária e Zootecnia da Universidade Estadual Paulista Júlio de Mesquita Filho (FMVZ-Unesp/Botucatu-SP). Pós-doutorado na *École Nationale Vétérinaire d'Alfort*. Professora Associada C na área de Teriogenologia de Animais de Companhia na Universidade Estadual de Londrina (UEL).

Alexandre Rodrigues Silva

Médico-veterinário. Doutor em Ciências Veterinárias pela Universidade Estadual do Ceará (UECE). Docente Titular do Centro de Ciências Agrárias da Universidade Federal Rural do Semi-Árido (Ufersa). Pesquisador de produtividade Nível 1B do CNPq/MCT.

Colaboradores

Alain Fontbonne

Professor de *Companion Animals Breeding and Reproduction* na *École Nationale Vétérinaire d'Alfort*, em Paris.

Alexandre Rodrigues Silva

Médico-veterinário. Doutor em Ciências Veterinárias pela Universidade Estadual do Ceará (UECE). Docente Titular do Centro de Ciências Agrárias da Universidade Federal Rural do Semi-Árido (Ufersa). Pesquisador de produtividade nível 1B do CNPq/MCT.

Ana Augusta Pagnano Derussi

Médica-veterinária pela Universidade Federal de Uberlândia. Mestrado e Doutorado na área de Reprodução Animal pela Faculdade de Medicina Veterinária e Zootecnia da FMVZ-Unesp, *campus* de Botucatu.

Aracelle Alves de Avila Fagundes

Médica-veterinária pela Universidade Federal de Uberlândia (UFU). Mestrado e Doutorado em Cirurgia Veterinária pela Universidade Estadual Paulista "Júlio de Mesquita Filho". Durante o curso de doutorado participou do programa de doutorado-sanduíche realizado Universidade de Bristol (Inglaterra) por período de um ano na área de cirurgia de pequenos animais, neste período foi membro do Royal College Veterinary Surgeons e obteve título de conclusão de Internato em Cirurgia de Pequenos Animais. Realizou Pós-doutorado na área de Reprodução Animal, na Universidade de Milão-Itália e um segundo Pós-doutorado também na mesma área, na Unesp – Jaboticabal. Docente em Obstetrícia Veterinária e Cirurgia de Pequenos Animais na Faculdade de Medicina Veterinária da UFU.

Camila Infantosi Vannucchi

Professora Livre-docente do Departamento de Reprodução Animal da Faculdade de Medicina Veterinária e Zootecnia da Universidade de São Paulo (FMVZ-USP).

Camila Louise Ackermann

Médica-veterinária pela FAVET/UECE. Mestre pelo Departamento de Reprodução Animal da Unesp/FMVZ, Botucatu. Doutora pelo Departamento de Reprodução Animal da Unesp/FMVZ, Botucatu. Pós-doutora pelo Departamento de Reprodução Animal da Unesp/FMVZ, Botucatu.

Cristina de Fátima Lúcio

Médica-veterinária. Mestre em Medicina Veterinária e Doutora em Ciências. Docente no curso de Medicina Veterinária da Universidade Metropolitana de Santos (Unimes), da Universidade Municipal de São Caetano do Sul (USCS) e da Sociedade Educacional das Américas (FAM).

Daniel Couto Uchoa

Médico-veterinário pela Universidade Estadual do Ceará (UECE). Mestrado em Ciências Veterinárias pela UECE. Doutorado em Biotecnologia – Renorbio pela UECE. Médico-veterinário do Kennel Clube do Estado do Ceará. Atua no serviço autônomo de atendimento clínico geral e reprodutivo para a espécie canina. É professor de Cinotecnia e Cinocultura no Centro Universitário Fametro (Unifametro).

Denise Cláudia Tavares

Médica-veterinária pelo Centro Universitário Moura Lacerda. Mestrado em Cirurgia Veterinária e Doutorado em Medicina Veterinária – Reprodução Animal, ambos pela Universidade Estadual Paulista "Júlio de Mesquita Filho" – FCAV-Unesp, *campus* de Jaboticabal. Docente da Universidade Paulista (UNIP), *campus* de Bauru.

Diego Rodrigues Gomes

Médico-veterinário pela Universidade Federal Rural do Rio de Janeiro (UFRRJ). Residência em Fisiopatologia da Reprodução e Obstetrícia Veterinária pela FMVZ-Unesp, Botucatu. Mestrando em Imaginologia pela FZEA-USP, *campus* de Pirassununga.

Emmanuel Fontaine

Mestrado em *Biology of Reproduction and Development* pela *Université Paris Diderot*. Diplomate of the *European College of Animal Reproduction*. Doutorado em Reprodução Animal pela ABIES *École Doctorale*.

Fabiana Ferreira de Souza

Doutorado em Medicina Veterinária, área de concentração na Reprodução Animal, pela Faculdade de Medicina Veterinária e Zootecnia da Universidade Estadual Paulista "Júlio de Mesquita Filho" (FMVZ-Unesp/Botucatu). Pesquisadora do Departamento de Cirurgia Veterinária e Reprodução Animal na FMVZ--Unesp/Botucatu.

Fernanda Machado Regazzi

Médica-veterinária com Mestrado e Doutorado em Ciências Médicas pelo Departamento de Reprodução Animal da Faculdade de Medicina Veterinária e Zootecnia da Universidade de São Paulo (FMVZ-USP). Professora de Reprodução e Obstetrícia na Faculdade de Americana.

Gabriela Carneiro de Sousa

Médica-veterinária pela Universidade Federal de Goiás (UFG). Residência em Fisiopatologia da Reprodução e Obstetrícia Veterinária. Mestrado em Biotecnologia Animal pela Universidade Estadual Paulista "Júlio de Mesquita Filho" (FMVZ – Unesp), *campus* de Botucatu.

Gisele Almeida Lima da Veiga

Médica-veterinária. Mestre e Doutora em Reprodução Animal pela Faculdade de Medicina Veterinária e Zootecnia da Universidade de São Paulo (FMVZ-USP). Professora Assistente Doutora do Departamento de Reprodução Animal da FMVZ-USP.

Jamile Haddad Neta

Mestre e Doutora em Ciência Animal pela Universidade Estadual de Londrina (UEL). Docente permanente do programa de Pós-graduação em Saúde e Produção Animal da Universidade Norte do Paraná (Unopar).

Herlon Victor Rodrigues Silva

Médico-veterinário, Mestre e Doutor pela Universidade Estadual do Ceará (UECE), com doutorado-sanduíche no National Zoological Park do Smithsonian em Washington, DC, EUA. Professor na UECE.

Isabel Candia Nunes da Cunha

Professora Associada na Universidade Estadual do Norte Fluminense "Darcy Ribeiro". Pós-doutorado pela Universidade de Hannover, Alemanha.

Laíza Sartori de Camargo

Médica-veterinária pela Universidade de Franca (UNIFRAN). Residência em Teriogenologia de animais de companhia pela Universidade Estadual de Londrina (UEL). Mestrado e Doutorado em Biotecnologia Animal pela Universidade Estadual Paulista "Júlio de Mesquita Filho" – FMVZ da Unesp, *campus* de Botucatu. Especialista em Oncologia Veterinária. Professora da Faculdade EDUVALE.

Liege Cristina Garcia da Silva

Médica-veterinária, Mestre e Doutora em Reprodução Animal pela Faculdade de Medicina Veterinária e Zootecnia da Universidade de São Paulo (FMVZ – USP). Professora Doutora da Universidade Municipal de São Caetano do Sul (USCS).

Lílian Rigatto Martins

Médica-veterinária. Residente em Reprodução Animal. Mestrado e Doutorado em Reprodução Animal pela Universidade Estadual Paulista "Júlio de Mesquita Filho", *campus* de Botucatu.

Luiz Guilherme Corsi Trautwein

Médico-veterinário pela Universidade Estadual de Londrina (UEL). Residência Veterinária em Teriogenologia de Animais de Companhia (UEL). Mestrado e Doutorado em Ciência Animal pela UEL. Professor Adjunto de Teriogenologia de Animais de Companhia na UEL.

Luiz Paulo Nogueira Aires

Mestre em Ciências Veterinárias pela Unesp Jaboticabal. Doutorando em Ciências Veterinárias pela Universidade Estadual Paulista "Júlio de Mesquita Filho" (Unesp – Jaboticabal).

Marcelo Rezende Luz

Médico-veterinário pela Universidade Federal Fluminense (UFF). Residência em Clínica, Cirurgia e Reprodução de Bovinos pela Clínica de Bovinos de Garanhuns da Universidade Federal Rural de Pernambuco (UFRPE). Mestre e Doutor em Reprodução Animal pela Universidade Estadual Paulista "Júlio de Mesquita Filho" (Unesp). Professor Associado de Reprodução Animal da Escola de Veterinária da Universidade Federal de Minas Gerais (UFMG). Presidente do Colégio Brasileiro de Reprodução Animal (CBRA) - 2019-2023.

Marcos Cezar Sant'Anna

Doutor pelo Programa de Pós-graduação em Ciência Animal da Universidade Estadual de Londrina (UEL). Professor das Disciplinas Clínica Cirúrgica de Pequenos Animais e Diagnóstico por Imagem no curso de Medicina Veterinária do Centro Universitário das Faculdades Integradas de Ourinhos (Unifio).

Marcus Antônio Rossi Feliciano

Livre-docente em Diagnóstico por Imagem em Medicina Veterinária pela Universidade de São Paulo (USP). Professor Associado da USP.

María Alejandra Stornelli

Especialista em *University Teaching* pela *Universidad Nacional de La Plata* (UNLP). Doutorado em Ciências Veterinárias pela Faculdade de Ciências Veterinárias da UNLP. Professora Associada da Disciplina *Animal Reproduction* da Faculdade de Ciências Veterinárias da UNLP. Especialização em *Canine and Feline Medical and Surgical Clinic* pela Faculdade de Ciências Veterinárias da UNLP.

María Cecilia Stornelli

Doutora em Ciências Veterinárias. Professora Adjunta da Disciplina *Animal Reproduction* da *Universidad Nacional de La Plata* (UNLP).

Maria Denise Lopes

Professora Titular do Departamento de Cirurgia Veterinária e Reprodução Animal da Faculdade de Medicina Veterinária e Zootecnia da Universidade Estadual Paulista "Júlio de Mesquita Filho" (FMVZ-Unesp/Botucatu-SP).

Maria Isabel Mello Martins

Doutora em Biotecnologia da Reprodução Animal pela Faculdade de Medicina Veterinária e Zootecnia da Universidade Estadual Paulista "Júlio de Mesquita Filho" (FMVZ-Unesp/Botucatu-SP). Pós-doutorado na *École Nationale Vétérinaire d'Alfort*, em Paris. Professora Associada C na área de Teriogenologia de Animais de Companhia na Universidade Estadual de Londrina (UEL).

Maricy Apparício

Médica-veterinária pela Universidade Estadual de Londrina (UEL). Residência em Reprodução e Obstetrícia e Mestrado em Cirurgia Veterinária pela Faculdade de Ciências Agrárias e Veterinárias da Universidade Estadual Paulista "Júlio de Mesquita Filho" (FCAV-Unesp/Jaboticabal-SP. Doutorado em Reprodução Animal pela FCAV-Unesp, com período sanduíche junto à *Università Degli Studi di Milano* (UNIMI). Professora Assistente de Fisiopatologia da Reprodução e Obstetrícia Veterinária da Faculdade de Medicina Veterinária e Zootecnia da Universidade Estadual Paulista "Júlio de Mesquita Filho" (FMVZ-Unesp/Botucatu-SP).

Matteo Tesi

Senior clinician em *Dog and Cat Reproduction* na *École Nationale Vétérinaire d'Alfort*, em Paris.

Monike Alves Lopes

Médica-veterinária pela Universidade Anhembi Morumbi (UAM). Residência em Fisiopatologia da Reprodução e Obstetrícia Veterinária. Mestrado em Biotecnologia Animal pela Universidade Estadual Paulista "Júlio de Mesquita Filho" – FMVZ-Unesp, *campus* de Botucatu. Mestranda em Reprodução Animal pela Faculdade de Medicina Veterinária e Zootecnia da FMVZ-USP.

Myrian Megumy Tsunokawa Hidalgo

Médica-veterinária pela UENP. Residência em Clínica Médica, Cirúrgica e Teriogenologia de Grandes Animais na UENP. Mestre e Doutoranda em Ciência Animal pela UEL, com área de atuação em Reprodução Animal, com ênfase em Andrologia Animal. Possui Internacionalização pelo Programa de Biociências Aquáticas – Norbraqua, pela Nord University, Noruega.

Paulo Borges

DMV e Diplomado ECAR (*European College of Animal Reproduction*). Docente da Universidade Lusófona, Lisboa. Diretor Clínico do Centro de Reprodução Animal, em Portugal.

Renata Oliveira Barreto

Médica-veterinária pela Universidade Federal da Bahia (UFBA). Residência em Fisiopatologia da Reprodução e Obstetrícia Veterinária. Mestranda em Biotecnologia Animal pela Universidade Estadual Paulista "Júlio de Mesquita Filho" – FMVZ-Unesp, *campus* de Botucatu.

Rita de Cassia Soares Cardoso

Doutora, Professora das Disciplinas de Ginecologia Veterinária e Andrologia e Biotecnologia da Reprodução na Universidade Federal do Agreste de Pernambuco.

Silvia Edelweiss Crusco

Professora e Médica-veterinária autônoma, com atuação em atendimento e consultoria na área de Reprodução Animal. Mestrado e Doutorado em Reprodução Animal pelo Departamento de Reprodução Animal da Faculdade de Medicina Veterinária e Zootecnia da Universidade de São Paulo (FMVZ-USP). Pós-doutorado em Biologia Molecular pela Universidade Estadual Paulista "Júlio de Mesquita Filho" (Unesp – Araçatuba).

Sumário

Apresentação

O Brasil é um país expoente na Reprodução Animal, tanto no meio produtivo como no acadêmico. A área figura como um componente central para o desenvolvimento e a sustentabilidade do agronegócio, um setor que tem sido historicamente crucial para a sua economia e desenvolvimento. O Brasil possui o maior rebanho bovino do mundo, sendo o maior exportador mundial de carne bovina e de frango, e o 4º maior exportador mundial de carne suína. Além disso, o país detém o 4º maior plantel de equinos do mundo e a 2ª maior população mundial de cães e gatos, movimentando o mercado *pet*. Quanto aos pequenos ruminantes, temos um mercado consumidor ávido por produtos de qualidade. A eficiência reprodutiva desempenha papel vital nesse sucesso.

A Reprodução Animal é um campo de estudo e aplicação em constante evolução. É uma área do conhecimento que pode ser subdividida em diversas subáreas que contemplam as particularidades e os propósitos distintos de cada espécie animal, englobando aspectos relacionados a machos e fêmeas, como a andrologia, ginecologia, obstetrícia e neonatologia, e a aplicação das diversas biotécnicas da reprodução. Portanto, atuar na Reprodução Animal demanda um compromisso substancial com estudo e atualização contínuos.

Nos últimos 30 anos, o campo da Reprodução Animal passou por um avanço notável. No início da década de 1990, o Brasil inseminava (com detecção de cio) aproximadamente 5% a 6% de seu rebanho bovino, em contraste com os atuais 23% (predominantemente por IATF). A técnica de transferência de embriões na espécie bovina evoluiu do método cirúrgico para o transcervical (não cirúrgico), e a produção de embriões migrou predominantemente de embriões produzidos *in vivo*, por superovulação, para embriões produzidos *in vitro* (PIVE). Na área da ultrassonografia reprodutiva, houve um crescimento substancial. O conhecimento foi progressivamente adquirido e aprofundado, de maneira que a Reprodução Animal de qualidade está praticamente indissociável dessa técnica. Congelar sêmen equino com bons resultados pós-descongelação era quase impossível, mas, com o tempo, esse desafio foi superado. A reprodução de cães e gatos, que antes era praticamente inexistente em nosso país, passou a se desenvolver e, em grande parte, se estabeleceu. Graças aos avanços tecnológicos, à internet, à cooperação entre grupos de pesquisa, a técnica da PIVE avançou consideravelmente, e novas conquistas, como sexagem espermática, clonagem e transgenia, foram alcançadas. Foram desenvolvidas ferramentas genômicas e ciências ômicas, como a proteômica, metabolômica, lipidômica e transcriptômica, que vêm ajudando na compreensão dos mecanismos que regem a reprodução. O espermatozoide, que se pensava ter seu papel somente na fertilização com a entrega do DNA, hoje se sabe que também contribui com outras organelas, entre elas os microRNAs, cujas funções são variadas e envolvidas no desenvolvimento embrionário e fetal. Agora, com o lançamento desta obra, estamos testemunhando o surgimento da era da inteligência artificial.

Assim, é com imensa satisfação que apresentamos o livro *Reprodução animal*, que nasceu com a finalidade de entregar ao leitor, estudante ou profissional, conteúdo de alta qualidade, atualizado, versando sobre as diferentes espécies animais, que possibilite o aprendizado e o aperfeiçoamento do conhecimento. *Reprodução animal* se propõe a ser uma referência abrangente para os profissionais da área.

Esta obra é composta por 5 volumes, divididos por temas ou espécie(s) animal(is), cujos conteúdos se complementam. Seus capítulos foram escritos com dedicação e cuidado por especialistas brasileiros e/ou estrangeiros, todos renomados em sua área de atuação e com grande capacidade de gerar e transmitir conhecimentos. O primeiro volume é dedicado à fisiologia reprodutiva, juntamente com os últimos avanços da biotecnologia na área. O segundo volume é uma imersão na reprodução de ruminantes, englobando bovinos, caprinos e ovinos. O terceiro volume abrange a reprodução equina. O quarto volume, por sua vez, refere-se à reprodução de cães e gatos. Por fim, o quinto volume aborda a reprodução de suínos e aves domésticas.

É a primeira obra nacional abrangente na área, no que diz respeito a temas e espécies. Mesmo assim, não seria possível e nem foi pretensão dos autores esgotar o assunto de cada capítulo. De qualquer forma, buscou-se produzir conteúdo sólido, escrito de maneira didática e bem ilustrado, para uma leitura agradável. Desejamos a todos uma boa leitura, e que todos "guardem" com carinho seus conhecimentos.

Os Editores

GUARDAR

Guardar uma coisa não é escondê-la ou trancá-la.
Em cofre não se guarda coisa alguma.
Em cofre perde-se a coisa à vista.

Guardar uma coisa é olhá-la, fitá-la, mirá-la por
admirá-la, isto é, iluminá-la ou ser por ela iluminado.

Guardar uma coisa é vigiá-la, isto é, fazer vigília por
ela, isto é, velar por ela, isto é, estar acordado por ela,
isto é, estar por ela ou ser por ela.

Por isso melhor se guarda o voo de um pássaro
Do que um pássaro sem voos.

Por isso se escreve, por isso se diz, por isso se publica,
por isso se declara e declama um poema:
Para guardá-lo:
Para que ele, por sua vez, guarde o que guarda:
Guarde o que quer que guarda um poema:
Por isso o lance do poema:
Por guardar-se o que se quer guardar.

Antônio Cícero – Poeta (1996)

Prefácio

Bem-vindo ao fascinante universo da reprodução canina e felina! Este livro integra a obra *Reprodução animal*, uma sequência de 5 volumes que abrange os diferentes aspectos reprodutivos nas distintas espécies domésticas. Particularmente, este volume é um convite para explorar os intricados caminhos que levam não apenas à perpetuação de cães e gatos, mas também a todos os aspectos relativos ao seu controle reprodutivo.

Reproduzir cães e gatos vai muito além de simplesmente juntar um macho e uma fêmea. Envolve conhecimento, responsabilidade e a conscientização do impacto que nossas decisões podem ter na saúde e no bem-estar desses seres especiais e, por conseguinte, na sociedade humana.

No decorrer deste volume, você encontrará informações atualizadas proporcionadas pela união de renomados pesquisadores da área, médicos-veterinários apaixonados e amantes de animais comprometidos em garantir que a reprodução dessas espécies seja conduzida com respeito, consideração e olhar atento ao futuro. Assim, são explorados desde os fundamentos básicos da fisiologia reprodutiva, passando pelo uso das biotecnologias reprodutivas, até questões contemporâneas relacionadas à reprodução controlada, considerando sempre o equilíbrio delicado entre a preservação das raças e o bem-estar dos indivíduos. Na verdade, este livro oferece uma visão abrangente de todo o processo reprodutivo, guiando você desde as decisões pré-concepcionais até os primeiros momentos preciosos com os filhotes recém-nascidos. Cada capítulo é um convite à reflexão sobre o papel do profissional médico-veterinário na orientação das estratégias reprodutivas a serem utilizadas para multiplicação ou controle desses companheiros de quatro patas, considerando não apenas a demanda por determinadas características físicas, mas também a promoção da saúde e a diversidade genética.

Que este livro sirva como guia informativo e inspirador para todos aqueles que almejam se aprofundar no universo da reprodução de cães e gatos e que nos lembre constantemente da importância de nossa responsabilidade para com esses amigos peludos que enriquecem nossas vidas.

Boa leitura! E que sua jornada pela reprodução de cães e gatos seja tão enriquecedora para você quanto foi para nós ao explorarmos e compartilharmos esses conhecimentos.

Os Coordenadores

CAPÍTULO 1

Fisiologia e endocrinologia reprodutiva de cadelas

Maria Denise Lopes

INTRODUÇÃO

Durante os últimos 10 a 15 anos, o conhecimento sobre a fisiologia reprodutiva das fêmeas da espécie canina evoluiu muito. Este capítulo tem como objetivo sumarizar a fisiologia reprodutiva básica das cadelas, incluindo informações sobre os aspectos comportamentais e hormonais das fases do ciclo estral.

As cadelas são monoéstricas predominantemente não estacionais na maioria das raças, com exceção da Basenji (raça africana), que geralmente apresenta a fase do estro durante o outono.[1] As cadelas manifestam uma fase de anestro entre fases reprodutivas ativas e, diferentemente de outras espécies domésticas, apresentam uma fase lútea longa com duração muito semelhante entre fêmeas gestantes e não gestantes – em fêmeas prenhes a fase lútea dura em média 63 dias, e em fêmeas não prenhes a mesma fase pode perdurar por 70 a 90 dias. Essa diferença se deve principalmente à síntese e liberação de prostaglandina F2α (PGF2α) pela placenta e pelo endométrio durante o parto, diminuindo rapidamente as concentrações de progesterona (P4).[1-7] As cadelas não apresentam um mecanismo luteolítico na ausência da gestação; nas fêmeas não gestantes não há pico de PGF2α similarmente ao que ocorre próximo ao parto, portanto as concentrações de progesterona plasmática declinam lentamente.[1,2,6,7]

A puberdade nas cadelas ocorre alguns meses após atingirem o peso e estrutura óssea de adulta, existindo uma relação entre idade à puberdade e porte/raça dos animais. Fêmeas de porte pequeno são mais precoces sexualmente quando comparadas com fêmeas de raças maiores e apresentam o primeiro estro ao redor de 6 a 9 meses. Cadelas de porte ou raça grande apresentam o primeiro estro antes de 12 meses de idade, embora o início da atividade cíclica possa ser considerado normal com até 18 a 24 meses.[1-3]

A maioria das cadelas apresenta períodos de estro a cada 7 meses, com uma variação de 5 a 13 meses. O intervalo interestro é o período compreendido entre o final do estro e o início do proestro subsequente. As cadelas apresentam atividade ovariana a vida toda e, se cobertas, podem emprenhar, embora a fertilidade diminua com a idade.[2] Fêmeas idosas podem apresentar um aumento no intervalo interestro – 10 a 13 meses.[1-4]

A fase de maior fertilidade nas cadelas ocorre aproximadamente aos 2 anos e geralmente perdura até 6 ou 7 anos de idade. Dentro desse período, as cadelas podem gerar e parir filhotes em todos os ciclos estrais, embora essa prática não seja a mais recomendada; o mais comum é o acasalamento em estros alternados. A idade ideal para a cobertura situa-se, portanto, entre 2 e 6 anos. Nessa idade os ciclos estrais são geralmente regulares, com maiores taxas de ovulação e maior fertilidade. Em cadelas idosas, com idade superior a 7 anos, a taxa de concepção e o tamanho das ninhadas diminuem.[2]

A espécie canina é muito fértil, com uma taxa de fertilidade próxima a 95% das cadelas acasaladas. Essa alta taxa de fertilidade se deve basicamente ao fato de que coberturas férteis podem ocorrer tão cedo como 5 dias antes das ovulações ou tão tarde como 6 dias após as ovulações pela sobrevida prolongada dos espermatozoides no sistema reprodutor das fêmeas (em média 7 dias) e dos oócitos (7 a 8 dias) nas tubas uterinas;[4] a superfecundação também pode ocorrer nas cadelas quando vários machos acasalam uma fêmea na fase do estro

CICLO ESTRAL

O ciclo estral das cadelas é classicamente dividido em 4 fases: proestro, estro, diestro (metaestro) e anestro. A maioria dos pesquisadores prefere o termo "diestro" em vez de "metaestro" para definir a fase lútea do ciclo estral.[1-4]

Proestro

Está associado com o crescimento e desenvolvimento folicular e a subsequente secreção de estrógenos pelas células da granulosa dos folículos ovarianos. Geralmente de 2 a 8 folículos crescem em cada ovário. Esses folículos se projetam na superfície ovariana aproximadamente 10 dias antes das ovulações.[2-4] Eles medem inicialmente 4 mm de diâmetro e aumentam para 6 a 9 mm imediatamente antes do pico pré-ovulatório de hormônio luteinizante (LH). Os estrógenos secretados pelos folículos promovem aumento da vascularização, edema do sistema reprodutor e aumento da atividade do epitélio glandular. A vascularização aumentada e o edema da mucosa uterina são responsáveis pela perda de hemácias por diapedese para o lúmen uterino, resultando na secreção sanguinolenta vista por meio da cérvix relaxada, vagina e vulva.[1-3]

A duração média do proestro em cadelas adultas é de 9 dias, com uma variação de 0 a 27 dias. Os sinais clínicos associados ao proestro incluem edema e congestão dos lábios vulvares e a secreção serossanguinolenta. Ocorrem também nessa fase modificações comportamentais como atração pelos machos e micção constante. Por definição, no período de proestro a fêmea atrai o macho, mas refuta o acasalamento.[1] Ao exame clínico, as cadelas apresentam edema da mucosa vaginal e da mucosa uterina quando examinadas com um endoscópio (Figura 1) e pela ultrassonografia. Ocorre também proliferação das células do epitélio vaginal induzida pelos estrógenos, com modificação de um epitélio cuboide para um epitélio do tipo escamoso estratificado; essa modificação protege a vagina, evitando que ela seja traumatizada durante a introdução do pênis, e permite o monitoramento das fases do ciclo estral.[1-3]

Esfregaços vaginais realizados no início ou na metade do proestro se caracterizam pela presença de hemácias e de uma variação de células epiteliais. Da metade para o final do proestro, a porcentagem de células parabasais e de células intermediárias pequenas diminui, e a porcentagem de células do tipo intermediárias grandes e superficiais aumenta. Embora as hemácias sejam abundantes no esfregaço vaginal de cadelas no proestro, algumas fêmeas podem apresentar pouca secreção serossanguinolenta ou até não sangrar.[1]

Em termos hormonais o proestro é o estágio do ciclo estral em que as concentrações

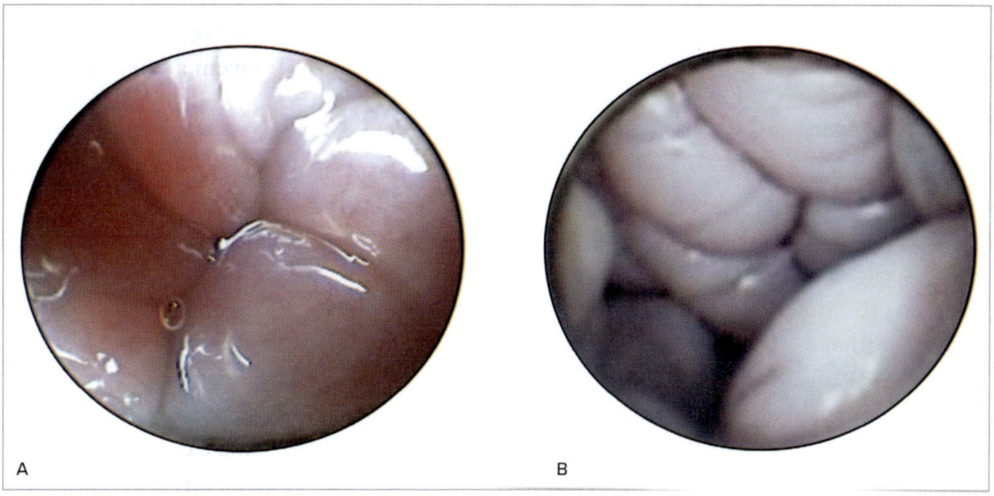

FIGURA 1 A: Proestro; B: estro.

séricas de estrógenos aumentam a ponto de resultar nos sinais clínicos do proestro. As concentrações de 17-β-estradiol aumentam durante toda a fase de proestro, de valores basais de 5 a 10 pg/mL até valores máximos de 45 a 120 pg/mL, que ocorrem 1 a 3 dias antes do pico pré-ovulatório de LH. Após atingir concentrações máximas, os estrógenos diminuem antes de as cadelas tornarem-se receptivas ao macho. As concentrações de progesterona (P4) se mantêm em concentrações basais até o final do proestro (< 1 ng/mL), quando começam a aumentar. Esse aumento nas concentrações de P4 é resultado da luteinização pré-ovulatória dos folículos ovarianos.[2-4]

Bischoff, em 1845, foi o primeiro pesquisador a documentar o processo de luteinização antes do rompimento da parede dos folículos ovarianos nas cadelas, antes da ocorrência das ovulações. As concentrações de testosterona também aumentam no final do proestro, alcançando concentrações de 0,3 a 1,0 ng/mL no momento do pico pré-ovulatório de LH; esses valores são semelhantes àqueles observados em machos adultos. Não está claro se as concentrações de testosterona contribuem para o comportamento do estro ou são consequência da esteroidogênese aumentada.[1,3]

As concentrações de LH permanecem próximas ao basal durante quase todo o proestro, embora o LH em concentrações altas tenha sido descrito durante a fase final do anestro e o início do proestro. As concentrações do hormônio foliculoestimulante (FSH) diminuem durante o proestro, provavelmente em razão de um mecanismo de *feedback* realizado pela inibina produzida pelos folículos ovarianos. A prolactina pode influenciar o término do anestro e o início do proestro, mas a concentração de prolactina varia durante toda a fase de proestro.[1]

Controle do desenvolvimento folicular nos cães

O ciclo reprodutivo nos cães é regulado pelo eixo hipotálamo/hipófise/ovários.[4,5] Antes do proestro há um aumento do hormônio liberador de gonadotrofinas (GnRH), liberado em pulsos pelo hipotálamo, que estimula o FSH e o LH da adeno-hipófise. O aumento de FSH e de LH inicia o crescimento de folículos antrais e estimula a esteroidogênese; o aumento crescente de 17-β-estradiol durante o proestro estimula o pico pré-ovulatório de LH, seguido pelas ovulações, que ocorrem cerca de 60 horas depois.[5]

Embora o controle endócrino da fase folicular do ciclo estral das cadelas já tenha sido descrito, os mecanismos envolvendo o início do proestro ainda carecem de estudos; durante o final do anestro há aumento da frequência de pulsos de GnRH e sensibilidade aumentada da hipófise a esse GnRH. Nesse período ocorre um aumento de FSH circulante e um aumento concomitante de receptores para o FSH nas células da granulosa de folículos pré-antrais menores que 1 mm de diâmetro. Os receptores de LH, ao contrário, só são identificados em folículos maiores que 1 mm de diâmetro, portanto o FSH, mas não o LH, toma parte no recrutamento dos folículos ovarianos em cadelas e consequentemente determina o final da fase de anestro. Mudanças circadianas nos tônus opioidérgicos, dopaminérgicos e/ou serotoninérgicos também participam dessa fase transicional nos cães.[4-6]

As concentrações de hormônio antimülleriano (AMH) estão sendo utilizadas como um marcador do término da fase de anestro em cadelas. Assim, o AMH está aumentado durante a transição anestro/proestro e declina no final do proestro, próximo ao pico pré-ovulatório de LH. O AMH é secretado pelas células da granulosa de folículos secundários e antrais iniciais.[7,8]

A formação de folículos primordiais em cadelas inicia-se durante a segunda ou terceira semana de vida e tem sido estimada uma média de 100 mil folículos primordiais, cada um contendo um pequeno oócito rodeado por uma única camada de células da granulosa. Com 3 a 4 meses, os folículos primários, secundários e antrais iniciais já podem ser observados no córtex ovariano de cadelas, e folículos antrais > 2 mm de diâmetro podem ser identificados em fêmeas jovens de 6 meses de idade, próximo à puberdade. Dessa forma, o recrutamento de folículos primordiais para folículos antrais dura cerca de 70 a 150 dias em fêmeas pré-púberes.[5-7]

A foliculogênese nos cães é dividida em duas fases:

- Na fase preantral, definida como ativação e crescimento dos folículos primordiais a folículos primários, os oócitos crescem de 18,5 ± 1 μm para 60,5 ± 2,7μm; esse aumento dos oócitos coincide com uma proliferação maciça das células da granulosa dos folículos.
- Durante a segunda fase ou fase antral, o tamanho dos folículos aumenta como resultado da proliferação das células da granulosa e de um acúmulo do fluido da cavidade antral. Nessa fase, os oócitos crescem de aproximadamente 80 *μ*m para ≥ 120 μm, quando os folículos atingem 4 mm de diâmetro.[7-9]

Estro

Nesta fase, a cadela atrai e aceita o macho.[1] O estro é concomitante ao declínio de estrógenos, inicia-se de 0 a 1 dia após o pico pré-ovulatório de LH e o comportamento característico do estro dura em média 7 a 9 dias.[4] A vulva permanece menos edemaciada do que no proestro, a secreção serossanguinolenta é menos abundante ou ausente e em alguns casos pode se tornar mais amarelada, entretanto algumas cadelas podem apresentar secreção serossanguinolenta durante toda a fase do proestro e do estro.[1-3]

A duração do estro varia de 4 a 24 dias. As cadelas se tornam receptivas aos machos após as concentrações de estrógenos começarem a declinar e as de P4 a aumentar. Embora os estrógenos isoladamente possam induzir o comportamento sexual nas fêmeas, a P4 aumenta e sincroniza esse comportamento, promovendo as ovulações. A diminuição de estrógenos precede e influencia o pico pré-ovulatório de LH que ocorre na transição proestro/estro – início do estro. Alguns pesquisadores relatam que o pico de LH ocorre no primeiro dia do comportamento de estro; já outros investigadores não concordam e não têm descrito relação entre o pico pré-ovulatório de LH e o início do estro.[2] Durante essa fase, os folículos ovarianos aumentam em tamanho para 9 a 12 mm de diâmetro, atingindo seu tamanho máximo entre o pico pré-ovulatório de LH e as ovulações.[1-4] A P4 participa facilitando o início e a manutenção do pico de LH, sinalizando o início da maturação oocitária e estimulando a produção intrafolicular de prostaglandinas (PG) requerida para as ovulações.[4]

O estro também pode ser definido com base no exame de citologia vaginal, quando 80% a 100% das células do epitélio vaginal são do tipo superficiais; nem sempre o início do estro citológico se correlaciona com o início da receptividade sexual ou com o pico de LH.[1] A duração do pico pré-ovulatório de LH nas cadelas varia de 24 a 96 horas; após o pico de LH, as concentrações de LH permanecem baixas durante todo o estro pela depleção de LH na adeno-hipófise.

As ovulações ocorrem aproximadamente de 2 a 3 dias após o pico de LH; os oócitos caninos são ovulados ainda imaturos, e a fertilização não ocorre até essas células completarem a primeira divisão da meiose e tornar-se oócitos secundários (fase de metáfase II), 48 a 72 horas mais tarde.[2] Nesse momento os oócitos migram pelas tubas uterinas em direção ao útero. Os oócitos caninos permanecem nas tubas uterinas por 9 a 10 dias após as ovulações e, se fertilizados, entram no útero na fase de mórula ou blastocisto inicial do desenvolvimento embrionário. As ovulações nem sempre apresentam uma relação temporal com o início do comportamento sexual, e o período entre o início do estro e as ovulações varia conforme as raças. Além disso, as ovulações podem ocorrer antes mesmo do início da receptividade por diversas razões em cadelas saudáveis.[1,2]

O aumento lento e gradual da P4 resultante do processo de luteinização precoce dos folículos ovarianos continua até o pico pré-ovulatório de LH, quando as concentrações de P4 aumentam mais rapidamente. As cadelas parecem ser as únicas fêmeas que exibem comportamento de estro com concentrações altas de P4. A luteinização folicular envolve uma grande perda da integridade morfológica das células da granulosa, que são substituídas por células semelhantes às células da teca, sugerindo que estas últimas contribuem em grande parte para a formação dos corpos lúteos.[4,6]

Nas cadelas o declínio dos estrógenos e a elevação da P4 são necessários para a expressão do comportamento do estro. A diminuição de estrógenos e o aumento da P4 parece ser responsável pelo pico pré-ovulatório de LH, bem como pela mudança de comportamento sexual das fêmeas quando expostas ao macho (atrai e aceita o macho). A concentração de P4 aumenta poucas horas antes ou durante o pico de LH; essa P4 é provavelmente um fator importante na ovulação das cadelas, como é em outras espécies (Figura 2).[4]

O pico de LH é geralmente considerado o evento central do ciclo estral das cadelas – dia 0 do ciclo –, pois o comportamento do estro continua após as ovulações e o período de gestação é mais bem estabelecido em relação ao dia do pico de LH do que associado ao primeiro dia do estro ou o dia da cobertura, como é rotina nas outras fêmeas domésticas, e é responsável pela formação dos corpos lúteos.[2,4,5]

O período entre o pico de LH e as ovulações é caracterizado por uma rápida prolife-

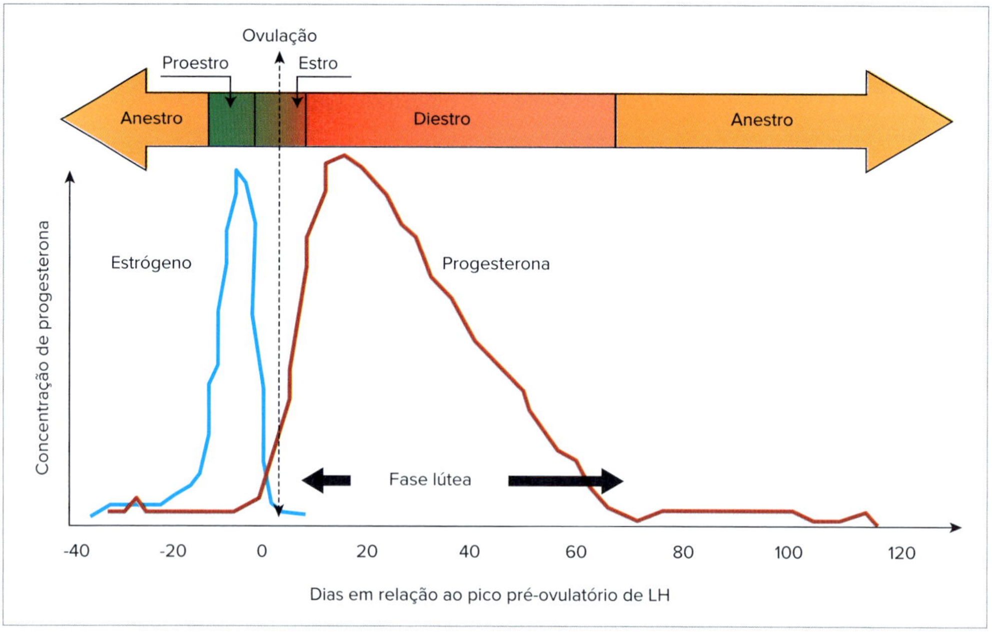

FIGURA 2 Aumento da concentração de progesterona antes do pico de LH.
Fonte: adaptada de England e Heimendahl, 2010.[19]

ração das células da teca e pelo aparecimento de uma rede vascular. As células foliculares produzem quantidades consideráveis de P4, elevando os valores basais para próximo de 5 ng/mL no momento das ovulações.[4,5] A formação estrutural dos corpos lúteos (CL) continua imediatamente após as ovulações e marca o término da fase de estro, definida com a fase de aceitação do macho. Nesse momento, o ciclo ovariano entra na fase de domínio lútea comumente chamada de diestro; endocrinologicamente, o estro termina quando as concentrações de estrógenos diminuem para < 15 pg/mL, associado com a citologia vaginal e com o comportamento de sensibilização progestacional (Figura 3).[1,5] A relação entre os diversos eventos reprodutivos manifestados nas cadelas está descrita no Quadro 1.

QUADRO 1 Relação dos eventos reprodutivos nas cadelas

	Pico de LH	Ovulação	Maturação oocitária	Início do diestro citológico
Pico de LH		2-3 dias após o pico de LH	4-6 dias após o pico de LH	8-9 dias do pico de LH
Ovulação	2-3 dias antes das ovulações		2-4 dias após as ovulações	5-7 dias após ovulação
Maturação oocitária	4-6 dias antes da maturação oocitária	2-4 dias antes da maturação oocitária		2-5 dias após maturação oocitária
Início do diestro citológico	8-9 dias antes do início do diestro	5-7 dias antes do início do diestro	2-5 dias antes do início do diestro	

LH: hormônio luteinizante.
Fonte: adaptado de Johnston et al.[1]

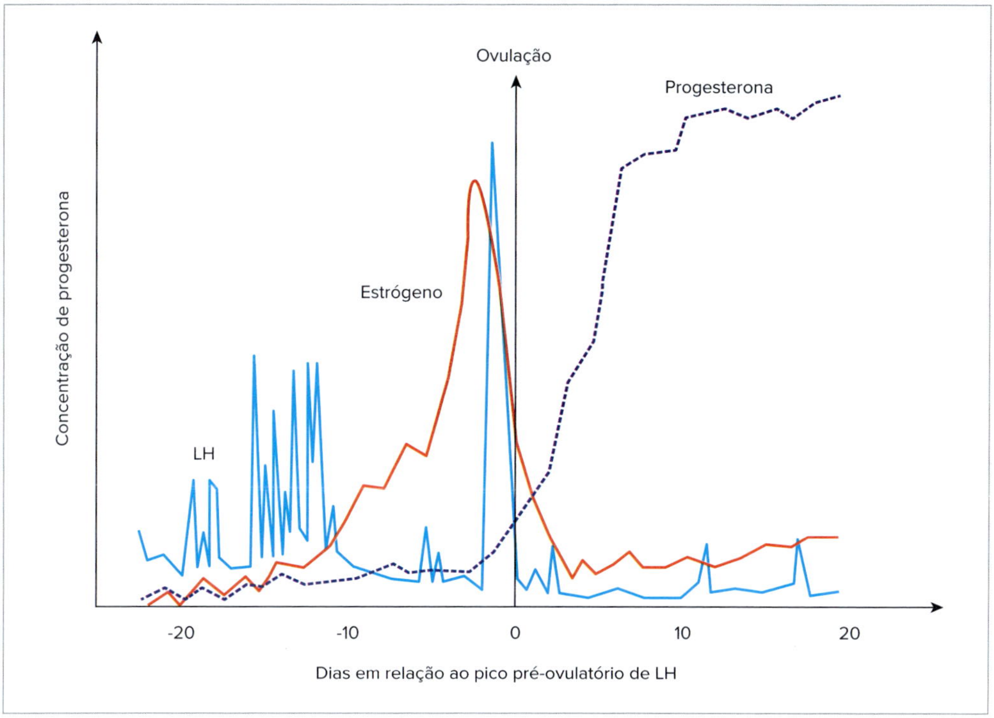

FIGURA 3 Perfil hormonal de estrógenos, progesterona e LH nos períodos pré e pós-ovulatório em relação ao dia zero (pico de LH).

Fonte: adaptada de England e Heimendahl, 2010.[19]

As cadelas apresentam ovulações múltiplas e sequenciais. Avaliações histológicas e laparoscópicas identificaram a ocorrência de ovulações entre 48 e 60 horas após o pico de LH, mas alguns folículos podem ovular até 96 horas após a pico de LH, e há grande variação entre as cadelas, relacionada ao dia da ocorrência das ovulações. Geralmente, as ovulações ocorrem 12 dias após o início do proestro, embora algumas cadelas ovulem tão cedo como 5 dias após o início do proestro ou tão tarde como 25 dias depois,[2] ou mesmo com variação um pouco maior.

O período de fertilização é aquele em que os oócitos estão aptos a serem fertilizados, e nas cadelas esse período se inicia 2 dias após as ovulações e se estende até aproximadamente 5 dias após as ovulações; o período de fertilização inclui o tempo de fertilidade máxima com declínio subsequente em virtude do processo de degeneração dos oócitos e do fechamento da cérvix (Figura 4). Nas cadelas os acasalamentos ou inseminações artificiais anteriores ao período de fertilização geralmente resultam em gestações em decorrência de período de sobrevivência dos espermatozoides no interior do sistema reprodutor das fêmeas.[1,3,5]

Diestro (fase lútea)

Após o término do estro, segue-se o início da fase lútea denominada diestro. Nas cadelas o comportamento de estro continua por aproximadamente 7 dias após as ovulações, por isso a terminologia convencional que define comportamento sexual e endocrinologia torna-se confusa. Teoricamente, a fase

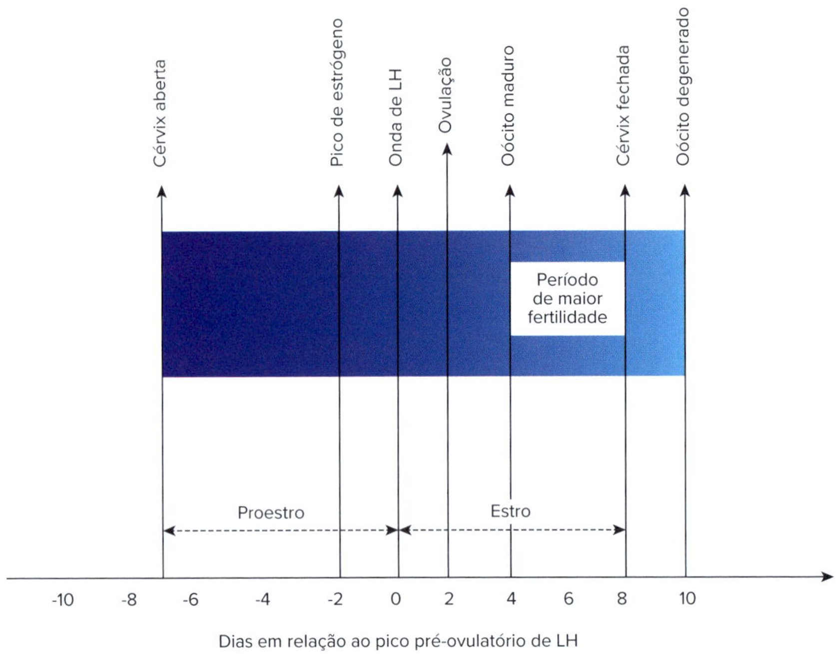

FIGURA 4 Período entre abertura da cérvix, pico de LH (dia zero), ovulação, maturação oocitária, fechamento da cérvix e degeneração oocitária em cadelas. Observar o período de maior fertilidade após a maturação oocitária.

Fonte: adaptada de England e Heimendahl, 2010.[19]

lútea começa após as ovulações e dura todo o período de sensibilização progestacional, ou seja, 63 dias em média nas cadelas prenhes e 70 a 90 dias nas cadelas não gestantes.[1,2] O cão é a única espécie na qual a fase lútea de fêmeas não gestantes excede aquela observada em fêmeas gestantes; essa condição não somente é única como implica mecanismos distintos de regulação do corpo lúteo em ambas as situações.

As concentrações de P4 aumentam antes do pico pré-ovulatório de LH (1-2 ng/mL) e continuam a aumentar até atingir 10 a 25 ng/mL no final do estro, aproximadamente dia 10 do ciclo estral (dia zero = pico de LH), chegando a 15 a 90 ng/mL entre os dias 15 e 30 pós-pico pré-ovulatório de LH. Após esse período, as concentrações de P4 começam a declinar lentamente.

O perfil de P4 na fase lútea é semelhante nas cadelas gestantes e não gestantes. A manutenção da gestação nas cadelas é dependente da produção de P4 pelos ovários, os corpos lúteos parecem ser a única fonte de P4 circulante durante a gestação e a indução da luteólise em qualquer período causa o término da gestação ou parto prematuro. Um declínio abrupto da P4 sérica para valores abaixo de 1 a 2 ng/mL ocorre antes do parto e é necessário para a ocorrência do parto normal.[1]

Fatores luteotróficos, como o LH, a prolactina e a própria progesterona, são necessários para a manutenção dos corpos lúteos nas cadelas; durante a segunda metade do diestro/

gestação, os corpos lúteos dependem de um suporte gonadotrófico, e a ausência de LH e/ou prolactina resulta no término da função luteal.[9,10] A administração de inibidores da prolactina ou de supressores do LH termina a fase lútea após o dia 25 em cadelas prenhes e não prenhes. Embora a prostaglandina F2α (PGF2α) seja luteolítica, ela é pouco secretada em ciclos estrais normais não gestacionais, mas a administração exógena de PGF2α provoca o término da fase lútea de cadelas gestantes (abortamento) e não gestantes. Portanto, a fase lútea das cadelas pode ser finalizada utilizando-se fármacos antiluteotróficos (cabergolina e bromocriptina) e luteolíticos (PGF2α).[1-3,9]

Durante a primeira metade da fase de diestro – das ovulações até aproximadamente os dias 24 e 28 –, os corpos lúteos são independentes de fatores luteotróficos e dos hormônios hipofisários; a hipofisectomia provoca apenas um declínio transitório nas concentrações plasmáticas de P4. Após o dia 24 pós-ovulação, a remoção da hipófise ou o bloqueio dos receptores de progesterona leva à luteólise nas cadelas em diestro cíclico.[7-10]

Na citologia vaginal, o início do diestro ocorre com a diminuição abrupta das células superficiais e o aumento na porcentagem das células parabasais e intermediárias (D1 do diestro). Essas mudanças na citologia vaginal significam o início do diestro e geralmente ocorrem 3 dias antes do final do comportamento do estro, 2 a 5 dias após a maturação oocitária ou ainda 5 a 7 dias após as ovulações ou 8 a 9 dias após o pico pré-ovulatório de LH. Dessa forma, o início do diestro citológico pode ser usado retrospectivamente para determinar se os acasalamentos ocorreram em momentos apropriados.[1,11,12] A relação entre as fases do ciclo estral, eventos fisiológicos e citologia vaginal encontra-se descrita no Quadro 2.

O desenvolvimento mamário é notado em cadelas gestantes e não gestantes durante o diestro, provavelmente em razão das concentrações elevadas de P4. Em cadelas prenhes a lactação ocorre próximo ao parto e pode ocorrer também em cadelas não gestantes, próximo ao final da fase lútea. O início da lactação está associado ao declínio de P4 e ao aumento da prolactina. que ocorre próximo ao parto ou ao término da fase luteal.[1,2]

Gestação

Durante toda a gestação das cadelas, a P4 é secretada pelos corpos lúteos, e sua concentração é superior em cadelas prenhes. Provavelmente, a produção de P4 é muito maior em cadelas prenhes, mas esse aumento não é observado no soro/plasma, pois durante a gestação canina há aumento significativo do volume plasmático, que tem efeito diluidor

QUADRO 2 Citologia vaginal nas diferentes fases do ciclo estral das cadelas

Fases do ciclo estral	Hormônios/eventos	Citologia vaginal
Anestro	Prolactina	Células parabasais e intermediárias; poucos leucócitos
Proestro	Pico de estrógenos Pico pré-ovulatório de LH	Células intermediárias grandes/células superficiais; hemácias Células superficiais; poucas hemácias
Estro	Ovulação	Células superficiais acima de 80%
Diestro	Final do período de maior fertilidade	Presença de neutrófilos

LH: hormônio luteinizante.
Fonte: adaptado de England, 2010.[3]

na concentração de P4. As concentrações de P4 aumentam rapidamente e variam muito entre as cadelas individualmente, atingindo as concentrações máximas de 30 a 35 ng/mL (em alguns animais a P4 pode atingir concentrações de até 80 ng/mL) dentro de 15 a 30 dias.[5,6] Após a implantação e a formação da placenta, as concentrações de P4 tendem a ser numericamente, mas não estatisticamente, mais altas nas cadelas gestantes.

Trabalho realizado com grande número de animais de diversas raças (126 animais e 65 raças) mostrou uma concentração menor de P4 em fêmeas não gestantes e no final da gestação; em alguns grupos raciais, cães de caça, pastoreio e esporte apresentaram concentrações mais baixas de P4 quando comparados com raças Terrier.[13]

O diestro cíclico dura no mínimo 60 dias, tão longo como a gestação ou mais, e os corpos lúteos têm papel central na regulação do ciclo estral e da gestação (Figura 5). A placenta das cadelas é incapaz de produzir hormônios esteroides, e os corpos lúteos são a única fonte de P4 e 17-β-estradiol durante o diestro.[10]

A fase lútea gestacional dura aproximadamente 63 ± 1 dia da ovulação até o parto (65 ±1 dia do pico de LH até o parto). Durante a segunda metade da gestação, a concentração de P4 diminui e concomitantemente ocorre um aumento das concentrações de prolactina. A prolactina é secretada pela adeno-hipófise e estimula a manutenção dos corpos lúteos e a secreção de P4. As concentrações de prolactina são quatro vezes maiores nas cadelas prenhes comparadas com as não prenhes, embora algumas cadelas não prenhes possam apresentar concentrações altas de prolactina.[1,3,4] Esse aumento na secreção de prolactina é iniciado simultaneamente ou ligeiramente mais cedo – 25 a 30 dias do pico pré-ovula-

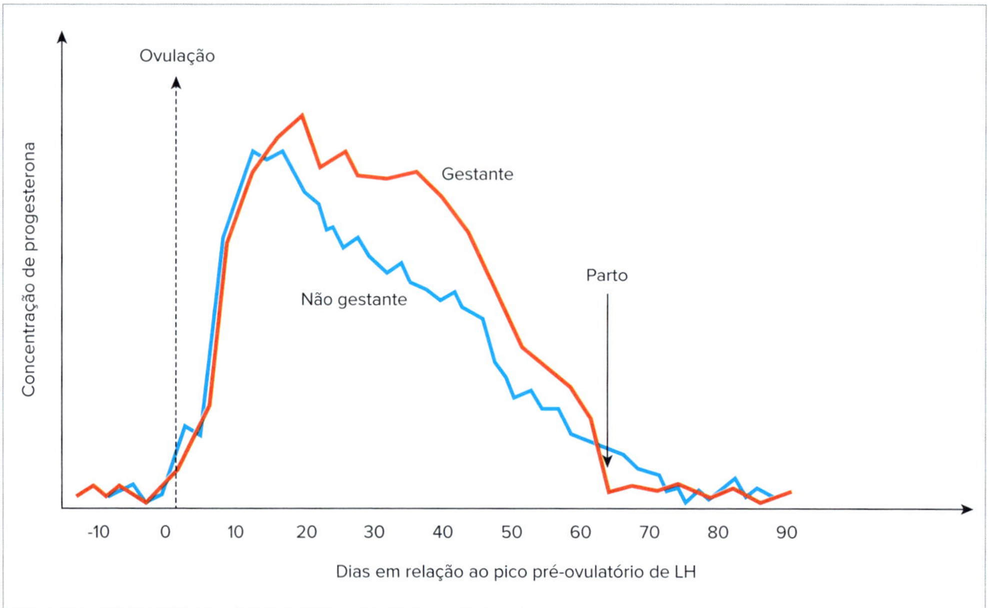

FIGURA 5 Concentrações de progesterona em cadelas gestantes e no diestro. A luteólise, lenta e gradativa, inicia-se por volta do dia 20 (pico de LH = dia zero), atingindo valores inferiores a 2,0 ng/mL na véspera do parto.

Fonte: adaptada de England e Heimendahl, 2010.[19]

tório de LH – do que o aumento de relaxina pelas células da placenta.

Por volta do dia 60, o perfil de P4, que até então era bastante similar entre as fêmeas gestantes e não gestantes, começa a divergir. Nesse momento, nas fêmeas gestantes, a P4 sofre um declínio brusco, sinalizando o início da luteólise pré-parto; essa diminuição da P4 é concomitante a um aumento da PGF2α na circulação materna. A porção fetal da placenta parece ser a fonte de PGF2α.[14,15]

As concentrações de cortisol plasmático mostraram uma variabilidade alta, provavelmente relacionada à condição de estresse associada ao início do parto. A concentração de ocitocina plasmática também é bastante variada e está relacionada às contrações uterinas. As dosagens de ocitocina podem ser usadas para a diferenciação entre o parto normal e o distócico, permitindo o reconhecimento da distocia e uma intervenção obstétrica imediata. Nenhuma modificação nas concentrações de estrógenos foi relacionada ao início do parto nas cadelas.[16]

A relaxina é o único hormônio específico da gestação nas cadelas; está presente no plasma 21 a 30 dias após as ovulações e seus valores atingem um pico próximo aos 50 dias de prenhez.[9] A relaxina é produzida pela placenta, e há evidências de valores mais altos de relaxina em cadelas com ninhadas grandes pelo número elevado de placentas. A avaliação da relaxina é utilizada como forma de diagnosticar a gestação nas cadelas. As concentrações de relaxina sérica imunorreativa diferem entre cadelas gestantes e não gestantes; as concentrações são menores que 0,25 ng/mL nas cadelas em diestro cíclico e superiores a 3 ng/mL entre a 6ª e 7ª semana de gestação.[6-8] É posto que a relaxina tem uma relação parácrina/autócrina na unidade útero/placenta suportando a manutenção das concentrações altas de P4; apresenta, dessa forma, uma ação luteotrófica, concorrendo ou auxiliando a prolactina.[16]

As concentrações de testosterona diminuem durante o diestro, atingindo concentrações semelhantes às do proestro (≤ 0,1 ng/mL); as concentrações de androstenediona aumentam durante o proestro, atingindo uma média de 0,73 ± 0,13 ng/mL próximo ao pico pré-ovulatório de LH, diminuem durante o estro e aumentam novamente entre os dias 6 e 18 após o pico de LH (0,4-1,27 ng/mL), tanto em fêmeas gestantes como em não gestantes. A androstenediona diminui abruptamente antes do parto.[1]

Em relação aos receptores hormonais, o receptor estrogênico α (ERα) aumenta de forma significativa no útero de animais no início da gestação, quando comparado com o útero de cadelas não gestantes, enquanto os receptores estrogênicos β (ERβ) e os receptores de progesterona (PGR) não se modificam. Da mesma forma que a situação da prolactina, a expressão aumentada do REα poderia neutralizar a baixa disponibilidade do estradiol de origem lútea durante a gestação canina. Os receptores de ocitocina (OXTR) podem estar envolvidos nos mecanismos de distribuição e posicionamento dos embriões livres no útero antes da implantação e são conhecidos mediadores dos efeitos locais de PGF2α. Os OXTR variam durante a gestação, e estudos são necessários para a distinção desses receptores entre animais gestantes e não gestantes.

Pseudogestação

A fase lútea de ciclos não gestacionais nas cadelas pode também ser denominada Pseudogestação, em virtude da semelhança com a pseudogestação de outras espécies seguindo um acasalamento estéril; entretanto, nas cadelas a fase lútea ocorre espontaneamente e não é dependente de ovulações induzidas pela cobertura, como nos felinos domésticos, ou pelo reconhecimento materno da gestação.[4,6] O termo "pseudogestação fisiológica" pode, portanto, ser usado porque em todas as cadelas não gestantes a fase lútea é longa (70-90 dias) e sempre há algum grau de desenvolvimento das glândulas mamárias. Já a pseudogestação clínica, algumas vezes relatada como pseudogestação manifesta, é associada ao desenvolvimento das glândulas mamárias, lactopoiese, associada com alterações comportamentais típicas de prenhez e lactação; os sinais clínicos podem incluir anorexia, depressão, agressividade, fazer ninho e cuidados com objetos inanimados.

Em muitos casos de pseudogestação clínica, a remissão dos sinais é espontânea, especialmente aqueles em que não há estímulo para lactação continuada. Em outros casos, entretanto, os sinais físicos, psicológicos ou o efeito que esses sintomas apresentam nos tutores pode exigir o tratamento dessa condição. A incidência da pseudogestação clínica nas cadelas não é conhecida; em algumas raças é mais frequente (25%), enquanto em outras esse problema não é descrito. Os sinais clínicos da pseudogestação são mediados pelas concentrações elevadas de prolactina, que ocorrem no mesmo período durante a gestação. A pseudogestação pode também ocorrer após a ovarioisterectomia (OSH) durante a fase lútea.[1,2]

O mecanismo de término da fase lútea em cadelas não gestantes é diferente das demais espécies. A concentração de P4 diminui lentamente, e a fase lútea nesse caso é mais longa quando comparada com a fase lútea de cadelas gestantes. Nas outras espécies, a fase lútea das fêmeas não gestantes é muito curta quando comparada com a fase lútea de fêmeas gestantes.[6-10] Nos animais não prenhes os corpos lúteos completam sua vida útil, sofrendo mudanças morfológicas e funcionais compatíveis com um processo de degeneração gordurosa progressiva de todas as estruturas luteais, sem a interferência de qualquer luteolisina uterina.[8-10]

Luteólise/parto

Nos animais gestantes a concentração de P_4 é interrompida por uma súbita luteólise pré-parto associada com a liberação aguda de PGF2α, a qual se liga aos receptores luteais de PGF2α, lisando ativamente os corpos lúteos (Figura 6).[8] Nas cadelas prenhes ocorre um declínio brusco, o final da P4 plasmática (PGF2α), que corresponde ao início do parto; essa inversão endócrina remove o bloqueio da P4 sobre as contrações miometriais e resulta em aumento das contrações uterinas e das secreções do sistema reprodutor.[2] Durante a luteólise pré-parto e o parto, há aumento das concentrações do metabólito da prostaglandina F2α (PGFM) no plasma sanguíneo. Esse mecanismo observado nas cadelas é semelhante ao das demais espécies.[7-9,15]

Anestro

É o período compreendido entre o final da fase lútea/parto e o início da fase folicular seguinte. É tradicionalmente definido como um período de quiescência do eixo hipotálamo-hipófise-ovários, mas em termos hormonais tanto a atividade hipofisária como a atividade ovariana continuam a acontecer. No anestro as cadelas não atraem e não são receptivas ao acasalamento. Células parabasais e intermediárias são os tipos celulares predominantes no esfregaço vaginal de cadelas em anestro.[1-3] O período de anestro é obrigatório, seguindo a fase lútea; geralmente dura no mínimo 7 semanas, podendo variar de 18 a 20 semanas.[8,9]

Em cães o término do anestro e o início do proestro do ciclo subsequente parecem estar associados a um aumento na pulsatilidade de FSH/LH liberada no "pré"-proestro; essa liberação de gonadotrofinas é causada por aumento de pulsatilidade de GnRH.[4,9] Ainda é incerto nos cães se o aumento da secreção de estrógenos no início do proestro é resultado de um aumento da síntese e/ou da atividade da aromatase ou é resultado da síntese de precursores dos andrógenos pelas células da teca estimuladas pelo LH, para transformação em estrógenos, em razão do processo de aromatização pelas células da granulosa. Talvez nos cães haja modificações autócrinas e parácrinas responsáveis pelo desenvolvimento dos folículos dominantes, aquisição de receptores de LH e expressão de IGFBP-4.[7]

As concentrações de LH e FSH foram estudadas durante a fase de anestro nas cadelas, e os resultados mostraram variações semelhantes entre o início, meio e fim do anestro. Já as flutuações de FSH foram maiores no final do anestro quando comparadas com o início e o meio da fase de anestro; isso demonstra um papel relevante do FSH na foliculogênese das cadelas e consequentemente no final do anestro. Esse comportamento é semelhante ao observado em outras espécies. Em algum momento do anestro as concentrações de FSH aumentam para níveis suficientes para sensibilizar um *pool* de folículos antrais, estimulando o crescimento desses folículos. Um dos principais efeitos do FSH é estimular a aquisição de receptores para LH nas células da granulosa. Nesse estágio, o LH é capaz de assumir a maturação folicular. Estudos têm demonstrado aumento da pulsatilidade de LH no final da fase de anestro nas cadelas, sendo possível que essa condição estimule folículos que não são mais receptivos ao FSH, mas já adquiriram receptores para LH.[17,18]

Durante o anestro, ocorre o "reparo" do endométrio; esse restabelecimento do endométrio é necessário para a ocorrência das implantações embrionárias do ciclo seguinte. Na fase lútea de um ciclo gestante ou não gestante, o endométrio das cadelas é sempre estimulado por concentrações elevadas e crônicas de P4 – 60 dias em cadelas prenhes e 70 a 90 dias no ciclo não gestacional.

Durante esse período, a P4 causa proliferação do epitélio e aumento da atividade secretória das glândulas endometriais, mantém o fechamento da cérvix e inibe a contratilidade do miométrio. Esses efeitos da P4 são ainda aumentados pela sensibilização prévia do endométrio pelos estrógenos, que acontece na fase folicular do ciclo estral, portanto a fase de anestro nas cadelas é obrigatória e essencial para a fertilidade futura.

REFERÊNCIAS

1. Johnston SD, Kustritz MVR, Olson PNS. The canine estrous cycle. In: Johnston SD, Kustritz MVR, Olson PNS. Canine and feline theriogenology. Philadelphia: Saunders; 2001. p.16-31.
2. Linde-Forsberg C. Biology of reproduction of the dogs and modern reproductive technology. 2001. Disponível em: https://www.researchgate.net/publication/255573604; acessado em: nov 2023.
3. England CWG. Physiology and endocrinology of the female. In: England G, Heimendahl AV (eds.). Canine and feline reproduction and neonatology. 2.ed. Gloucester: BSAVA; 2010. p.1-12.
4. Concannon PW, Castracane VD, Temple M, Montanez A. Endocrine control of ovarian function in dogs and other carnivores. Anim Reprod. 2009;6(1):172-93.
5. Concannon PW. Reproductive cycles of the domestic bitch. Anim Reprod Sci. 2011;124(3-4):200-11.
6. Concannon PW. Endocrinologic control of normal canine ovarian function. Reprod Dom Anim. 2009;44(Suppl 2):3-15.
7. Kowalewski MP. Regulation of corpus luteum function in the domestic dog (Canis familiaris) and comparative aspects of lútea function in the domestic cat (Felis catus). In: Meidan R (ed.). The life cycle of the corpus luteum. Switzerland Springer International Publishing; 2017. p.133-58.
8. Songsasen N, Nagashima J, Thongkittidilok C. Endocrine and paracrine controls of canine folicular development and function. Reprod Dom Anim. 2017;52(Suppl 2):29-34.
9. Kowalewski MP. Luteal regression vs. prepartum luteolysis: regulatory mechanisms governing canine corpus luteum function. Reproductive Biology. 2014;14(2):89-102.

10. Papa PC, Kowalewski MP. Factors affecting the fate of the canine corpus luteum: potential contributors to pregnancy and non-pregnancy. Theriogenology. 2020;1;150:339-46.
11. Alves I, Mateus M, Lopes da Costa L. Monitorização do ciclo éstrico da cadela para inseminação artificial ou cruzamento. Proceedings of the Veterinary Sciences Congress. 2002 Out 10-12; Oeiras, Portugal. SPCV 2002:177-82.
12. Johnston SD, Kustritz MVR, Olson PNS. Vaginal cytology. In: Johnston SD, Kustritz MVR, Olson PNS. Canine and feline theriogenology. Philadelphia: Saunders; 2001. p.32-40.
13. Hinderer J, Lüdeke J, Riege L, Haimerl P, Bartel A, Kohn B, et al. Progesterone concentrations during canine pregnancy. Animals. 2021;11(12):3369.
14. Kowalewski MP, Beceriklisoy HB, Pfarrer C, Aslan S, Kindahl H, Kucukaslan I, et al. Canine placenta: a source of prepartal prostaglandins during normal and antiprogestininduced parturition. Reproduction. 2010;139:655-64.
15. Luz MR, Cesario MD, Binelli M, Lopes MD Canine corpus luteum regression: apoptosis and caspase-3 activity. Theriogenology. 2006;66:1448-53.
16. Fusi J, Veronesi MC. Canine parturition: what is known about the hormonal setting? Domestic Animal Endocrinology. 2022;78.
17. Concannon PW. Canine pregnancy and parturition. Vet Clin North Am Small Anim Pract. 1986;16:453-75
18. Beijerink NJ, Kooistra HS, Dieleman SJ, Okkens AC. Serotonin antagonist-induced lowering of prolactin secretion does not affect the pattern of pulsatile secretion of follicle stimulating hormone and luteinizing hormone in the bitch. Reproduction. 2004;128:181-8.
19. England G, von Heimendahl A. BSAVA manual of canine and feline reproduction and neonatology. Gloucester: BSVA; 2010. 230p.

CAPÍTULO 2

Exame ginecológico e determinação do período fértil em cadelas

Marcelo Rezende Luz
Maria Denise Lopes
Maria Isabel Mello Martins
Isabel Candia Nunes da Cunha

INTRODUÇÃO

O exame ginecológico deve ser realizado periodicamente em cadelas, seja em fêmeas com interesse reprodutivo ou *pet*. Diversas afecções acometem o sistema reprodutor, e algumas, além de afetarem a fertilidade, podem acometer a saúde geral do animal e até levar ao óbito, como a piometra. Em contrapartida, quando o interesse é reprodutivo, a fêmea deve ser examinada previamente ao acasalamento com vistas a otimizar sua fertilidade, especialmente aquelas que já manifestaram algum problema de fertilidade. Ademais, o exame ginecológico é muito importante na gestação, no momento do parto e no puerpério.

HISTÓRICO/ANAMNESE

O histórico reprodutivo e clínico do animal fornece informações importantes tanto para o diagnóstico e tratamento de afecções como para o manejo reprodutivo do acasalamento futuro e/ou do canil. Diversas informações devem ser colhidas, como raça, idade, tipo de alimentação (p. ex., marca da ração, alimentação natural, ração *premium*, ração *superpremium*), programa de vacinação e vermifugação, gestação prévia, abortamentos, exames de doenças infecciosas, data do último estro, duração média do intervalo interestro, duração do proestro e do estro, entre outras.[1,2]

Por exemplo, determinadas doenças acometem algumas raças mais do que outras (como a hiperplasia vaginal, que acomete mais as raças grandes, e a hipocalcemia puerperal, que acomete mais as raças pequenas), e a idade pode influenciar a ocorrência de certas afecções (p. ex., neoplasias mamárias principalmente em fêmeas mais velhas e vaginite juvenil em animais pré-púberes). A qualidade da alimentação em fêmeas cíclicas e gestantes afeta a fertilidade (p. ex., subnutrição ou obesidade) e pode predispor à ocorrência de distúrbios, como toxemia da prenhez em cadelas desnutridas; além disso, pode predispor ao aparecimento de doenças congênitas (p. ex., fenda palatina) ou afetar negativamente a gestação ou lactação (p. ex., dieta com baixa energia).

O controle de doenças infectocontagiosas e parasitárias com vacinas e vermífugos, respectivamente, pode influenciar na fertilidade da fêmea ou do plantel, podendo ser responsável por mortalidade embrionária precoce ou perdas neonatais, assim como algumas doenças infecciosas, como herpes-virose e toxocaríase. Em contrapartida, a duração do proestro/estro (p. ex., proestro ou estro muito curto ou muito longo) e do intervalo interestro (p. ex., intervalo interestro abaixo de 4 meses em certas raças) pode causar infertilidade aparente ou real.

Problemas de fertilidade também podem estar associados aos machos utilizados em acasalamentos prévios (p. ex., machos muito novos ou muito velhos, com sêmen de baixa qualidade) ou ao manejo de acasalamento realizado (p. ex., acasalamento único, acasalamento muito antes ou muito após o período de viabilidade oocitária). Ou seja, o bom histórico e a boa anamnese ajudam o profissional a montar seu raciocínio, a buscar o diagnóstico e a tomar decisões.

TESTES GENÉTICOS

A realização de testes genéticos é um componente integral do programa de reprodução responsável.[1] Além disso, o criador sério sempre terá o interesse de gerar animais melhores geneticamente, embora nem sempre essa seja a realidade em alguns plantéis nacionais. Várias raças são acometidas em alta frequência por doenças genéticas, e a redução dessa frequência faz parte dos programas de seleção e acasalamento, devendo-se focar as doenças impactantes para cada raça, orientadas por cada clube de raça. Em contrapartida, a exclusão da reprodução de todo cão portador de alguma doença genética pode diminuir o *pool* gênico de determinada raça. Isso deve ser discutido com o criador.[3]

Os testes genéticos também podem ajudar na seleção de características desejáveis (p. ex., cor de pelagem). Deve-se ainda realizar a avaliação do grau de parentesco dos animais a serem acasalados pela análise do *pedigree*, uma vez que a consanguinidade elevada está associada a baixa eficiência reprodutiva. Além disso, o controle de doenças genéticas deve ser buscado com a realização de alguns exames, como o exame radiográfico para displasia coxofemoral e de cotovelos.[1,3]

EXAME FÍSICO GERAL

O exame físico geral busca certificar que a fêmea está em boas condições de saúde, e apta para o acasalamento, ou ajudar no diagnóstico de alguma afecção do sistema reprodutor ou distúrbio de fertilidade. Todos os sistemas do animal devem ser avaliados, bem como o escore de condição corporal, já que tanto a magreza quanto a obesidade podem influenciar negativamente a reprodução.[1] Devem-se buscar identificar anormalidades que impactam a saúde da fêmea, distúrbios que possam afetar os filhotes ou que contraindiquem o acasalamento,[4] e garantir que ela seja capaz de manter a gestação e a lactação. Animais diagnosticados com sinais de síndrome braquicefálica, displasias (p. ex., coxofemoral), endocrinopatias, portadores de demodicose generalizada e epilepsia idiopática não devem entrar em programa de reprodução.[1,5]

EXAME FÍSICO ESPECÍFICO

Vulva e clitóris

A vulva deve ter tamanho compatível com a raça e a fase do ciclo estral, não deve apresentar defeito de conformação, como a vulva infantil,[1,6] e necessita ter boa coaptação dos lábios vulvares. Durante o proestro, geralmente a vulva está bastante edemaciada, edema este que geralmente regride no estro, podendo persistir em algumas fêmeas.[2] Deve-se avaliar a presença de dermatite perivulvar, lesões perfurantes e tumor venéreo transmissível (TVT).

Cadelas castradas, principalmente antes de 1 ano de idade ou com sobrepeso, podem apresentar vulva juvenil,[7] ou a prega superior à comissura dorsal pode ocluir a abertura vulvar. A fossa clitoriana, com sua prega dorsal bastante sensível, localiza-se a poucos centímetros da comissura ventral da vulva.[8] Cadelas recebendo andrógenos anabolizantes, ou fêmeas intersexo, podem apresentar o clitóris hipertrofiado e protraído, e com presença de osso clitoriano,[9] o que causa maior sensibilidade, pode causar dor ao sentar e vestibulite, consequente a lambedura excessiva.[1,6]

Juntamente com a vulva, deve-se inspecionar o períneo, pois a cadela eventualmente pode apresentar aumento de volume perineal, consequente a tumores como leiomioma e lipoma, os quais podem diminuir a luz do vestíbulo vaginal.

Vagina e vestíbulo

Ao abrir os lábios vulvares, visualiza-se a região do vestíbulo, a porção caudal do sistema reprodutor, que liga a vulva à vagina. O vestíbulo mede 2 a 6 cm,[10] e o lúmen vestibular segue cranialmente a 60 graus vertical. A abertura do orifício uretral externo se dá na parede ventral do vestíbulo, próximo à junção vestibulovaginal (cíngulo), na qual há diminuição da luz,[6] especialmente em cadelas pré-púberes, pequenas ou em anestro. Na maioria das cadelas a junção vestibulovaginal relaxa durante o estro, mas, quando não relaxa ou não dilata, a cadela pode não ficar receptiva ao macho, e demonstrar sinais de dor à tentativa de acasalamento.

A presença de nódulos linfocíticos no vestíbulo não é sinal de doença específica, mas apenas de irritação da mucosa, chamada vestibulite linfocítica,[11] e a presença de osso clitoridiano em animais intersexo pode causar vestibulite inespecífica.[6]

A vagina da cadela é longa (Figura 1), e seu comprimento varia conforme a raça, o porte e a fase do ciclo estral. Seu comprimento varia entre 10,5 cm e 23,5 cm,[12] mas pode atingir 35 cm em algumas raças.[13] Nas raças Borzoi e Afghan Hound, a vagina é mais curta.[14] A vagina é dividida em quatro porções morfo-

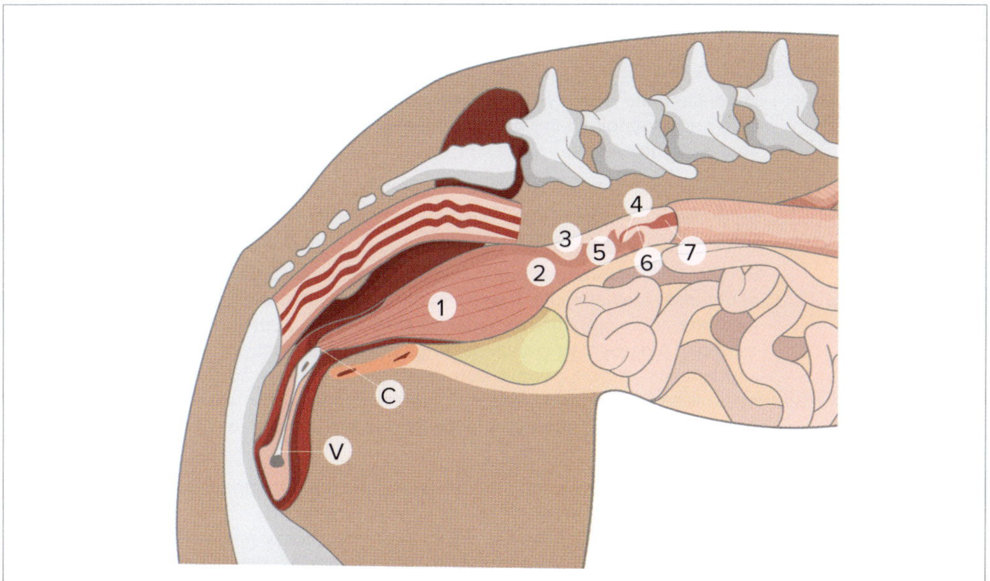

FIGURA 1 Desenho ilustrativo da vagina canina.

V: prega mediana do vestíbulo; C: junção vestibulovaginal (cíngulo); 1: área pregueada; 2: área rugosa; 3: prega dorsal mediana, que faz parte da região paracervical; 4: porção vaginal da cérvix; 5: área paracervical ou paracérvix.; 6: cérvix; 7: corpo do útero. Fonte: adaptada de Lindsay (1983).[8]

lógica e funcionalmente diferentes (Quadro 1). O conhecimento dessa anatomia[6,8,11-13] é fundamental para entender as mudanças cíclicas e para guiar um endoscópio ao interior do útero, no caso de inseminação artificial (IA) transcervical ou para realização de biópsias.

Nos exames de rotina, a vagina deve ser examinada por palpação digital, principalmente no proestro ou estro, e, se possível/necessário, o exame deve ser complementado pela vaginoscopia (ver adiante). O dedo é introduzido dorsocranialmente e, após encostar no teto da vagina, segue horizontalmente. Algumas cadelas apresentam septos ou bandas de tecido vaginal, que podem impossibilitar a monta natural ou até causar distocia. A maior parte desses septos localiza-se na transição vestibulovaginal, cranialmente ao orifício uretral, e pode ser facilmente palpada na maioria das cadelas. Em cadelas pequenas, ou quando o septo é mais cranial, pode ser identificado pela vaginoscopia. Um achado pouco frequente ou pouco diagnosticado é a estenose vaginal/vestibulovaginal, que pode ser assintomática ou causar impedimento na monta, incontinência urinária, vaginite e infecção urinária crônica.[1,15]

A parede vaginal sofre influência estrogênica e deve ser inspecionada para alterações de cor, umidade, lubrificação, vascularização, pregas, presença de massas ou lesões e inflamação. Deve-se também avaliar qualquer tipo de secreção, que pode variar na coloração e no aspecto (p. ex., secreção vaginal serossanguinolenta – proestro; secreção esverdeada de uroverdina – parto; secreção hemorrágica – TVT; secreção purulenta – piometra) e ser indicativa de afecção vaginal (p. ex., vaginite), vesical (p. ex., cistite) ou uterina (p. ex., piometra).

Casos de hiperplasia vaginal são comuns em cadelas, principalmente em fêmeas jovens e de porte grande, quando no proestro ou estro. Percebe-se hiperplasia/hipertrofia da parede

QUADRO 1 Porções da vagina canina

Regiões		Características
1	Área pregueada	Imediatamente cranial à junção vestibulovaginal, é a porção mais larga da vagina, com pregas longitudinais permanentes que acomodam o bulbo peniano no acasalamento
2	Área rugosa ou intermediária	Cranial à área pregueada, apresenta pregas e rugas oblíquas e transversais durante o estro, que acomodam a *pars longa* do pênis, e é praticamente desprovida de pregas no anestro
3	Região paracervical	Porção entre a área rugosa e o óstio cervical, similar a um túnel que vai se estreitando cranialmente. É a região da vagina que apresenta a prega dorsal mediana, com comprimento variando entre 1,5 e 4,2 cm em cadelas médias, por exemplo. A parte mais cranial da prega dorsal é denominada tubérculo cervical, e caudalmente outro tubérculo demarca a prega em relação à área rugosa logo atrás. A porção caudal da prega dorsal mediana apresenta uma fissura ventral e quando vista pelo endoscópio pode ser confundida com a cérvix, sendo por isso chamada de pseudocérvix
4	Porção vaginal da cérvix	Local de abertura do óstio cervical, localizado em posição diagonal (angulação de 45 a 90 graus) na parede dorsal da vagina, na altura da 3ª à 5ª vértebra lombar (aproximadamente 2,5 cm cranialmente à prega dorsal mediana em cadelas médias). Mede 2 a 5 cm de comprimento e tem 5 a 7 mm de diâmetro. O óstio cervical é tubular, projeta-se na extremidade cranial do lúmen paracervical, tem aspecto de estrela e sua abertura está voltada caudoventralmente ou ventralmente para o lúmen paracervical. Para localizar a abertura, a superfície do tubérculo cervical deve ser observada ventralmente com cuidado, em busca de muco ou secreção sanguinolenta saindo pelo orifício

vaginal, geralmente protruída externamente (ver Capítulo 3, "Diagnóstico e tratamento das afecções reprodutivas da cadela não gestante").

A vaginoscopia pode ser utilizada para o diagnóstico de alterações vaginais craniais, para monitoração do período fértil e para realização de IA intrauterina. Há diversos espéculos para uso em cadelas, como o de Killian (Figura 2), mas o comprimento da maioria só permite visualizar a região caudal da vagina[13] e auxiliar na sondagem uretral, além de não ter fonte de luz própria. Espéculos tubulares de diferentes tamanhos e diâmetros podem ser confeccionados de vidro temperado de 0,1 mm e adaptados a uma fonte de luz (Figura 3). Um dos melhores espéculos disponíveis para cadelas é o espéculo vaginal tubular modelo *Hannover* (Figura 4), com

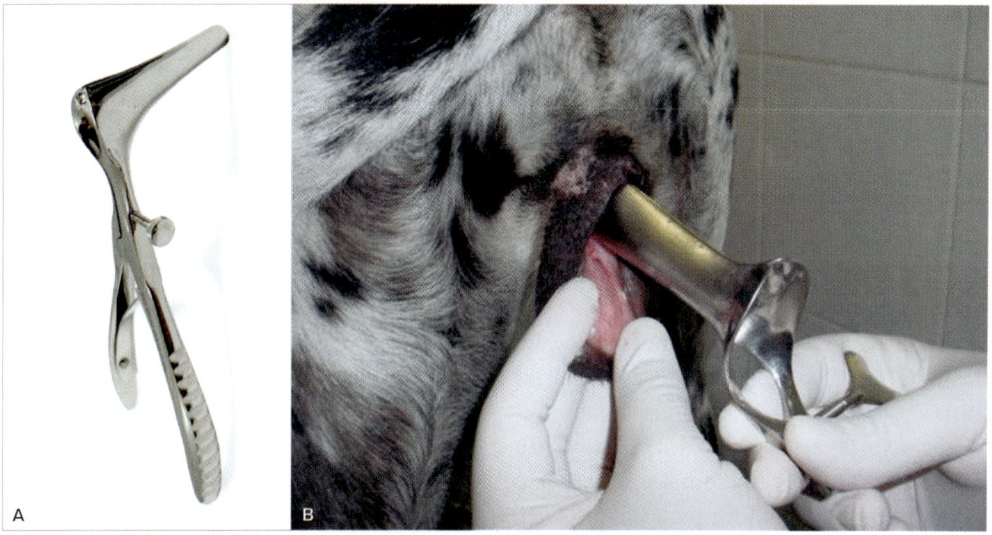

FIGURA 2 Espéculos vaginais. A: Espéculo de Killian. B: Espéculo de Collin durante realização de vaginoscopia.

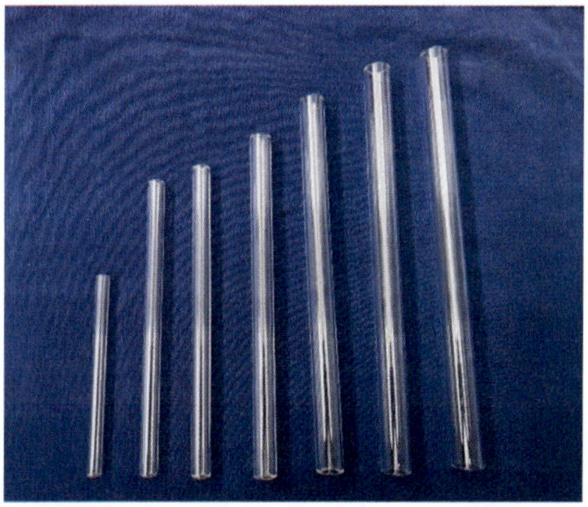

FIGURA 3 Espéculo vaginal de vidro temperado, em diferentes tamanhos.

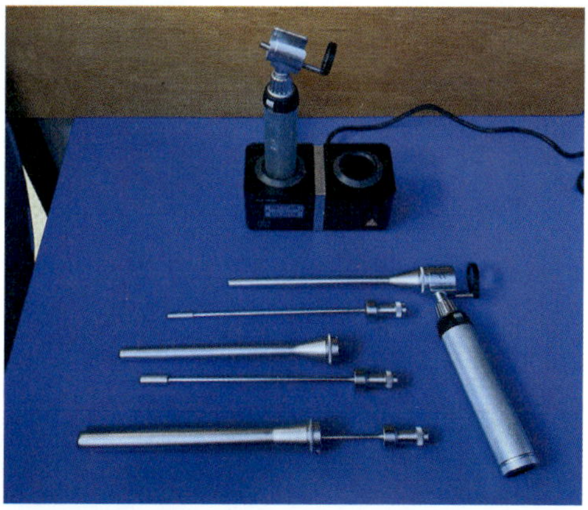

FIGURA 4 Espéculo vaginal de *Hannover*, em três tamanhos, com carregador de bateria para a fonte luminosa.

15 cm de comprimento e 3 diâmetros – 0,8 cm (cadela pequena), 1 cm (cadela média) e 1,5 cm (cadela grande) –, além de bateria e fonte de luz fria.

A endoscopia vaginal é um procedimento superior ao uso de espéculos vaginais, podendo utilizar endoscópios rígidos ou flexíveis,[16] e é realizada com a cadela em posição quadrupedal e sem sedação[13] ou anestesia. Em cadelas, um dos mais utilizados é o endoscópio rígido com o mínimo de 30 cm de comprimento e diâmetro de 3,5 mm, com ângulo de 6 a 30 graus (Figura 5). O cistouretroscópio de 3,5 mm de diâmetro é comumente utilizado, embora haja outros modelos disponíveis, como otoscópios e proctoscópios pediátricos humanos. O uso de videocâmera acoplada ao endoscópio oferece mais conforto ao profissional, aumenta o tamanho da imagem e permite capturar imagens e vídeos.[16]

Todo material que entrará em contato com a vagina deve estar estéril, e deve-se realizar antissepsia da vulva e região perivulvar previamente ao exame, mas o antisséptico não deve entrar em contato com a mucosa. Se o animal tiver pelagem longa e for possível, pode-se tricotomizar a região perivulvar e parte da cauda. O exame deve ser indolor, com o animal contido, e o endoscópio deve ser umidificado com solução salina estéril morna ou lubrificante aquoso para diminuir o desconforto. Além disso, deve-se aplicar um pouco de gel estéril na porção cranial do equipamento, sem que o gel encoste na lente.

O vestíbulo e o canal vaginal devem ser insuflados com uma pequena quantidade de ar ou CO_2,[16] e a vulva deve ser obliterada com os dedos do profissional para minimizar a perda de ar. A inspeção da mucosa vaginal deve ocorrer em até 30 segundos após a inserção do endoscópio, pois o influxo de ar externo já causa irritação da mucosa.[17]

Outros exames complementares utilizados para o diagnóstico de afecções vaginais em cadelas são a citologia vaginal e, mais raramente, a tomografia computadorizada (TC) e a ressonância magnética (RM).[18]

Útero

O útero se apresenta na região dorsal do abdome caudal e, se não tiver alteração, é firme e estreito, e à palpação sua consistência se assemelha à de uma corda de violão (a

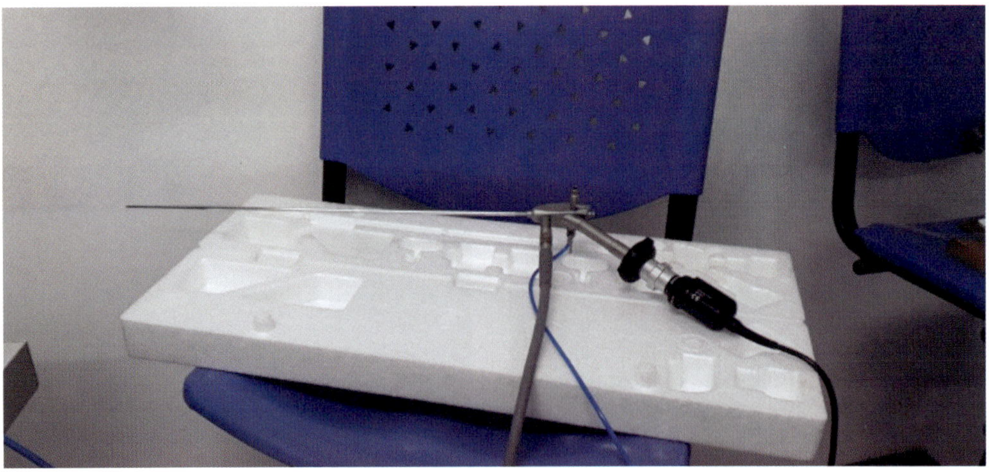

FIGURA 5 Exemplo de endoscópio rígido utilizado para endoscopia vaginal e inseminação artificial em cadelas.

palpação do útero normal exige experiência). Deve-se buscar palpá-lo para detecção de alguma anormalidade, como presença de fluidos no interior, sensibilidade dolorosa, e mesmo para diagnóstico de gestação. Deve também ser avaliado por exames complementares, como ultrassonografia (US) e em algumas situações por exame radiográfico.

A parede do útero é responsiva à ação dos estrógenos e da progesterona,[6] tanto em processos fisiológicos como patológicos. Assim, o comprimento, o diâmetro e a espessura uterina variam conforme a fase do ciclo estral, mas também com a idade e a presença de alterações patológicas ou de gestação. O útero normal tem diâmetro de 0,4 a 0,8 cm em cada corno[17] e, embora a presença de alterações indicativas de hiperplasia endometrial cística (HEC), comum em cadelas mais velhas, não impeça a reprodução, está associada a baixas taxas de concepção e menor tamanho de ninhada.[18,19]

A avaliação ultrassonográfica uterina está sempre indicada nos animais com histórico de infertilidade de origem desconhecida. O exame deve ser realizado algumas semanas antes do acasalamento e repetido durante o proestro/estro, para diagnóstico de alterações passíveis de tratamento concomitantemente ao acasalamento ou IA.

A cérvix mede 0,5 a 1,5 cm na cadela em estro[20] e apresenta pregas que relaxam no estro por influência estrogênica. O óstio do orifício externo está localizado ventralmente no tubérculo cervical, no centro de uma roseta de sulcos na maioria das cadelas.[14] A abertura ocorre 2 ou 3 dias (–8 a +1 dias) antes do pico de hormônio luteinizante (LH) (P4 entre 1,5 ± 2 ng/mL) e o fechamento ocorre aproximadamente 7 dias (5-9 dias) após o pico de LH, com citologia vaginal ainda característica de estro e P4 entre 21 e 25 ng/mL (17,3-29,4 ng/mL). O intervalo entre o fechamento da cérvix ao D1 do diestro é de 1-4 dias, e o intervalo médio entre a abertura e o fechamento é de 9 dias (7-14 dias).[21,22]

Lavagens uterinas por *flushing* e biópsias uterinas (transcervical ou por celiotomia) com o intuito de colher material para avaliação já foram descritas na cadela. Ambas as técnicas foram consideradas diagnósticas em diversos casos clínicos. Entretanto, não são técnicas rotineiras nem simples de realizar, e requerem treinamento. Além disso, dependendo do material utilizado e da fase do ciclo estral em que a fêmea se encontra, complicações como endometrite, vaginite, ruptura vaginal e piometra podem ocorrer.[23-25] Similarmente, mas ainda também não rotineiramente, a endoscopia uterina pode ser utilizada no pré-parto, para avaliação da dilatação cervical na fase 1 do parto,[26] e no pós-parto, para o diagnóstico de afecções como metrite, subinvolução dos sítios placentários, retenção de placenta e abortamento.[27]

Tubas uterinas

São difíceis de serem examinadas, em razão de suas dimensões milimétricas em condições normais e porque os ovários nas cadelas estão envoltos pela bursa ovárica, que, com o aumento da idade e do escore corporal impede a visualização dos ovários. A US pode ser diagnóstica quando há aumento de volume no interior da tuba (p. ex., hidrossalpinge), e nos casos de massas tumorais grandes, pode-se utilizar tanto o exame radiográfico como o ultrassonográfico e a TC.[18]

Ovários

Os ovários normais ficam envoltos pela bursa ovárica, e não podem ser sentidos por palpação abdominal nas cadelas. Eventualmente, quando acometidos por cistos ou neoplasias grandes, é possível palpar uma massa grande transabdominal, embora o diagnóstico seja ultrassonográfico. A US (modo B ou Doppler) é o exame de escolha para avaliar a função ovariana, já que possibilita a visualização de estruturas fisiológicas, folículos e corpos lúteos (CL), ou patológicas, como cistos e neoplasias.

Os folículos ovarianos medem entre 0,4 e 0,7 cm próximo à ovulação (até 0,9 cm em raças gigantes), e, durante o anestro, folículos com diâmetro de 0,2 a 0,6 cm podem estar presentes no ovário.[28,29] Já os cistos ovarianos podem variar de 0,2 a 5 cm, e os tumores podem atingir 30 cm (Capítulo 3, "Diagnóstico e tratamento das afecções reprodutivas da cadela não gestante"). Entretanto, a acuidade do exame ultrassonográfico ovariano em cadelas depende da experiência do ultrassonografista, da qualidade do aparelho e da colaboração da paciente.[29]

Glândulas mamárias

Embora as glândulas mamárias não façam parte embriologicamente do sistema reprodutor, por sua íntima relação com a reprodução, devem ser avaliadas no exame ginecológico. As glândulas mamárias são pouco desenvolvidas antes da puberdade e em cadelas em anestro e proestro, mas geralmente bem desenvolvidas em fêmeas multíparas. Aproximadamente 35 dias após as ovulações as glândulas mamárias aumentam de tamanho,[6] seja em cadelas em diestro ou nas gestantes.

As glândulas mamárias devem ser inspecionadas e palpadas para detecção de qualquer alteração, seja em fase láctea ou não. Deve-se avaliar a presença de secreção láctea (aspecto, odor e coloração) e de processos inflamatórios ou neoplásicos. Em caso de mastite, atenção deve ser dispensada imediatamente, já que nas cadelas com frequência ocorrem mastites agudas, sépticas, gangrenosas, mas também crônicas ou subclínicas (mais detalhes no Capítulo 8, "Puerpério fisiológico e distúrbios puerperais em cadelas"). Além disso, a presença de leite nas mamas pode ser indicativa de pseudociese. Fora da lactação, devem-se investigar galactorreia, tumores mamários e tetos extranumerários.

EXAMES COMPLEMENTARES

Exames para doenças infecciosas

Algumas doenças infecciosas têm forte impacto negativo na reprodução canina (ver Capítulo 6, "Manejo gestacional e distúrbios da cadela gestante"). Portanto, a realização de exames para diagnóstico dessas doenças, especialmente a brucelose, deve ser periódica ou ocorrer sempre que algum animal foi ou será exposto a um fator de risco, por exemplo, acasalamento com animal externo à criação, participação em exposições, compra e venda de animais, compra de sêmen. Embora a brucelose canina esteja bastante disseminada no Brasil, sua entrada em um canil negativo pode ser devastadora. Outras doenças infecciosas que devem ser pesquisadas são herpes-virose canina, leptospirose, toxoplasmose e leishmaniose.[30-34]

Em contrapartida, algumas doenças infecciosas podem afetar negativamente a reprodução, mas de maneira indireta, causando alterações sistêmicas como febre, anorexia e anemia, como a erlichiose e a babesiose.

Cultura bacteriana vaginal ou uterina

Há muito tempo, é discutida pela literatura internacional a importância/relevância ou não da realização de culturas vaginais e uterinas em cadelas matrizes previamente ao acasalamento. Entretanto, essa não tem sido uma realidade no Brasil até então. O fato de a vagina da cadela conter grande variedade de microrganismos com ou sem doença específica dificulta a associação diagnóstica de um único isolado bacteriano com alguma doença.[11] Entre os microrganismos isolados da vagina de cadelas sadias, têm-se *E. coli*, *S. canis*, *P. multocida*, *S. aureus*, *Streptococcus* β-hemolítico, *Streptococcus* α-hemolítico, *Bacillus* sp., *P. mirabilis*, *S. intermedius*, *Staphylococcus* sp., *E. faecalis*, *K. pneumoniae*, *A. pyogenes*, *Actinobacter* spp., *Mycoplasma* sp., *Ureaplasma* sp.[4,31]

A microbiota vaginal de cadelas sadias ou com doença reprodutiva é similar, e a cultura bacteriana é discutível, à exceção da presença de *Brucella canis*.[11] Portanto, a presença de bactérias na vagina de cadelas assintomáticas no proestro deve ser considerada um aspecto fisiológico que não requer antibioticoterapia[32] a princípio, mas cabe ao médico veterinário a decisão sobre a necessidade ou não desse exame, bem como sua interpretação.

Assim, caso se deseje realizar cultura e antibiograma de secreção vaginal, algumas particularidades devem ser consideradas:

- As amostras devem ser coletadas na vagina anterior para minimizar o número de contaminantes.
- Amostras da vagina anterior durante o proestro ou estro, na presença de secreção originária do útero, são úteis para avaliação de infecção uterina.
- Amostras de superfícies mucosas, com crescimento moderado a intenso de qualquer organismo bacteriano aeróbico relevante, devem ser quantificadas para permitir a interpretação.
- Muitas bactérias fazem parte da microbiota normal do trato geniturinário, e, se o laboratório não fornecer resultados quantitativos confiáveis, a interpretação de resultados positivos muitas vezes é difícil.[4]

Além disso, o uso preventivo indiscriminado de antibióticos em canis não diminui a mortalidade neonatal e eleva o risco para a seleção de bactérias patogênicas.[33]

Biópsia e citologia uterina

São exames ainda pouco realizados na reprodução canina, mas pesquisas têm demostrado que podem ser de valor prognóstico/diagnóstico para a fertilidade da fêmea. É possível o diagnóstico de lesões com pouco ou nenhum impacto na fertilidade, como cistos de serosa, pequenos leiomiomas, atrofia relacionada a fase do ciclo, adenomiose discreta, HEC discreta, hiperplasia endometrial pseudoplacentária transitória ou anormalidades de involução uterina. E também de lesões associadas a subfertilidade, como HEC grave e endometrite aguda ou crônica.[24]

A biópsia pode ser coletada por celiotomia, com uso de *punch*, ou por via transcervical. Por celiotimia, devem-se colher fragmentos de áreas normais e anormais do útero, para comparação. Na abertura uterina para a biópsia pode-se aproveitar e coletar amostras para citologia ou cultura uterina,[4] e também existe a vantagem de permitir a avaliação dos ovários e de possibilitar a escolha do local para a coleta.[24]

A outra possibilidade é a biópsia ou citologia transcervical por lavagem uterina (*flushing*), que pode ser realizada no anestro ou diestro.[23] Entretanto, a realização no diestro pode resultar em piometra, e é preconizado o uso de aglepristone ou PGF2α após o procedimento. Um caso de estenose uterina completa foi descrito como complicação da biópsia transcervical.[34]

Diante do reduzido lúmen da vagina cranial da cadela, bem como do canal cervical, é necessário habilidade e treinamento para esse procedimento. Para fins diagnósticos, pode não haver diferenças entre as técnicas,[35] ou pela via transcervical pode ocorrer obtenção de amostra pequena contendo apenas endométrio superficial, limitando o diagnóstico pelo patologista.[24]

Em um estudo, os resultados da citologia uterina tiveram concordância com o diagnóstico clínico, bem como com a histologia uterina em casos de diferenciação endometrial e lesões inflamatórias e degenerativas.[36] Outro fator importante é que o material seja analisado por patologista experiente em avaliação de útero canino.

FERRAMENTAS ÚTEIS PARA DETERMINAÇÃO DO PERÍODO FÉRTIL

A duração do proestro e do estro na cadela é longa, em média 7 a 9 dias cada fase, o que torna necessário o uso de ferramentas para acompanhar o ciclo estral e detectar as ovulações e o período fértil. Muitos criadores de cães determinam os dias de acasalamento com base na presença de secreção vaginal, acasalando 10 a 14 dias após o aparecimento da secreção vaginal serossanguinolenta.[37] Como os oócitos caninos ficam férteis por até 5 dias após a ovulação,[38] e os espermatozoides mantêm a capacidade fecundante por até 6 dias,[28] tem-se uma janela grande na qual um único acasalamento pode resultar em concepção. Todavia, acasalamentos muito precoces ou muito tardios podem diminuir a taxa de fertilização, já que a ovulação na cadela pode ocorrer entre o 2º e o 32º dia após o início do proestro.[39] Assim, em diversas situações é necessária a identificação com acurácia do período das ovulações, por exemplo: cadelas que têm ciclo muito longo ou muito curto, histórico de infertilidade, uso de sêmen refrigerado ou congelado, uso de sêmen de baixa qualidade.

Citologia vaginal

A citologia vaginal é a técnica mais utilizada para realizar o manejo reprodutivo em cães. Entretanto, é importante conhecer sua base teórica, para não superestimar ou subestimar sua utilidade. Uma questão importante é que essa ferramenta não permite identificar o dia das ovulações, mas sim diferenciar as fases do ciclo estral. Portanto, a utilização da citologia vaginal, associada à dosagem de progesterona e/ou vaginoscopia, aumenta muito a acurácia do monitoramento.

O epitélio vaginal das cadelas é um tecido-alvo dos hormônios ovarianos. Modificações características nas células epiteliais vaginais ocorrem como resultado de mudanças no perfil de secreção dos estrógenos. O aumento nas concentrações circulantes de 17-β-estradiol estimula o crescimento do epitélio vaginal de poucas camadas (2 a 3) durante o anestro para 20 a 30 camadas de células no final do proestro.[11,40,41] Com o espessamento do epitélio vaginal, ocorre um aumento das células superficiais na citologia vaginal que são usadas como marcador de progressão do proestro/estro e também para predizer o momento mais adequado para os acasalamentos.[11]

Vários tipos celulares são descritos no esfregaço vaginal de cadelas. O sistema de classificação é baseado na morfologia das células observadas no momento de estimulação estrogênica máxima.[11,40]

- Células basais: são pequenas, arredondadas e dão origem a todos os outros tipos celulares; são as mais profundas, próximas à membrana basal, e recebem o maior aporte sanguíneo. Normalmente, não são observadas no esfregaço vaginal.[11,40,41]
- Células parabasais: são as menores células observadas no esfregaço vaginal, como diâmetro variando de 10 a 20 μm; têm formato redondo/ovalado, núcleo aparente e uma relação núcleo:citoplasma grande (Figura 6A).[11,40]
- Células intermediárias: variam de tamanho e são reconhecidas como intermediárias pequenas (> 20 μm) ou grandes (> 30

µm). As células intermediárias pequenas tendem a ser arredondadas ou elípticas, com bordas citoplasmáticas angulares; as células grandes são poligonais, com bordas citoplasmáticas irregulares; núcleos proeminentes com aparência normal (Figura 6B).[11,40,41]

- Células superficiais: as células superficiais são grandes e achatadas, com formato irregular ou poliédrico, citoplasma transparente basofílico e núcleo denso picnótico localizado centralmente, podendo ser anucleadas (Figura 6C e D); são células com diâmetro entre 30 e 75 µm, que ocupam posição superficial quando as concentrações de estrógenos são máximas. As bordas citoplasmáticas são irregulares (hexagonais ou octogonais). O núcleo dessas células é escuro, picnótico ou não identificado.[1] As células superficiais são também relatadas como células cornificadas, e as células parabasais e intermediárias, como não cornificadas. A cornificação se refere ao processo degenerativo pelo qual as células do epitélio escamoso estratificado são convertidas em células mortas. O núcleo picnótico, não identificado nas células superficiais, reflete essa morte celular. As células superficiais sem núcleo são chamadas de escamas anucleadas. A intensidade da coloração das células superficiais, quando coradas de Wrigth-Giemsa na fase do estro, varia em um tom pálido de cinza azulado, dando a impressão de ausência de núcleo mesmo quando ele está presente.[11,40,41]

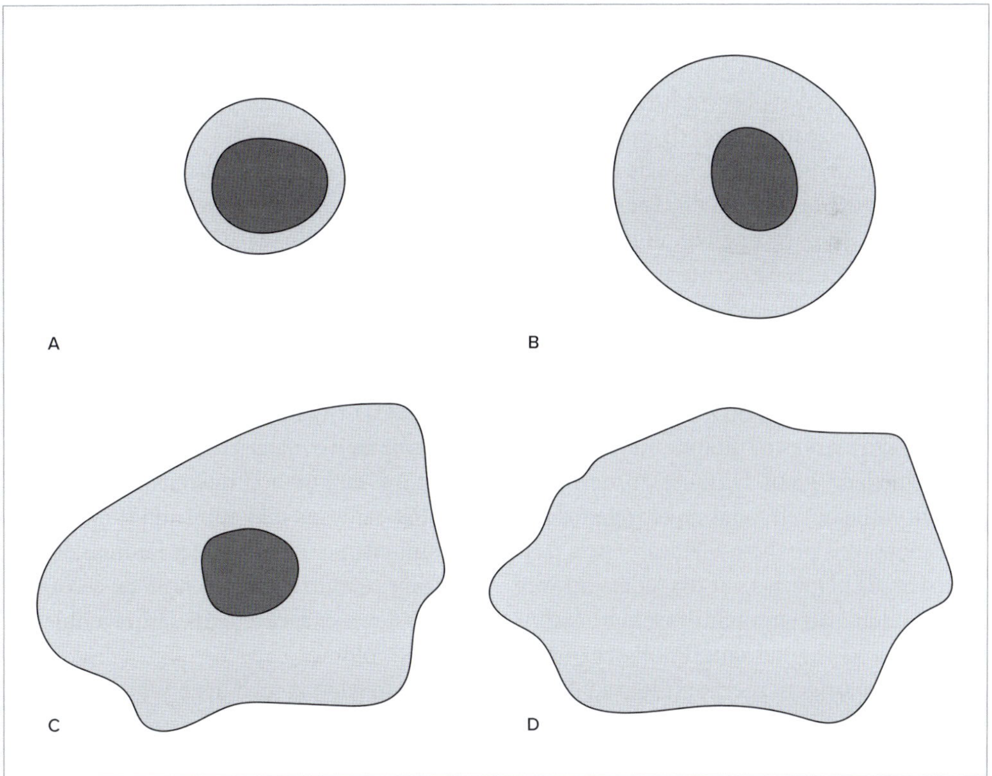

FIGURA 6 Tipos de células epiteliais vaginais de cadelas.
A: Célula parabasal. B: Célula intermediária. C: Célula superficial nucleada. D: Célula superficial anucleada (célula escamosa).

Outras células

- Células do metaestro: são células não cornificadas que contêm neurófilos em seu citoplasma; provavelmente refletem as propriedades fagocíticas das células do epitélio vaginal. Essas células são encontradas no proestro e na fase luteal do ciclo estral e podem aparecer também em casos de vaginites quando os neutrófilos são abundantes (Figura 7C).
- Células espumosas: são células parabasais ou intermediárias que contêm vacúolos em seu citoplasma. Seu significado é desconhecido.[40]
- Células superficiais com corpúsculos no citoplasma: aparecem geralmente na fase de estro, mas o significado desses corpúsculos cinza escuros é desconhecido; às vezes são confundidos com bactérias, mas estas são menores e normalmente observadas em posição extracelular.[40]
- Espermatozoides: observados algumas vezes no esfregaço vaginal de cadelas após o acasalamento. A presença de espermatozoides ou de cabeças de espermatozoides no esfregaço vaginal, comum até 2 dias após o acasalamento, confirma a cobertura, mas sua ausência não a exclui (Figura 7F).[40]
- Hemácias: podem aparecer no esfregaço vaginal de cadelas no proestro, no estro, no início do diestro ou mesmo em distúrbios hemorrágicos. Durante o proestro, as concentrações elevadas de estrógenos são responsáveis por vasodilatação e pela passagem de hemácias por diapedese através das células do endotélio vascular; assim, a secreção vaginal sanguinolenta observada tem origem uterina (Figura 7A).[40]
- Polimorfonucleares: são normalmente encontrados nas fases de proestro e diestro, mas aparecem também em quadros inflamatórios/infecciosos como vaginite e piometra, porém em quantidade muito superior àquela do proestro e diestro (Figura 7E).
- Bactérias: podem ser observadas no esfregaço vaginal de cadelas normais. Podem aumentar durante a fase de estro (Figura 7B).[11,40,41]
- Células neoplásicas: células de carcinoma das células escamosas, TVT (Figura 7G) e de linfossarcoma são os tipos mais comuns vistos no esfregaço vaginal de cadelas.[40,41]

Procedimentos para a coleta e coloração do esfregaço vaginal

A vulva deve ser limpa com compressa seca ou papel-toalha. O uso do vaginoscópio é opcional; caso a opção seja usá-lo, ele deve estar estéril. O vaginoscópio deve ser cuidadosamente introduzido na comissura dorsal da vulva, sempre com a extremidade voltada para a região dorsocranial da vagina (Figura 8A). Deve-se introduzir um *swab* estéril ou uma escova ginecológica (Figura 8C) – *citobrush* – por meio da comissura dorsal da vulva até o interior do vestíbulo dorsal ou vagina caudal sem, entretanto, esbarrar na fossa clitoriana, até atingir o arco isquiático (Figura 8A). O *cotton* do *swab* normalmente não precisa ser umedecido em razão da lubrificação pela secreção vaginal no estro. O *swab* deve ser rotacionado em várias direções na mucosa vaginal dorsal, evitando o orifício uretral. Deve ser retirado rapidamente e o material transferido (rotacionando o *swab* sobre a lâmina) para uma lâmina histológica limpa e identificada (Figura 8B). Geralmente pelo menos duas lâminas devem ser feitas usando o mesmo *swab* ou escova. A lâmina deve ser seca à temperatura ambiente, antes da coloração.

O esfregaço já seco deve ser corado com uma coloração de Wright-Giemsa modificada (Diff-Quik®/Hematocor®/Panótico) (Figura 8D). Após a secagem as lâminas podem ser mergulhadas duas ou três vezes no metanol a 95% para prevenir a deteriorização ou a distorção celular, pela fixação. As lâminas devem ser coradas imediatamente ou podem ser estocadas e coradas mais tarde (desde que tenham sido fixadas). Após o término da coloração as bordas da lâmina devem ser enxutas com papel-toalha.

A leitura e a interpretação do esfregaço devem ser realizadas com aumentos de 20 ou 40 vezes para determinar se as células estão convenientemente coradas. Se as células estiverem com uma coloração pálida, a lâmina deve ser introduzida novamente nas soluções de coloração. Deve-se usar óleo de imersão para pesquisa de bactérias ou espermatozoides.

Critérios para escolha de uma coloração

Muitos corantes encontram-se disponíveis comercialmente e fornecem uma coloração

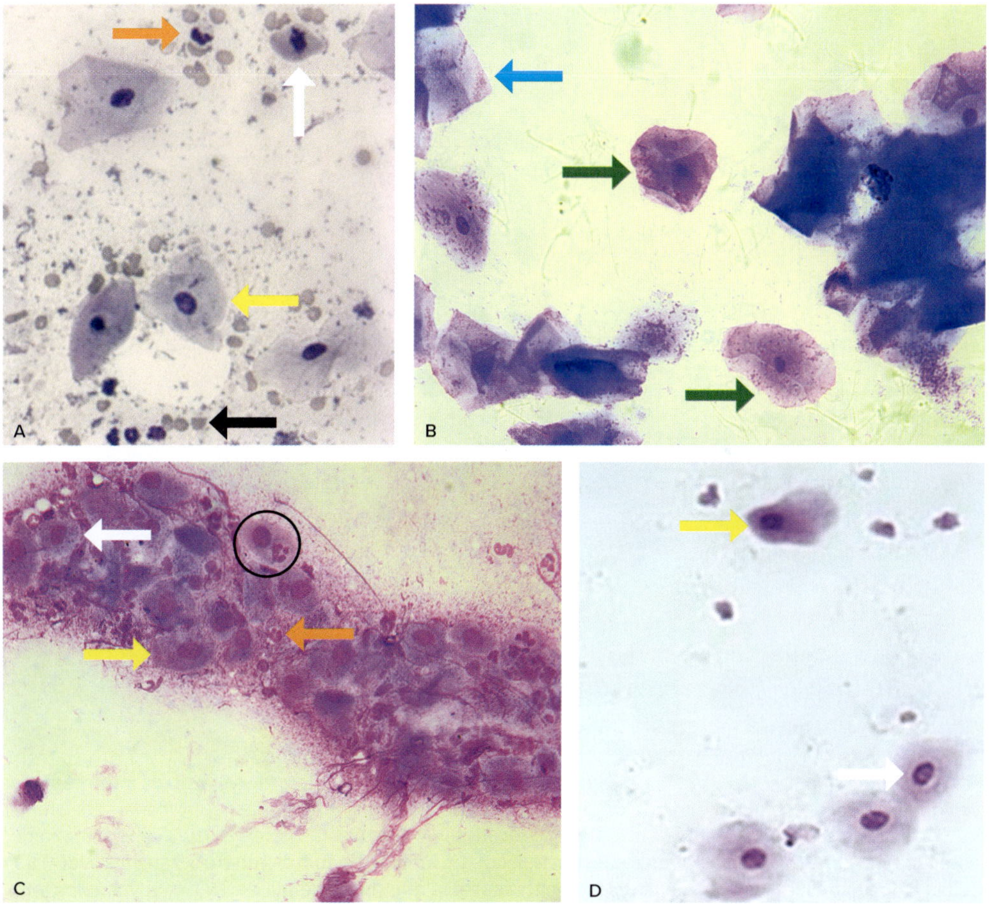

FIGURA 7 A: Proestro. Observar predomínio de células parabasais (seta branca) e intermediárias (seta amarela), hemácias (seta preta) e neutrófilo (seta laranja) degenerado. B: Estro. Presença de células superficiais nucleadas (seta verde) e anucleadas (seta azul). C: Diestro. Observar retorno do padrão de predomínio de células parabasais (seta branca) e intermediárias (seta amarela), neutrófilos (seta laranja) e eventuais células do metaestro (círculo). Material colhido no dia 1 do diestro. D: Anestro. Observar rarefação celular, com predomínio de células parabasais (seta branca) e intermediárias (seta amarela) pequenas. (*continua*)

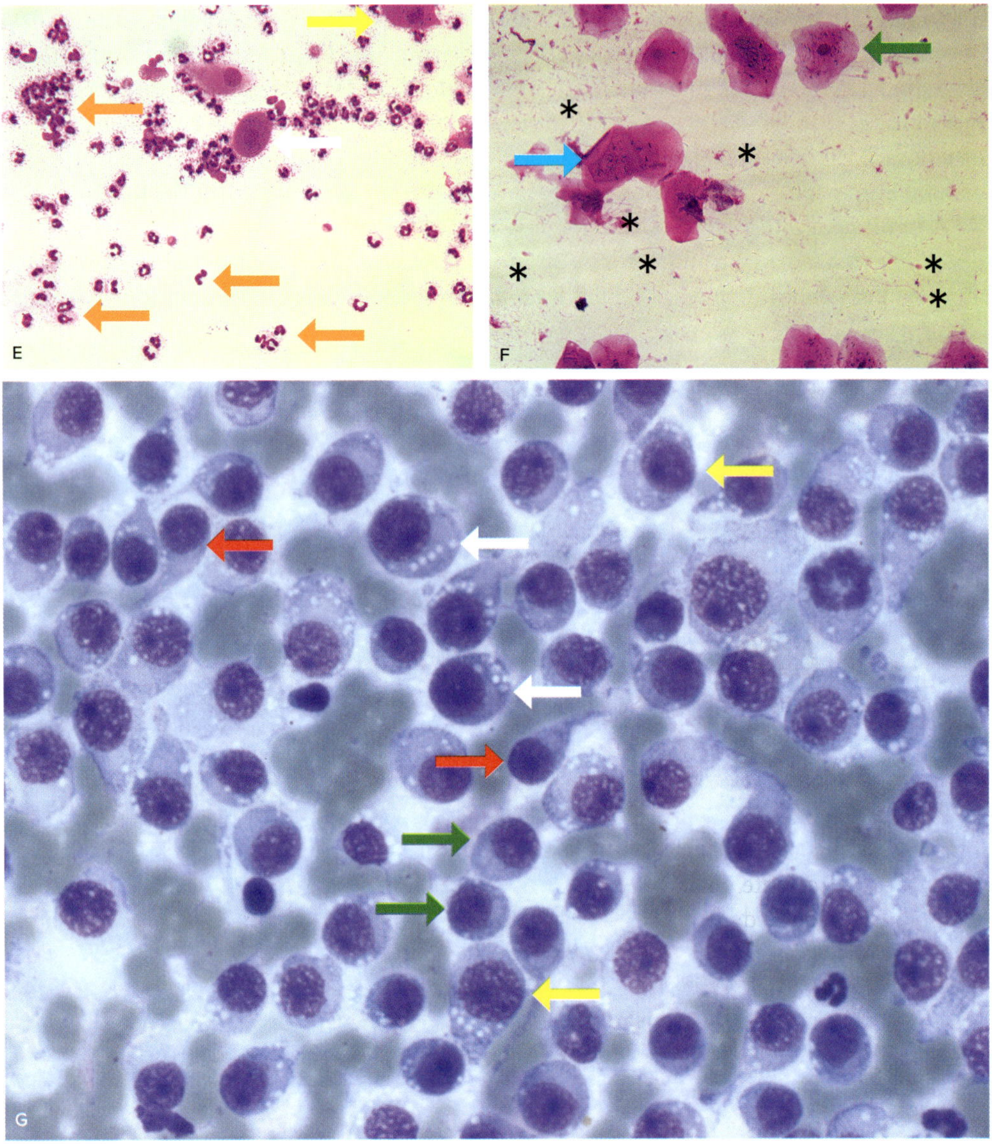

FIGURA 7 (*continuação*) E: Vaginite. Observar células parabasais (seta branca), células intermediárias (seta amarela) e grande quantidade de células inflamatórias (predominantemente neutrófilos – seta laranja). F: Acasalamento. Observar células superficiais indicativas de estro (setas verde e azul), espermatozoides (asterisco) e cabeças de espermatozoides (asterisco). G: Células de tumor venéreo transmissível (TVT). Célula linfocitoide (seta verde); célula plasmocitoide (setas amarelas), célula de TVT com vacúolos intracitoplasmáticos (seta branca); célula girino (*Tadpole cell* – seta vermelha), coloração panótico.

Fonte da imagem 7G: Pedro Antonio Bronhara Pimentel (Serviço de Oncologia – HV/UFMG).

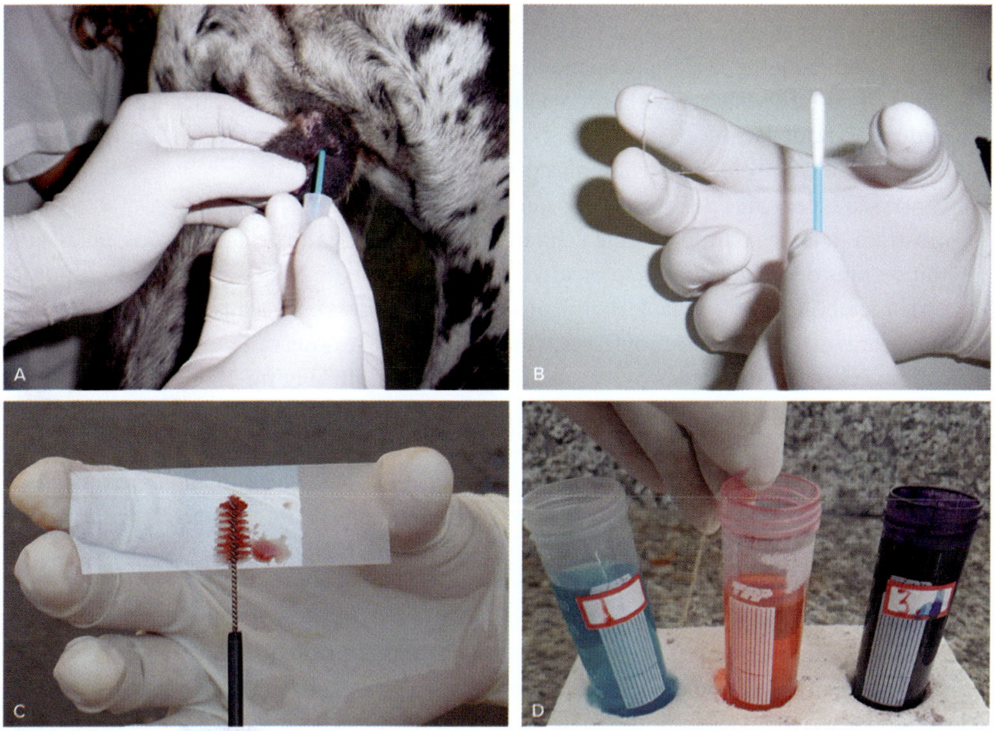

FIGURA 8 A: Coleta de material para citologia vaginal. B: transferência do material coletado com *swab* para lâmina histológica. C: transferência do material coletado com escova ginecológica de cadela com abundante secreção serossanguinolenta para lâmina histológica. D: coloração da lâmina com *kit* de corante panótico (corante hematológico rápido).

de qualidade excelente. A escolha deve basear-se na facilidade de uso, no custo e na possibilidade de armazenamento. Dentre os diversos corantes, destacam-se:

- Coloração de Wright ou Wright-Giemsa, também utilizada nos esfregaços sanguíneos.
- Diff-Quik®/Panótico®: recomendada para uso de rotina, é fácil de ser utilizada, cora células do epitélio vaginal e células sanguíneas, além de ser relativamente barata. As lâminas podem ser estocadas por alguns dias e, se recobertas por lamínula, podem ser guardadas indefinidamente. Essa coloração parece ser a mais conveniente para uso em esfregações vaginais de cadelas. Consiste em duas soluções: uma eosinofílica (vermelha/laranja) e outra basofílica (azul/roxo) (sem considerar o fixador, que vem previamente aos dois corantes).[11,40,41] É interessante usar dois recipientes, um para cada componente, e repor os corantes com alguma regularidade; eles podem se tornar contaminados com células vaginais após a coloração de um certo número de esfregações vaginais. Para corar os esfregaços, as lâminas devem ser mergulhadas de 5 a 10 vezes em cada um dos corantes, e não há necessidade de lavar a lâmina em água corrente entre os dois corantes. Se a coloração se apresentar muito pálida ou muito escura, o número de mergulhos das lâminas nos corantes deve ser ajustado.
- *New metileno blue*: uma gota desse corante deve ser colocada sobre o material e re-

coberto por uma lamínula; a lâmina deve ser lida rapidamente, e ele cora apenas as células do epitélio vaginal. A lâmina não pode ser guardada.
- Papanicolau e/ou coloração tricrômica de Shorr: são colorações policromáticas que mostram detalhes da morfologia celular como graus de maturidade celular, atividade metabólica das células e definições mais claras do núcleo e do citoplasma; são colorações mais demoradas e caras, mais utilizadas em pesquisa.[11,40,41]

Interpretação das fases do ciclo estral

Proestro

Esfregaços vaginais realizados no início ou na metade do proestro se caracterizam pela presença de hemácias, neutrófilos e predomínio de células epiteliais parabasais e intermediárias, além do fundo de lâmina "sujo", com presença de muco. Geralmente há presença de bactérias.

Da metade para o final do proestro a porcentagem de células parabasais e intermediárias pequenas diminui e a porcentagem de células do tipo intermediárias grandes e superficiais aumenta. As hemácias e os neutrófilos vão diminuindo, e o fundo de lâmina se torna "limpo" ou claro (Figura 7A). Embora as hemácias sejam abundantes no esfregaço vaginal de cadelas no proestro, algumas fêmeas podem não as apresentar.[11]

Estro

Caracterizado pela presença de 80% a 100% de células superficiais (nucleadas ou anucleadas), ausência de neutrófilos e normalmente também de hemácias, fundo de lâmina claro, além de muitas bactérias (Figura 7B).[11]

Diestro (metaestro)

Inicia-se quando há diminuição abrupta das células superficiais e aumento na porcentagem das células parabasais e intermediárias, o que ocorre em um período de 24 horas. Pode ou não ter a presença de neutrófilos, bactérias e hemácias (Figura 7C).[11]

Anestro

Caracterizado pela rarefação celular, com predomínio de células parabasais e algumas intermediárias. Há a ausência de hemácias e raramente se observa alguma célula superficial ou neutrófilo (Figura 7D).[11]

Observação: em algumas situações, a diferenciação entre diestro e anestro pode ser difícil. Nesses casos deve-se recorrer à dosagem de P4 (P4 > 1 ng/mL = diestro; P4 < 1 ng/mL = anestro).

Utilização da citologia vaginal no manejo de cobertura normal

A citologia vaginal é o método de escolha na identificação/diferenciação entre as fases de proestro, estro e diestro, funcionando como um marcador indireto do ambiente hormonal.[11,40,41] A variação na porcentagem de células superficiais – índice de cornificação celular – ao longo de esfregaços vaginais seriados pode ser usada na monitorização da evolução do ciclo estral. A presença de 80% ou mais de células superficiais (estro citológico) frequentemente precede o momento ideal de cobertura em 4 a 6 dias. É recomendada a realização de dois ou três esfregaços vaginais no período de 4 a 7 dias.

A causa mais comum de infertilidade nas cadelas, com incidência de 40% a 50%, é o erro de manejo relacionado ao momento ideal de cobertura. O melhor período para o acasalamento ou IA ocorre durante a fase de estro, quando as células superficiais atingem 80% a 100%. As coberturas ou IA devem ser repetidas 2 ou 3 vezes até o início da fase de diestro, reconhecido pelo reaparecimento de células parabasais e neutrófilos no esfregaço vaginal. A taxa de concepção após uma única cobertura é de 95% se a cobertura ocorrer de 3 a 10 dias antes do início do diestro citológico, porque na maioria das cadelas esse período coincide com o período de maior fertilidade.[11,40-42]

A identificação do primeiro dia do diestro citológico (D1) permite determinar se as coberturas foram realizadas em momentos adequados (Figura 7C). Entretanto, há uma grande variação entre as cadelas, e em alguns casos o primeiro dia em que a porcentagem de células superficiais atinge ao menos 90% pode ser tão cedo quanto 6 dias antes do pico de LH ou tão tarde como 4 dias após o pico de LH. Também em alguns casos o pico de células superficiais é de 60% não atingindo o mínimo estabelecido de 80%, e nem todas as cadelas atingem 100% de células superficiais anucleadas; portanto, as mudanças na citologia vaginal não podem ser usadas prospectivamente para determinar o momento das ovulações.[11,40,42]

Outras aplicabilidades da citologia vaginal

- Previsão da data do parto: a citologia vaginal pode auxiliar na previsão da data do parto em cadelas; essa previsão é baseada no conhecimento da informação de que o parto ocorre aproximadamente 57 dias (93% das cadelas) após o início do diestro citológico (D1). Obtendo esfregaços citológicos diários durante toda a fase de estro, identifica-se o primeiro dia do diestro (reaparecimento de células parabasais e neutrófilos), e, somados mais 57 dias, chega-se à data prevista do parto (D1 do diestro + 57 dias = parto ± 1 dia).
- Vaginites: o esfregaço vaginal de cadelas com vaginites contém um grande número de neutrófilos degenerados ou não; e neutrófilos fagocitando bactérias podem ser observados. No início da fase de diestro são vistos neutrófilos no esfregaço vaginal, mas, quando a quantidade é grande e persistente, a suspeita principal é de vaginite.[11,40-42] Entretanto, não é possível estabelecer a diferença entre vaginite e piometra pela quantidade de neutrófilos no esfregaço vaginal.
- Tumores vaginais: os tumores mais frequentes reconhecidos no esfregaço vaginal incluem o TVT e o carcinoma de células transicionais da bexiga. No caso do TVT, o esfregaço vaginal contém grande quantidade de hemácias, neutrófilos, linfócitos e células de forma arredondada contendo vacúolos citoplasmáticos (células características do TVT).[41,42]
- Cistos e/ou neoplasias ovarianas: cadelas com cistos ovarianos ou tumor das células da granulosa apresentam alterações hormonais com produção aumentada de estrógenos; nesses casos, a citologia vaginal pode apresentar predomínio de células superficiais, semelhante à fase de estro do ciclo estral normal. Mas para a diferenciação entre a fase do estro e de uma possível estrutura ovariana funcional – cisto ou neoplasia –, é necessária a realização de um exame ultrassonográfico.[11,40,41]
- Síndrome do ovário remanescente: é definida como a presença de tecido ovariano funcional em fêmeas previamente submetidas a ovário-histerectomia. Em razão dos estrógenos secretados pela porção remanescente do ovário, a citologia vaginal revela células superficiais em porcentagens altas, semelhante às fases de proestro/estro normais.[40]
- Subinvolução dos sítios placentários (SISP): ocorre quando a involução uterina no pós-parto é retardada e as cadelas apresentam uma secreção sanguinolenta por várias semanas após o parto (4-10 semanas no pós-parto). Normalmente, trofoblastos fetais são observados no

lóquio nas primeiras 2 semanas pós-parto, e, nos casos de SISP, as células do trofoblasto não se degeneram e continuam a invadir o endométrio e às vezes até o miométrio, causando alterações circulatórias e falha na formação de trombos pelos vasos endometriais normais. Essas células trofoblásticas podem ser observadas no esfregaço vaginal como células polinucleadas e com muitos vacúolos intracitoplasmáticos (Figura 9).[11,43]

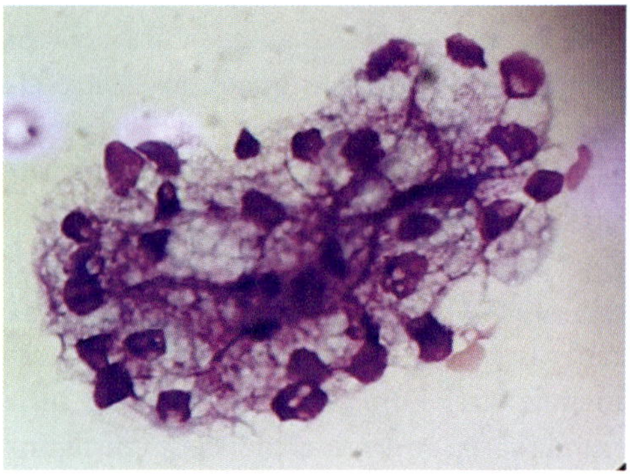

FIGURA 9 Célula trofoblástica obtida por citologia vaginal de cadela acometida por subinvolução dos sítios placentários.

Mensuração de progesterona

As mudanças nas concentrações de P4 durante o estro podem ser utilizadas para determinar o momento das ovulações.[11,42,43] A P4 aumenta linearmente poucos dias antes e após o pico pré-ovulatório de LH, identificando de maneira indireta o momento das ovulações e a maturação oocitária.[11,42,43] A dosagem de P4 está indicada nas situações em que se precisa conhecer o dia exato das ovulações e o período de maior fertilidade, por exemplo, para IA com sêmen congelado ou IA única. Os eventos fisiológicos do ciclo estral das cadelas e sua relação com os níveis de P4 encontram-se no Quadro 2.

Todavia, é importante ressaltar que os valores para P4 incluídos no Quadro 1 são oriundos de ensaios de radioimunoensaio (RIE) padronizados há várias décadas, em laboratórios de pesquisa.[44,45] Com a necessidade de dosagens rápidas na reprodução assistida, surgiram no mercado equipamentos de diferentes marcas para essa finalidade. Entretanto, é necessário correlacionar os valores quantificados nas máquinas dessas diferentes marcas com os valores descritos no Quadro 2 (veja exemplo na Figura 10).

A dosagem de progesterona é utilizada quando se deseja conhecer o dia exato das ovulações. Assim, geralmente o monitoramento é iniciado com a citologia vaginal, no proestro, a cada 2 ou 3 dias. Do meio para o fim do proestro, deve-se iniciar a dosagem de P4 (juntamente com o exame de citologia vaginal), também a cada 2 ou 3 dias. Enquanto o valor da P4 estiver abaixo de 1 ng/mL, sabe-se que a cadela não ovulou. A partir do momento em que a P4 ultrapassar 1,5 a 2 ng/mL, é indicativo de que as ovulações estão iniciando. Devem-se continuar as dosagens para confirmar que a cadela ovulou, e o dia em que a P4 ultrapassar 4 a 5 ng/mL é caracterizado como o dia das ovulações, mas esses valores variam de equipamento para equipamento. A partir daí, conhecendo as particularidades da ovulação de oócitos imaturos na cadela, sabe-se que, após 48 a 54 horas, os oócitos

QUADRO 2 Principais eventos fisiológicos do ciclo estral de cadelas relacionados às concentrações de P4

Evento	Concentração de P4
Pico pré-ovulatório de LH (36-48 horas antes das ovulações)	1,5-2,5 ng/mL (4,5-7,5 nmol/L)
Ovulações	5-8 ng/mL (15-24 nmol/L)
Período de maior fertilidade	10-25 ng/mL (30-75 nmol/L)

* 1 ng/mL = 3,17 nmol/L.
Fonte: adaptado de England (2010).[44]

	Padrão RIE	Máquina A	Máquina B
	< 0,5	< 0,2	< 0,2
	0,7	0,3	0,9
	1	0,7	2
	1,2	0,8	3
Pico de LH	1,5	1	3,5
Pico de LH	1,9	2	6
Pico de LH	2,5	2,1	8,2
	3,6	2,6	9,3
	4	2,8	9,6
	4,7	3	10,4
Momento das ovulações	5	3,4	11
Momento das ovulações	5,8	3,6	14
Momento das ovulações	6,5	3,8	18,3
Momento das ovulações	7,3	4	21
Momento das ovulações	8	5	23,3
	10,6	8	25,6
	12,5	10,1	26,9
	15,4	17,3	27,1
	23	33	32

FIGURA 10 Exemplos hipotéticos de curvas de progesterona (ng/mL) em cadelas no padrão RIE citado e em duas máquinas comerciais (A e B). Observar que, em relação ao padrão RIE, na máquina A o pico de LH e as ovulações ocorrem quando os valores de progesterona são inferiores, e na máquina B, com valores superiores.

Cor azul: momento do pico de LH; cor verde: momento das ovulações; RIE: radioimunoensaio.

Fonte: England, 2010.[44]

estarão maduros e fertilizáveis por alguns dias.[46] Dessa forma, o profissional estabelece o melhor esquema de acasalamentos ou IA, conforme a disponibilidade do macho ou de sêmen (mais detalhes nos Capítulos 10, "Exame andrológico e manejo reprodutivo em cães", e 14, "Tecnologia de sêmen e inseminação artificial em cães").

É importante saber que alguns fatores podem afetar o resultado da mensuração de P4, exigindo que o resultado seja interpretado com cautela. Alguns desses fatores são: variação circadiana, uso de soro ou plasma, técnica utilizada (p. ex., radioimunoensaio, ensaio de imunoabsorção enzimática – ELISA –, quimioluminescência), equipamento comercial utilizado, momento de separação do soro ou plasma (p. ex., centrifugação imediata ou após descanso *overnight*), curva validada ou não para a espécie canina, refrigeração ou não do sangue total, tipo de anticoagulante.[47-50]

Mensuração de hormônio luteinizante

O momento exato do pico pré-ovulatório de LH é difícil de determinar, pois pode ocorrer em um único dia ou em 2 a 3 dias.[45]

Assim, é necessário que mais de uma amostra seja colhida para mensuração diariamente, o que faz com que a dosagem de LH não seja prática ou financeiramente viável. Entretanto, há no mercado veterinário comercialização de *kits* para quantificação de LH canino.

Endoscopia vaginal

A endoscopia vaginal é considerada por alguns pesquisadores o melhor exame para determinar o período fértil e o momento de acasalamento/IA, quando apenas um exame é realizado isoladamente. Isso decorre da associação entre o aspecto da mucosa vaginal e o pico de LH na transição entre proestro e estro, com previsão da data das ovulações. O exame é baseado nos tipos e contornos das pregas e na coloração da mucosa vaginal, e da coloração de qualquer fluido presente. As cadelas progridem por vários estágios de proliferação da mucosa, edema, enrugamento, angulação das pregas e diminuição do epitélio, e essa proliferação e regressão apresenta repetibilidade entre as cadelas. Todas as cadelas chegam ao estágio de pregas primárias e secundárias da mucosa, crenulação/enrugamento 2 dias antes da ovulação, com pregas pontiagudas, angulares e irregulares no auge da ovulação.[6,51]

Nas diferentes fases, as seguintes alterações são visíveis na endoscopia.[6,11,44]

- Proestro: em virtude das altas concentrações de E2, a mucosa vaginal está túrgida/edematosa, espessada, úmida, possui grandes pregas primárias arredondadas e coloração rosa claro, rosa esbranquiçado ou cinza pálido. As pregas são grandes, espessas e edemaciadas, e fluido serossanguinolento pode ser visualizado no lúmen e/ou saindo da cérvix. É uma mudança total da mucosa delgada, ressecada e achatada do anestro. Também ocorre uma mudança considerável da coloração do epitélio, de vermelho e com vasos nítidos (anestro) para rosa ou rosa esbranquiçado. À medida que o proestro progride, a mucosa vai ficando cada vez menos rosada e mais esbranquiçada, pois o espessamento da mucosa impede a visualização dos capilares (Figura 11A).
- Estro: com a diminuição dos estrógenos entre o final do proestro e o início do estro, aproximadamente no mesmo momento do pico de LH, o edema e a turgidez diminuem, aparecem pregas menores e em maior quantidade (pregas secundárias, mas ainda sem angulação das bordas) e a mucosa se torna enrugada e pálida. Esses efeitos são resultado da diminuição de E2 após o pico de LH. Nesse momento, é possível estimar o dia das ovulações e da maturação oocitária, e assim proceder ao acasalamento ou IA no momento mais propício. Nos dias seguintes, o encolhimento da mucosa é seguido de enrugamento das pregas, que aumentam em quantidade e diminuem em tamanho, com bordas angulares, e a mucosa vai se tornando delgada. A superfície do epitélio fica irregular, a mucosa vai parecendo mais ressecada, e em muitas cadelas qualquer secreção oriunda da cérvix tem coloração creme claro. Ocorre achatamento progressivo do epitélio (Figura 11B).
- Final do período fértil: ocorre rápida descamação da superfície epitelial, e a passagem do endoscópio pode remover células epiteliais. A completa descamação geralmente ocorre em até 48 horas. Ao final, na transição do estro para o diestro, as pregas ficam menos distinguíveis, mais arredondadas e flácidas. A mucosa tem coloração variada, com áreas esbranquiçadas e pálidas misturadas com áreas avermelhadas.
- Diestro: no início da fase luteal (esteja a cadela gestante ou não), ocorre diminuição do diâmetro do lúmen, similar ao ob-

servado no anestro. A mucosa fica hiperêmica, irregular e friável, pela perda das camadas cornificadas, e o simples contato com o endoscópio leva à formação de rosetas. Depois disso o epitélio seco, vermelho e achatado é similar ao observado no anestro.

- Anestro: a mucosa vaginal é seca, delgada, com aspecto pegajoso e necessita ser lubrificada. As poucas pregas da mucosa são pequenas, em geral vermelho/rosa-avermelhadas, com aspecto arredondado e flácido a ponto de a vascularização ser visível. Quando a vagina é muito insuflada com ar, as pregas podem ser comprimidas e ficam difíceis de visualizar.

Ultrassonografia ovariana

Embora seja possível realizar o acompanhamento do crescimento folicular e determinar o momento da ovulação com a US, não é um exame prático porque precisa ser realizada diariamente.[1] Além disso, em cadelas, a aparência do folículo antes e após a ovulação pode ser muito semelhante (especialmente com o uso de aparelhos mais antigos), e em 60% a 70% das cadelas os folículos não colapsam rapidamente na ovulação, além de haver folículos que não ovulam e permanecem no ovário sem colapsar, mas com formato diferente e repletos de fluido folicular.[29] Em contrapartida, com o uso de aparelhos de melhor resolução, transdutor linear de 7,5 MHz (mas também 8, 10, 13 ou 18 MHz), a ovulação pode ser detectada em mais de 90% das cadelas.[29,52]

Além disso, a US Doppler pode ser mais acurada na identificação de ovulações do que o modo B.[53,54] Todavia, em comparação com a dosagem de P4, a US ovariana aumenta a acurácia de detecção da ovulação em apenas 10% dos casos.[52]

Mensuração da resistência do muco vaginal

Esta técnica se baseia no aumento da resistência do muco vaginal que ocorre na transição do proestro para o estro, e foi adaptada de raposas para cadelas. A resistência do muco vaginal é aferida com um aparelho

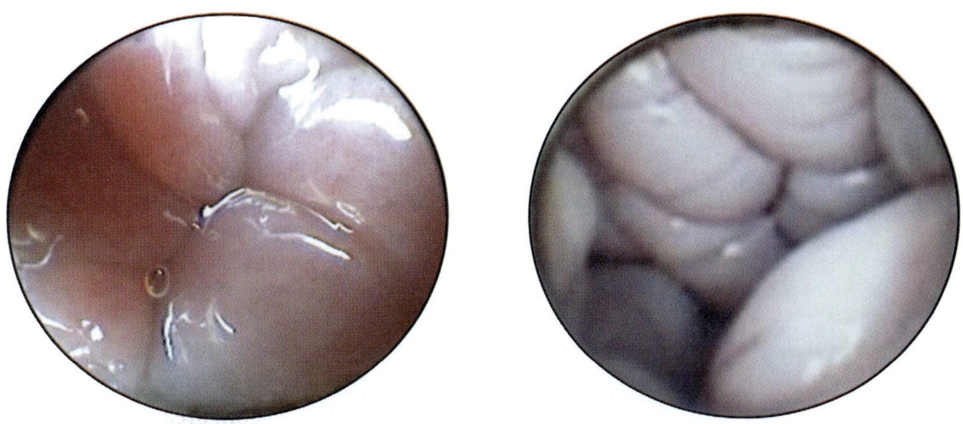

A B

FIGURA 11 A: Proestro; B: estro.

(ohmímetro) inserido na vagina, e o período ótimo para concepção ocorre nos 3 últimos dias em que a resistência está aumentada.[55,56] Todavia, as mensurações têm pouca repetibilidade possivelmente pelo longo canal vaginal da cadela, que dificulta a inserção do aparelho sempre no mesmo local.[57]

CONSIDERAÇÕES FINAIS

Diversas ferramentas estão disponíveis para auxiliar o médico veterinário a realizar um exame ginecológico de qualidade. Um exame físico adequado, associado à obtenção do histórico minucioso, são fatores importantes para guiar a escolha de exames complementares e sua interpretação.

Os exames de imagem, citologia vaginal e dosagens hormonais são muito importantes no auxílio diagnóstico, mas devem ser interpretados com cautela, sem superestimar ou subestimar seus resultados. Além disso, quando se trata de animais com histórico de infertilidade, é necessário que o tutor esteja disponível a investir na realização de exames diversos, para auxiliar na busca do diagnóstico.

REFERÊNCIAS

1. Barstow C, Wilborn RR, Johnson AK. Breeding soundness examination of the bitch. Vet Clin North Am Small Anim Pract. 2018;48(4):547-66.
2. Luz MR, Silva AR. Reprodução em cães. Barueri: Manole; 2019. p.414.
3. Turra EM, Alvarenga ER, Silva AR. Genética, acasalamentos e controle de doenças hereditárias. In: Luz MR, Silva AR (eds.). Reprodução de cães. Barueri: Manole; 2019, p.333-72.
4. Kustritz MVR. Collection of tissue and culture samples from the canine reproductive tract. Theriogenology. 2006;66(3):567-74.
5. Santarém VA, Brito AF, Ramires LM. Cuidados sanitários no canil: prevenindo doenças. In: Luz MR, Silva AR. Reprodução de cães. Barueri: Manole; 2019. p.219-47.
6. England G. Dog breeding, whelping and puppy care. Wiley-Blackwell; 2013, p.340.
7. Palerme J-S, Zellner E, Leonard S, Viall AK, Berger DJ. Characterization of recessed vulvas in dogs. J Am Vet Med Assoc. 2021;259(7):744-8.
8. Lindsay FEF. The normal endoscopic appearance of the caudal reproductive tract of the cyclic and non-cyclic bitch: post-uterine endoscopy. J Small Anim Pract. 1983;24:1-15.
9. Sumner SM, Grimes JA, Wallace ML, Schmiedt CW. Os clitoris in dogs: 17 cases (2009-2017). Can Vet J. 2018;59(6):606-10.
10. Romagnoli S, Lopate C. Transcervical artificial insemination in dogs and cats: review of the technique and practical aspects. Reprod Domest Anim. 2014;49(Suppl 4):56-63.
11. Johnston SD, Kustritz MV, Olson PN. Canine and feline theriogenology. Philadelphia: Saunders; 2001.
12. Pineda MH, Kainer RA, Faulkner LC. Dorsal median postcervical fold in the canine vagina. Am J Vet Res. 1973;34(12):1487-91.
13. Lévy X.. Videovaginoscopy of the canine vagina. Reprod Domest Anim 2016 Sep;51(Suppl 1):31-6.
14. Wilson MS. Transcervical insemination techniques in the bitch. Vet Clin North Am Small Anim Pract. 2001;31:291-304.
15. Kyles AE, Vaden S, Hardie EM, E Stone EA. Vestibulovaginal stenosis in dogs: 18 cases (1987-1995). J Am Vet Med Assoc. 1996;209(11):1889-93.
16. Lulich JP. Endoscopic vaginoscopy in the dog. Theriogenology. 2006;66(3):588-91.
17. Bostedt H. Gynäkologische Untersuchung. Klinischer Untersuchungs gang und Untersuchungs technik. In: Günzel-Apel AR, Bostedt H. Reproduktionsmedizin und Neonatologie von Hund und Katz. Stuttgart: Schattauer; 2016. p.12-20.
18. Russo M, England GCW, Catone G, Marino G. Imaging of canine neoplastic reproductive disorders. Animals. 2021;11(5):1213.
19. England GCW, Moxon R, Freeman SL. Delayed uterine fluid clearance and reduced uterine perfusion in bitches with endometrial hyperplasia and clinical management with postmating antibiotic. Theriogenology. 2012;78:1611-7.
20. Linde-Forsberg C. Intra-uterine insemination in the dog using the Scandinavian trans-cervical catheter and a comparison with other methods. In: Concannon PW, England G, Verstegen J. Recent advances in small animal reproduction. International Veterinary Information Service. Ithaca, New York; 2001.
21. Silva LD, Onclin K, Verstegen JP. Cervical opening in relation to progesterone and oestradiol during heat in beagle bitches. J Reprod Fertil. 1995;104(1):85-90.
22. Verstegen JP, Silva LD, Onclin K. Determination of the role of cervical closure in fertility regulation after mating or artificial insemination in beagle bitch. Reprod Fertil Suppl. 2001;57:31-4.

23. Fontaine E, Levy X, Grellet A, Luc A, Bernex F, Boulouis HJ, et al. Diagnosis of endometritis in the bitch: a new approach. Reprod Dom Anim. 2009;44(Suppl 2):196-9.
24. Schlafer DH. Diseases of the canine uterus. Reprod Dom Anim. 2012;47(Suppl 6):318-22.
25. Mitacek MCG, Praderio RG, Stornelli MC, de la Sota RL, Stornelli MA. Endometritis in the bitch: immunohistochemical localization of cyclooxygenase. Open Vet J. 2020;10(2):157-63.
26. De Cramer KGM, Nöthling JO. Curtailing parturition observation and performing preparturient cesarean section in bitches. Theriogenology. 2019;15(124):57-64.
27. Watts JR, Wright PJ, Lee CS, Whithear KG. New techniques using transcervical uterine cannulation for the diagnosis of uterine disorders in bitches. J Reprod Fertil Suppl. 1997;51:283-93.
28. Reynaud K, Fontbonne A, Saint-Dizier M, Thoumire S, Marnier C, Tahir MZ, et al. Folliculogenesis, ovulation and endocrine control of oocytes and embryos in the dog. Reprod Domest Anim. 2012;47 (Suppl 6):66-9.
29. Tsuchida M, Komura N, Yoshihara T, Kawasaki Y, Sakurai D, Suzuki H. Ultrasonographic observation in combination with progesterone monitoring for detection of ovulation in Labrador Retrievers. Reprod Dom Anim. 2022;57(2):149-56.
30. De Cramer KGM. Breeding is a bitch. Krugersdorp: Kejafa; 2014.
31. Maksimović Z, Maksimović A, Halilbašić A, Rifatbegović M. Genital mycoplasmas of healthy bitches. J Vet Diagn Invest. 2018;30(4):651-3.
32. Groppetti D, Pecile A, Barbero C, Martino PA. Vaginal bacterial flora and cytology in proestrous bitches: role on fertility. Theriogenology. 2012;77(8):1549-56.
33. Milani C, Corrò M, Drigo M, Rota A. Antimicrobial resistance in bacteria from breeding dogs housed in kennels with differing neonatal mortality and use of antibiotics. Theriogenology. 2012;78(6):1321-8.
34. Mir F, Fontaine E, Albaric O, Greer M, Vannier F, Schlafer DH, et al. Findings in uterine biopsies obtained by laparotomy from bitches with unexplained infertility or pregnancy loss: an observational study. Theriogenology. 2013;79(2):312-22.
35. Christensen BW, Schlafer DH, Agnew DW, Wang C, Kozlowski C, Asa CS. Diagnostic value of transcervical endometrial biopsies in domestic dogs compared with full-thickness uterine sections. Reprod Domest Anim. 2012;47(Suppl 6):342-6.
36. Groppetti D, Pecile A, Arrighi S, Di Giancamillo A, Cremonesi F. Endometrial cytology and computerized morphometric analysis of epithelial nuclei: a useful tool for reproductive diagnosis in the bitch. Theriogenology. 2010;73:927-41.
37. Hori T, Tsutsui T, Amano Y, Concannon PW. Ovulation day after onset of vulval bleeding in a Beagle colony. Reprod Dom Anim. 2012;47(Suppl 6):47-51.
38. Tsutsui T, Shimizu T. Studies on the reproduction in the dog. IV. On the fertile period of ovum after ovulation. Jpn J Anim Reprod. 1975;21:65-9.
39. Fontbonne A, Grellet A, Fontaine E. Faire reproduire son chien: les clés dúne praqtique réussie. Éditions Champ Libre; 2011.
40. Alves I, Mateus M, Lopes da Costa L. Monitorização do ciclo éstrico da cadela para inseminação artificial ou cruzamento. Proceedings of the Veterinary Sciences Congress. 2002 Out 10-12. Oeiras, Portugal. SPCV; 2002, p.177-82.
41. Antonov A. Application of exfoliative vaginal cytology in clinical canine reproduction: a review. Bulgarian Journal of Veterinary Medicine. 2017;193-203.
42. Linde-Forsberg C. Biology of reproduction of the dogs and modern reproductive technology. 2001. Disponível em: https://www.researchgate.net/publication/255573604; acessado em: nov. 2023.
43. Kowalewski MP. Luteal regression vs. prepartum luteolysis: regulatory mechanisms governing canine corpus luteum function. Reproductive Biology. 2014:89-102.
44. England CWG. Physiology and endocrinology of the female. In: England G, Heimendahl Av (ed.). Canine and feline reproduction and neonatology. 2.ed. Gloucester: BSAVA; 2010. p.1-12.
45. Concannon P. Reproductive cycles of the domestic bitch. Anim Reprod Sci. 2011;124:200-10.
46. Chastant-Maillard S, Viaris de Lesegno C, Chebrout M, Thoumire S, Meylheuc T, Fontbonne A, et al. The canine oocyte: uncommon features of in vivo and in vitro maturation. Reprod Fertil Dev. 2011;23(3):391-402.
47. Steinetz BG, Goldsmith LT, Hasan SH, Lust G. Diurnal variation of serum progesterone, but not relaxin, prolactin, or estradiol-17 beta in the pregnant bitch. Endocrinology. 1990;127(3):1057-63.
48. Thuróczy J, Wölfling A, Tibold A, Balogh L, Jánoki GA, Solti L. Effect of anticoagulants and sampling time on results of progesterone determination in canine blood samples. Reprod Domest Anim. 2003;38(5):386-9.
49. Volkmann DH. The effects of storage time and temperature and anticoagulant on laboratory measurements of canine blood progesterone concentrations. Theriogenology. 2006;66(6-7):1583-6.
50. Zuercher J, Boes KM, Balogh O, Helms AB, Cecere JT. Comparison of a point-of-care analyzer with a chemiluminescent immunoassay for serum progesterone measurement in breeding management of the bitch Front Vet Sci. 2021;13(8):660923.
51. Jeffcoate IA, England GCW. Urinary LH, plasma LH and progesterone and their clinical correlates in the periovulatory period of domestic bitches. J Reprod Fertil Suppl. 1997;51:267-75.
52. Lévy X, Fontbonne A. Determining the optimal time of mating in bitches: particularities. Rev Bras Reprod Anim. 2007;31(1):128-34.
53. Bergeron LH, Nykamp SG, Brisson BA, Madan P, Gartley CJ. An evaluation of B-mode and color Doppler ultrasonography for detecting periovulatory events in the bitch. Theriogenology. 2013;79(2):274-83.

54. Jurczak A, Janowski T. Arterial ovarian blood flow in the periovulatory period of GnRH-induced and spontaneous estrous cycles of bitches. Theriogenology. 2018;119:131-6.
55. England GCW. Vaginal cytology and cervicovaginal mucus aborisation in the breeding management of bitches. J Small Anim Pract. 1992;33:577-82.
56. Günzel AR, Koivisto P, Fougner JA. Electrical resistance of vaginal secretion in the bitch. Theriogenology. 1986;25(4):559-70.
57. Reynaud K, Fontbonne A, Marseloo N, Thoumire S, Chebrout M, de Lesegno CV, et al. In vivo meiotic resumption, fertilization and early embryonic development in the bitch. Reproduction. 2005;130(2):193-201.

CAPÍTULO 3

Diagnóstico e tratamento das afecções reprodutivas da cadela não gestante

Marcelo Rezende Luz
Maricy Apparício
Ana Augusta Pagnano Derussi
Marcos Cezar Sant'Anna

INTRODUÇÃO

O sistema reprodutor feminino é formado pelos ovários, tubas uterinas, útero (cornos uterinos, corpo do útero e cérvix), vagina, vestíbulo e vulva.[1] Esses órgãos podem ser acometidos por diversas afecções, algumas das quais interferem apenas na fertilidade da fêmea, enquanto outras podem ter acometimento sistêmico e até causar o óbito.

A seguir, são apresentadas as principais afecções do sistema reprodutor das cadelas.

AFECÇÕES DE VULVA, VAGINA E VESTÍBULO

Afecções vulvares

A vulva, os lábios vulvares e o clitóris, juntos, compõem a genitália externa das fêmeas, e representam um importante segmento anatômico, pois a presença de alterações em sua conformação pode dificultar o acasalamento natural.[2] Dentre as principais alterações vulvares congênitas, destacam-se a hipoplasia, a atresia, a agenesia e a estenose vulvar.

Na hipoplasia congênita da vulva, não há o desenvolvimento total da vulva e do vestíbulo vaginal, existindo apenas uma pequena abertura no períneo e um ducto vaginal afunilado. Normalmente, a correção cirúrgica é realizada somente naquelas cadelas em que a reprodução é requerida, pois, apesar de ser incomum, quando presente, geralmente está associada a dor significativa no acasalamento.[2] Nesse tipo de distúrbio, geralmente os demais segmentos internos apresentam-se normais.[3] Outras anomalias congênitas, incluindo atresia, agenesia e estenose vaginal, são consideradas raras, mas, quando ocorrem, muitas vezes resultam em vestibulite crônica, além de também gerarem dor na monta.[2] Alguns desses casos podem ser tratados cirurgicamente, dependendo de sua gravidade.

A dermatite perivulvar é um distúrbio adquirido ao longo da vida do animal, pois geralmente está associada à existência de dobras cutâneas perivulvares,[2] as quais são comuns em cadelas obesas e fêmeas com vulva infantil, o que pode ser evidenciado em cadelas pré-púberes ou após a castração. Em ambas as condições, há ocorrência de retenção urinária, e secreções vaginais passam a se acumular na região perivulvar, gerando a dermatite.

Os principais achados são: dor e odor perineal, vaginites, infecção do trato urinário ascendente e polaquiúria.[4,5] O tratamento envolve a realização de antissepsia local e a remoção cirúrgica das dobras vulvares excessivas por vulvoplastia, com ou sem episiotomia[6] (Figura 1).

Vaginite

Trata-se de processo inflamatório da mucosa vaginal que acomete cadelas independentemente da raça, idade (pré-púberes, adultas ou idosas), castradas ou não, e pode apresentar evolução clínica aguda ou crônica. Os principais fatores etiológicos estão relacionados a agentes bacterianos da própria microbiota, agente viral, imaturidade do trato reprodutivo, lesão química geralmente decorrente da própria urina, lesões mecânicas associadas à presença de corpo estranho, neoplasias e anormalidades vestibulovaginais e vulvares.[7]

A microbiota vaginal é bem diversificada e consiste em bactérias aeróbicas e anaeróbicas com pouca variação em relação ao *status* reprodutivo, idade ou fase do ciclo estral das cadelas estudadas.[8,9] *Staphylococcus pseudointermedius, Streptococcus canis, Escherichia coli, Enterococcus faecalis, Pasteurella canis, Proteus mirabilis, Arcanobacterium canis, Micrococcus* spp., *Klebsiella pneumoniae, Pseudomonas*

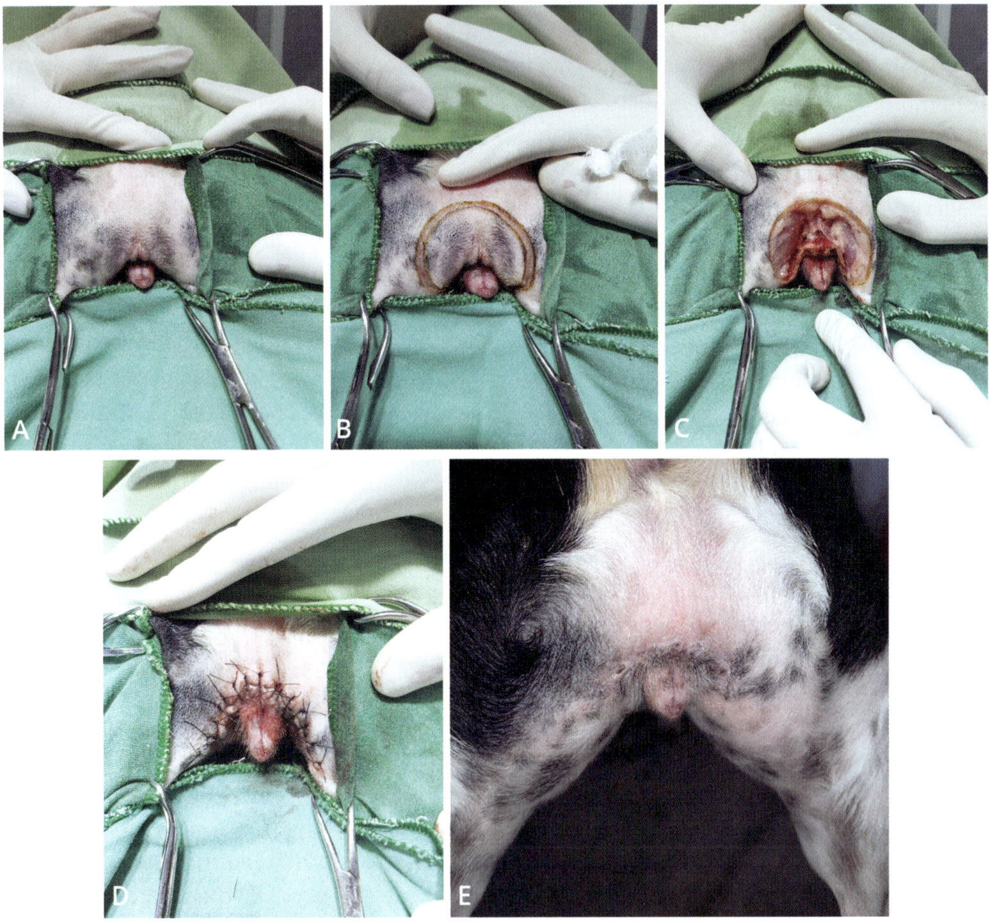

FIGURA 1 Sequência de imagens de vulvoplastia em cadela com dermatite perivulvar desenvolvida após castração pré-púbere.

Fonte: Dr. Rafael Augusto de Melo Vieira – Clínica Veterinária Saúde Única, São Bernardo do Campo/SP.

aeruginosa e *Mycoplasma canis*, entre outros, são bactérias comumente isoladas de cadelas sadias.[9-11]

A infecção bacteriana da mucosa vaginal é quase sempre secundária em pacientes predispostos e ocasionada por bactérias da microbiota do sistema reprodutor ou enterobactérias.[10,12] Em contrapartida, a vaginite causada por *Brucella canis* é considerada infecção bacteriana primária e importante diagnóstico diferencial em cadelas que, além da vaginite, também apresentam histórico de problemas reprodutivos como infertilidade associada ou não a abortamento. Da mesma forma, a vaginite ocorre em cadelas com processos inflamatórios vaginais decorrentes da infecção pelo herpes-vírus tipo I, que comumente também apresentam desordens reprodutivas associadas.[13]

A vaginite em cadelas possui distribuição etária bimodal, apresentando um pico de incidência em cadelas pré-púberes, denominada vaginite juvenil, e outro pico em cadelas adultas. A vaginite juvenil tem como fator predisponente a imaturidade fisiológica e anatômica do sistema reprodutor, enquanto a vaginite em cadelas adultas é multifatorial e geralmente associada à infecção bacteriana secundária e de evolução crônica.[10-13]

A seguir, os sinais clínicos, a conduta diagnóstica e o tratamento da vaginite canina serão abordados separadamente de acordo com a apresentação etária em vaginite juvenil e vaginite crônica em cadelas adultas.

Vaginite juvenil

Sinais clínicos e diagnóstico

É caracterizada por secreção vulvar purulenta ou mucopurulenta em cadelas pré-púberes. Polaquiúria e lambedura vulvar geralmente não estão presentes.[7] Como se trata de cadelas pré-púberes, notam-se vulva e vagina infantil, e a palpação digital vestibulovaginal para identificação de possíveis anormalidades congênitas é dificultosa, sendo necessária vaginoscopia para caracterização macroscópica do canal vestibulovaginal e identificação de anormalidades anatômicas congênitas como diagnósticos diferenciais.[14]

A avaliação citológica da mucosa vaginal pode ser realizada com *swab* de algodão ou escova ginecológica do terço cranial da vagina, visando caracterizar o tipo de inflamação presente, determinar a presença de bactérias e confirmar celularidade epitelial compatível com anestro. Assim, os achados comumente identificados são presença de neutrófilos degenerados, predomínio de células parabasais e pouca ou nenhuma presença de bactérias. Dessa forma, a cultura da secreção vulvar raramente apresenta crescimento bacteriano em quantidade significativa.[12]

O diagnóstico se dá por meio do histórico clínico condizente e exclusão de alguns fatores predisponentes como presença de corpo estranho vaginal, malformações vaginais, fístulas retovaginais, ureteres ectópicos, brucelose e infecção por herpes-vírus tipo I.[15]

Tratamento

Em aproximadamente 90% dos casos a vaginite juvenil é autolimitante e não infecciosa. Assim, tratamento com antibioticoterapia sistêmica ou local não se faz necessário.[7] Os sinais clínicos melhoram significativamente após o primeiro estro, portanto a realização da ovário-histerectomia (OSH) nessa fase é contraindicada. Para casos de difícil tratamento, ou em cadelas que passaram por OSH antes da puberdade, pode ser útil a indução do estro.[16]

Em cadelas com mais de 4 meses de idade e não castradas, a utilização de agonistas do GnRH pode ser uma alternativa interessante para indução do estro e com possibilidade de efeitos colaterais bem reduzida em comparação aos estrógenos.[16-18]

Vaginite crônica em cadelas adultas

Sinais clínicos e diagnóstico

A presença de secreção vulvar purulenta de coloração amarelada ou esverdeada é o principal sinal clínico, e a polaquiúria e a lambedura vulvar são relatadas em aproximadamente 10% dos casos (Figura 2). Demais sinais clínicos são dependentes da etiologia primária. Todavia, sinais clínicos sistêmicos e alterações em exames hematológicos são incomuns.[7,15,19]

A citologia vaginal com predomínio de células epiteliais parabasais e intermediárias, com grande quantidade de neutrófilos degenerados, ausência de hemácias e presença de bactérias, é característica, uma vez que a infecção bacteriana é comum na maioria dos casos de vaginite crônica em cadelas adultas.[12]

Palpação digital, vaginoscopia e vaginografia são importantes métodos de diagnóstico complementar e permitem identificar a causa primária, como anormalidades vestibulovaginais e neoplasias.[14,15,20]

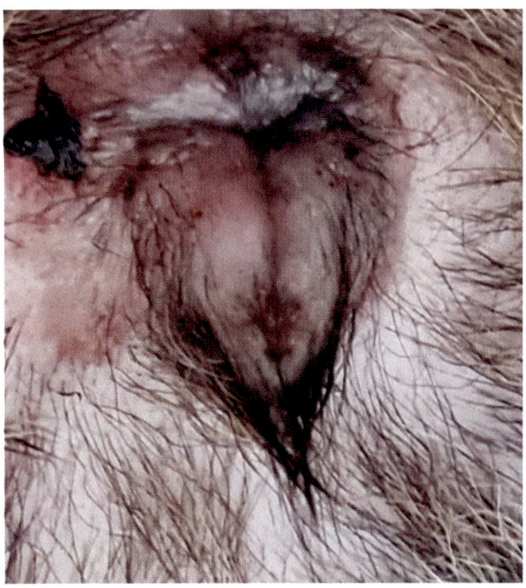

FIGURA 2 Vulvovaginite em cadela portadora de incontinência urinária.
Fonte: Dr. Rafael Augusto de Melo Vieira – Clínica Veterinária Saúde Única, São Bernardo do Campo/SP.

Em cadelas com histórico clínico de infertilidade e abortamento, diagnóstico sorológico ou por PCR para *Brucella canis* e herpes-vírus tipo I é recomendado.[13,15]

Tratamento

O tratamento deve sempre objetivar a resolução da etiologia primária e dos fatores predisponentes. Geralmente, a abordagem cirúrgica por meio de episiotomia, episioplastia e vaginectomia total ou parcial só é necessária para correção das anormalidades anatômicas, excisão de neoplasias e remoção de corpos estranhos.[15,20,21]

Antibioticoterapia sistêmica deve ser baseada em resultados de cultura e antibiograma e por tempo suficiente. Inicialmente, antibióticos de amplo espectro, como amoxicilina com clavulanato de potássio, enrofloxacina ou sulfametoxazol com trimetoprim, podem ser utilizados de forma empírica. Irrigação vestibulovaginal com solução de NaCl 0,9% seguida de aplicação intravaginal de soluções ou cremes à base de antibióticos ajudam na remoção da secreção intravaginal e no controle da infecção. Os sinais clínicos tendem a recidivar quando a causa primária ou fatores predisponentes não tenham sido tratados corretamente.[7,15]

Hiperplasia de assoalho vaginal

A mucosa vaginal sofre influência estrogênica principalmente durante o proestro e o estro, promovendo edema. Pacientes predispostos apresentam resposta exacerbada aos estrógenos endógenos, culminando em severo edema do assoalho vaginal imediatamente cranial ao orifício uretral externo. Comumente, o tecido edemaciado sofre protrusão pela vulva (Figura 3), e nesse momento pode ocorrer estase venosa acentuando o edema.[22]

Alguns autores classificaram essa afecção em graus de gravidade: o grau I refere-se ao edema com pequena base e com origem no assoalho vaginal. O grau II se caracteriza por ampla base, mas ainda com origem no assoalho vaginal, e, por fim, o grau III apresenta prolapso completo de toda a circunferência vaginal, podendo expor o orifício uretral.

A hiperplasia vaginal ocorre geralmente em cadelas jovens, durante a primeira ou segunda fase folicular, e acomete principalmente animais de grande porte e de raças puras, sendo as braquicefálicas as mais reportadas. Entretanto, como ocorre aumento sérico de estrógenos durante o trabalho de parto, algumas cadelas podem apresentar protrusão da mucosa vaginal hiperplásica nesse momento.[23,24]

Sinais clínicos e diagnóstico

É possível notar aumento de volume perineal em cadelas com edema vaginal importante que não apresentaram o prolapso. Entretanto, na maioria das cadelas atendidas já é possível notar o prolapso, que pode se apresentar de diversos tamanhos. Nas pacientes que não são abordadas inicialmente, o ressecamento da mucosa exposta, associado ao traumatismo ambiental e ao autotraumatismo, pode gerar extensas áreas de necrose e infecção bacteriana secundária.[23]

O diagnóstico geralmente é fácil, com base na visualização da massa prolapsada e no histórico de proestro/estro. Se necessário, a abordagem diagnóstica pode incluir a citologia vaginal e a palpação vestibulovaginal digital para confirmar a fase folicular e o estímulo estrogênico, bem como graduar a gravidade do prolapso. Leiomiomas e fibromas podem crescer de forma intravaginal e sofrer pro-

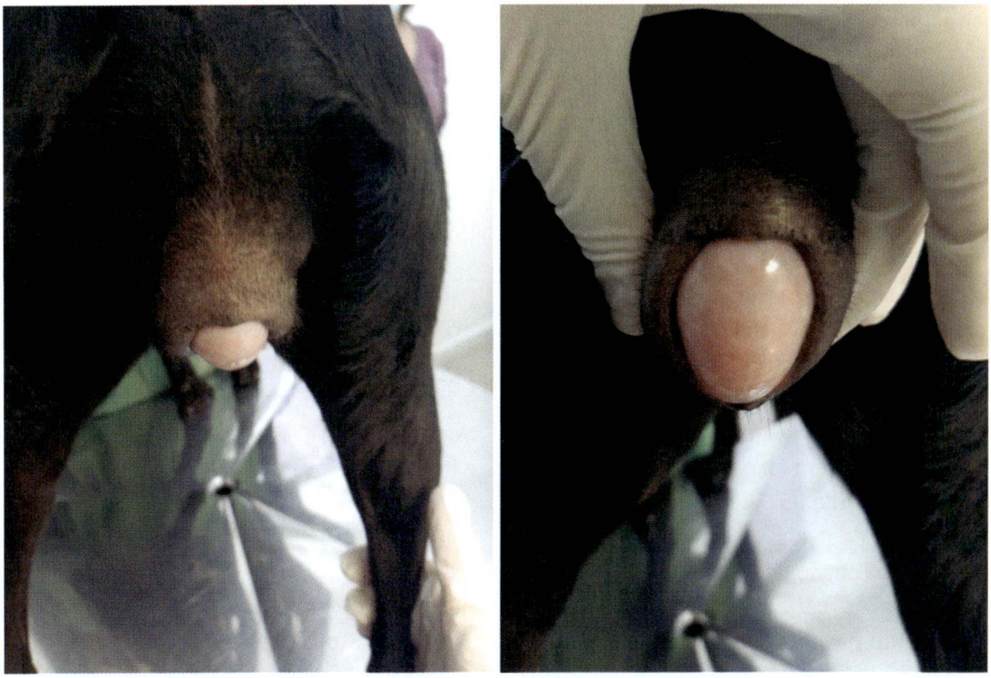

FIGURA 3 Hiperplasia de assoalho vaginal em cadela.

lapso através da vulva. Como são neoplasias geralmente intramurais e apresentam superfície mucosa, são importantes diagnósticos diferenciais em cadelas adultas durante o trabalho de parto. O prolapso uterino durante o parto distócico também é um importante diagnóstico diferencial.[2,12,24]

Tratamento

A hiperplasia vaginal pode regredir de forma espontânea durante a fase progesterônica do ciclo. Entretanto, as cadelas predispostas têm grande chance de recidiva nas fases foliculares subsequentes. Diante disso, a OSH é recomendada.[25,26]

Quando a mucosa do tecido hiperplásico se encontra íntegra, a hiperplasia pode ser reduzida por meio de massagem manual, e uma sutura perivulvar em bolsa de tabaco não oclusiva pode ser realizada para evitar nova exteriorização. Para tal manobra, geralmente é necessária sedação ou anestesia da paciente, e o uso de compressas de gelo sobre o edema e a aplicação de lubrificantes ajudam na redução. Associada a essa abordagem de urgência, ainda fica indicada a OSH para auxiliar na redução do edema, que geralmente ocorre 1 a 6 semanas após a castração.[26]

Nas pacientes com lacerações e necrose no tecido prolapsado, a exérese deste é necessária para controle de danos (Figura 4). Nesse caso, deve-se preparar a paciente para cirurgia limpa e posicioná-la em decúbito dorsal com os membros suspensos na mesa cirúrgica. Deve-se sondar a uretra como forma de evitar traumatismo iatrogênico durante a ressecção do prolapso, e a realização da episiotomia ajuda na identificação da origem e extensão do prolapso durante a colocação das suturas em sua base.

É possível realizar suturas de hemostasia na base do prolapso e em seguida proceder à exérese, ou, conforme a cirurgia progride, realizam-se suturas para síntese e hemostasia, de forma contínua. Neste último caso, é interessante utilizar dois padrões de sutura contínuos sobrepostos com a finalidade de prevenir hemorragias pós-operatórias.[23]

Atenção especial deve ser dada à primeira semana após a cirurgia, pois, como a remoção da fonte de estrógenos por meio da OSH pode ser realizada no mesmo momento da exérese do tecido protruído, o tecido vaginal tende a regredir rapidamente, as suturas podem perder a capacidade hemostática e hemorragia importante pode ocorrer. Em contrapartida, existe a opção de a OSH ser realizada após o estro, evitando a complicação supracitada e outras como maior risco de hemorragia em cirurgias durante o estro e a indução de galactorreia após OSH realizada durante o diestro.

É também relatada na literatura a possibilidade de indução da ovulação em cadelas em estro (P4 < 2,0 ng/mL) com intuito de que a fêmea saia da fase estrogênica do ciclo (p. ex., hCG 1000 UI/IM).

Neoplasias vaginais

Os tumores vaginais são pouco frequentes em cadelas, com exceção do tumor venéreo transmissível (TVT, tumor de Sticker, sarcoma de Sticker) (Figura 5), que acaba sendo comum em regiões onde a população de cães errantes é um problema de saúde pública, principalmente em países tropicais, como ocorre no Brasil. Demais tumores, quando ocorrem, geralmente têm origem na musculatura lisa ou no tecido fibroso vaginal, e são denominados leiomioma, leiomiossarcoma e fibroma, respectivamente.[25]

Tumor venéreo transmissível vaginal

As células do TVT são esfoliadas e transplantadas de um animal para outro durante a monta natural e se perpetuam como um organismo mononuclear heterólogo de origem controversa, por isso acomete principalmente

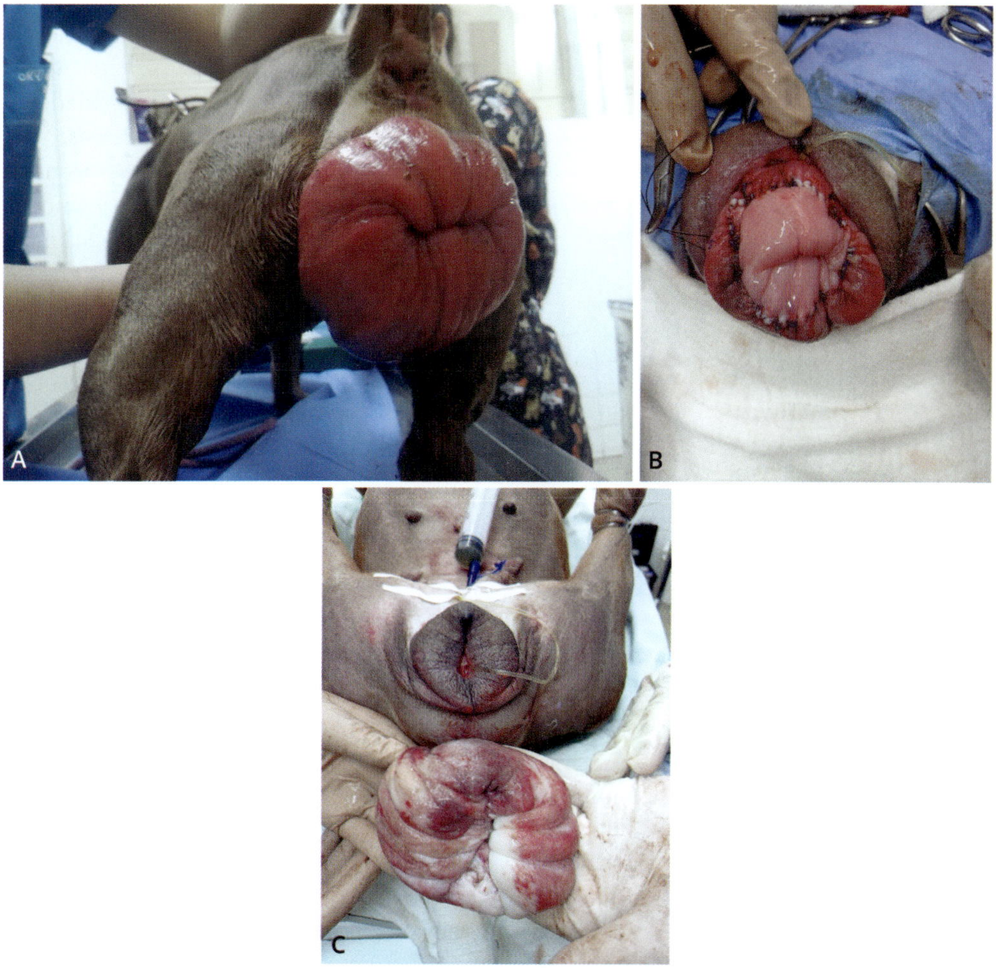

FIGURA 4 Hiperplasia vaginal em cadela A: tecido vaginal hiperplásico prolapsado por meio dos lábios vulvares. B: sutura da mucosa vulvar previamente à exérese cirúrgica. Observar a sonda uretral inserida na uretra. C: massa de tecido hiperplásico removida.

Fonte: Serviço de Teriogenologia de Animais de Companhia da Universidade Estadual de Londrina.

animais jovens com atividade sexual ativa. Embora a apresentação genital seja a mais comum, devido ao hábito social dos cães de cheirar e lamber a vulva ou o prepúcio, o TVT pode acometer a cavidade nasal e os olhos, sendo a apresentação extragenital mais prevalente nos machos. Embora raras, metástases podem ocorrer e já foram relatadas na apresentação cutânea, em órgãos abdominais como baço, fígado, rins, linfonodos e no sistema nervoso central.[27]

O TVT vaginal tem apresentação variada, desde pequenos nódulos papilares e hiperêmicos a grandes massas localmente agressivas. Geralmente tem formato multilobular papilar, textura friável que sangra facilmente, e pode se exteriorizar pela vulva e ficar exposto ao ambiente (Figura 5). Os principais sinais clínicos são secreção vulvar sanguinolenta ou piossanguinolenta, aumento de volume perineal ou presença de massa visível, hiperêmica, ulcerada, sendo comum a presença

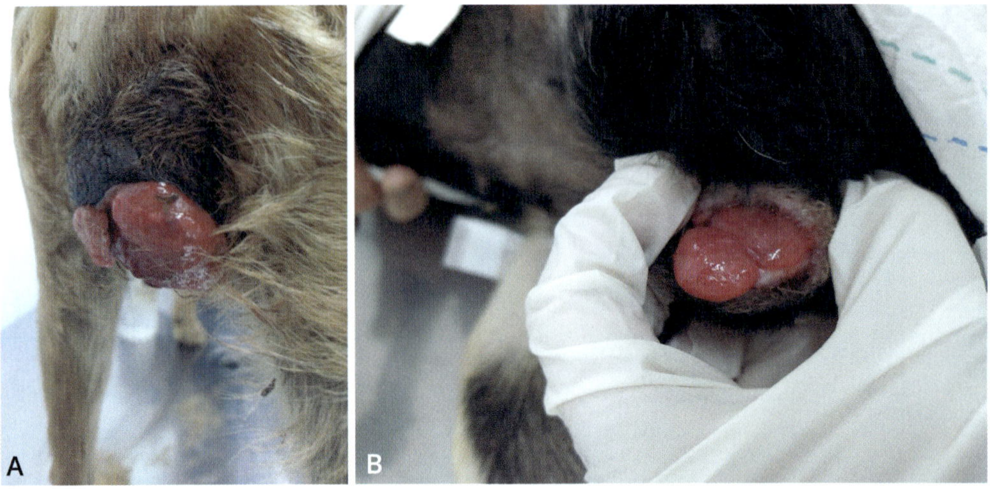

FIGURA 5 Tumor venéreo transmissível em cadela. Observar massa avermelhada em região de vulva e vagina.

Fonte: Serviço de Teriogenologia de Animais de Companhia da Universidade Estadual de Londrina.

de áreas de necrose. Alterações hematológicas importantes são geralmente decorrentes do estado geral da paciente e de comorbidades. Em relação ao TVT, esperam-se discreta anemia e leucocitose em razão da perda de sangue e da inflamação crônica, que pode estar presente no tecido tumoral.[27,28]

O diagnóstico de pequenos nódulos vaginais que não são aparentes pode ser desafiador, já que a secreção sanguinolenta vulvar pode ser confundida com sinais de proestro. Nesse caso, o diagnóstico citológico é possível por meio de citologia vaginal esfoliativa utilizando-se de escovas ginecológicas ou *swabs*. Dessa forma, é possível identificar células neoplásicas características e diferenciar de processos inflamatórios e fases do ciclo estral. Quando nódulos ou massas são visíveis, a colheita citológica é facilitada e pode ser realizada por agulha fina, *imprints* ou de maneira esfoliativa, uma vez que o diagnóstico citológico é o que possui melhor sensibilidade e especificidade para essa neoplasia.[29,30]

O TVT pode ser classificado citomorfologicamente em três grupos, de acordo com a relação núcleo/citoplasma das células tumorais, que se assemelham a plasmócitos ou a linfócitos, em: plasmocitoide, linfocitoide e misto. O TVT plasmocitoide está associado à presença de metástase, a apresentação extragenital, a resistência à quimioterapia e maior expressão imuno-histoquímica da glicoproteína-P e do marcador de proliferação celular Ki-67. O TVT linfocitoide, por sua vez, apresenta comportamento biológico mais benigno.[29,30] Entretanto, esse comportamento biológico relacionado aos fenótipos citomorfológicos não é reproduzido em todos os estudos.[31-33]

O tratamento de escolha para o TVT é a quimioterapia com sulfato de vincristina, na dose de 0,75 mg/m^2 semanalmente. Geralmente, a remissão completa ocorre dentro de 3 a 7 semanas. Nas pacientes que ao final das 7 sessões ainda apresentarem pequeno nódulo vaginal ou que não negativaram no exame citológico controle, é possível a realização de procedimento cirúrgico para cauterização. Nas pacientes identificadas com TVT resistente ao sulfato de vincristina, pode ser utilizada doxorrubicina na dose de 30 mg/m^2, por via intravenosa lenta, em 20 a 30 minutos, e a cada 21 dias. Geralmente é necessária uma média de 3 sessões para remissão total. De forma geral, o prognóstico do TVT é considerado bom.[32,34]

Leiomioma, leiomiossarcoma e fibroma vaginais

Os tumores vaginais benignos (leiomiomas e fibromas) são os mais comuns, com aproximadamente 70% de prevalência dentre os neoplasmas vaginais, e geralmente acomete cadelas idosas e não castradas, já que a influência dos hormônios sexuais no crescimento de tais tumores é descrita. Em contrapartida, o leiomiossarcoma pode se desenvolver tanto em cadelas ovarioisterectomizadas ou não.[25]

Leiomiomas e fibromas têm crescimento lento e inicialmente não induzem sintomatologia clínica importante. Nessa fase, secreção vulvar purulenta ou sanguinolenta pode estar presente. Conforme aumentam de tamanho, aumento de volume perineal pode ser notado durante a inspeção visual. Nesse momento, sinais como estrangúria, tenesmo e edema vulvar podem estar presentes. Nódulos e massas podem ficar expostos através da vulva se sofrerem prolapso. Nesse caso, inicialmente são caracterizados por superfície lisa e brilhante, mas que podem sofrer trauma devido à exposição e se tornar massas ulceradas e necróticas.[20]

Tumores vaginais benignos ou leiomiossarcomas pedunculados (Figura 6) ou não (Figura 7) devem ser tratados por meio de excisão cirúrgica. O acesso vaginal por meio da episiotomia geralmente é necessário, e a remoção da fonte de hormônios sexuais por meio da OSH deve ser realizada para prevenir recidivas.[25] Em contrapartida, procedimentos radicais como vaginectomia parcial ou total e vulvovaginectomia associada a uretrostomia perineal podem ser requeridos para neoplasias malignas localmente agressivas.[21,35]

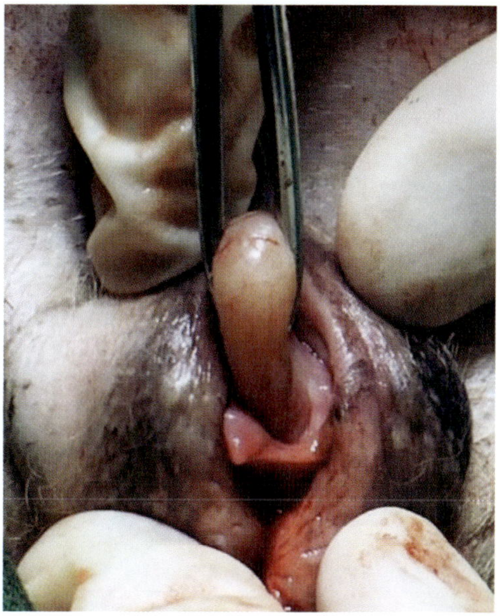

FIGURA 6 Leiomioma vaginal em cadela. Observar massa pedunculada que se exterioriza pelos lábios vulvares.

Fonte: Dr. Rafael Augusto de Melo Vieira – Clínica Veterinária Saúde Única, São Bernardo do Campo/SP.

Anormalidades congênitas vestibulovaginais

As principais anormalidades congênitas vestibulovaginais geralmente estão relacionadas à vaginite crônica ou são reportadas durante intercorrências relacionadas a procedimentos como cateterização uretral e inseminação artificial. São quatro as principais anormalidades descritas: perfuração incompleta ou persistência do hímen, constrição vestibulovaginal, septo vaginal ou vagina dupla, e hipoplasia vaginal segmentar.[25] Todas estão relacionadas a malformações urogenitais.[36]

Durante o desenvolvimento embrionário, a vagina e o vestíbulo têm origem distintas. A vagina é formada a partir dos ductos de Müller, e o vestíbulo, pelo seio urogenital. O hímen é a junção epitelial dessas duas estruturas embrionárias, e sua separação deve ocorrer no nascimento. Quando essa abertura não ocorre, denomina-se perfuração ou separa-

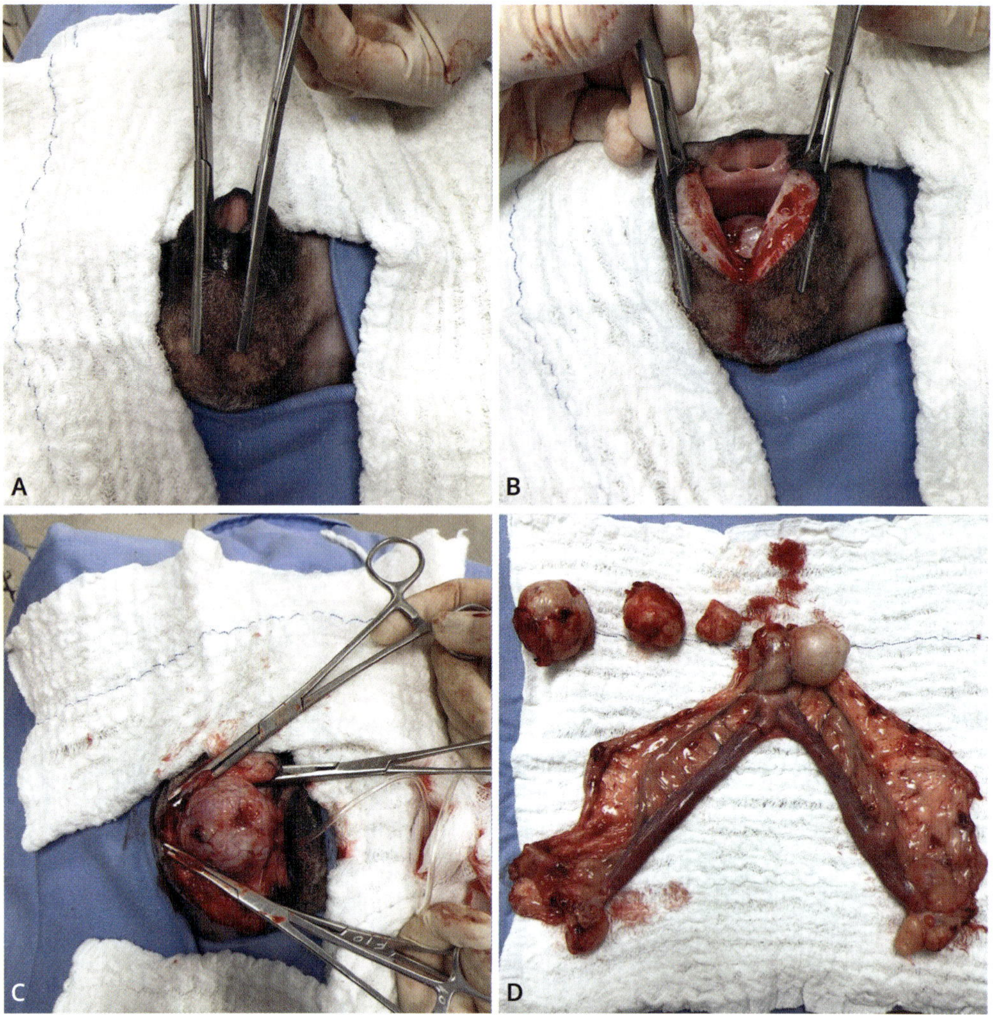

FIGURA 7 Leiomiossarcoma vaginal em cadela. A: campo cirúrgico e demarcação para incisão da episiotomia. B: episiotomia. C: localização e exérese da massa neoplásica. Observar a sonda inserida na uretra. D: útero removido por ovário-histerectomia, com massa neoplásica próxima à cérvix. Observar sobre a compressa cirúrgica demais massas removidas pela episiotomia.

ção incompleta. Tal alteração faz com que secreções uterinas e vaginais se acumulem na vagina cranial e predisponham as cadelas a vaginite crônica, infecção do trato urinário inferior e acúmulo de urina no segmento vaginal cranial.[37]

A separação incompleta do hímen pode gerar constrição cranial ao orifício uretral e delicados septos verticais menores que 1 cm de comprimento. Tais anormalidades podem ser identificadas por palpação digital, vaginoscopia ou vaginografia, e o tratamento consiste na correção anatômica por meio da secção do septo, ressecção ou dilatação da constrição. Para isso, é necessária a anestesia geral, e, quando o espéculo vaginal não oferece visualização suficiente, a episiotomia deve ser procedida.[21]

Um septo vaginal é caracterizado pela presença de uma membrana mediana presente no aspecto caudal da vagina, imediatamente cranial ao orifício uretral e com mais de 1 cm de comprimento. Já a vagina dupla ocorre quando essa membrana mediana se estende até a cérvix, dividindo a vagina em dois compartimentos. As implicações clínicas são semelhantes às descritas para a persistência do hímen, e o diagnóstico se dá melhor por meio da vaginografia e da vaginoscopia. Por outro lado, a abordagem cirúrgica é mais desafiadora, geralmente requer episiotomia com grandes ressecções e vaginectomia pode ser necessária, esta última principalmente quando há estenose de vagina associada. Uma alternativa menos invasiva na abordagem dos septos vaginais é a ablação por *laser* guiada por vaginoscopia.[36,37]

AFECÇÕES UTERINAS

Hiperplasia endometrial cística

A hiperplasia endometrial cística (HEC) é uma alteração do endométrio com proliferação das glândulas endometriais (tamanho e quantidade), aumento da atividade secretória[38] e alterações degenerativas (Figura 8). Ocorre em resposta à exposição crônica e repetida de progesterona ao longo diestro dos ciclos estrais sucessivos, mas também pelo uso de P4 exógena. Somam-se a isso os efeitos dos estrógenos endógenos, que precedem a ação da P4, ou mesmo de estrógenos exógenos.[39] Em estudo recente com matrizes de grande porte, em programa de reprodução, a prevalência média da HEC (não associada à piometra) foi de 18,3%, mas variou entre 9,6% (cadelas entre 2,5-3 anos), 60% (cadelas com 6-7 anos) e 100% (cadelas com 7-8 anos).[38]

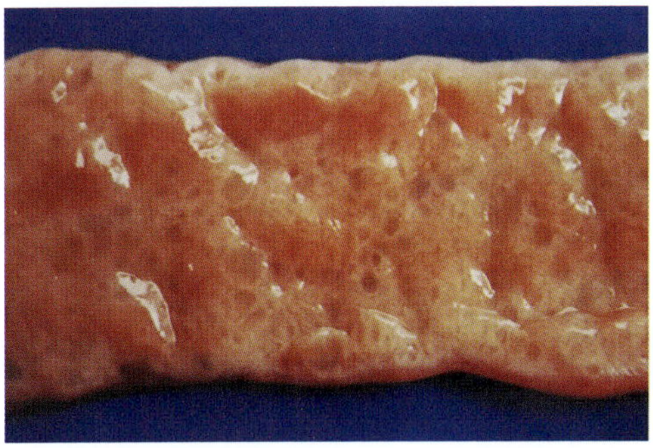

FIGURA 8 Secção de corno uterino de cadela apresentando hiperplasia endometrial cística.

Apesar de sua patogênese ainda não ser totalmente conhecida, sabe-se que nesse processo os estrógenos promovem aumento da vascularização, edema e crescimento do endométrio, ocasionando hiperplasia e a formação de criptas, além de estimular a síntese de receptores endometriais de progesterona, favorecendo a ação desse hormônio no útero. Já a progesterona é responsável por aumentar a quantidade e o tamanho das glândulas endometriais com espessamento endometrial, e a atividade das glândulas endometriais císticas propicia o acúmulo de secreção glandular no interior das glândulas e/ou do útero, podendo também levar à formação de cistos.[40,41] Associada a isso, há também diminuição da contratilidade do miométrio, levando ao fechamento funcional do colo uterino, inibindo, assim, a drenagem dessa secreção produzida[42] e a supressão da resposta leucocitária local, tendo como consequência a redução da resistência uterina à infecção bacteriana.

Por ser um processo que se repete nos sucessivos ciclos estrais, sua ocorrência é relativamente comum em cadelas idosas; já nas cadelas jovens está mais frequentemente associada à presença de anomalias genitais ou relacionada à terapia hormonal exógena (uso de estrógenos ou progestágenos). A HEC geralmente é assintomática, mas pode interferir negativamente na fertilidade e predispor o animal ao desenvolvimento de piometra. Todavia, apesar de a HEC geralmente preceder o desenvolvimento da piometra, nem sempre isso acontece, já que todas as fêmeas desenvolvem HEC com o envelhecimento, mas apenas algumas desenvolvem piometra.[41] O diagnóstico normalmente é realizado utilizando a ultrassonografia (US), na qual se observam dilatação do lúmen uterino, espessamento de parede e presença de cistos no endométrio. O acometimento da camada do miométrio pode ocorrer nos casos mais graves.

O tratamento conservativo é possível em cadelas com HEC discreta e inicial, se houver interesse em manter a fêmea na reprodução, e após a exclusão de distúrbios ovarianos. O que se busca é desacelerar a progressão da HEC. Pode ser utilizado o aglepristone, associado ou não a PGF2α, para acelerar a involução uterina (mais detalhes no Capítulo 13, "Hormonioterapia na clínica reprodutiva canina"). O prognóstico depende da idade da fêmea e dos tipos e graus de lesões uterinas (áreas de fibrose, necrose etc.).

Hidrometra, mucometra e hemometra

Os principais distúrbios reprodutivos caracterizados pelo acúmulo de conteúdo na cavidade uterina durante a fase luteal do ciclo são a hidrometra, a mucometra, a hemometra e a piometra. Essas enfermidades, apesar de apresentarem diversas particularidades, normalmente têm um ponto de partida em comum, a hiperplasia endometrial cística (HEC).[38]

O aspecto desse conteúdo acumulado no lúmen uterino varia de acordo com sua constituição. Na hidrometra e na mucometra, é considerado seromucoso, e basicamente a diferença está relacionada ao teor de água nele contido.[40] Assim, na hidrometra, este terá um aspecto aquoso e translúcido, enquanto na mucometra (Figura 9) o aspecto será mucoide, pela presença de mucopolissacarídeos.[42] Na hemometra, esse conteúdo apresenta aspecto sanguinolento em decorrência da diapedese de eritrócitos para o lúmen uterino.[43]

Os sinais clínicos dessas enfermidades são variáveis, no entanto normalmente não há comprometimento sistêmico significativo, principalmente nos casos de hidrometra e mucometra, já que se trata de conteúdo uterino estéril. Em relação à hemometra, pode ser observada depressão tóxica da medula e inibição da eritropoiese. Pode ocorrer distensão abdominal em alguns casos, levando à aparência errônea de um estado gestacional inexistente.

A eliminação do conteúdo uterino pode ser observada pela existência de secreção vaginal com característica similar à do con-

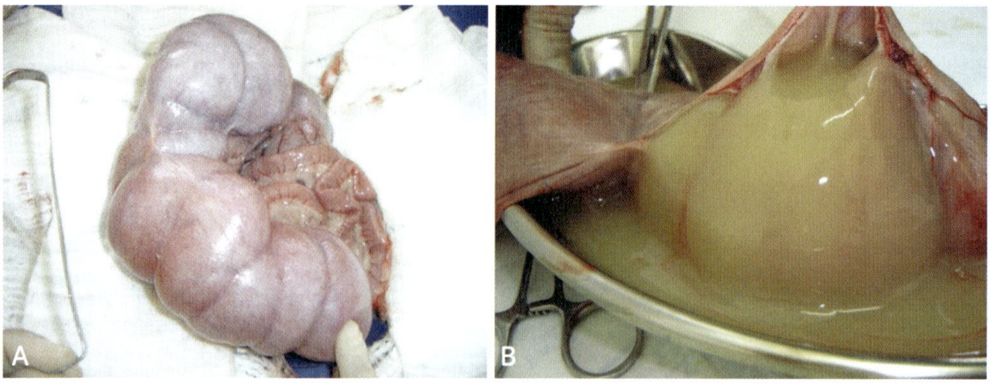

FIGURA 9 Mucometra em cadela. A: aumento de volume uterino visualizado durante a ovário-histerectomia. B: observar o aspecto mucoide do conteúdo uterino.

teúdo acumulado, a qual poderá variar em quantidade e se apresenta intermitente. A fêmea acometida por tais distúrbios pode também apresentar falhas na concepção e infertilidade, atribuídos principalmente à existência da HEC. A ocorrência de hérnia inguinal cujo conteúdo era o útero acometido por mucometra já foi relatada.[44-49]

A partir do momento em que se observa o acúmulo do conteúdo glandular no interior do órgão, o acúmulo dessa secreção no lúmen uterino predispõe à proliferação de microrganismos oriundos da microbiota vaginal, do trato urinário ou das fezes,[43] por isso tais distúrbios devem ser acompanhados de maneira criteriosa a fim de que não ocorra evolução para um quadro de piometra.

Para a detecção dessas enfermidades, o emprego da US é a ferramenta mais utilizada. No entanto, por meio desta não é possível diferenciar piometra de hidrometra ou hemometra, sendo o útero identificado em todos os casos como uma estrutura tubular linear ou retorcida com boa definição, lúmen variando de hipoecoico a anecoico e paredes ecogênicas delgadas.[38]

Uma forma de diferenciação inclui a realização da citologia da secreção vaginal. Em casos de mucometra, visualiza-se menor quantidade de neutrófilos (com ou sem degeneração), hemácias, células endometriais e quantidades variáveis de debris celulares. Na hidrometra são observadas escassas células sanguíneas vermelhas e brancas, células endometriais em quantidade moderada, e mínima quantidade de muco e de debris celulares. Por fim, na hemometra encontram-se hemácias em predominância, raras células sanguíneas brancas e células miometriais, variando de quantidade mínima a moderada, presença de muco e debris celulares.[42]

A diferenciação clínica entre piometra, hemometra, hidrometra e mucometra é necessária, pois a urgência da OSH e da instituição da terapêutica de suporte difere entre os distúrbios.[50] Enquanto na hidrometra e na mucometra não há processo infeccioso e envolvimento sistêmico, na piometra e hemometra o tratamento deve ser iniciado o quanto antes, pois essas enfermidades possuem caráter emergencial e têm prognósticos diferentes. Além disso, na experiência dos autores, os casos de hemometra, se não tratados com urgência, geralmente evoluem para piometra. Assim, o diagnóstico depende da associação entre os resultados obtidos nas avaliações citadas (US e citologia vaginal), somados aos achados obtidos na análise hematológica, bioquímica e urinária, levando em consideração também o estado geral da fêmea acometida.

Piometra

A piometra é a principal doença reprodutiva da cadela, seja pela incidência, relevância clínica ou risco à fertilidade. Manifesta-se em cadelas intactas (não castradas), geralmente acometendo animais de meia-idade a idosos, apresentando sinais clínicos de 4 semanas a 4 meses após o estro. É caracterizada por uma infecção bacteriana supurativa, de caráter agudo ou crônico, e pode ser do tipo aberta (cérvix aberta e geralmente menos grave) ou fechada (cérvix fechada e geralmente mais grave).[51,52]

Em países onde a castração eletiva não é realizada (países da Escandinávia, p. ex.), aproximadamente 20% das cadelas são diagnosticadas com a afecção antes dos 10 anos de idade,[53] e algumas raças parecem ser mais acometidas, o que pode indicar que exista uma predisposição genética para seu desenvolvimento.

Sua patogenia ainda não está completamente esclarecida. Sabe-se que envolve fatores hormonais e bacterianos, sendo a longa fase de diestro na cadela (e consequente dominância progesterônica) a condição que parece mais contribuir para seu desenvolvimento, juntamente com a ação prévia dos estrógenos (no proestro), o que produziria um efeito sinérgico. A suscetibilidade do animal associada à virulência da bactéria é fator fundamental para o desenvolvimento da infecção.[54]

A hiperplasia endometrial cística ocasionada pelo estímulo contínuo da progesterona durante o diestro é considerada por alguns autores um estágio prévio da piometra, ou seja, antes da infecção. Entretanto, há evidências de que essas duas condições possam ocorrer de forma independente. Assim, a terminologia "complexo hiperplasia endometrial-cística-piometra" já não é mais utilizada. Outro ponto a ser destacado é a confusão com os termos piometra, mucometra e hidrometra, como descrito no subitem anterior.

A infecção geralmente é ascendente, por via vaginal, embora também possa ocorrer por via hematógena. A principal bactéria envolvida é a *Escherichia coli*, mas outros patógenos podem ser os responsáveis pela infecção de forma isolada ou associada, por exemplo, *Pseudomonas* sp., *Klebsiella* sp., *Streptococcus* sp. e *Staphyloccus* sp. A *E. coli* faz parte da microbiota vaginal e tem maior habilidade de adesão a receptores específicos no endométrio estimulado pela progesterona. Ademais, a inflamação local e sistêmica pode ser induzida não apenas pela presença da bactéria, mas também pela liberação de endotoxinas e lipopolissacarídeos de bactérias Gram-negativas, que, se presentes em altas concentrações, podem levar a síndrome da resposta inflamatória sistêmica (SIRS), choque, coagulação intravascular disseminada e insuficiência orgânica generalizada.[51-57]

Além disso, a inflamação uterina crônica é muitas vezes acompanhada de disfunção renal, com glomerulonefrite mediada pela formação e deposição de imunocomplexos, esclerose glomerular e nefrite tubulointersticial.[56,58]

Sinais clínicos

O sinal clínico mais comum é a presença de secreção vaginal mucopurulenta a piossanguinolenta (na piometra de cérvix aberta), geralmente associada a anorexia, depressão ou letargia e febre. Outros sinais que cursam com uma doença clínica mais severa incluem perda de peso, poliúria, polidipsia, desidratação e alteração na coloração das mucosas (p. ex., mucosas pálidas ou hiperêmicas). O animal ainda pode apresentar vômitos, diarreia e manifestar dor à palpação abdominal. A severidade da afecção também está associada à ausência de secreção (denominada piometra de cérvix fechada), e, nesses casos, a distensão acentuada do abdome é um sinal comum e pode culminar com a ruptura do útero e consequente peritonite. Em casos de sepse ou toxemia, pode haver tempo de preenchimento capilar aumentado, pulso femoral fraco, taquicardia, hipotermia e choque.[56]

Diagnóstico

A presença de secreção vaginal mucopurulenta em um animal com histórico de estro há mais de 30 dias é um forte indício da afecção. A ausência de secreção vaginal, por outro lado, pode dificultar o diagnóstico em um primeiro momento, mas este pode ser confirmado posteriormente mediante exame físico completo associado à realização de exames hematológicos, bioquímica sérica para função renal e hepática e exames de imagem (radiográfico e/ou ultrassonográfico).

A palpação abdominal possibilita identificar o aumento uterino, mas pode ser dificultada em animais com sobrepeso ou naqueles mais arredios ou medrosos, os quais contraem o abdome no momento da realização do exame. Deve-se tomar cuidado à palpação abdominal, pois existe risco de ruptura uterina, especialmente nos casos em que a parede do útero está delgada. O hemograma pode revelar anemia normocítica normocrômica, bem como a presença de leucocitose neutrofílica com desvio à esquerda; em outras situações, pode-se ter leucopenia (grande indicativo de ruptura uterina) ou contagem leucocitária dentro da normalidade. A trombocitopenia também é um achado comum, e pode estar relacionada à migração de plaquetas para o lúmen uterino ou à supressão da medula óssea ocasionada pelas toxinas bacterianas na circulação.

A solicitação de bioquímica sérica para avaliação da função renal e hepática permite avaliar de forma mais criteriosa se o agente infeccioso ou a liberação de suas toxinas compromete os rins e/ou fígado, além de possibilitar a instituição de um tratamento mais adequado e direcionado às necessidades da paciente. O aumento de creatinina e ureia é comumente observado nos animais que apresentam poliúria e polidipsia e outras manifestações de comprometimento renal e/ou azotemia.

O aumento da alanina aminotransferase não é um achado comum, enquanto o aumento da fosfatase alcalina tem sido reportado em várias cadelas com piometra, o que alguns autores atribuem à colestase hepática e não ao mau funcionamento do fígado. A piometra tem sido associada também à SIRS e à sepse.[56]

O exame radiográfico permite identificar uma grande estrutura tubular na região caudoventral do abdominal, sendo a projeção lateral mais eficaz que a ventrodorsal para visibilização de aumento de volume uterino. Entretanto, a radiografia apresenta algumas limitações se comparada à US, principalmente em relação aos diagnósticos diferenciais. Por exemplo, um útero aumentado no exame radiográfico de uma cadela com histórico de estro há 30 dias não permite distinguir piometra de gestação, visto que a mineralização óssea dos fetos só é perceptível após os 42 dias de gestação na cadela.

Essa é uma das razões para a US ser o exame de imagem mais solicitado atualmente para confirmar ou descartar a afecção. O exame ultrassonográfico permite avaliar a espessura da parede uterina, a presença de conteúdo intraluminal, as características do fluido, o diâmetro do corno uterino, presença ou ausência de outras alterações patológicas no endométrio (como cistos) e também nos ovários. Além disso, é de suma importância quando a opção é o tratamento clínico com agentes ecbólicos, uma vez que são elegíveis somente animais que apresentam características uterinas que indiquem pouca probabili-

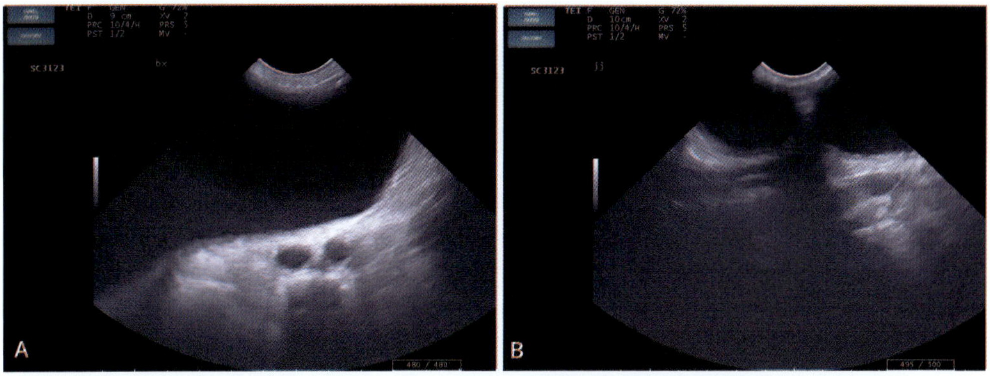

FIGURA 10 Imagem ultrassonográfica abdominal de cadela com piometra. A: observar aumento do diâmetro do útero em corte longitudinal, com parede delgada e conteúdo luminal hipoecoico. B: corte transversal do útero.

Fonte: Setor de Diagnóstico por Imagem do Hospital Veterinário da Universidade Federal de Minas Gerais.

dade de ruptura (como parede uterina mais espessa e pequena distensão do útero).

A imagem ultrassonográfica do útero (Figura 10) com piometra se caracteriza pelo aumento do diâmetro uterino com presença de conteúdo intraluminal de aspecto anecoico a hipoecoico, e com vários graus de espessamento de parede. Essas características também podem ser notadas na hidrometra ou mucometra, tornando difícil a diferenciação dessas afecções apenas pelo exame de imagem. Por essa razão, o diagnóstico diferencial dessas alterações deve sempre ser baseado no conjunto dos sinais clínicos, exames laboratoriais e achados ultrassonográficos.

Tratamento

O tratamento mais recomendado e efetivo é a OSH (Figura 11), uma vez que remove a fonte de infecção e previne recidivas. Associada a ela, deve-se iniciar antibioticoterapia com antimicrobiano de amplo espectro e tratamento de suporte baseado nos sinais clínicos apresentados pelo animal (vômito, desidratação, poliúria/polidipsia etc.) e nos resultados dos exames de sangue (presença de anemia, azotemia etc.). Dentre os principais antimicrobianos utilizados, estão enrofloxacina, amoxicilina com clavulanato, sulfadoxina e trimetropim, ampicilina, cefalotina, estreptomicina e gentamicina. A cirurgia deve ser realizada após a estabilização do animal, e a escolha da anestesia deve ser feita com base na função hemodinâmica, gastrointestinal e no manejo da dor.[51]

Durante o procedimento cirúrgico, deve-se ter cuidado na manipulação do útero, pois muitas vezes o órgão está tão distendido e com a parede fina que se rompe com facilidade. Se isso ocorrer, a cavidade abdominal deve ser lavada copiosamente com solução salina tépida. No pós-operatório é recomendado que o animal seja monitorado por pelo menos 24 a 48 horas, período considerado crítico, principalmente nos casos de sepse.

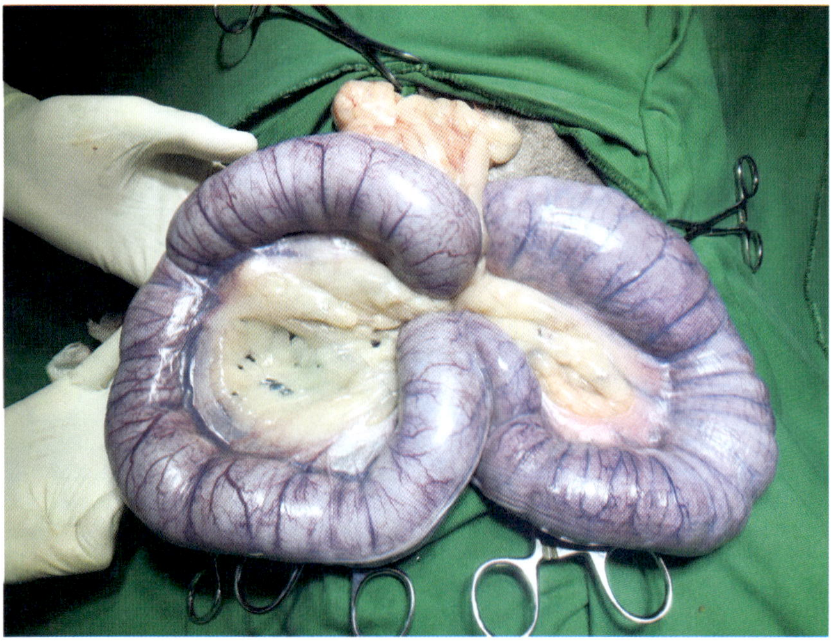

FIGURA 11 Piometra em cadela. Observar a dilatação uterina durante a ovário-histerectomia.

O prognóstico geralmente é bom, com baixas taxas de mortalidade, salvo os casos em que há grave comprometimento sistêmico ou ruptura uterina/peritonite, que demandam cuidados mais intensivos e que podem ser potencialmente fatais. Estudo recente sobre a longevidade de cadelas e gatas submetidas à intervenção cirúrgica para tratamento de piometra evidenciou que a expectativa de vida dos animais acometidos não diferiu daqueles sem o desenvolvimento da afecção, mesmo os que estavam em idade avançada,[56] ratificando o bom prognóstico desse tratamento.

Nos casos em que a piometra acomete uma fêmea jovem, reprodutora, sem comorbidades, e que se apresenta em quadro não grave da doença, há a opção do tratamento clínico, que consiste no uso de antibiótico (por 2 semanas ou mais) associado a fármacos que promovam a contração uterina e/ou o bloqueio da produção/ação da progesterona. Para tanto, os fármacos mais empregados incluem a prostaglandina natural (dinoprost) como seu análogo sintético (cloprostenol), o bloqueador dos receptores de progesterona (aglepristone) e os agonistas dopaminérgicos (bromocriptina e cabergolina). Os protocolos e doses dos fármacos citados estão elencados no Capítulo 13, "Hormonioterapia na clínica reprodutiva canina".

Antes de iniciar o tratamento, é importante informar o proprietário sobre os possíveis efeitos colaterais e a possibilidade de recidiva (29%),[51] além da necessidade de comprometimento do proprietário durante todo o período de tratamento. Outrossim, também é recomendado que o animal seja acasalado/inseminado no estro subsequente, e a antibioticoterapia no proestro e no estro diminui a carga bacteriana vaginal. Cabe ressaltar que as cadelas tratadas clinicamente tendem a reduzir o intervalo interestro, manifestando estro antes da data prevista pelo proprietário; essa informação é imprescindível para o planejamento do próximo acasalamento/inseminação.

O sucesso do tratamento em relação à fertilidade depende da idade da fêmea (quanto mais jovem, maiores as chances de gestação) e da presença ou não de outras afecções. A taxa de fertilidade em cadelas corresponde a 70%.[51] Considerando os aspectos éticos de um bom manejo reprodutivo, os autores não recomendam o tratamento clínico de matrizes com idade superior a 7 anos.

Endometrite

A endometrite canina é uma doença ainda pouco conhecida. É um processo inflamatório da mucosa uterina que pode levar a infertilidade, mas que muitas vezes passa despercebido tanto pelo tutor como pelo médico-veterinário, por geralmente ser assintomática, por isso seu impacto na reprodução provavelmente ainda é subestimado.[59] Atualmente, a maior busca pela descoberta das causas que levam uma fêmea à infertilidade tem motivado análises mais minuciosas do endométrio, o que gera um aumento dos casos diagnosticados de endometrite em cadelas clinicamente saudáveis. Essa enfermidade pode ser uma importante causa que explique as falhas de implantação resultando em cadelas não gestantes ou com ninhadas menores do que o esperado.[60,61] Assim, em cadelas que possuam histórico de pelo menos duas inseminações subsequentes malsucedidas e investigação prévia completa de infertilidade com diagnóstico inconclusivo, a endometrite subclínica pode estar presente.[62]

Dois fatores iniciais são sugeridos para sua ocorrência na cadela: (1) a presença de sêmen após o acasalamento ou inseminação artificial e (2) contaminação bacteriana da vagina (após inseminação ou mais frequentemente após parto ou abortamento),[61] no entanto os mecanismos fisiopatológicos ainda não são completamente conhecidos.

O diestro parece ser o melhor período para diagnosticar a endometrite, pois a progesterona leva ao aumento das alterações do endométrio, tornando-o mais sensível à contaminação, devido à diminuição da permeabilidade do epitélio às bactérias e ao atraso na migração de leucócitos.[59] Todavia, existe risco de a cadela desenvolver piometra, de modo que deve ser tratada com aglepristone. O adequado diagnóstico ainda não é tão claro, mas a utilização de exame citológico do endométrio, cultivo bacteriológico do lavado uterino e biópsia uterina são as principais ferramentas utilizadas.

A detecção citológica de neutrófilos polinucleares permite um diagnóstico rápido da inflamação uterina, mas o cultivo bacteriano é necessário para a identificação do agente causador, a fim de se realizar a correta prescrição da antibioticoterapia.[59] A biópsia uterina permite a classificação dessa enfermidade em subaguda, aguda e crônica,[63] sendo considerada a técnica mais eficaz para o diagnóstico final.[60]

A citologia endometrial é um método menos invasivo, e pode ser obtida através do lavado uterino ou com a utilização de *swab* ou escova ginecológica sobre a superfície do endométrio. No entanto, muitas vezes os resultados obtidos com essa técnica não são similares àqueles obtidos na biópsia uterina, o que a torna uma ferramenta auxiliar de diagnóstico. Essa técnica permite apenas a avaliação da camada superficial do endométrio, enquanto a biópsia uterina permite a avaliação endometrial completa, apesar de ser uma técnica mais invasiva e dispendiosa, que necessita da utilização da endoscopia vaginal ou da laparotomia exploratória.[60]

O cultivo bacteriano realizado por meio da cateterização transcervical via endoscopia vaginal permite a realização da lavagem uterina com solução de NaCl 0,9% (2 mL/10 kg de peso corporal),[4] para posterior recuperação desse lavado e detecção da presença ou ausência de bactérias. Com a realização dessas avaliações, a endometrite pode ser classificada em não bacteriana e bacteriana, sendo o primeiro tipo detectado principalmente nas fases de diestro (66%) e anestro (34%), enquanto o segundo tipo é mais frequente nas fases de diestro (86%) e proestro (14%).[59] Neste caso, os principais agentes envolvidos são *E. coli*, *Groupe g. Streptococcus* sp., *P. multocida*, sendo estes potenciais patógenos do trato genital associado à infertilidade.[59] Apesar de essa técnica trazer importantes informações, muitas vezes é difícil de ser realizada, devido à anatomia atípica da vagina da cadela.

A realização da biópsia uterina permite observar que a endometrite no geral é caracterizada por apresentar infiltrados de células inflamatórias, edema estromal e acúmulo de linfócitos e plasmócitos nas camadas superiores do endométrio afetado, enquanto o endométrio normal é aquele que possui a presença de menos de 3 neutrófilos ou a ausência de células inflamatórias por campo analisado (aumento de 40 vezes). Os casos de endometrite subaguda são considerados aqueles que apresentam presença de hiperemia e/ou congestão moderada a grave, sangramento junto a infiltrado de células inflamatórias como neutrófilos, linfócitos e macrófagos, com ou sem hemossiderina.

Na endometrite aguda há presença de infiltrado celular inflamatório difuso (neutrófilos polimorfonucleares), associado a hiperemia, congestão vascular ou edema moderados e hemorragia, enquanto na crônica há presença de linfócitos, plasmócitos, macrófagos, fibrose intersticial,[63] hiperplasia do tecido conjuntivo, às vezes com atrofia das glândulas endometriais, hiperemia e/ou congestão leve a moderada.[60,64]

Em relação ao tratamento, se o diagnóstico for feito no diestro, um protocolo para indução de luteólise com PGF2α ou uso de aglepristone deve ser iniciado, a fim de eliminar o risco de piometra, associado com a adequada antibioticoterapia por pelo menos 2 semanas.[62]

AFECÇÕES OVARIANAS

Várias afecções ovarianas já foram descritas em cadelas, como ooforite, agenesia e hipoplasia ovariana, cisto paraovariano, e, embora possam afetar a fertilidade, são raras.[42,65] A seguir, serão descritas as afecções ovarianas mais comumente encontradas na cadela.

Cistos ovarianos

São frequentemente diagnosticados em cadelas, seja por causarem hiperestrogenismo, infertilidade ou por achado ultrassonográfico. Em cadelas, os cistos foliculares e os cistos luteais (luteinizados) sempre secretam 17-β-estradiol (E2) e progesterona (P4), mas a concentração plasmática e cística desses hormônios varia entre os cistos. A grande maioria dos cistos é múltipla (ovário policístico), e em ambos os ovários.[66] São mais comuns em cadelas nulíparas e de idade mais avançada.[67,68] E em vários casos há presença de corpos lúteos concomitantemente no ovário afetado.[66]

Tipos de cistos e sinais

Cisto folicular

Estrutura circular, com diâmetro de 0,2 a 5 cm, contendo fluido aquoso e claro no interior, parede delgada[69,70] e que acomete mais as cadelas idosas[42] (Figura 12). A incidência é de aproximadamente 10% a 24%,[70] e normalmente os cistos foliculares secretam maior quantidade de estrógenos do que de progesterona.[66] Provavelmente são formados quando o pico do hormônio luteinizante (LH) não é suficiente para estimular a ovulação de todos os folículos dominantes ou a responsividade dos receptores de LH, presentes no folículo, é muito baixa.[66]

Há também relatos da ocorrência após o uso de esteroides sexuais exógenos[71] e de implante de deslorelina (agonista do GnRH).[72] É importante frisar que durante o anestro pode haver a presença de folículos nos ovários, geralmente entre 1 e 4 mm,[73] os quais não devem ser confundidos com cistos, pois entram em atresia e desaparecem. Os principais sintomas dos cistos foliculares são causados pelo hiperestrogenismo,[42] resultando em estro prolongado e edema vulvar;[72] HEC e piometra;[74,75] secreção vaginal sanguinolenta/crônica;[76] hiperplasia vaginal; alterações do ciclo estral associadas ou não a infertilidade; alterações hematológicas e aplasia de medula óssea; dermatopatias com alopecia simétrica bilateral e ginecomastia.[77]

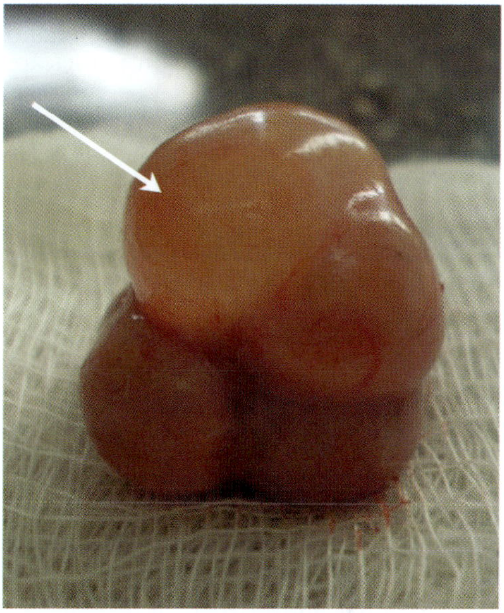

FIGURA 12 Cisto folicular (seta).

Cisto luteinizado (luteal)

É uma estrutura arredondada, uni ou bilateral,[78] com uma cavidade central circundada por tecido luteal, formando uma parede espessa, e com diâmetro de até 3 cm.[67,79] A incidência é baixa[70] e parecem ser oriundos de folículos que cresceram, mas não ovularam e sofreram luteinização parcial ou total de sua parede.[80] Normalmente, secretam mais progesterona do que estrógenos,[66] e podem também secretar hormônio antimülleriano (AMH) em concentrações elevadas (> 1,12 ng/mL).[78]

Cistos epiteliais de estruturas subsuperficiais

Também chamados de cistos germinativos, originam-se da superfície ovariana, com diâmetro entre 0,5 e 6 cm[78,80] e não possuem relevância clínica. A incidência é de 5% a 53%.[70]

Cisto da rete ovarii

É formado a partir da dilatação da *rete ovarii* no hilo do ovário, e, embora geralmente não secrete hormônios, quando grande pode comprimir o tecido ovariano. A incidência é de 5% a 14%,[70] e geralmente possuem diâmetro de 1 a 2,5 cm.[79]

Diagnóstico

A suspeita de cisto ovariano geralmente ocorre associando-se o histórico e sinais clínicos, com o diagnóstico por meio do exame ultrassonográfico (Figura 13). Os cistos foliculares têm conteúdo líquido em seu interior, e se apresentam como estruturas circulares, homogêneas, hipoecogênicas/anecogênicas e com parede delgada ao ultrassom,[77] podendo ser únicos ou múltiplos, em um ou ambos os ovários, como já citado. Já os cistos luteinizados, menos frequentes, são estruturas arredondadas, císticas, com parede espessa ecogênica ou hipoecogênica. Já o diagnóstico do tipo de cisto pode ser confirmado por meio de exame histopatológico.[70]

Tratamento

Há pouca literatura a respeito do tratamento dos cistos ovarianos em cadelas, e a maioria se baseia em relatos de caso ou estudos seriados. O tratamento se baseia principalmente em duas particularidades: interesse reprodutivo ou não da cadela e presença de cistos únicos ou múltiplos. Para animais sem interesse reprodutivo, o tratamento de escolha

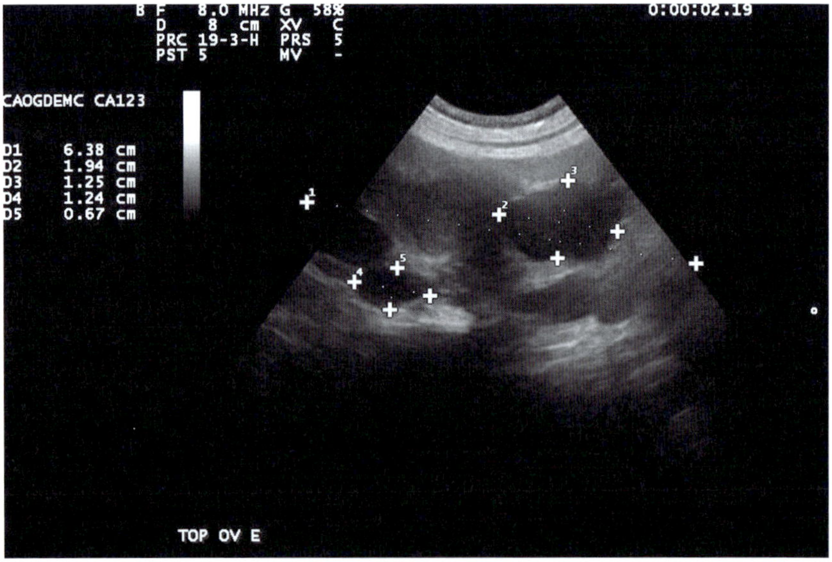

FIGURA 13 Imagem ultrassonográfica de cadela com ovário policístico. Observar a presença de diversas cavidades císticas, hipoecogênicas/anecogênicas, de diâmetros entre 0,67 e 6,38 cm, delimitadas pelos cursores.

Fonte: Setor de Diagnóstico por Imagem do Hospital Veterinário da Universidade Federal de Minas Gerais.

é a OSH.[42] Quando há interesse reprodutivo, existem possibilidades para o tratamento clínico, que dependem do tipo de cisto, mas sempre se deve excluir a ocorrência de afecções uterinas/ovarianas e alterações hematológicas induzidas por hiperestrogenismo. Além disso, a fêmea a ser tratada deve ser jovem, em idade reprodutiva:[81]

- Tratamento hormonal: gonadotrofina coriônica humana (hCG), na dose de 450 a 3.000 UI/animal, intravenoso (IV) ou subcutâneo (SC), a cada 12 horas, até 6 aplicações; ou buserelina, análogo do hormônio liberador de gonadotrofinas (GnRH), na dose de 6 a 12 µg/animal, SC, a cada 8 horas ou a cada 12 horas, até 3 aplicações para luteinizar o cisto folicular. Entretanto, essa luteinização do cisto pode levar ao desenvolvimento de piometra.[77,81] Uma alternativa após a luteinização é promover a lise do tecido luteal com aplicação de cloprostenol, na dose de 1 a 2,5 µg/kg/IM, a cada 48 horas (2-3 aplicações), mas deve-se evitar o uso de prostaglandinas em cães nefropatas, hepatopatas, cardiopatas e braquicefálicos (mais detalhes no Capítulo 13, "Hormonioterapia na clínica reprodutiva canina").
- Aspiração cística: pode ser guiada por ultrassom, ou realizada por laparotomia ou laparoscopia, possui eficácia de 50% a 70%, podendo haver recidivas.[82]
- Cistectomia simples: realiza-se a exérese do cisto, removendo-o do tecido ovariano.[82]
- Ovariectomia (OVE) unilateral: é uma opção terapêutica para cadelas com acometimento unilateral.
- Indução da luteólise (cisto luteinizado): cloprostenol (1-2,5 µg/kg/SC/48-48 horas) ou dinoprost (10-100 µg/kg/SC/BID ou TID) são capazes de lisar o tecido luteal e de causar a regressão do cisto. São indicadas aplicações repetidas do agente luteolítico e mensuração da concentração plasmática de P4, até que esta atinja valores basais (< 1 ng/mL).[82] Evitar o uso de prostaglandinas em cães nefropatas, hepatopatas, cardiopatas e braquicefálicos (mais detalhes no Capítulo 13, "Hormonioterapia na clínica reprodutiva canina").

Neoplasias ovarianas

São relativamente incomuns em cadelas, com incidência de 0,5% a 6% entre todas as neoplasias caninas.[83] As neoplasias primárias podem ser originárias de células epiteliais, células germinativas, células do estroma ovariano, ou até de estruturas não gonadais periovarianas.[65,84] As mais frequentes são os adenomas, adenocarcinomas e o tumor das células da granulosa[70] (Figura 14A). Geralmente são unilaterais,[78,84,85] acometem fêmeas mais idosas e multíparas,[42,85] mas também ocorrem em animais jovens, especialmente os teratomas e o tumor de células da granulosa.[83,84] Além disso, ocorrem também em cadelas com síndrome do ovário remanescente (SOR).[85] Não há relato de predisposição racial, embora Buldogues e Boxers parecem ser mais acometidos.[84]

É comum que as neoplasias ovarianas coexistam com cistos ovarianos, distúrbios uterinos, como HEC e piometra, ou mesmo outras neoplasias,[86] e as neoplasias malignas podem se disseminar/implantar via peritônio ou causar metástases.[83] As massas ovarianas às vezes podem ser palpadas pelo abdome, mas geralmente são diagnosticadas por exames radiográficos e/ou ultrassonográficos (Figura 14B), sendo este último exame o de escolha.[42] Todavia, neoplasias pequenas, inferiores a 0,6 cm, podem não ser visibilizadas na US,[78] e o diagnóstico definitivo é histopatológico.[70] O tratamento de escolha geralmente é a OSH. Entretanto, em animais jovens e diante do

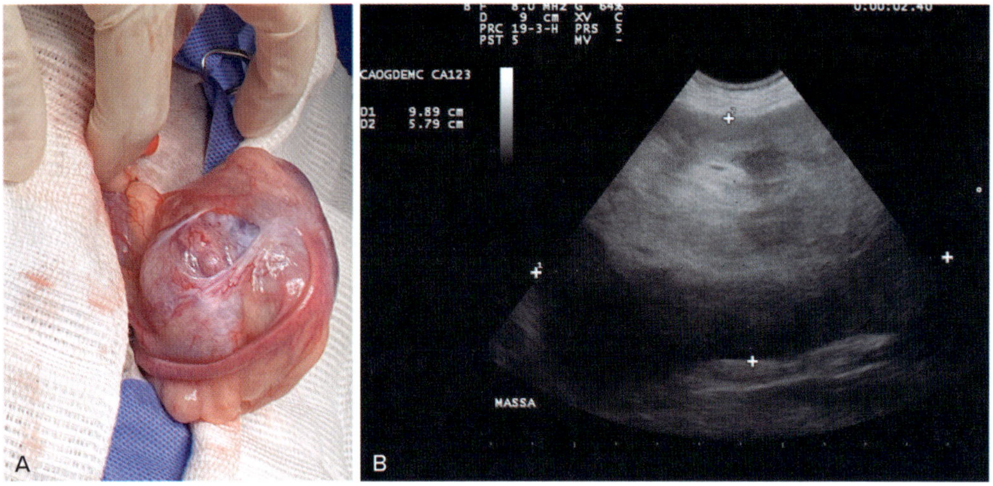

FIGURA 14 Neoplasias ovarianas em cadelas. A: aspecto macroscópico de neoplasia ovariana. B: imagem ultrassonográfica de ovário canino com neoplasia ovariana. As imagens A e B são de casos distintos.
Fonte: A: Setor de Cirurgia do Hospital Veterinário da Universidade Federal de Minas Gerais; B: Setor de Diagnóstico por Imagem do Hospital Veterinário da Universidade Federal de Minas Gerais.

interesse reprodutivo, se o acometimento for de apenas um ovário, pode ser realizada OVE unilateral[70] e posterior exame histopatológico do ovário removido.

Neoplasias epiteliais

São exemplos de neoplasias epiteliais o adenoma, o adenocarcinoma, o cistoadenoma, o cistoadenocarcinoma e o carcinoma indiferenciado, e o diâmetro dessas neoplasias varia de 1,2 a 17 cm.[78] Uma observação importante é que os adenocarcinomas possuem alta taxa de metástase. Frequentemente são bilaterais, e os principais sintomas são ascite e distensão abdominal.[70] O tratamento de escolha é a OSH, e, no caso de metástases, estas devem ser tratadas com quimioterapia.[42] Quando unilateral, pode-se optar pela OVE unilateral, exame histopatológico do ovário, e o animal deve ser acompanhado para ocorrência de metástase.

Neoplasias das células germinativas

Este grupo é composto pelo disgerminoma e pelo teratoma, oriundos do crescimento anormal de células de linhagem embrionária.[42] O disgerminoma é mais frequente em cadelas mais idosas, possui diâmetro de até 30 cm e pode ser uni ou bilateral.[78] Geralmente, é uma massa sólida, firme e sem cavitações, que causa distensão abdominal e pode causar metástase.[42] Já o teratoma comumente afeta cadelas jovens, com menos de 4 anos,[83] e possui diâmetro de até 12 cm. São massas firmes e irregulares, que podem possuir tecidos originários dos 3 folhetos embrionários, por exemplo, pelos, dentes, cartilagem, ossos, e ser mineralizado, e geralmente não são secretores de hormônios.[70] O tratamento pode ser realizado pela OSH ou OVE unilateral, como descrito anteriormente.

Neoplasias das células gonadais estromais

Compõem este grupo o tecoma e o luteoma, neoplasias benignas e raras, e o tumor de células da granulosa (TCG),[70] uma das neoplasias mais comuns na cadela (~ 50%).[78] O TCG frequentemente é funcional, com secreção de estrógenos isoladamente, estrógenos associado a progesterona[42] ou andrógenos.[70]

Sua maior relevância reside no fato de poder causar alterações sistêmicas como ascite, abaulamento abdominal, hipoplasia/aplasia de medula óssea, secreção vaginal sanguinolenta, HEC, piometra e também metástases em 20% a 50% dos animais acometidos.[42,78] Devido ao hiperestrogenismo, também pode levar ao estro prolongado e a alterações do intervalo interestro.[78] Geralmente o acometimento é unilateral e em fêmeas mais idosas, sendo comum em cadelas com SOR.[78,87] O TCG costuma possuir cavitações císticas, e o diâmetro pode chegar a 15 cm.[42,78,83]

Embora em muitos casos, a neoplasia possa ser palpada pelo abdome, o diagnóstico é ultrassonográfico ou radiográfico. Na citologia vaginal geralmente se observa predomínio de células superficiais/queratinizadas,[42] e o aspecto da vaginoscopia também é de influência estrogênica na maioria dos casos.[87] Pesquisas com a padronização de técnicas para mensuração das concentrações séricas de AMH na espécie canina ainda estão em desenvolvimento. Essa conquista poderá ser uma ferramenta essencial no diagnóstico precoce de neoplasias pequenas, contribuindo para a prevenção de metástases e de outros distúrbios, como a HEC e a piometra. Entretanto, a validação de diferentes técnicas e a correlação dos valores obtidos para a espécie, em condições fisiológicas ou não, como nos casos de TCG, ainda são necessárias.[78]

O tratamento de escolha costuma ser a OSH.[42] A OVE unilateral pode ser indicada em cadelas de interesse reprodutivo se o animal não apresentar sinais de HEC/piometra[42] e estiver em idade reprodutiva. Nesse caso, como citado, o animal deve ser acompanhado para a ocorrência de metástase.

Outras neoplasias ovarianas raras já foram descritas em cadelas, além de neoplasias secundárias (metástases), neoplasias com padrões histológicos diferentes simultaneamente, e até neoplasias não classificadas.[70]

Síndrome do ovário remanescente

É uma complicação das cirurgias de castração (OSH ou OVE), em que um fragmento de tecido ovariano não é removido, e o animal volta a ciclar e apresentar sinais de proestro e estro, em função da secreção hormonal pelo tecido remanescente. Embora em teoria a presença de um ovário ectópico ou acessório pudesse ser a causa da retomada da ciclicidade, a única causa comprovada de SOR em cães é a iatrogênica, ou seja, a remoção cirúrgica incompleta de pelo menos um dos ovários. E apenas um caso de fragmento ovariano revascularizado encontrado no omento foi descrito.[88]

Os fatores de risco para SOR são porte grande (> 20 kg), obesidade, cadelas com tórax profundo (p. ex., Pastor Alemão, Dobermann)[87] ou em barril (p. ex., Boxer, Rottweiler), e celiotomias pequenas ou caudais, que favorecem a maior ocorrência de SOR no pedículo ovariano direito. Todavia, a ocorrência no pedículo ovariano esquerdo ou em ambos também acontece. O tecido remanescente pode ser constituído por folículos, corpo lúteo, cistos, tecido de granulação e até tuba uterina, e geralmente é encontrado na região adjacente ao local onde se realizou a remoção do ovário.[88-90]

Os sinais podem aparecer 1 semana ou até 11 anos após a castração, e geralmente o que chama a atenção do tutor são as mudanças de comportamento, atração de machos (com ou sem acasalamento), edema vulvar e secreção vaginal sanguinolenta (quando há tecido endometrial presente). Pode ocorrer também vaginite, piometra de coto, HEC, pseudociese, e menos frequentemente diabetes *mellitus* e dor abdominal.[89-91]

O diagnóstico é realizado pelo histórico associado aos sinais clínicos e exame ultrassonográfico (Figura 15). O exame de citologia vaginal deve ser realizado no momento em

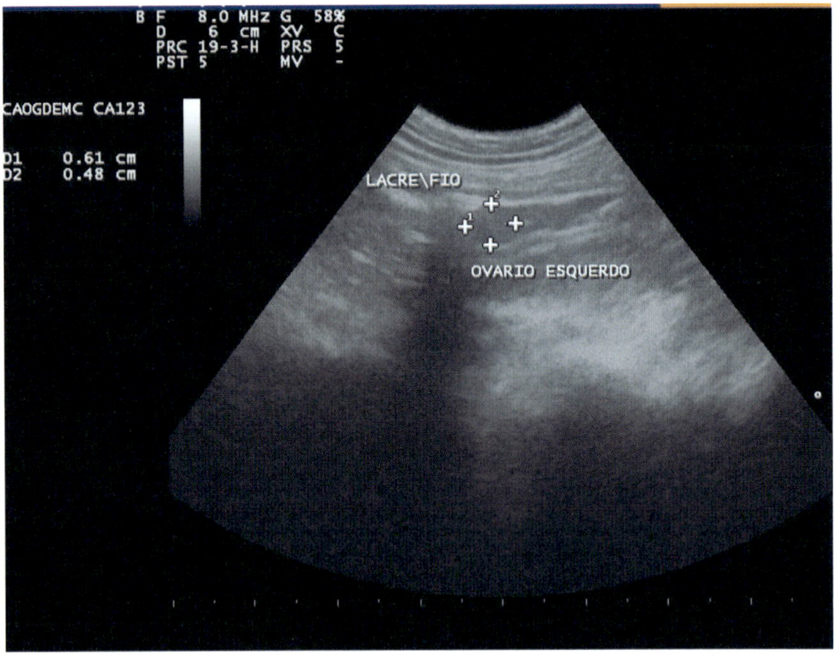

FIGURA 15 Imagem ultrassonográfica de ovário remanescente em cadela submetida à ovário-histerectomia em clínica particular com o uso de lacre.

Fonte: Setor de Diagnóstico por Imagem do Hospital Veterinário da Universidade Federal de Minas Gerais.

que a fêmea apresenta sinais de proestro/estro, e verifica-se predomínio de células superficiais/queratinizadas característico de ação estrogênica. A mensuração de P4, 2 a 4 semanas após cessar os sinais de proestro/estro, pode indicar presença de tecido luteal ovariano pós-ovulação ou luteinização folicular[89] quando a P4 é > 2 ng/mL.[42] Embora a US seja o exame de imagem indicado e útil em muitos casos, pode dar resultado falso-negativo em alguns casos ou detectar tecido ovariano remanescente apenas em um ovário, quando ambos estão acometidos, ou o oposto.[90]

Quando os exames são inconclusivos ou quando o proprietário não possui recursos financeiros para os exames complementares, realiza-se celiotomia exploratória.[89] Em casos em que o diagnóstico é difícil, especialmente pela US, pode ser realizado o teste de estímulo com GnRH e posterior dosagem de LH e/ou 17-β-estradiol. Deve-se aplicar 10 mcg/kg/IV de gonadorelina (Fertagyl®) e mensurar LH (LH canino) nos momentos –40, 0, 10, 60 minutos e/ou 17-β-estradiol nos momentos –40, 0, 60 e 120 minutos. Observa-se aumento significativo das concentrações de LH após o estímulo com GnRH nos casos de SOR, e pode haver aumento de 17-β-estradiol (> 15 pg/mL), especialmente aos 120 minutos.[88,90]

O diagnóstico diferencial envolve outros distúrbios que podem causar secreção vaginal com atração de machos, como vaginite, neoplasia vaginal ou piometra de coto,[89] além de terapia com estrógenos e coagulopatias.[42]

O tratamento consiste na excisão cirúrgica do tecido remanescente, por celiotomia mediana ou laparoscopia. A celiotomia durante a fase folicular ou luteal (~ 4 semanas após o estro) facilita a visualização de tecidos bem pequenos ou aderidos, pelo aumento do tamanho ou presença de folículos ou corpos lúteos. Em caso de dúvida, deve-se remover os tecidos de granulação presentes em ambos os pedículos previamente ligados,[88,91,92] e enviá-los para exame histopatológico.[42]

Deve-se prevenir a ocorrência de SOR abrindo a bursa ovariana após a ligadura e remoção dos ovários e confirmando a presença dos ovários íntegros[89] durante a castração.

AFECÇÕES DAS GLÂNDULAS MAMÁRIAS

Pseudogestação

A pseudogestação (pseudociese, gravidez psicológica) é uma síndrome que pode ocorrer em cadelas intactas, entre 1,5 e 3 meses após o término do estro (final do diestro ou início do anestro), caracterizada por mudanças físicas e comportamentais da fêmea. Em todas as cadelas, por volta de 15 a 20 dias após a ovulação, a concentração de progesterona (P4) começa a declinar (luteólise lenta e gradativa),[93] e concomitantemente a concentração de prolactina (PRL) aumenta.[94] Algumas cadelas reagem a essa mudança hormonal, desencadeando um quadro clínico de pseudogestação, e assim a prolactina foi por muito tempo tida como o fator desencadeante. Entretanto, aparentemente essa mudança hormonal não seria a única causa, já que algumas cadelas com hiperprolactinemia sem sinais de pseudogestação, e cadelas com sinais clínicos, porém com baixas concentrações de prolactina, já foram detectadas (revisado por Gobello[95]). Foi relatado que 87% das cadelas intactas irão manifestar pseudogestação alguma vez durante a vida, mas os sinais podem ser discretos.[42]

Além disso, sinais de pseudogestação podem ocorrer também em cadelas castradas (OSH ou OVE) durante o diestro, 3 a 4 dias após a cirurgia; cadelas submetidas ao uso de agentes luteolíticos; após o uso de antiprogestágeno; em animais que receberam implante de deslorelina (agonista de GnRH) e em cadelas tratadas com progestágenos, após cessar o uso.[42,95] O que há de comum em todas essas situações é a remoção abrupta da progesterona, o que estimula o aumento da prolactina.

As cadelas com pseudogestação clínica apresentam comportamentos similares aos de uma fêmea gestante ou recém-parida com filhotes. Elas têm mudanças físicas e comportamentais como cavar o chão/terra/grama, preparar ninhos, "choramingo", adoção de objetos inanimados (p. ex., pelúcias, panos), hiporexia/anorexia, afetividade excessiva, desenvolvimento mamário em distintos graus, com ou sem secreção láctea, lambedura das mamas, e até agressividade. Os sinais e sua intensidade variam de fêmea para fêmea.[96,97] Algumas fêmeas de raças pequenas (p. ex., Dachshund) podem ter desenvolvimento mamário tão acentuado a ponto de as mamas arrastarem no chão e poderem lesionar.

Esse comportamento foi herdado de populações de canídeos selvagens, como os lobos, em que grupos de fêmeas manifestavam estro no mesmo período, mas somente as fêmeas mais dominantes hierarquicamente acasalavam, gestavam e pariam filhotes. As fêmeas subordinadas não acasalavam, mas precisavam cuidar dos filhotes das fêmeas dominantes. Dessa forma a pseudogestação seria uma adaptação evolutiva para ajudar na perpetuação de algumas linhagens.[98]

Embora não se saiba se há predisposição racial, fêmeas de algumas raças parecem ser bastante propensas ao desenvolvimento, como Basset Hound, Dálmata, Pointer, Pastor-Alemão e Beagle.[94] Além disso, ainda é controverso se a ocorrência de pseudogestação seguidas vezes no mesmo animal é um fator de risco para o desenvolvimento de neoplasias mamárias (sobre neoplasias mamárias, ver Capítulo 4, "Neoplasias mamárias em cadelas e gatas").[94,95,99,100]

O diagnóstico é baseado no histórico de estro há poucas semanas ou meses em fêmea que não foi acasalada, associado aos sinais clínicos. As mamas devem ser examinadas para a presença de leite ou mesmo mastite, pois a galactoestase predispõe à mastite. O diagnóstico diferencial deve ser realizado com relação a parto recente, gestação e piometra.[96] Em caso de dúvida, deve-se excluir a possibilidade de gestação por meio de exame ultrassonográfico.

Em animais com sinais discretos, e cujos tutores não estão muito incomodados, não há necessidade de tratamento, sendo a condição autolimitante, com os sinais desaparecendo em 2 a 4 semanas. Já nos casos em que os sinais são mais acentuados, os tutores estão desconfortáveis com a situação, e, especialmente quando há secreção láctea, o tratamento é recomendado.[96]

O tratamento básico consiste em desencorajar o comportamento materno, não permitindo que o animal se estimule com o próprio comportamento. Ou seja, deve-se remover todos os objetos adotados e que vierem a ser adotados após essa remoção inicial, não permitir que o animal fique em locais em que possa cavar ou fazer ninhos (terra, grama), não demonstrar carinho excessivo para com a fêmea, como se estivesse gostando do comportamento dela. Além disso, é útil o uso de colar elizabetano nos animais que se lambem ou que apresentam secreção láctea, e a restrição hídrica e alimentar noturna por 5 a 7 dias.[95,96] Compressas mornas e frias, alternadamente, podem aliviar o desconforto nas mamas. Todavia, a ordenha para remoção de leite das mamas é contraindicada, pois é um estímulo para aumento da prolactina.[42]

Em animais com secreção láctea, ou quando os tutores estão muito incomodados com o quadro, pode-se fazer uso de um inibidor de prolactina, como a cabergolina (5 mcg/kg/dia/VO) ou bromocriptina (10-20 mcg/kg/BID/VO), agonistas dopaminérgicos, ou metergolina (0,1 mg/kg/BID/VO), antagonista de receptores de serotonina.[97] O uso deve ser mantido por pelo menos 10 dias ou até a produção de leite cessar. Em caso de vômitos não deve ser usado metoclopramida, pois estimula a prolactina. Alguns animais parecem ser mais resistentes aos inibidores de prolactina, o que poderia estar relacionado a outros fatores envolvidos na etiologia da pseudogestação.

A castração sempre foi tida como a única forma de prevenção, já que as cadelas com pseudogestação podem repetir o quadro nos ciclos estrais subsequentes, sendo a OSH muito indicada por médicos veterinários. Todavia, em face dos novos conhecimentos de possíveis efeitos negativos da falta dos hormônios sexuais pós-castração ao organismo animal,[101] é possível pensar na possibilidade de não castrar a fêmea, e controlar os sinais clínicos da maneira descrita acima, especialmente com o manejo clínico associado ao uso de cabergolina. O inconveniente é que esse tratamento pode ser necessário em vários ciclos estrais futuros da vida do animal.

CONSIDERAÇÕES FINAIS

As cadelas podem ser acometidas por diversas afecções do sistema reprodutor. Ao se deparar com um caso clínico, é importante saber se o animal é um *pet* ou uma fêmea com interesse reprodutivo, pois as condutas terapêuticas podem ser diferentes. Embora muitas afecções possam ser solucionadas com a remoção cirúrgica do órgão acometido, já se sabe que a castração pode ter efeitos negativos para a saúde do animal, e tal fato deve ser considerado. A terapêutica pode variar também conforme as possibilidades do tutor em investir em exames complementares, o que ajuda a chegar a um diagnóstico preciso. Além disso, deve-se dar bastante atenção às condições que causam alterações sistêmicas na fêmea, como piometra, pois o prognóstico pode se alterar rapidamente.

REFERÊNCIAS

1. König HE, Liebich HG. Órgãos genitais masculinos. In: König HE, Liebich HG. Anatomia dos animais domésticos: texto e atlas colorido. 6.ed. Porto Alegre: Artmed; 2016. p.413-28.
2. England G, Russo M. Conception problems in the bitch. Practice. 2006;28:588-97.
3. Nascimento EF, Santos RL. Patologia da reprodução dos animais domésticos. 3.e. Rio de Janeiro: Guanabara-Koogan; 2011.
4. Fossum TW. Cirurgia de pequenos animais. 4.ed. Rio de Janeiro: Elsevier; 2014.
5. Macphail CM. Cirurgia do sistema tegumentar. In: Fossum TW. Cirurgia de pequenos animais. 4.ed. Rio de Janeiro: Elsevier; 2014. p.635-716.
6. Ranen E, Zur G. Perivulvar dermatitis in a cat treated by episioplasty. J Small Anim Pract. 2005;46:582-4.
7. Johnson CA. Diagnosis and treatment of chronic vaginitis in the bitch. Vet Clin North Am Small Anim Pract. 1991;21(3):523-31.
8. De Silva U, Lyman CC, Holyoak GR, Meinkoth K, Wieneke X, Chillemi KA. Canine endometrial and vaginal microbiomes reveal distinct and complex ecosystems. PLoS One. 2019;14(1):1-17.
9. Rota A, Corrò M, Patuzzi I, Milani C, Masia S, Mastrorilli E, et al. Effect of sterilization on the canine vaginal microbiota: a pilot study. BMC Vet Res. 2020;16(1):1-10.
10. Hutchins RG, Vaden SL, Jacob ME, Harris TL, Bowles KD, Wood MW, et al. Vaginal microbiota of spayed dogs with or without recurrent urinary tract infections. J Vet Intern Med. 2014;28(2):300-4.
11. Maksimović Z, Maksimović A, Halilbašić A, Rifatbegović M. Genital mycoplasmas of healthy bitches. J Vet Diagnostic Investig. 2018;30(4):651-3.
12. Groppetti D, Pecile A, Barbero C, Martino PA. Vaginal bacterial flora and cytology in proestrous bitches: role on fertility. Theriogenology. 2012;77(8):1549-56.
13. Li Y, Negussie H, Qiu Y, Reddy VRAP, Mateusen B, Nauwynck HJ. Early events of canine herpesvirus 1 infections in canine respiratory and genital mucosae by the use of ex vivo models. Res Vet Sci. 2016;105:205-8.
14. Lévy X. Videovaginoscopy of the canine vagina. Reprod Domest Anim. 2016;51:31-6.
15. Sant'Anna MC, Fabretti AK, Martins MIM. Clinical approach to canine vaginitis. Semin Agrar. 2012;33(4):1543-54.
16. Root Kustritz MV. Managing the reproductive cycle in the bitch. Vet Clin North Am Small Anim Pract. 2012;42(3):423-37.
17. Schäfer-Somi S, Kaya D, Sözmen M, Kaya S, Aslan S. Pre-pubertal treatment with a GnRH agonist in bitches: effect on the uterus and hormone receptor expression. Reprod Domest Anim. 2018;53:103-9.
18. Kutzler MA. Estrous cycle manipulation in dogs. Vet Clin North Am Small Anim Pract. 2018;48(4):581-94.
19. Chmurska-Gąsowska M, Bojarski B, Sowińska N, Strus M. Changes in leukogram and erythrogram results in bitches with vaginitis. Animals. 2021;11(1403):1-7.
20. Weissman A, Jiménez D, Torres B, Cornell K, Holmes SP. Canine vaginal leiomyoma diagnosed by CT vaginourethrography. J Am Anim Hosp Assoc. 2013;49(6):394-7.
21. Mathews KG. Surgery of the canine vagina and vulva. Vet Clin North Am Small Anim Pract. 2001;31(2):271-90.
22. Post K, Van Haaften B, Okkens AC. Vaginal hyperplasia in the bitch: Literature review and commentary. Can Vet J. 1991;32(1):35-7.
23. Schaefers-Okkens A. Vaginal edema and vaginal fold prolapse in the bitch, including surgical management. In: Concannon PW, England G, Verstegen P III, Linde-Forsberg C. Recent advances in small animal reproduction. IVIS. 2001:1-11.
24. Gouletsou PG, Galatos AD, Apostolidis K, Sideri AI. Vaginal fold prolapse during the last third of pregnancy, followed by normal parturition, in a bitch. Anim Reprod Sci. 2009;112(3-4):371-6.
25. Soderberg SF. Vaginal disorders. Vet Clin North Am Small Anim Pract. 1986;16(3):543-59.
26. Zedda MT, Bogliolo L, Ariu F, Ledda M, Falchi L, Pinna-Parpaglia ML, et al. Vaginal fold prolapse in a dog with pyometra and ovarian papillary cystadenocarcinoma. J Am Vet Med Assoc. 2016;248(7):822-6.
27. Ganguly B, Das U, Das AK. Canine transmissible venereal tumour: a review. Vet Comp Oncol. 2016;14(1):1-12.
28. Ballestero Fêo H, Montoya Flórez L, Yamatogi RS, Prado Duzanski A, Araújo JP, Oliveira RA, et al. Does the tumour microenvironment alter tumorigenesis and clinical response in transmissible venereal tumour in dogs? Vet Comp Oncol. 2018;16(3):370-8.
29. Amaral AS, Bassani-Silva S, Ferreira I, Fonseca LS, Andrade FHE, Gaspar LFJ, et al. Cytomorphological characterization of transmissible canine venereal tumor [Caracterização citomorfológica do tumor venéreo transmissível canino]. Rev Port Cienc Vet. 2007;102:563-4.
30. Setthawongsin C, Tangkawattana S, Rungsipipat A, Techangamsuwan S. Computerized cytomorphometric and cytomorphological analysis of canine transmissible venereal tumours. J Comp Pathol. 2018;163:18-22.
31. Duzanski AP, Fêo HB, Montoya LM, Seullner C V, Rocha NS. Canine transmissible venereal tumor: is its biological behavior changing? Anat Rec. 2017;300(6):1009-10.

32. Paranzini CS, Sant'anna MC, Di Santis GW, Martins MIM. Prevalence of different cytomorphological types of transmissible venereal tumours and the association with prognosis in dogs treated with vincristine sulphate: retrospective study. Semin Agrar. 2015;36(6):3795-800.
33. Alzate JM, Montoya-Florez LM, Pérez JE, Rocha NS, Pedraza-Ordonez FJ. The role of the multi-drug resistance 1, p53, b cell lymphoma 2, and bcl 2-associated X genes in the biologic behavior and chemotherapeutic resistance of canine transmissible venereal tumors. Vet Clin Pathol. 2019;48(4):730-9.
34. Duzanski AP, Ortiz AD, Fonseca MW, Flórez MM, Rodrigues LT, Michelon F, et al. Tumor venéreo transmissível canino com resistência quimioterápica e metástase esplênica: relato de caso. Rev Fac Med Vet Zootec. 2019;66(3):260-71.
35. Zambelli D, Valentini S, Ballotta G, Cunto M. Partial vaginectomy, complete vaginectomy, partial vestibule-vaginectomy, vulvo-vestibule-vaginectomy and vulvo-vestibulectomy: different surgical procedure in order to better Approach vaginal diseases. Animals. 2022;12(2):196.
36. Burdick S, Berent AC, Weisse C, Langston C. Endoscopic-guided laser ablation of vestibulovaginal septa remnants in dogs: 36 cases (2007-2011). J Am Vet Med Assoc. 2014;244(8):944-9.
37. Palm CA, Segev G, Shipov A, Balsa IM, Phillips KL, Culp WTN. Treatment of a congenital imperforate vestibulovaginal junction and secondary hydrocolpos with endoscopic laser ablation in two dogs. Top Companion Anim Med. 2021;45:100576.
38. Moxon R, Whiteside H, England GCW. Prevalence of ultrasound-determined cystic endometrial hyperplasia and the relationship with age in dogs. Theriogenology. 2016;86(4):976-980.
39. Pretzer SD. Canine presentation of canine pyometra and mucometra: a review. Theriogenology. 2008;70(3):359-63.
40. De Bosschere H, Ducatelle R, Vermeirsch H, Van Den Broeck W, Coryn M. Cystic endometrial hyperplasia--pyometra complex in the bitch: should the two entities be disconnected? Theriogenology. 2001;55(7):1509-19.
41. Verstegen J, Dhaliwal G, Verstegen-Onclin K. Mucometra, cystic endometrial hyperplasia, and pyometra in the bitch: advances in treatment and assessment of future reproductive success. Theriogenology. 2008;70(3):364-74.
42. Johnston SD, Kustritz MV, Olson PN. Canine and feline theriogenology. Philadelphia: Saunders; 2001. p.206-24.
43. Payan-Carreira R, Pires MA. Hiperplasia quistica do endométrio em cadelas. Rev Port Ciên Vet. 2005;100:5-16.
44. Sontas BH, Toydemir FT, Erdogan O, Sennazli G, Ekici H. Inguinal herniation with hydrometra/mucometra in a poodle bitch. Can Vet J. 2013;54(9):840-4.
45. Trindade AB, Brun MV, Basso PC, Oliveira NS, Bortolini CE, Contensini EA. Ovário-histerectomia videoassistida em uma cadela com hematometra: relato de caso. Ciên Anim Bras. 2010;11(1):226-33.
46. Kustritz M. Clinical canine and feline reproduction. Iowa: Wiley-Blackwell; 2010.
47. Johnson CA. Moléstias do útero. In: Ettinger SJ (ed.). Tratado de medicina interna veterinária. 3.ed. v.4. São Paulo: Manole; 1992. p.1877-85.
48. Hagman R. Clinical and molecular characteristics of pyometra in female dogs. Reprod Dom Anim. 2012;47(Suppl. 6):323-5.
49. Feldman EC, Nelson RW. Canine and feline endocrinology and reproduction. 3.ed. Philadelphia: Saunders; 2004.
50. Fossum TW. Cirurgia de pequenos animais. 2.ed. São Paulo: Roca; 2005.
51. Hagman R. Pyometra in small animals. Vet Clin Small Anim. 2018;48:639-61.
52. Jena B, Rao KS, Reddy KCS, Raghavender KBP. Comparative efficacy or various therapeutic protocols in the treatment of pyometra in bitches. Vet Med. 2013;58:271-6.
53. Jitpean S, Hagman R, Strom Holst B, Hoglund OV, Pettersson A, Egenvall A. Breed variations in the incidence of pyometra and mammary tumours in Swedish dogs. Reprod Domest Anim. 2012;47(Suppl 6):347-50.
54. Hagman R. Canine pyometra: what is new? Reprod Domest Anim. 2017;52(Suppl 2):288-92.
55. Paller S, Dolan ED, Slater MR, Gayle JM, Lesnikowski SM, DeClementi C. Owner-reported long-term outcomes, quality of life, and longevity after hospital discharge following surgical treatment of pyometra in bitches and queens. J Am Vet Med Assoc. 2022;3:1-7.
56. Trautwein LGC, Sant'Anna MC, Justino RC, Martins MIM. Guia revisado sobre o diagnóstico e prognóstico da piometra canina. Investigação. 2018;17(1):16-23.
57. Sevelius E, Tidholm A, Thoren-Tolling K. Pyometra in the dog. J Am Animal Hosp Assoc. 1990;26:33-8.
58. Maddens B, Heiene R, Smets P, Svensson PM, Aresu L, van der Lugt J, et al. Evaluation of kidney injury in dogs with pyometra based on proteinuria, renal histomorphology, and urinary biomarkers. J Vet Int Med. 2011;25(5):1075-83.
59. Fontaine E, Levy X, Grellet A, Luc A, Bernex F, Boulouis HJ, Fontbonne A. Diagnosis of endometritis in the bitch: a new approach. Reprod Domest Anim. 2009;44(Suppl 2):196-9.
60. Praderio RG, Mitacek García MC, García MF, Coralli FL, Stornelli MA. Endometritis en perras clínicamente sanas: una nueva percepción sobre las afecciones uterinas. Clin Vet Peq Anim. 2021;41:75-82.
61. Ribeiro AP, Vicente WR, Apparício M, Gadelha CR, Alves AE, Covizzi GJ. Uterine leucocyte infiltration after artificial insemination in bitches. Theriogenology. 2006;66(6-7):1462-4.
62. Krekeler N. New insights into endometritis in the bitch. Proceedings of Annual Conference College Science Week Gold Coast International; 2010. p.28.

63. Dhaliwal GS, Murray RD, Woldehiwet Z. Some aspects of immunology of the bovine uterus related to treatments for endometritis. Anim Reprod Sci. 2001;67(3-4):135-52.
64. Galabova G, Egerbacher M, Aurich JE, Leitner M, Walter I. Morphological changes of the endometrial epithelium in the bitch during metoestrus and anoestrus. Reprod Domest Anim. 2003;38(5):415-20.
65. Maya-Pulgarin D, Gonzalez-Dominguez MS, Aranzazu-Taborda D, Mendoza N, Maldonado-Estrada JG. Histopathologic findings in uteri and ovaries collected from clinically healthy dogs at elective ovariohysterectomy: a cross-sectional study. J Vet Sci. 2017;18(3):407-14.
66. Knauf Y, Bostedt H, Failing K, Knauf S, Wehrend A. Gross pathology and endocrinology of ovarian cysts in bitches. Reprod Domest Anim. 2014;49(3):463-8.
67. Knauf Y, Köhler K, Knauf S, Wehrend A. Histological classification of canine ovarian cyst types with reference to medical history. J Vet Sci. 2018;19(6):725-34.
68. Sasidharan JK, Patra MK, Singh LK, Saxena AC, De UK, Singh V, et al. Ovarian cysts in the bitch: an update. Top Companion Anim Med. 2021;43:100511.
69. Schlafer DH, Miller R. Pathology of the ovary (non--developmental lesions). Jubb Kennedy Palmer's. Path Dom Anim. 2007;3:431-563.
70. Arlt SP, Haimerl P. Cystic ovaries and ovarian neoplasia in the female dog: a systematic review. Reprod Domest Anim. 2016;51(Suppl 1):3-11.
71. Ervin E, Homans P. Giant ovarian cyst. Comp Cont Educ Pract Vet. 1986;8:698-700.
72. Arlt SP, Spankowsky S, Heuwieser W. Follicular cysts and prolonged oestrus in a female dog after administration of a deslorelin implant. N Z Vet J. 2011;59(2):87-91.
73. England GC, Russo M, Freeman SL. Follicular dynamics, ovulation and conception rates in bitches. Reprod Domest Anim. 2009;44(Suppl 2):53-8.
74. Olson PN, Wrigley RH, Husted PW, Bowen RA, Nett TA. Persistent estrus in the bitch. In: Ettinger SJ e Feldman EC (eds.). Textbook of internal veterinary medicine. Philadelphia: WB Saunders; 1989. p.1792-6.
75. Soares JAG, Suzuki LM. Cistos ovarianos em uma cadela. Semina Cienc Agr 1992;13:7677.
76. Bostedt H. Gynäkologische Untersuchung. Klinischer Untersuchungs gang und Untersuchungs technik. In: Günzel-Apel AR, Bostedt H. Reproduktionsmedizin und Neonatologie von Hund und Katz. Stuttgart: Schattauer; 2016.
77. Silva GF, Akamatsu A, Sampaio LM, Malagó R, Castricin ESC. Alterações dermatológicas decorrentes da fase folicular do ciclo estral ou associadas a cistos foliculares ovarianos em cadelas jovens. Rev Cient FEPI. 2016;9:1-5.
78. Walter B, Coelfen A, Jäger K, Reese S, Meyer-Lindenberg A, Aupperle-Lellbach H. Anti-muellerian hormone concentration in bitches with histopathologically diagnosed ovarian tumours and cysts. Reprod Domest Anim. 2018;53(3):784-92.
79. McEntee K. Reproductive pathology of domestic animals. Academic Press; 1990.
80. Lopate C, Foster R. Ovarian disease in the dog: perspectives and treatment options. Clin Theriogenology. 2010;2:169-76.
81. Knauf Y, Failing K, Knauf S, Wehrend A. Therapie von hündinnen mit ovarialzysten durch humanes choriongonadotropin und gonadotropin-releasing-hormon--analogon: Eine fallserie von 30 hündinnen. Tierarztl Prax Ausg K Kleintiere Heimtiere. 2013;41:93-100.
82. Fontbonne A, Levy X, Fontaine E, Gilson C. Guide pratique de reproduction clinique canine et féline. Ed. Med'Com; 2007.
83. Stratmann N, Wehrend A. Unilateral ovariectomy and cystectomy due to multiple ovarian cysts with subsequent pregnancy in a Belgian shepherd dog. Vet Rec. 2007;160(21):740-1.
84. Greenlee PG, Patnaik AK. Canine ovarian tumors of germ cell origin. Veterinary Pathology. 1985;22(2):117-22.
85. Sforna C, Brachelente E, Lepri E, Mechelli L. Canine ovarian tumours: a retrospective study of 49 cases. Veterinary Research Communications. 2003;(Suppl 1):359-61.
86. Flores AR, Lobo J, Nunes F, Rêma A, Lopes P, Carvalho L, et al. Canine ovarian gonadoblastoma with dysgerminoma overgrowth: a case study and literature review. Journal of Ovarian Research. 2019;12:89.
87. Oviedo-Peñata CA, Hincapie L, Riaño-Benavides C, Maldonado-Estrada JG. Concomitant presence of ovarian tumors (teratoma and granulosa cell tumor), and pyometra in an English Bulldog female dog: a case report. Front Vet Sci. 2020;14;6:500.
88. Buijtels JJ, de Gier J, Kooistra HS, Kroeze EJ, Okkens AC. Alterations of the pituitary-ovarian axis in dogs with a functional granulosa cell tumor. Theriogenology. 2010;73(1):11-9.
89. van Nimwegen SA, Van Goethem B, de Gier J, Kirpensteijn J. A laparoscopic approach for removal of ovarian remnant tissue in 32 dogs. BMC Vet Res. 2018;14(1):333.
90. Buijtels JJ, de Gier J, Kooistra HS, Naan EC, Oei CH, Okkens AC. The pituitary-ovarian axis in dogs with remnant ovarian tissue. Theriogenology 2011;75(4):742-51.
91. Doris M. Miller ovarian remnant syndrome in dogs and cats: 46 cases (1988-1992). J Vet Diagn Invest. 1995;7:572-4.
92. England G. Dog breeding, whelping and puppy care. Wiley-Blackwell; 2013.
93. Luz MR, Bertan CM, Binelli M, Lopes MD. Plasma concentrations of 13,14-dihydro-15-keto prostaglandin F2-alpha (PGFM), progesterone and estradiol in pregnant and nonpregnant diestrus cross-bred bitches. Theriogenology. 2006;(6-7):1436-41.
94. Onclin K, Verstegen JP. Secretion patterns of plasma prolactin and progesterone in pregnant compared with

nonpregnant dioestrous beagle bitches. J Reprod Fertil Suppl. 1997;51:203-8.
95. Gobello C. Revisiting canine pseudocyesis. Theriogenology. 2021;167:94-8.
96. Martins LR, Lopes MD. Pseudociese canina. Rev Bras Reprod Anim. 2005;29(3/4):137-41.
97. Martins LR, Luz MR, Lopes MD. Infertilidade e doenças reprodutivas na fêmea. In: Luz MR, Silva AR (eds.). Reprodução de cães. Barueri: Manole; 2019. p.288-314.
98. Kustritz MVR. The dog breeder's guide to successful breeding and management. St Louis: Saunders; 2006.
99. Veronesi MC, Battocchio M, Rizzi MC, Sironi G. Relationship between dysplastic and neoplastic mammary lesions and pseudopregnancy in the bitch. Veterinary Research Communications. 2003;27(Suppl. 1):245-7.
100. Spoerri M, Guscetti F, Hartnack S, Boos A, Oei C, Spoerri Ors, et al. Endocrine control of canine mammary neoplasms: serum reproductive hormone levels and tissue expression of steroid hormone, prolactin and growth hormone receptors. BMC Veterinary Research. 2015;11:235.
101. Hart BL, Hart LA, Thigpen AP, Willits NH. Assisting decision-making on age of neutering for 35 breeds of dogs: associated joint disorders, cancers, and urinary incontinence. Front Vet Sci. 2020;7:388.

CAPÍTULO 4

Neoplasias mamárias em cadelas e gatas

Maria Isabel Mello Martins
Luiz Guilherme Corsi Trautwein

INTRODUÇÃO

As glândulas mamárias são apêndices epidérmicos que evoluíram das glândulas sudoríparas, há mais de 300 milhões de anos, e se tornaram as responsáveis pela nutrição dos filhotes pelo leite. São complexas glândulas exócrinas, cuja estrutura é formada por diferentes tipos celulares, incluindo células epiteliais que se transformam em gordura, por adipócitos irrigados por células endoteliais, fibroblastos e células de defesa.[1]

O câncer de mama ocorre quando uma população heterogênea de células com propriedades de células-tronco, como autorregeneração e diferenciação, sofre mutação.[2] Em animais domésticos, as neoplasias mamárias foram descritas em diversas espécies, em especial caninos e felinos, cujas características clínicas e histológicas têm semelhança com as dos humanos, tornando-os excelentes modelos experimentais para mulheres.[3-6] Diversos pesquisadores têm se unido com o intuito de realizar a padronização em relação a diagnóstico, tratamento e prognóstico das neoplasias mamárias em cadelas e gatas no país, por meio de consensos brasileiros sobre a doença.[7]

Essa é a neoplasia mais comum em cadelas não castradas, com prevalência de até 40% entre as outras neoplasias.[8,9] Nos felinos, é a terceira neoplasia mais comum, com 17% de prevalência. Tem característica agressiva e invasiva, tornando-se o câncer que mais causa morte.[5,10] A incidência em animais jovens é rara, porém aumenta gradativamente em animais entre 6 ou 7 anos, a partir de 8 anos e após os 10 anos de idade, ocorrendo maior suscetibilidade em animais com média de 10 anos.[3] A incidência é baixa em regiões nas quais a castração pré-púbere é estimulada, como os EUA. Em contrapartida, é mais alta em regiões onde a castração não é realizada rotineiramente, como nos países escandinavos.[11]

Sabe-se que cadelas castradas precocemente têm menor incidência de neoplasias mamárias, todavia isso ainda é controverso,[12] visto que pode predispor ao aparecimento de outras neoplasias (hemangiossarcoma, linfossarcoma, mastocitoma, osteossarcoma) e afecções relacionadas ao crescimento (displasia coxofemoral, displasia de cotovelos, ruptura de ligamento cruzado cranil), especialmente em raças de grande porte.[13,14]

Diversos autores relataram maior prevalência em diferentes raças caninas, como Shih-Tzu, Beagle, Welsh Corgi, Cavalier King Charles Spaniel, Dachshund, Golden Retriever, Retriever de Labrador, Maltês, Papillon, Poodle, Pug, Spitz, Shiba, Yorkshire, entre outros,[9,15,16] mas a predisposição ainda é controversa, visto que isso depende da região estudada. Na experiência dos autores, cães sem raça definida também têm alta incidência de neoplasias mamárias em virtude de sua grande difusão no Brasil.

As cadelas possuem 5 pares de mamas (M1 - torácicas craniais; M2 - torácicas caudais; M3 - abdominais craniais; M4 - abdominais caudais; M5 - inguinais); e as gatas, e pares de mamas (M1 - torácicas craniais; M2 - torácicas caudais; M3 - abdominais craniais; M4 - abdominais caudais). Dentre elas, as abdominais caudais e inguinais são as mais acometidas.[16] Usualmente, a queixa relatada pelos tutores é de aumento de volume nodular na região mamária. Esses nódulos podem apresentar diversos tamanhos, ser isolados ou múltiplos, desde micronodulações a massas maiores que 10 cm, firmes, aderidos ou não, ulcerados ou não (Figuras 1 e 2). Nódulos macios têm sido associados a neoplasias benignas ou não mamárias, como lipomas.

EXAME CLÍNICO DAS GLÂNDULAS MAMÁRIAS

No exame inicial, é fundamental que seja realizado o estadiamento clínico da enfermidade, com base no critério TNM - tamanho; envolvimento dos linfonodos sentinelas; metástase a distância.[17] O tratamento escolhido será influenciado pelo estadiamento. Para isso, as duas cadeias mamárias devem ser cuidadosamente palpadas em busca de nodulações, bem como os linfonodos sentinelas devem ser inspecionados. Tanto nas gatas quanto nas cadelas, os vasos linfáticos das cadeias mamárias são drenados para os linfonodos axilares e inguinais, tornando-se os primeiros focos de metástase. Os critérios para avaliação TNM em gatas e cadelas estão descritos nos Quadros 1 e 2.

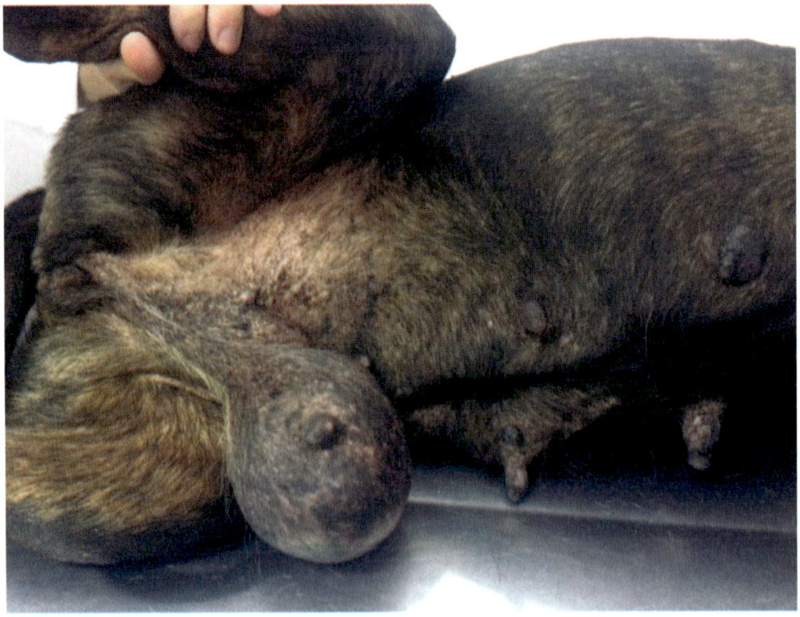

FIGURA 1 Neoplasia mamária em fêmea canina, pedunculada, de aproximadamente 5 cm de diâmetro, firme, não aderida e não ulcerada.

Fonte: arquivo do Setor de Teriogenologia de Animais de Companhia da Universidade Estadual de Londrina.

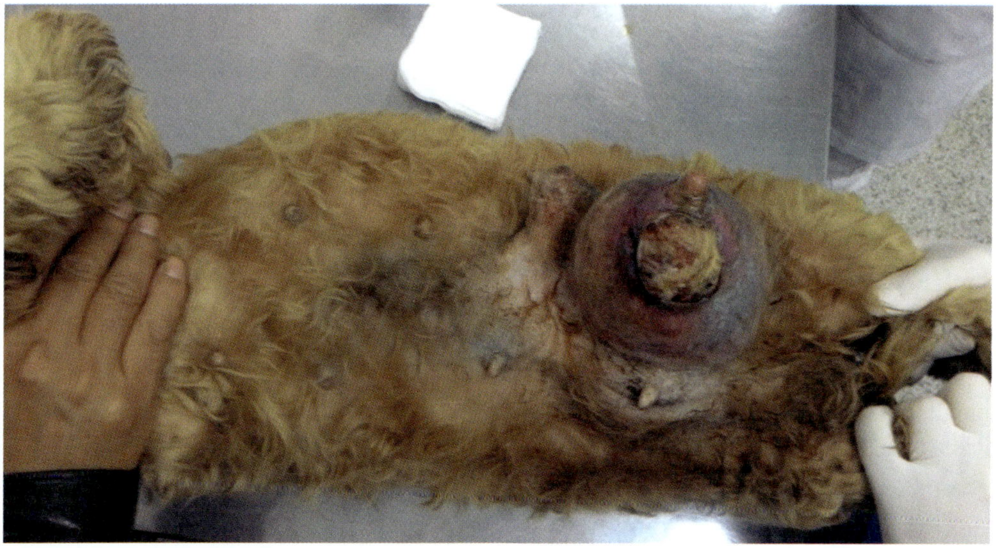

FIGURA 2 Neoplasia mamária em fêmea canina, de aproximadamente 8 cm de diâmetro, firme, não aderida, muito inflamada, com áreas ulceradas e necrose. Nesta condição é comum que a paciente apresente sinais sistêmicos graves, como anemia intensa, leucocitose, SIRS e sepse.

Fonte: arquivo do Setor de Teriogenologia de Animais de Companhia da Universidade Estadual de Londrina.

QUADRO 1 Estadiamento clínico de neoplasias mamárias em cadelas de acordo com o sistema TNM

T – Tamanho do tumor	
T_1	< 3 cm de diâmetro
T_2	3-5 cm de diâmetro
T_3	> 5 cm de diâmetro
N – Linfonodos sentinelas	
N_0	Sem presença de metástase (histologia ou citologia)
N_1	Com presença de metástase (histologia ou citologia)
M – Metástase a distância	
M_0	Sem metástase a distância detectada
M_1	Com metástase a distância detectada
Estágios	
I	$T_1N_0M_0$
II	$T_2N_0M_0$
III	$T_3N_0M_0$
IV	Qualquer T N_1M_0
V	Qualquer T Qualquer N M_1

TNM: tamanho; envolvimento dos linfonodos sentinelas; metástase a distância.
Fonte: Cassali et al.;[7] Owen.[17]

QUADRO 2 Estadiamento clínico de neoplasias mamárias em gatas de acordo com o sistema TNM

T – Tamanho do tumor	
T_1	< 2 cm de diâmetro
T_2	2-3 cm de diâmetro
T_3	> 3 cm de diâmetro
N – Linfonodos sentinelas	
N_0	Sem presença de metástase (histologia ou citologia)
N_1	Com presença de metástase (histologia ou citologia)
M – Metástase a distância	
M_0	Sem metástase a distância detectada
M_1	Com metástase a distância detectada
Estágios	
I	$T_1N_0M_0$
II	$T_2N_0M_0$
III	$T_{1-2}N_1M_0$ $T_3N_{0-1}M_0$
IV	Qualquer T $N_{0-1}M_1$

TNM: tamanho; envolvimento dos linfonodos sentinelas; metástase a distância.
Fonte: Cassali et al.;[7] Cassali et al.[19]

O tamanho das nodulações pode ser aferido com paquímetro, e todos os nódulos devem ser acompanhados, visto que pode haver diferentes diagnósticos histológicos na mesma cadeia e, até mesmo, na mesma glândula mamária. Para avaliação dos linfonodos sentinelas, além da palpação, deve ser realizada citologia com agulha fina para diferencial de metástase regional. Deve-se evitar a aspiração do linfonodo com seringas para que não haja destruição das células linfáticas, realizando apenas o movimento de leque com a própria agulha.

A avaliação de metástase a distância deve ser realizada por meio de exames de diagnóstico por imagem. Usualmente, são indicadas radiografia torácica e ultrassonografia abdominal. É importante que seja explicado ao tutor sobre a sensibilidade desses exames para diagnóstico de neoplasias, especialmente a radiografia torácica, que tem sensibilidade para detecção de nódulos pulmonares de, no mínimo, 0,5 cm (Figura 3). Caso haja possibilidade, pode ser indicada a realização de tomografia computadorizada, na qual poderão ser visualizadas, a depender da resolução do aparelho, nodulações de 0,1 a 0,2 cm, bem como outras informações importantes sobre densidade pulmonar para diagnóstico de metástases.[18] Os principais sítios de metástase a distância são pulmões, linfonodos sublombares, esternais, pré-escapulares, fígado e ossos.[7]

A citologia aspirativa por agulha fina (CAAF) deve ser realizada em todas as nodulações de ambas as cadeias mamárias para diferencial de outras neoplasias cutâneas, como lipomas e mastocitomas. Embora não seja possível realizar a diferenciação entre tumores mistos e complexos pela CAAF, em casos nos quais foi possível coletar material

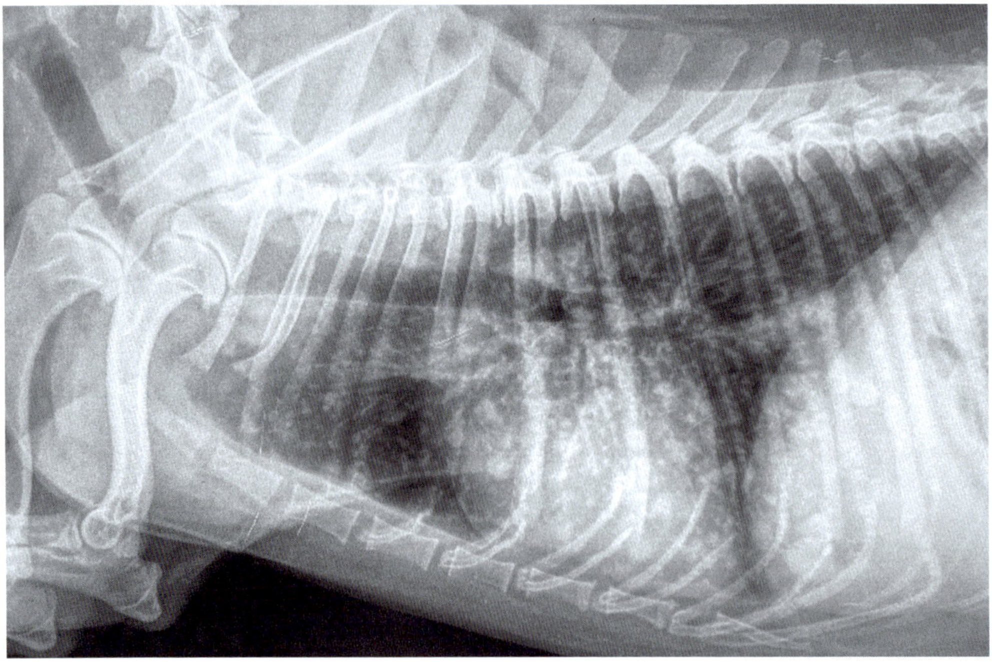

FIGURA 3 Radiografia torácica para avaliação de paciente canina com metástase pulmonar de carcinoma mamário. Notar os diversos pontos de nodulações em parênquima pulmonar.

adequado houve acurácia, sensibilidade e especificidade de 96,5%, 96,2% e 100%, respectivamente, quando comparadas nodulações benignas, malignas ou não neoplásicas.[20] Para a colheita de células, deve-se priorizar a base do tumor, bem como se deve evitar realizar a punção de neoplasias inflamadas ou ulceradas em razão da grande presença de leucócitos e hemácias. Nestes casos, é preferível realizar a administração de anti-inflamatórios não esteroidais e antibióticos (caso necessário) e aguardar a desinflamação da neoplasia.

TRATAMENTO

O tratamento preconizado é a excisão cirúrgica, seguida ou não por quimioterapia adjuvante, dependendo da classificação histológica do tumor e da presença de metástases regionais. Em pacientes com metástase a distância, a mastectomia não é indicada pela invasividade da cirurgia e pelo prognóstico reservado da doença, salvo nos casos em que a ressecção pode conceder conforto e melhorar a qualidade de vida, como em neoplasias grandes, inflamadas ou ulceradas (Figura 4). Carcinomas inflamatórios não têm indicação cirúrgica em razão da agressividade do tumor e da baixa sobrevida (média de 25 dias após o diagnóstico), associada à invasividade da cirurgia.[21]

Diversas técnicas cirúrgicas são descritas, como a lumpectomia ou nodulectomia (excisão apenas do nódulo no tecido mamário), mamectomia (excisão da mama acometida), mastectomia regional (excisão das mamas adjacentes àquela que possui o tumor, que drenam para o respectivo linfonodo regional), mastectomia unilateral (excisão de toda a

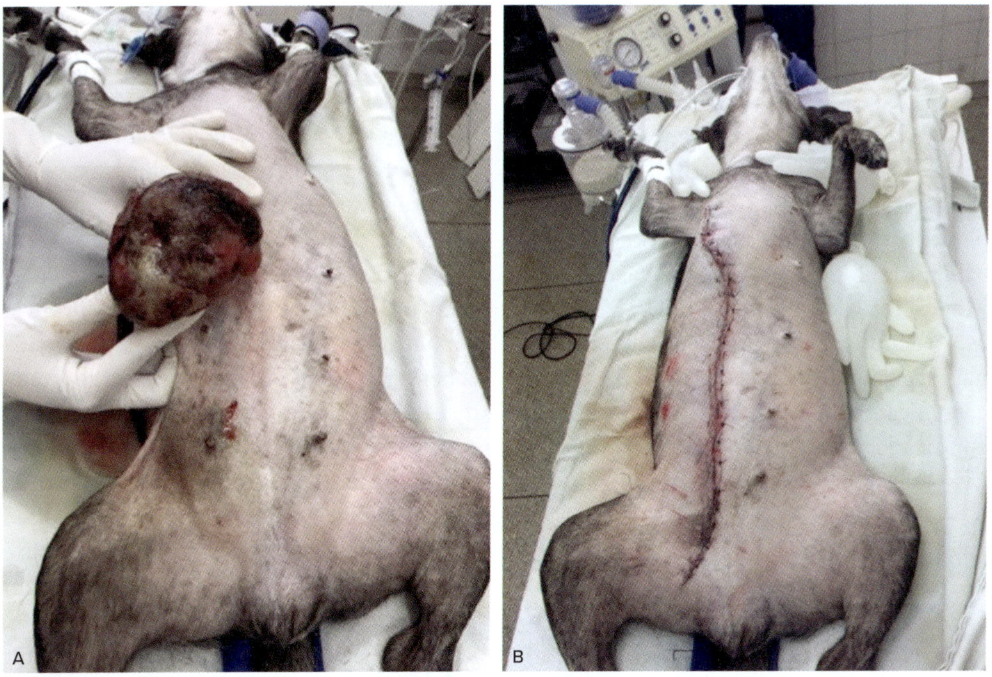

FIGURA 4 Paciente canina fêmea com neoplasia mamária ulcerada em região de M3. Nesta paciente, foi realizada a técnica de mastectomia unilateral na cadeia mamária direita.

Fonte: arquivo do Setor de Teriogenologia de Animais de Companhia da Universidade Estadual de Londrina.

cadeia mamária do lado acometido) e mastectomia bilateral (excisão de ambas as cadeias mamárias). Embora essas técnicas tenham sido exaustivamente discutidas em literatura, ainda não é consenso na comunidade científica qual a técnica de predileção para as diferentes classificações histológicas ou estadiamento clínico. Entretanto, o Consenso Brasileiro sugere a realização de mastectomia unilateral ou bilateral em pacientes caninas em estágios II a V, e mastectomia regional em pacientes em estágio I,[7] embora se deva levar em consideração os aspectos prognósticos do estágio V para a realização de cirurgia.

Mastectomia regional

Para a realização da mastectomia regional de cadelas em estágio I, com neoplasias menores que 3 cm, únicas e não ulceradas, é importante atentar à drenagem linfática da respectiva mama acometida. As mamas M1, M2 e M3 possuem drenagem linfática destinada ao linfonodo axilar, enquanto as mamas M4 e M5 possuem drenagem linfática destinada ao linfonodo inguinal. Todavia, há comunicação linfática entre M3 e M4. Por isso, se houver neoplasia em M1, por exemplo, é possível realizar a excisão do linfonodo axilar, M1, M2 e M3. Se a neoplasia for em M2, exérese do linfonodo axilar, M1, M2 e M3, valendo o mesmo para as mamas inguinais. A exceção acontece na M3, na qual há comunicação linfática para M2 e M4, por isso é indicada a mastectomia unilateral nesses casos, mesmo que em estágio clínico I.

Mastectomia unilateral

A mastectomia unilateral consiste na excisão cirúrgica de ambos os linfonodos regionais das cadeias mamárias – axilar e inguinal –, bem como de todo tecido mamário da cadeia acometida. Deve-se iniciar a cirurgia pela remoção do linfonodo axilar (Figura 5). Caso não esteja aumentado, pode ser de difícil localização, inclusive próximo ao plexo braquial. Para facilitar a identificação, podem-se utilizar corantes como o azul patente 0,1% a 2,5%, na dose 2 mg/kg, aplicado na região subpapilar e intradérmica da neoplasia. Após cerca de 10 a 15 minutos o corante irá mapear a drenagem linfática até os linfonodos que drenam o tumor, facilitando sua localização (Figura 6). Caso seja utilizado, é importante avisar o tutor de que a paciente poderá urinar com a coloração azul por 1 ou 2 dias.[22]

Após a remoção do linfonodo axilar, prossegue-se para a excisão da cadeia mamária. A incisão deve ser realizada cerca de 1 a 2 cm de distância do teto, naquelas mamas onde não há neoplasia, e 1 a 2 cm de distância do próprio tumor. A divulsão deve ser realizada com delicadeza, de forma que não haja incisão do próprio tecido mamário, que é muito vascularizado. Uma característica importante que o cirurgião deve observar é que nas mamas torácicas, embora a incisão da pele seja realizada próxima ao teto, o tecido mamário estende-se até a região lateral do tórax, sendo necessária sua divulsão do tecido conjuntivo por baixo da pele (Figuras 7 e 8).

A excisão do linfonodo inguinal usualmente é realizada pela retirada da própria M5, após a ligadura da artéria epigástrica superficial caudal. A sutura deve ser realizada de modo a diminuir o espaço morto e evitar a formação de seroma. Para aproximação dos bordos da ferida, utiliza-se sutura em padrão *walking* interrompido no tecido subcutâneo e musculatura com fio absorvível. Depois é realizada sutura em tecido subcutâneo em padrão *cushing*, com fio absorvível, e, então, sutura de pele com náilon monofilamentar em padrão simples interrompido ou U horizontal (Wolff).

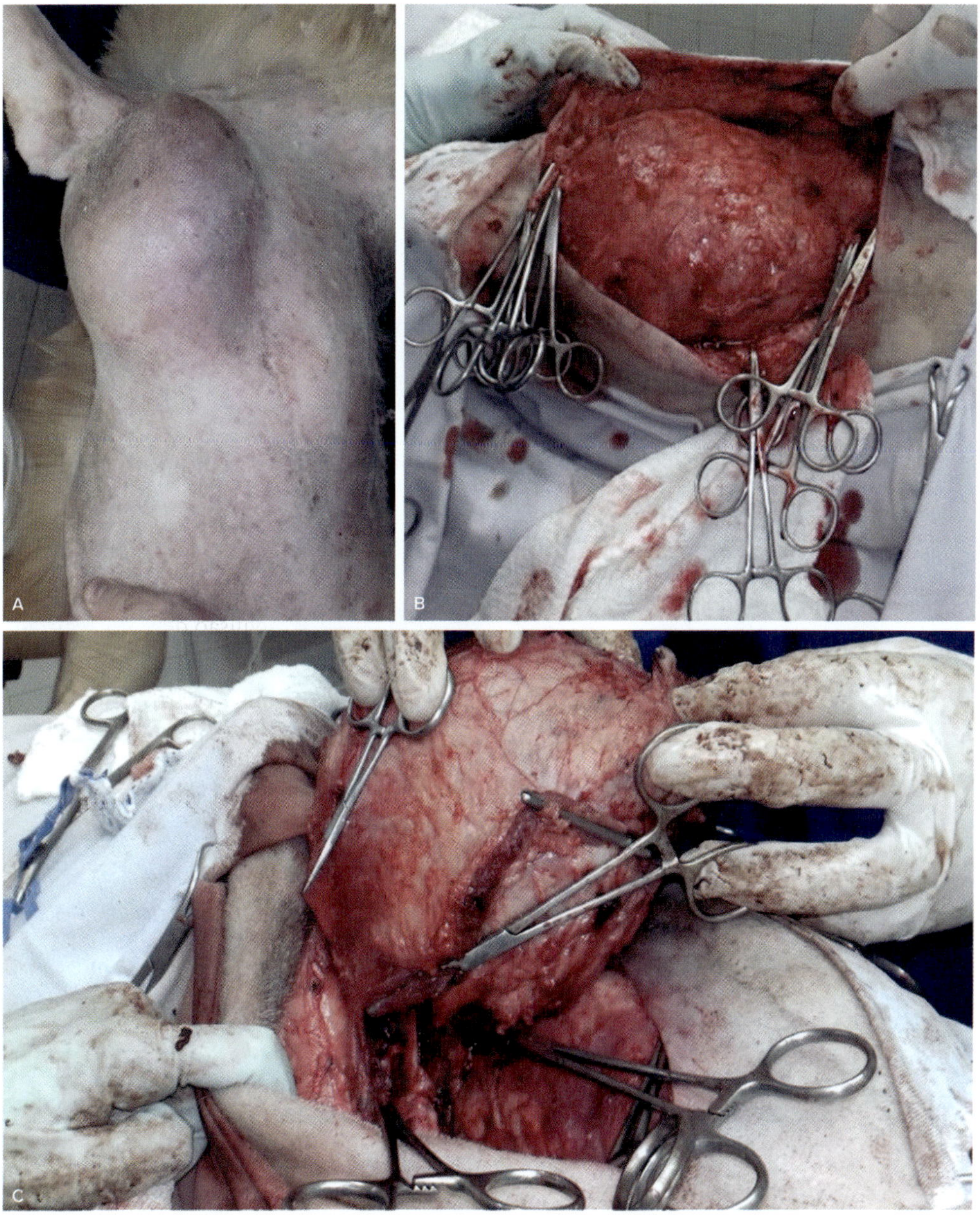

FIGURA 5 Linfonodo axilar aumentado, com metástase regional de neoplasia mamária, em cadela. Nesses casos, a cirurgia se torna bastante complexa, visto que o linfonodo pode estar aderido ou infiltrado no plexo braquial. Nos casos mais graves, pode ser necessária a amputação alta do membro torácico acometido.

Fonte: arquivo do Setor de Teriogenologia de Animais de Companhia da Universidade Estadual de Londrina.

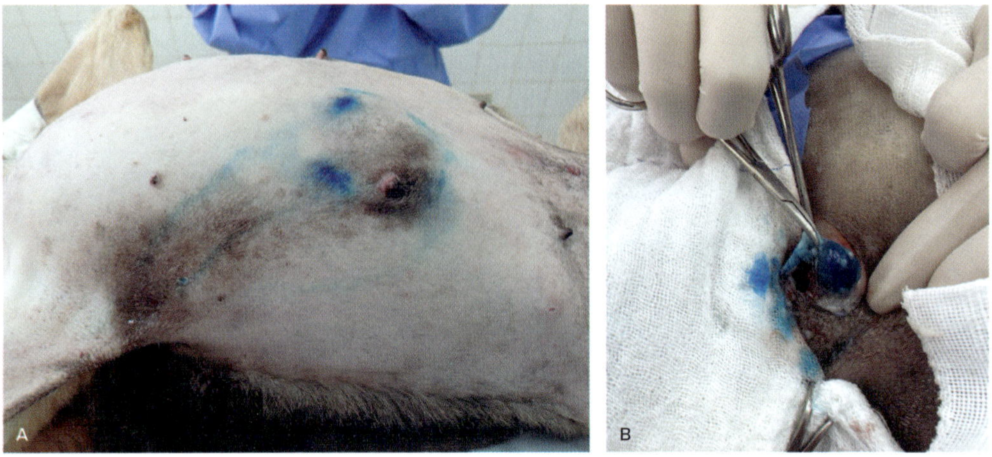

FIGURA 6 O corante azul patente é administrado peritumoral. Em A, observa-se que os vasos linfáticos do linfonodo sentinela são corados. Após a incisão, em B, a localização do linfonodo axilar é facilitada com o uso do corante.

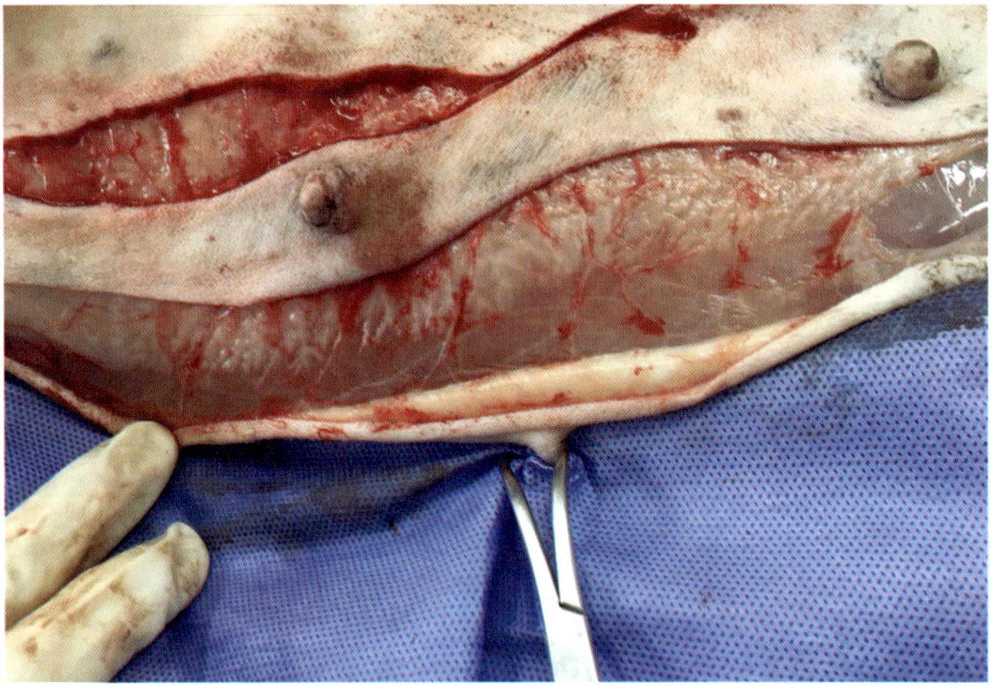

FIGURA 7 Incisão ao redor da cadeia mamária em mastectomia unilateral. Notar que é possível diferenciar o tecido mamário, que deve ser excisado, do tecido conjuntivo associado à derme e à epiderme, que não deve ser removido.

Fonte: arquivo do Setor de Teriogenologia de Animais de Companhia da Universidade Estadual de Londrina.

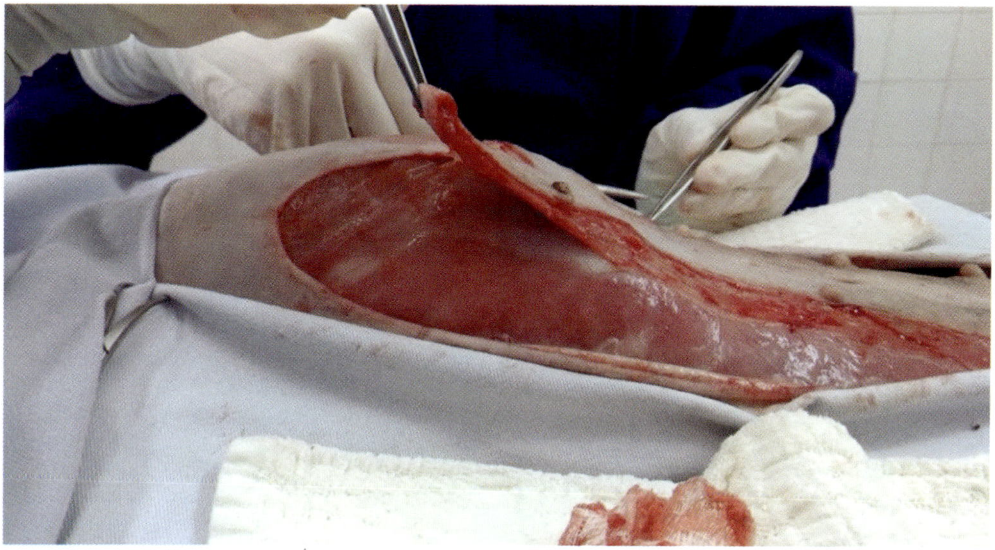

FIGURA 8 Remoção do tecido mamário excisado durante mastectomia bilateral. Se não houver incisão no próprio tecido mamário e caso não haja neovascularização, o sangramento durante a mastectomia é mínimo.

Fonte: arquivo do Setor de Teriogenologia de Animais de Companhia da Universidade Estadual de Londrina.

Mastectomia bilateral

A mastectomia bilateral pode ser realizada com os mesmos preceitos da unilateral, porém é utilizada uma incisão em formato de Y, na qual as mamas torácicas são incisadas separadamente até a M3; a partir da M4 e M5 é realizada uma única incisão e, por consequência, uma mesma sutura. Essa técnica é utilizada como rotina em felinos pela grande disponibilidade de pele para sutura (lembrando-se que felinos têm apenas 4 pares de mamas), porém é desaconselhada em cães. Nos caninos a disponibilidade de pele para a sutura nem sempre é abundante, e, em caso de neoplasias grandes, pode haver tensão na linha de sutura, predispondo a desconforto respiratório em razão da pressão no tórax e da deiscência dos pontos. Quando há neoplasias nas duas cadeias mamárias, é preferível realizar a mastectomia unilateral da cadeia com nódulo mais agressivo, aguardar a cicatrização e recuperação da paciente e, após 4 a 6 semanas, realizar a mastectomia contralateral.

Caso o tumor seja muito grande e a lesão pós-mastectomia seja extensa, é possível realizar técnicas de retalhos axiais dérmicos para diminuição da tensão nos pontos de sutura (Figura 9). Em região torácica, é possível utilizar retalhos dérmicos da prega axilar, enquanto em região inguinal é possível utilizar a prega do joelho.[16]

Mastectomia *vs.* castração

A castração durante a mastectomia parece não influenciar no prognóstico de cadelas com tumor de mama, com exceção daquelas que têm tumores com expressão de receptores de estrógeno.[23] Todavia, a castração pode evitar outras complicações indesejadas em uma cadela mastectomizada, como a gestação, piometra e/ou outras afecções ovarianas e uterinas.[12,13,24]

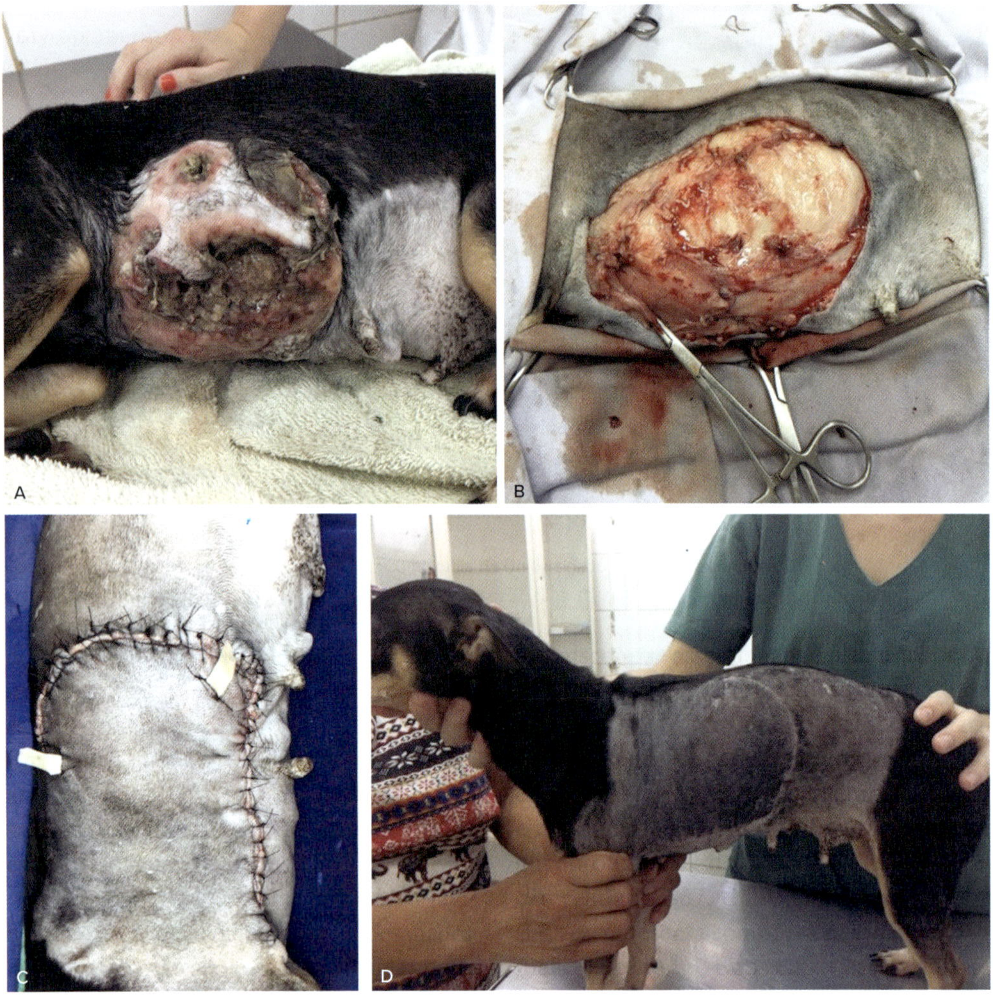

FIGURA 9 Carcinossarcoma mamário em fêmea canina acometendo toda a região torácica lateral esquerda. Para que pudesse ser possível a excisão completa do tumor, foi necessário realizar a técnica de retalho axial com a pele da prega axilar, rotacionando-a para o local do tumor excisado.
Fonte: arquivo do Setor de Teriogenologia de Animais de Companhia da Universidade Estadual de Londrina.

Pós-operatório

A retirada de pontos deve ser realizada após 15 dias. Recomenda-se o uso concomitante de bandagem não aderente, roupa cirúrgica e colar elisabetano, bem como antibioticoterapia com cefalexina (30 mg/kg/TID por 10 dias) associada a omeprazol (1 mg/kg/BID por 10 dias). Deve-se realizar forte analgesia no período pós-operatório.

Em pacientes em que é possível realizar técnicas de anestesia locorregional, como a tumescência pré-cirúrgica,[25] a analgesia com tramadol (4 mg/kg/TID ou QID), dipirona (25 mg/kg/TID) e meloxicam (0,1 mg/kg/SID) costuma ser satisfatória. Em pacientes em que não é possível realizar anestesia locorregional, é possível que seja necessária infusão de opioides como fentanil ou morfina durante o transoperatório e o pós-operatório imediato.

Análise histopatológica

As peças devem ser enviadas para diagnóstico histopatológico. Pela organogênese da glândula mamária, há a possibilidade de acometimento por neoplasias benignas, tumores malignos epiteliais ou mesenquimais, com maior prevalência para carcinomas.[16] A classificação histológica é realizada com base na arquitetura tecidual do tumor e pode influenciar no prognóstico da paciente.[7,19]

Carcinomas complexos e mistos foram associados a melhor prognóstico, enquanto carcinossarcomas, comedocarcinoma, carcinoma adenoescamoso, carcinoma sólido e anaplásico foram associados a prognóstico desfavorável.[26,27] Além disso, também é possível classificar o grau de invasividade do tumor de I a III.[7]

Novas técnicas de biomarcadores têm demonstrado resultados promissores no estadiamento da doença, de fatores preditivos e de prognóstico, especialmente associados à imuno-histoquímica, como marcadores de Ki-67, receptores de fator de crescimento endotelial, receptores de estrógeno, progesterona e cicloxigenase 1 (COX-2), antígeno carcinoembriogênico e antígeno de câncer 15-3 (CA 15-3).[28]

Terapias adjuvantes

Terapias adjuvantes podem auxiliar no retardo à progressão do câncer, especialmente nos casos de tumores agressivos, grau III histológico ou que já sofreram metástase (estágios clínicos IV e V). Classificações histológicas como carcinoma micropapilar, carcinoma sólido, carcinossarcoma e carcinoma pleomórfico lobular possuem maior risco de metástase,[7] e a quimioterapia deve sempre ser considerada nesses diagnósticos. É importante salientar que a quimioterapia na medicina veterinária deve procurar sempre o bem-estar e a qualidade de vida do paciente.

Dentre os diversos protocolos citados em literatura, os agentes mais utilizados são a doxorrubicina e a ciclofosfamida, aplicados em ciclos em cadelas (Quadro 3). Nas gatas pode-se utilizar doxorrubicina (25 mg/m²/IV), a cada 3 semanas, ou associação entre doxorrubicina e ciclofosfamida (50 mg/m²/VO – via oral – nos dias 3 a 6).[29] Atentar ao efeito cardiotóxico da doxorrubicina, sendo necessária a avaliação cardíaca periódica antes e durante os ciclos quimioterápicos.

QUADRO 3 Protocolo de administração de doxorrubicina e ciclofosfamida em neoplasias mamárias de cadelas

Dia	Doxorrubicina	Ciclofosfamida
1	X	
3 a 6		X
22	Repetir todo o ciclo a cada 21 dias, 3 a 6 vezes	
Posologia	30 mg/m², IV ou 1 mg/kg, IV (para cães com menos de 10 kg)	50 mg/m², VO a cada 24 horas

IV: intravenoso; VO: via oral.
Fonte: Nardi et al.[29]

Caso haja alterações cardíacas causadas pela doxorrubicina, uma alternativa é a quimioterapia metronômica, que consiste na administração diária de ciclofosfamida em dose menor do que aquela praticada na quimioterapia convencional (10-15 mg/m²/SID/VO) associada ao piroxicam (0,3 mg/kg/SID/VO). A administração de inibidores específicos da COX-2, como o firocoxibe (5 mg/kg/SID/VO), também pode auxiliar na melhora da qualidade de vida dessas pacientes.[29]

Monitoramento de metástases

As pacientes oncológicas devem ser monitoradas, após o término do tratamento, a cada 3 meses, a fim de diagnosticar novos focos de metástase por meio de exames de imagem, durante 2 anos. Após esse período, estende-se a avaliação para 6 meses.

CONSIDERAÇÕES FINAIS

As neoplasias mamárias possuem alta incidência em cadelas e gatas e, pelo alto índice de malignidade, é importante que tutores sejam orientados a palparem as mamas periodicamente. Quando o diagnóstico é realizado de forma precoce e o tratamento é instaurado adequadamente, há grande probabilidade de cura.

Infelizmente, nas cadelas cujo tratamento cirúrgico não foi eficaz ou o grau de malignidade do tumor foi alto, terapias adjuvantes, como a quimioterapia convencional ou metronômica, devem ser consideradas. Deve-se salientar, ainda, que o objetivo é sempre fornecer qualidade de vida às pacientes, com analgesia, conforto e bem-estar animal. Também é importante que esse consolo seja estendido aos tutores, visto que doenças oncológicas são cada dia mais comuns nos animais – e em seres humanos –, especialmente nesta era de famílias multiespécie.

REFERÊNCIAS

1. Macias H, Hinck L. Mammary gland development. Wiley Interdiscip Rev Dev Biol. 2012;1(4):533-57.
2. Michishita M. Understanding of tumourigenesis in canine mammary tumours based on cancer stem cell research. Vet J. 2020;265:105560.
3. Sorenmo K. Canine mammary gland tumors. Vet Clin North Am Small Anim Pract. 2003;33(3):573-96.
4. Shafiee R, Javanbakht J, Atyabi N, Bahrami A, Kheradmand D, Safaei R, et al. Retraction note: comparative value of clinical, cytological, and histopathological features in feline mammary gland tumors; an experimental model for the study of human breast cancer. Diagn Pathol. 2016;11(1):116.
5. Hassan BB, Elshafae SM, Supsavhad W, Simmons JK, Dirksen WP, Sokkar SM, et al. Feline mammary cancer: novel nude mouse model and molecular characterization of invasion and metastasis genes. Veterinary Pathology. 2017;54(1):32-43.
6. Abdelmegeed SM, Mohammed S. Canine mammary tumors as a model for human disease. Oncol Lett. 2018;15(6):8195-205.
7. Cassali GD, Jark PC, Conrado G, Damasceno KA, Estrela-Lima A, Nardi AB, et al. Consensus regarding the diagnosis, prognosis and treatment of canine and feline mammary tumors 2019. Brazilian Journal of Veterinary Pathology. 2020;3(13):555-74.
8. Dorn CR, Taylor DO, Schneider R, Hibbard HH, Klauber MR. Survey of animal neoplasms in Alameda and Contra Costa Counties, California. II. Cancer morbidity in dogs and cats from Alameda County. J Natl Cancer Inst. 1968;40(2):307-18.
9. Kim HW, Lim HY, Shin JI, Seung BJ, Ju JH, Sur JH. Breed- and age-related differences in canine mammary tumors. Can J Vet Res. 2016;80(2):146-55.
10. Jemal A, Murray T, Samuels A, Ghafoor A, Ward E, Thun MJ. Cancer statistics, 2003. CA Cancer J Clin. 2003;53(1):5-26.
11. Sleeckx N, De Rooster H, Veldhuis Kroeze EJ, Van Ginneken C, Van Brantegem L. Canine mammary tumours, an overview. Reprod Domest Anim. 2011;46(6):1112-31.
12. Beauvais W, Cardwell JM, Brodbelt DC. The effect of neutering on the risk of mammary tumours in dogs: a systematic review. J Small Anim Pract. 2012;53(6): 314-22.
13. Sorenmo KU, Shofer FS, Goldschmidt MH. Effect of spaying and timing of spaying on survival of dogs with mammary carcinoma. J Vet Intern Med. 2000;14(3):266-70.
14. Hart BL, Hart LA, Thigpen AP, Willits NH. Assisting decision-making on age of neutering for 35 breeds of dogs: associated joint disorders, cancers, and urinary incontinence. Front Vet Sci. 2020;7:388.
15. Komazawa S, Sakai H, Itoh Y, Kawabe M, Murakami M, Mori T, et al. Canine tumor development and crude incidence of tumors by breed based on domestic dogs in Gifu prefecture. J Vet Med Sci. 2016;78(8):1269-75.
16. Ariyarathna H, Aberdein D, Thomson N, Gibson I, Munday JS. Canine mammary gland disease in New Zealand: a review of samples from 797 dogs. N Z Vet J. 2022;70(2):95-100.
17. Owen LN. Classification of tumors in domestic animals. Geneva: World Health Organization; 1980.
18. Li R, Qi Y, Han M, Geng B, Wang G, Han M. Computed tomography reveals microenvironment changes in premetastatic lung. Eur Radiol. 2021;31(6):4340-9.
19. Cassali G, Bonolo De Campos C, Bertagnolli A, Lima A, Lavalle G, Damasceno K, et al. Consensus for the diagnosis, prognosis and treatment of feline mammary tumors. Brazilian Journal of Veterinary Research and Animal Science. 2018;55;1-17.
20. Sontas BH, Yüzbaşioğlu Öztürk G, Toydemir TF, Arun SS, Ekici H. Fine-needle aspiration biopsy of canine mammary gland tumours: a comparison between

cytology and histopathology. Reprod Domest Anim. 2012;47(1):125-30.
21. Pérez Alenza MD, Tabanera E, Peña L. Inflammatory mammary carcinoma in dogs: 33 cases (1995-1999). J Am Vet Med Assoc. 2001;219(8):1110-4.
22. Justino RC, Cardoso GS, Trautwein LGC, Dessunti GT, Oliveira DV, et al. Uterine lymphangiography: comparison of two methods for locating the medial iliac lymph node. Pesquisa Veterinária Brasileira. 2014;11(34):1121-6.
23. Kristiansen VM, Peña L, Díez Córdova L, Illera JC, Skjerve E, Breen AM, et al. Effect of ovariohysterectomy at the time of tumor removal in dogs with mammary carcinomas: a randomized controlled trial. J Vet Intern Med. 2016;30(1):230-41.
24. Beaudu-Lange C, Larrat S, Lange E, Lecoq K, Nguyen F. Prevalence of reproductive disorders including mammary tumors and associated mortality in female dogs. Vet Sci. 2021;8(9).
25. Credie LF, Luna SP, Futema F, Da Silva LC, Gomes GB, Garcia JN, et al. Perioperative evaluation of tumescent anaesthesia technique in bitches submitted to unilateral mastectomy. BMC Vet Res. 2013;9:178.
26. Rasotto R, Berlato D, Goldschmidt MH, Zappulli V. Prognostic significance of canine mammary tumor histologic subtypes: an observational cohort study of 229 cases. Vet Pathol. 2017;54(4):571-8.
27. Canadas A, França M, Pereira C, Vilaça R, Vilhena H, Tinoco F, et al. Canine mammary tumors: comparison of classification and grading methods in a survival study. Vet Pathol. 2019;56(2):208-19.
28. Kaszak I, Ruszczak A, Kanafa S, Kacprzak K, Król M, Jurka P. Current biomarkers of canine mammary tumors. Acta Vet Scand. 2018;60(1):66.
29. Nardi ABD, Ferreira TMMR, Assunção KAD. Neoplasias mamárias. In: Nardi ABD, Daleck CR (eds.). Oncologia em cães e gatos. 2.ed. Rio de Janeiro: Roca; 2016.

CAPÍTULO 5

Diagnóstico e acompanhamento da gestação em cadelas

Luiz Paulo Nogueira Aires
Marcus Antônio Rossi Feliciano

INTRODUÇÃO

O conhecimento acerca dos métodos de diagnóstico e o acompanhamento da gestação da fêmea canina são de suma importância, pois torna possíveis o diagnóstico precoce da gestação e o estabelecimento do acompanhamento pré-natal da fêmea o mais cedo possível. Por meio dos métodos de acompanhamento gestacional, é possível quantificar o número de fetos presentes, informar a idade gestacional e predizer a possível data de parturição, estabelecendo o momento adequado para a intervenção cirúrgica (quando indicada), além do diagnóstico de anormalidades.

A gestação é um processo que culmina na geração, desenvolvimento e nascimento de um novo organismo animal, que tem seu início pela fecundação e término no momento da parturição. É de senso comum considerar que o tempo de gestação da espécie canina gira em torno de 60 dias. Entretanto, é importante considerar alguns fatores relacionados à fisiologia reprodutiva da cadela e a maneira como essas questões proporcionam uma diferença entre o tempo de gestação "aparente" e o tempo "real". A duração aparente da gestação, ou seja, o período entre a primeira monta/inseminação e o parto, pode variar entre 58 e 72 dias. Essa variação decorre do longo período receptivo da fêmea, da variação individual da duração da fase folicular do ciclo estral e do tempo de viabilidade dos espermatozoides no sistema reprodutor da fêmea. A duração real da gestação é definida como o tempo entre o pico de hormônio luteinizante (LH) e o dia do parto, apresentando duração entre 62 e 64 dias. Para a determinação do dia da ovulação, é possível realizar a dosagem seriada da concentração sérica de progesterona (P4), que permite a detecção do pico pré-ovulatório do LH, que proporciona a estimativa do dia da ovulação (cerca de 48 horas após o pico de LH).

Este capítulo tem como objetivo trazer aos leitores informações sobre as técnicas de investigações clínicas, laboratoriais e imaginológicas que permitem o diagnóstico e o acompanhamento da gestação da fêmea canina, bem como as limitações de cada um dos métodos que serão abordados.

DIAGNÓSTICO

Sintomatologia

Alguns sinais podem ser observados em cadelas gestantes, como o aumento das glândulas mamárias e tetos, especialmente em cadelas primíparas ao redor da quinta semana de gestação. No entanto, esses sinais também podem ser sugestivos de pseudogestação. Algumas fêmeas podem também apresentar leve apatia na terceira e na quinta semana, correspondendo ao período de implantação e aumento da pressão do útero gravídico contra o fígado e o estômago, respectivamente. Outros sinais, como aumento de volume abdominal e comportamento materno, podem ser indicativos de processos gestacionais. Entretanto, esses sinais são inespecíficos e não devem ser considerados de forma isolada como parâmetros diagnósticos.[1]

Palpação abdominal

O diagnóstico da gestação pode ser realizado por meio da palpação abdominal entre os dias 24 e 35 pós-monta/inseminação, período em que é possível palpar as pequenas vesículas amnióticas presentes no útero da fêmea.[2] Em cadelas obesas ou com o abdome tenso, pode ser demasiadamente difícil a palpação das vesículas antes dos 28 dias.[3] A acurácia dessa técnica semiológica durante o segundo terço da gestação gira em torno de 87% a 88% para diagnóstico positivo e de 73% para diagnóstico negativo.[2,4]

Dosagem hormonal

O hormônio específico da gestação na espécie canina é a relaxina, que tem sua produção realizada pela placenta.[5] A mensuração da concentração sérica desse hormônio permite o diagnóstico da gestação na espécie canina de forma relativamente precoce, visto que o aumento de sua concentração sérica ocorre a partir de 24 dias pós-ovulação.[6] No Brasil, poucos laboratórios disponibilizam a dosagem desse hormônio, pois a procura é baixa. O único *kit* comercialmente disponível no Brasil para a dosagem de relaxina atualmente é o FASTest® Relaxin (Megacor Diagnostik), que realiza a análise por meio da técnica de imunocromatografia em amostras de soro ou plasma.

Exame radiográfico

O diagnóstico da gestação pelo exame radiográfico só é possível a partir do período em que ocorre a mineralização fetal. Anteriormente, o único achado detectável é a distensão uterina, que quando interpretado isoladamente é inespecífico e não pode ser diferenciado de um processo patológico (piometra/mucometra/hidrometra/hemometra). É importante comentar que, durante o primeiro terço da gestação, os embriões são mais sensíveis aos efeitos deletérios da radiação ionizante.

Os esqueletos fetais se tornam visíveis radiograficamente a partir do dia 44 da gestação. Entretanto, a conspicuidade das estruturas esqueléticas sofre influência pelo tamanho e condição corpórea da fêmea, bem como pelo tamanho da ninhada, podendo ter sua visibilização dificultada em cadelas de grande porte, obesas e em ninhadas demasiadamente grandes. A presença de conteúdo fecal no cólon também interfere na visibilização dos fetos.

Embora o exame radiográfico permita apenas o diagnóstico tardio da gestação, neste se torna possível a contagem fetal, sendo considerado método padrão-ouro para esse fim. Para tanto, é necessário realizar um estudo radiográfico do abdome em duas projeções ortogonais, uma projeção lateral (usualmente lateral direita) e outra ventrodorsal (Figura 1). Apesar da possibilidade da detecção radiográfica do esqueleto fetal a partir do dia 44 da gestação, a mineralização fetal pode ser insuficiente para a realização de uma contagem radiográfica fidedigna (Figura 2A), sendo indicado como período ideal para a contabilização dos fetos o período entre 54 e 57 dias gestacionais[7] (Figura 2B).

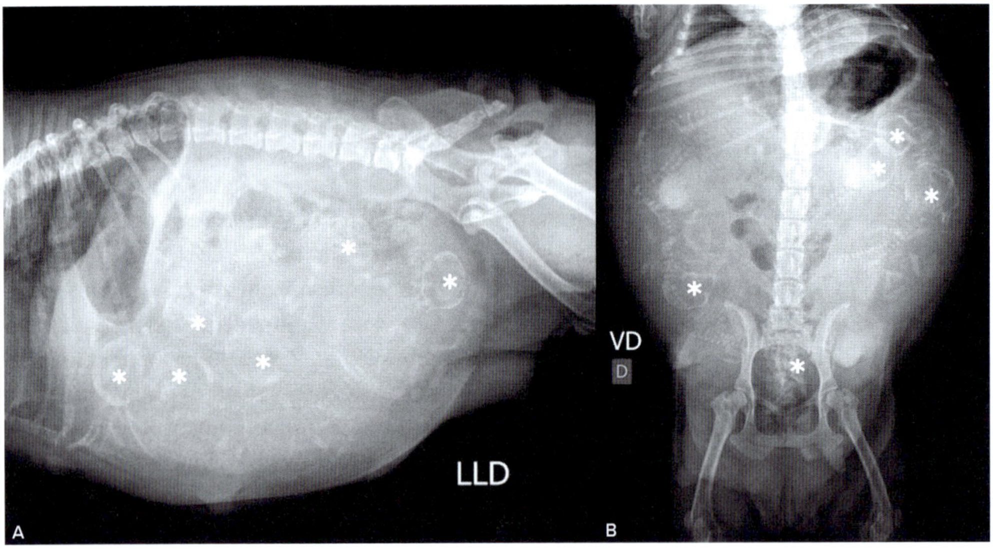

FIGURA 1 Imagens radiográficas da região abdominal de uma fêmea canina gestante (estimativa de 54 dias de gestação) em duas projeções. A: imagem radiográfica em projeção lateral direita (LLD). B: imagem radiográfica em projeção ventrodorsal (VD), na qual o lado direito da paciente foi demarcado pela letra D. É possível notar a presença de diversas estruturas esqueléticas por todo o abdome, com a presença de 6 fetos bem mineralizados, identificados pelas suas cabeças (asteriscos) e colunas.

Fonte: Setor de Diagnóstico por Imagem do Hospital Veterinário Governador Laudo Natel FCAV/UNESP.

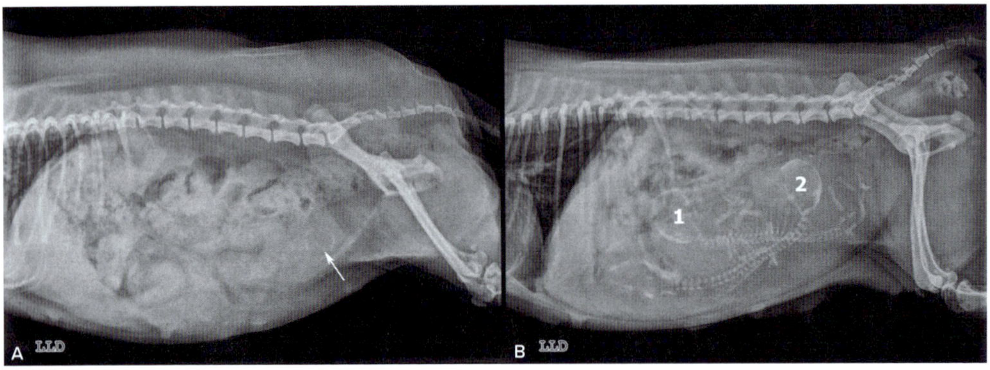

FIGURA 2 Imagens radiográficas do abdome em projeção lateral direita de uma cadela gestante em diferentes tempos de gestação. A: imagem obtida aos 45 dias de gestação. Observa-se apenas uma estrutura mineralizada mal definida em topografia de corpo uterino (seta). Há também acentuada quantidade de conteúdo fecal em cólon. Por esse estudo, não é possível realizar uma contagem de forma fidedigna. B: imagem obtida aos 55 dias de gestação da mesma paciente. É possível individualizar o esqueleto de 2 fetos (numerados como 1 e 2), bem mineralizados e de conspicuidade adequada, permitindo uma avaliação assertiva.

Fonte: imagens radiográficas gentilmente cedidas pelo Médico Veterinário Ederson Marques Silva (Digital Vet, Radiodiagnóstico Veterinário).

O exame radiográfico também é importante para avaliar a estática fetal (posicionamento do feto próximo ao momento do parto), a relação entre tamanhos dos conceptos e maior diâmetro do canal pélvico (para avaliar possíveis quadros distócicos), a integridade do canal do parto em pacientes com histórico de traumas e a detecção de anormalidades com maceração e mumificação.

Exame ultrassonográfico

A ultrassonografia é um exame de imagem essencial na prática obstétrica, pois permite o diagnóstico da gestação, seu acompanhamento, visando ao monitoramento do desenvolvimento embrionário/fetal, o diagnóstico de anomalias gestacionais, bem como a predição do momento do parto.

Para a realização do exame ultrassonográfico, as fêmeas podem ser submetidas ao jejum de sólidos por um período de 8 a 12 horas, especialmente quando o exame for realizado com o intuito de um diagnóstico precoce, visando facilitar a detecção de pequenas vesículas gestacionais. Realiza-se a tricotomia ampla da região ventral do abdome, desde o apêndice xifoide até os últimos pares de glândulas mamárias. As fêmeas devem ser contidas manualmente em decúbito dorsal, preferencialmente em calha de espuma, visando ao conforto da paciente. Decúbitos laterais também podem ser utilizados, especialmente nas fêmeas braquicefálicas ao término da gestação, que se tornam bastante inquietas e intolerantes ao decúbito dorsal em razão da compressão dos fetos e da dificuldade respiratória.

A utilização de transdutores lineares de alta frequência (> 7,5 MHz) é recomendada, visando a melhor definição das estruturas materno-fetais. No entanto, em cadelas de médio a grande porte, bem como em gestações com ninhadas demasiadamente grandes, a utilização de transdutores microconvexos pode ser necessária. Realiza-se uma varredura completa de todo o sistema reprodutor da fêmea. Preferencialmente, a varredura deve seguir uma sistemática de avaliação, visando à padronização da técnica e facilitando a curva de aprendizado de operadores com pouca experiência.

Salienta-se aqui a importância do acompanhamento ultrassonográfico periódico. Especialmente nas raças que tendem à distocia, exames semanais ou quinzenais até a última semana da gestação e, posteriormente, diários são de suma importância no acompanhamento pré-natal da fêmea, contribuindo para o monitoramento da gestação e facilitando a implementação das condutas obstétricas necessárias.

Para fins didáticos, a gestação será aqui dividida em três terços. O primeiro terço corresponderá às 3 primeiras semanas de gestação (dia 0 ao dia 21), o segundo terço à quarta, quinta e sexta semanas (dia 22 ao dia 42) e, por fim, o terceiro terço corresponderá à sétima, oitava e nona semanas (dia 43 ao dia 63).

Primeiro terço da gestação (dia 0 ao dia 21)

Durante o primeiro terço da gestação, o achado ultrassonográfico que confirma o diagnóstico de uma gestação é a presença de uma vesícula gestacional. A detecção das vesículas gestacionais é possível entre 17 e 20 dias pós-pico de LH.[8,9] Quando se considera a data de monta/inseminação, esse achado pode ser encontrado após 10 dias desse evento utilizando transdutores de alta frequência.[10] Essa estrutura é caracterizada como estruturas arredondadas de paredes hiperecogênicas finas e regulares (trofloblastos), preenchidas por conteúdo líquido anecogênico homogêneo (fluido coriônico).

A não identificação das vesículas gestacionais nos períodos supracitados não deve ser considerada necessariamente um diagnóstico negativo de uma gestação. É importante considerar que a presença de conteúdo intestinal pode dificultar a varredura e identificação das vesículas nesse período, visto que são estruturas relativamente pequenas e de difícil caracterização se as condições do exame não forem adequadas. Deve-se levar em consideração que, na prática veterinária, o estabelecimento do dia do pico de LH ou mesmo do dia da ovulação por meio de dosagens hormonais, embora importante, pode não ser tão comum, sendo o exame colpocitológico mais rotineiramente utilizado para o estabelecimento das datas de monta/inseminação.

Segundo terço da gestação (dia 22 ao dia 42)

O embrião pode ser identificado pela primeira vez entre os dias 23 e 25 pós-pico de LH, ou 17 a 18 dias pós-monta/inseminação,[8-10] sendo identificado inicialmente como uma pequena estrutura ecogênica em região excêntrica na vesícula embrionária. Ao redor desse mesmo período de identificação embrionária, é possível também verificar a estrutura cardíaca primitiva e os batimentos cardíacos. A frequência cardíaca pode apresentar o dobro da frequência da fêmea. Posteriormente, entre os dias 25 e 28 pós-pico de LH, o embrião adquire um posicionamento central no interior da vesícula embrionária, sendo identificado entre a membrana alantoide e o saco vitelínico (Figura 3A).

Com cerca de 28 dias pós-pico de LH, o saco gestacional passa a mudar seu formato esférico, tornando-se ligeiramente oblongo, período em que o feto adquire orientação característica, sendo possível identificar sua cabeça e corpo, porém ainda não é possível distinguir a ecogenicidade dos tecidos abdominais dos torácicos, pois as duas estruturas são isoecogênicas. Nesse período, a placenta também pode ser identificada, tornando-se evidente com cerca de 36 dias.

É possível identificar os botões de membros e movimentação fetal ao redor dos dias 27 a 31 pós-pico de LH. Após o dia 30 pós-pico de LH, as mudanças morfológicas progridem rapidamente, sendo possível observar a organogênese fetal ao exame ultrassonográfico. Na cabeça fetal, torna-se possível verificar o plexo coroide bilobado e ecogênico na quinta semana de gestação, que se desenvolve progressivamente a partir desse ponto.

O esqueleto fetal passa a ser identificado inicialmente 33 dias pós-pico de LH. As estruturas ósseas são vistas como interfaces hiperecogênicas formadoras de tênue sombreamento acústico posterior. O crânio é a primeira estrutura óssea identificável do feto, seguido pela coluna e costelas e, então, o esqueleto apendicular.

Na cavidade abdominal, os órgãos abdominais detectados primeiramente são a bexiga e o estômago, os quais são visibilizados com cerca de 29 a 33 dias e são identificados como estruturas arredondadas de paredes finas e conteúdo anecogênico em abdome caudal e cranial, respectivamente (Figura 3B). O grau de distensão desses órgãos pode variar em momentos diferentes.

Por volta de 32 a 42 dias pós-pico de LH, torna-se possível distinguir o abdome e o tórax do feto pela diferença de ecogenicidade hepática e pulmonar. A partir desse período, o fígado apresenta-se hipoecogênico em relação ao parênquima pulmonar (Figura 3C). Com 40 dias de gestação, torna-se também possível a individualização das 4 câmaras cardíacas dos fetos.

Ao término do segundo terço da gestação, com cerca de 39 a 43 dias pós-pico de LH, é possível identificar os rins fetais. As mudanças morfológicas renais ao longo da gestação canina foram bem descritas na literatura e são divididas em 4 períodos distintos.[11] Sua primeira identificação caracteriza o período 1 (39-43 dias de gestação), com a região cortical apresentando-se espessada e hiperecogênica, sem definição corticomedular e a pelve renal apresenta-se dilatada, com formato semelhante ao de um cogumelo, preenchida por conteúdo anecogênico (Figura 3B).

As modificações morfológicas dos segmentos intestinais também já foram bem descritas na literatura veterinária e são divididas em 4 fases distintas.[12] A primeira fase pode ser identificada ao término do segundo terço da gestação ou no início do terceiro terço (40-44 dias). Nesse período, é possível apenas identificar uma região ecogênica homogênea caudal ao fígado.

A identificação dos bulbos oculares dos fetos pode ser possível também ao término do segundo terço da gestação ou no início do terço seguinte (39-47 dias pós-pico de LH).

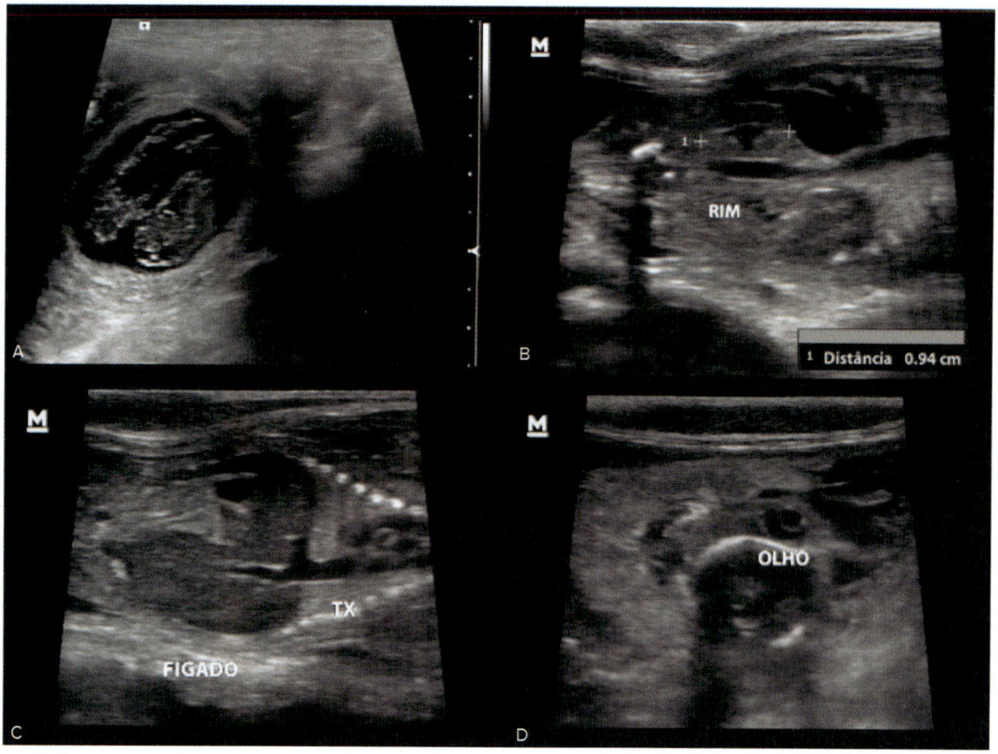

FIGURA 3 Imagens ultrassonográficas ao modo B (A a D) e Doppler (E) ao longo da gestação canina. A: vesícula gestacional contendo estrutura embrionária em seu interior com idade estimada de 28 dias de gestação. B: imagem dorsal do abdome de um feto canino com estimativa de 44 dias de gestação, sendo possível visibilizar o rim fetal com cortical hiperecogênica, discreta distinção entre córtex e medula e pelve renal ligeiramente com formato de cogumelo. C: imagem dorsal da região de tórax e abdome cranial de feto canino com estimativa de 44 dias de gestação, demonstrando a distinção da ecogenicidade do fígado (à esquerda, hipoecogênico) e do pulmão (à direita, hiperecogênico). D: imagem sagital do crânio de um feto canino com estimativa de 44 dias de gestação, nota-se o bulbo ocular visto como uma estrutura arredondada preenchida por líquido anecogênico e com a presença de uma estrutura oval em seu interior de margens finas e ecogênicas, correspondente ao cristalino. *(Continua)*

Fonte: Luiz Paulo Nogueira Aires e Laboratório de Imaginologia Veterinária – LIV FZEA USP.

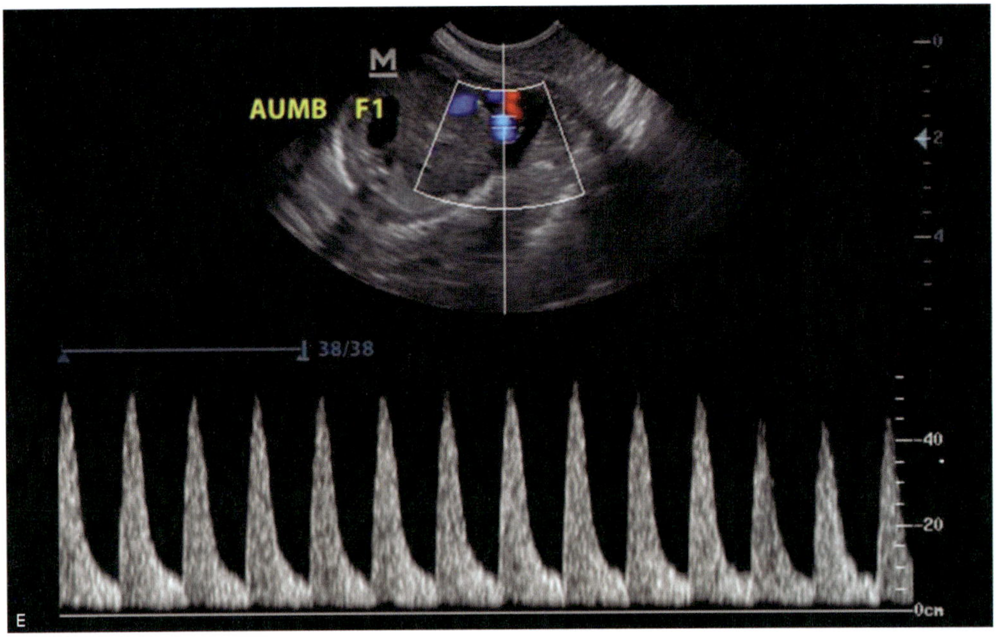

FIGURA 3 (*continuação*) E: avaliação *triplex-Doppler* da artéria umbilical de um feto canino com estimativa de 44 dias de gestação. A artéria umbilical (vaso corado em azul) é acessada em sua porção livre posicionando o volume de amostra (*gate*) em seu interior, obtendo o traçado espectral característico desse vaso nesse período gestacional.

Fonte: Luiz Paulo Nogueira Aires e Laboratório de Imaginologia Veterinária – LIV FZEA USP.

Os olhos são identificados tanto em plano dorsal do feto quanto em plano sagital, sendo identificados como estruturas arredondadas preenchidas por líquido anecogênico e com a presença de uma estrutura oval em seu interior de margens finas e ecogênicas, correspondente ao cristalino (Figura 3D).

Terceiro terço da gestação (dia 43 ao dia 63)

Nesse período gestacional, diversas modificações morfofuncionais ocorrem nas estruturas fetais. No período 2 do desenvolvimento renal (43-47 dias de gestação), a região cortical apresenta-se mais fina e com ecogenicidade reduzida, sendo possível notar a formação inicial da região medular, com o início da definição corticomedular, e a pelve renal ainda se encontra dilatada. No período 3 (48-52 dias de gestação) do desenvolvimento renal, a cortical renal apresenta-se hipoecogênica, a definição corticomedular é mais evidente e a pelve renal apresenta discreta dilatação, com formato de canalículo. No último período (período 4, 57-62 dias de gestação), os rins fetais são semelhantes aos rins de um animal adulto, com adequada distinção corticomedular e sem dilatação do sistema coletor.[11]

O desenvolvimento intestinal também é evidenciado nesse terço da gestação. Alguns segmentos intestinais tornam-se mais definidos e evidentes, sendo possível identificar a parede intestinal, caracterizando a fase 2 do desenvolvimento intestinal (44-48 dias de gestação). No momento seguinte (fase 3, 50-54 dias de gestação), os segmentos intestinais tornam-se claramente definidos, e é possível distinguir a interface luminal e a superfície mucosa da parede intestinal, além de ser possível também observar peristaltismo focal ou segmentar. Ao término do período gestacional, é possível identificar a estratificação parietal com maior detalhe, dilatação segmentar das alças e peristaltismo em todos os segmentos, caracterizando a fase 4 de desenvolvimento intestinal (59-62 dias de gestação).[12]

A sexagem fetal pode ser realizada entre 55 e 58 dias gestacionais por meio da identificação da genitália externa. Vale ressaltar que o posicionamento dos fetos interfere diretamente na identificação. Manobras podem ser realizadas com o transdutor para facilitar a identificação; foram descritas na literatura com o feto em plano dorsal, com os membros pélvicos flexionados e as asas do íleo paralelas entre si.[13] Nas fêmeas, é possível identificar a vulva como uma estrutura piriforme com margens hiperecogênicas e uma linha ecogênica central, representando os lábios vulvares. Nos machos, nessa posição, caracteriza-se apenas uma linha ecogênica central nessa mesma região. Os achados gerais relacionados à embriogênese/organogênese estão detalhados na Tabela 1.

Estimativa da idade gestacional e dias para o parto

Ao exame ultrassonográfico, as medidas das estruturas embrionárias/fetais também possibilitam a estimativa da idade gestacional e a provável data de parturição. Diversos estudos ecobiométricos foram realizados na tentativa de promover regressões lineares que possibilitassem a realização de cálculos matemáticos que estimassem a idade gestacional e dias para o parto com boa acurácia.

No início da gestação, entre 19 e 37 dias, as mensurações que melhor estimam a idade gestacional são: o diâmetro do saco gesta-

TABELA 1 Tempo de detecção de estruturas embrionárias/fetais expresso em dias ao longo da gestação canina

Estrutura	Dias pós-pico de LH (A)	Dias pós-ovulação (B)	Dias pós-monta/ inseminação (C)
Detecção do embrião	25-26	23	17-18
Placentação	29-31	–	25-26
Batimentos cardíacos	21	23	18-20
Botões de membros	–	27-31	25-26
Plexo coroide	–	29-33	27-29
Movimentação	31	32-34	27-29
Estômago	36-39	29-33	27-28
Bexiga	35-39	31-35	31-32
Fígado e pulmões	38-42	34-36	30-32
Esqueleto fetal	–	29-33	32-33
Rins	39-47	41-43	24-27
Olhos	39-47	–	27-29
Câmaras cardíacas	–	–	37-40
Estratificação intestinal	57-63	57-63	43-46

LH: hormônio luteinizante.
Fonte: A: Lamm e Makloski;[14] B: Beccaglia et al.;[15] C: Maronezi et al.[16]

cional (DSG), ou cavidade coriônica interna (CCI) (Figura 4A), e o comprimento craniocaudal (CCC) (Figura 4B), apresentando uma margem de erro de 1 a 2 dias.

Em gestações com mais de 37 dias, outras medidas apresentam melhor correlação com a idade gestacional. São elas: diâmetro abdominal (DA) e diâmetro biparietal (DBP) (Figura 4C e D). Salienta-se que a realização de diversas mensurações e aplicações delas em diferentes fórmulas pode promover maior exatidão no estabelecimento da idade gestacional.

A estimativa da data do parto também pode ser realizada por meio do estudo biométrico. De forma similar ao que acontece com as fórmulas de idade gestacional, algumas das fórmulas estabelecidas na literatura são melhores antes dos 37 dias de gestação, enquanto outras são aplicáveis após esse período. O resultado obtido por meio desses cálculos é um número negativo, indicando quantos dias faltam para a parturição. As fórmulas de estimativa da idade gestacional, bem como as fórmulas para a estimativa da data do parto, estão disponíveis na Tabela 2.

Embora o estudo da organogênese e da ecobiometria fetal permita a identificação do desenvolvimento e progressão da gestação, esses parâmetros isolados não permitem o estabelecimento dos eventos fisiológicos relacionados aos pródromos do parto. Um evento fisiológico importante que ocorre no final da gestação é o processo de maturação pulmonar.

Ultrassonograficamente, é possível identificar nesse período uma oscilação da frequência cardíaca dos fetos.[19] Essa oscilação se deve às microcontrações uterinas que ocorrem durante o processo fisiológico de maturação fetal e tem início cerca de 72 horas antes do parto. Nesse período, as oscilações de frequência cardíaca são sutis (acima e abaixo de 200 bpm), tornando-se exacerbadas com a proximidade do parto (160-180 bpm entre 6 e 1 hora antes do parto). A avaliação da frequência cardíaca pode ser realizada tanto pelo modo M como pelo modo Doppler pulsado (Figura 4E). Esse processo deve ser cauteloso, visto que uma única mensuração de frequência não demonstra de fato a oscilação dos batimentos. Sugere-se monitorar cada

TABELA 2 Fórmulas para a estimativa da idade gestacional e da data do parto

Período	IG*	DPP**			
		Raças pequenas	Raças médias	Raças grandes	Raças gigantes
19-37 dias	IG = (6 × DSG) + 20	DPP = (DSG – 68,68)/1,53	DPP = (DSG – 82,13)/1,8	DPP = (DSG – 105,1)/2,5	DPP = (DSG – 88,1)/1,9
	IG = (3 × CCC) + 27				
> 37 dias	IG = (15 × DBP) + 20	DPP = (DBP – 25,11)/0,61	DPP = (DBP – 29,18)/0,7	DPP = (DBP – 30)/0,8	DPP = (DBP – 29)/0,7
	IG = (7 × DA) 29				
	IG = (6 × DBP) + (3 × DA) +30				

CCC: comprimento craniocaudal; DA: diâmetro abdominal; DBP: diâmetro biparietal; DPP: dias para o parto; DSG: diâmetro do saco gestacional; IG: idade gestacional.

* As medidas devem ser aplicadas em centímetros.

** As medidas devem ser aplicadas em milímetros.

Fonte: adaptada de Lamm e Makloski;[14] Beccaglia et al.;[15] Alonge et al.;[17] Luvoni e Grioni.[18]

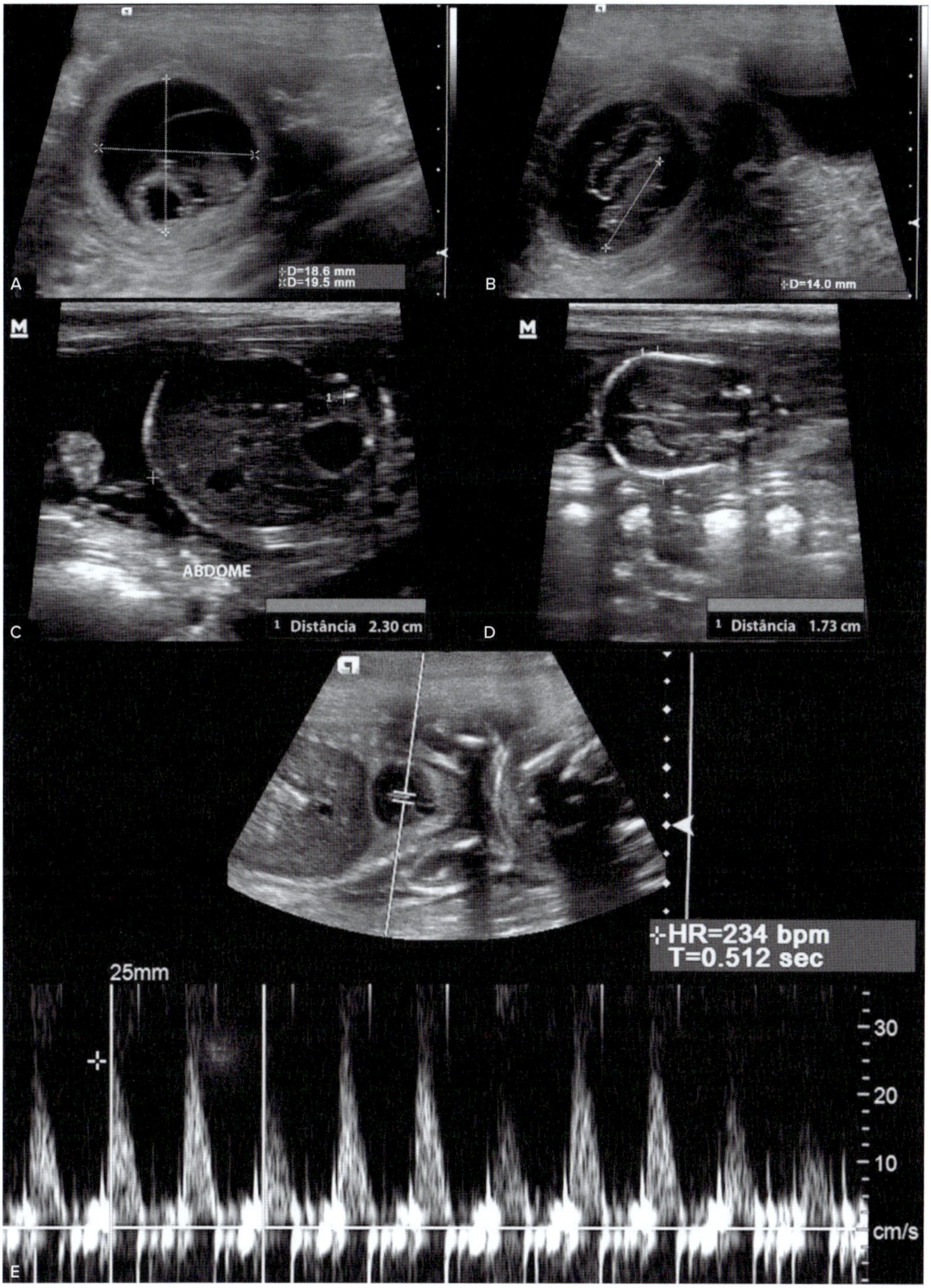

FIGURA 4 Imagens ultrassonográficas ao modo B (A a D) e Doppler (E) ao longo da gestação canina para a obtenção de dados ecobiométricos para a estimativa da idade fetal e data de parturição. Posicionamento dos *calipers* eletrônicos para a mensuração do diâmetro do saco gestacional (DSG) ou cavidade coriônica interna (CCI) (A), comprimento craniocaudal (CCC) (B), diâmetro abdominal (DA) (C) e diâmetro biparietal (DBP) (D). E: obtenção da medida do batimento cardíaco fetal ao modo Doppler pulsado.

Fonte: arquivo pessoal – Luiz Paulo Nogueira Aires; e Laboratório de Imaginologia Veterinária – LIV FZEA USP.

feto presente por cerca de 5 minutos para identificar a oscilação e determinar seu grau.

O estudo da hemodinâmica da artéria umbilical também pode fornecer informações importantes quanto à proximidade do parto (Figura 3E). Ao longo do processo gestacional, o índice de resistividade (IR) da artéria umbilical é sempre acima de 0,7. Com a proximidade do parto (12 a 6 horas), os valores de IR permanecem abaixo de 0,7 e podem apresentar importante redução entre 6 e 1 hora antes do parto. A detecção desse índice abaixo de 0,7 deve ser um alerta ao médico veterinário. Quando um dos fetos apresenta essa alteração, o parto pode estar próximo; já quando todos os fetos apresentam essa condição hemodinâmica, o parto deve ocorrer nas próximas 12 horas.[20]

Anormalidades gestacionais

Os exames radiográfico e ultrassonográfico são essenciais para o diagnóstico de anormalidades gestacionais das fêmeas caninas. As principais afecções detectadas são: hidropsias (anasarca, efusão pleural, peritoneal e pericárdica, hidrocefalia e hidroalantoide), absorção embrionária, abortamento, morte fetal, maceração e mumificação fetal, gestação ectópica, feto monstruoso e único, defeitos congênitos da parede ventral do abdome (gastrósquise e onfalocele) e outras anormalidades.

CONSIDERAÇÕES FINAIS

O leitor foi apresentado aos principais achados de cada técnica semiológica, laboratorial e imaginológica, tendo sido pontuadas também a importância e as limitações de cada uma. Dentre elas, o exame ultrassonográfico é um dos mais rotineiramente utilizados, no entanto sua realização e interpretação requerem conhecimento acerca da fisiologia reprodutiva da fêmea e treinamento técnico. Avanços presentes na literatura têm permitido maior confiança na detecção precoce da gestação e em seu monitoramento, permitindo, assim, maior eficiência e precocidade no estabelecimento do manejo pré-natal da fêmea canina.

REFERÊNCIAS

1. Forsberg CL. Pregnancy diagnosis, normal pregnancy and parturition in the bitch. In: England GCW, Heimendahl A (eds.). BSAVA manual of canine and feline reproduction and neonatology. 2.ed. BSAVA Library; 2010. p.89-97.
2. Allen WE, Meredith MJ. Detection of pregnancy in the bitch: a study of abdominal palpation, A-mode ultrasound and Doppler ultrasound techniques. J Small Anim Pract. 1981;22(9):609-22.
3. Kustritz MVR. Pregnancy diagnosis and abnormalities of pregnancy in the dog. Theriogenology. 2005;64(3):755-65.
4. Toal RL, Walker MA, Henry GA. A comparison of real-time ultrasound, palpation and radiography in pregnancy detection and litter size determination in the bitch. Vet Radiol. 1986;27(4):102-8.
5. Tsutsui T, Stewart DR. Determination of the source of relaxin immunoreactivity during pregnancy in the dog. J Vet Med Sci. 1991;53(6):1025-29.
6. Einspanier A, Bunck C, Salpigtidou P, Marten A, Fuhrmann K, Hoppen HO, et al. Relaxin: an important indicator of canine pregnancy. Dtsch Tierarztl Wochenschr. 2002;109(1):8-12.
7. Garcia DAA, Rompkovski MR, Gil EMU, Giannico AT, Froes TR. Accuracy of abdominal radiography to determine fetus numbers in bitches at two gestational ages. Semina: Ciencias Agrarias. 2015;36(6):3769-75.
8. Yeager AE, Mohammed HO, Meyers-Wallen V, Vannerson L, Concannon PW. Ultrasonographic appearance of the uterus, placenta, fetus, and fetal membranes throughout accurately timed pregnancy in beagles. Am J Vet Res. 1992;53(3):342-51.
9. Mattoon JS, Nyland TG. Ovaries and uterus. In: Mattoon JS, Nyland TG (eds.). small animal diagnostic ultrasound. Elsevier; 2015. p.634-54.
10. Maronezi MC, Simões APR, Uscategui RAR, Pavan L, Rodrigues MGK, Mariano RSG, et al. Gestational echobiometry in brachycephalic bitches using high-definition ultrasonography. Pesq Vet. 2021;41:e06650.
11. Gil EMU, Garcia DAA, Giannico AT, Froes TR. Early results on canine fetal kidney development: ultrasonographic evaluation and value in prediction of delivery time. Theriogenology. 2018;107:180-7.
12. Gil EMU, Garcia DAA, Froes TR. In utero development of the fetal intestine: sonographic evaluation and correlation with gestational age and fetal maturity in dogs. Theriogenology. 2015;84:681-6.

13. Gil EMU, Garcia DAA, Giannico AT, Froes TR. Use of B-mode ultrasonography for fetal sex determination in dogs. Theriogenology. 2015;84:875-9.
14. Lamm CG, Makloski CL. Current advances in gestation and parturition in cats and dogs. Vet Clin North Am Small Anim Pract. 2012;42(3):445-56.
15. Beccaglia M, Alonge S, Trovo' C, Luvoni GC. Determination of gestational time and prediction of parturition in dogs and cats: an update. Reprod Domest Anim. 2016;51:12-7.
16. Maronezi MC, Simões APR, Uscategui RAR, Carneiro RK, Gasser B, Silva P, et al. High-definition ultrasonography for evaluation of embryonic and fetal development in bitch. Arq Bras Med Vet Zootec. 2022;74:419-27.
17. Alonge S, Beccaglia M, Melandri M, Luvoni GC. Prediction of whelping date in large and giant canine breeds by ultrasonography foetal biometry. J Small Anim Pract. 2016;57(9):479-83.
18. Luvoni GC, Grioni A. Determination of gestational age in medium and small size bitches using ultrasonographic fetal measurements. J Small Anim Pract. 2000;41(7):292-4.
19. Gil EMU, Garcia DAA, Giannico AT, Froes TR. Canine fetal heart rate: do accelerations or decelerations predict the parturition day in bitches? Theriogenology. 2014;82:933-41.
20. Giannicz AT, Gil EMU, Garcia DAA, Froes TR. The use of Doppler evaluation of the canine umbilical artery in prediction of delivery time and fetal distress. Anim Reprod Sci. 2015;154:105-12.

CAPÍTULO 6

Manejo gestacional e distúrbios da cadela gestante

Gisele Almeida Lima da Veiga
Silvia Edelweiss Crusco
Jamile Haddad Neta
Denise Cláudia Tavares
Marcelo Rezende Luz

INTRODUÇÃO

O período gestacional é caracterizado por diversas alterações fisiológicas, adaptações anatômicas, mudanças endócrinas e metabólicas. No entanto, muitos são os fatores que podem promover o desequilíbrio desses mecanismos e comprometer diretamente a saúde materna, o desenvolvimento e o bem-estar fetal, bem como a sobrevivência neonatal. Nesse sentido particular, é importante que o médico-veterinário obstetra identifique e diagnostique, precocemente, toda e qualquer intercorrência durante a gestação das cadelas.

O planejamento adequado da gestação por meio de uma avaliação ginecológica e o acompanhamento pré-natal da fêmea, bem como o manejo correto da gestação, minimizam ou anulam os fatores que causam uma gestação de alto risco. Entre os principais fatores de risco, estão a idade da fêmea, o escore corporal, a ocorrência de complicações em gestações anteriores, doenças preexistentes, o uso de fármacos com efeitos adversos ao desenvolvimento embrionário e fetal. Além disso, somam-se a exposição da gestante à radiação, a produtos químicos e a agentes infecciosos, a dieta com baixo valor nutricional, a suplementação nutracêutica sem orientação veterinária, bem como os distúrbios endócrinos e metabólicos. Ademais, as perdas gestacionais também podem ser decorrentes de traumas e alterações uterinas e fetais.

Algumas particularidades na gestação da cadela são importantes de serem destacadas. Os embriões adentram o útero no estágio de mórula, por volta dos dias 9 e 10 pós-ovulação, ou seja, aproximadamente 6 dias após a fertilização (pico de LH = dia 0), e ocorre migração transcornual dos embriões em quase 50% dos animais gestantes entre os dias 12 e 16-17, possivelmente para distribuir o número de embriões entre os dois cornos uterinos equitativamente, embora isso nem sempre seja visto no dia a dia. A eclosão dos blastocistos ocorre por volta dos dias 18 e 22, e a implantação é bastante tardia em comparação com a duração da gestação, ocorrendo entre os dias 18 e 21 pós-ovulação.[1] A superfecundação (fecundação de diversos oócitos por espermatozoides de machos diferentes no mesmo estro) é comum, especialmente naquelas fêmeas não domiciliadas, mas a superfetação nas cadelas (ovulação, fertilização e implantação de novos embriões em uma fêmea já gestante) aparentemente não ocorre.[2]

No início da gestação, há uma quantidade relativamente grande de fluidos (principalmente no saco vitelínico) comparado ao tamanho do embrião em desenvolvimento. Por volta de 35 dias, a organogênese se completa, e o alantoide passa a ser a cavidade mais repleta de fluidos no concepto, embora o volume de fluidos esteja relativamente reduzido comparado ao tamanho do feto em crescimento.[3]

É importante também reconhecer algumas alterações fisiológicas no metabolismo da gestante, como resistência à insulina, aumento da volemia, do débito cardíaco (de aproximadamente 40%) e da frequência cardíaca, do consumo de oxigênio (de aproximadamente 20%), das proteínas totais e do colesterol, e também do fibrinogênio próximo ao parto. A cadela apresenta anemia normocítica normocrômica fisiológica por causa da hemodiluição, a contagem de hemácias decresce gradativamente ao longo das semanas, assim como o hematócrito.[4,5]

Neste capítulo, serão abordados os principais distúrbios reprodutivos de origem infecciosa e não infecciosa que resultam em mortalidade embrionária e fetal, as ferramentas de diagnóstico e as possibilidades terapêuticas.

MANEJO PREVENTIVO DE DISTÚRBIOS GESTACIONAIS

A saúde geral, a condição corporal, a nutrição e a idade têm grande influência na gestação. Cadelas gestantes precisam de cuidados extras e atenção, além de exames físicos regulares (prevenção de edemas no pré-parto), medidas focadas na prevenção de distúrbios metabólicos e tratamento contra parasitas e prevenção de infecções. O ideal é que a fêmea esteja com todas as vacinas em dia. Caso a cadela gestante não tenha sido vacinada nos últimos 10 a 12 meses, é preciso realizar um *check-up* e reforço vacinal antes do proestro e ser acasalada. Caso seja uma gestação inesperada, é necessário analisar como proceder para que, ao nascimento, os filhotes estejam bem protegidos imunologicamente. A vacinação na gestação, a princípio, só é indicada no caso de fêmeas de abrigos, em que o benefício é maior que eventuais riscos, idealmente com vacinas recombinantes.[6]

Quanto ao controle de endoparasitas, existem vários protocolos indicados para a gestação. O fenbendazole (50 mg/kg/VO) é um vermífugo adequado e seguro para cadelas gestantes e é recomendado a partir de 40 dias de gestação e diariamente até 14 dias após o parto. Além disso, deve-se iniciar a vermifugação dos filhotes aos 14 dias de idade e repeti-la nos dias 28, 42 e 56 de vida. Esse manejo visa prevenir principalmente a infestação por *Toxocara canis*, que possui migração transplacentária, infestando os fetos, e que, após o nascimento da ninhada com as larvas crescidas, tornam-se parasitas adultos nos filhotes. As combinações de pirantel/praziquantel também podem ser utilizadas. Outros fármacos seguros incluem: ivermectina/doramectina (1 mg/kg/SC) no início do proestro, nos dias 30 e 60 da gestação, e aos 10 dias de pós-parto; selamectina (6 mg/kg/VO) nos dias 20 e 50 da gestação, e 10 e 40 do pós-parto; moxidectina (1 mg/kg/SC) nos dias 40 e 50 da gestação.[6]

A nutrição de qualidade da fêmea reprodutora é fundamental para uma boa gestação. Ela deve suprir a manutenção da fêmea, favorecer a ovulação e a fertilização, otimizando assim o número de filhotes por ninhada, fornecendo a ela a melhor capacidade nutricional para manter a gestação, produzir leite, ter um parto bem-sucedido e amamentar, resultando no nascimento e na manutenção de filhotes vivos e viáveis. A gestante deve receber água de boa qualidade à vontade, alimentação ou ração comercial própria para gestação que tenha requerimentos adequados para a fase gestacional. A partir da 6ª semana da gestação, é recomendável que a alimentação seja dividida em pequenas porções durante o dia, principalmente próximo ao parto. A dieta fornecida deve ter alta densidade de nutrientes, energia e ômegas. A necessidade energética aumenta no terço final da gestação para 150%, por causa do número de fetos e das diferenças individuais de fêmea para fêmea; 200% na 1ª semana pós-parto; 300% da 2ª à 5ª semana, diminuindo gradativamente a partir da 6ª semana pós-parto. Próximo ao parto, a cadela chega a pesar 25% a 30% a mais de seu peso original. Deficiência no metabolismo do folato (ácido fólico) pode causar anomalias craniofaciais, como lábio leporino e fenda palatina (palato fendido), defeitos do tubo neural e defeitos cardíacos. Baseado nesses fatos é necessária a suplementação de ácido fólico (5 mg/dia) desde o proestro até o 40º dia de gestação (a não ser que a fêmea esteja recebendo ração com suplementação de ácido fólico), especialmente em algumas raças, como Boston Terrier, Pug, Chihuahua, Westie, Boxer, Buldogue Francês, Buldogue Inglês, Cavalier King Charles Spaniel, Collie, Pastor Alemão.[6]

PRINCIPAIS CAUSAS DE MORTALIDADE EMBRIONÁRIA E FETAL

Caracteriza-se mortalidade embrionária quando a perda gestacional ocorre até o 35º dia de gestação. Nesse período, a absorção do embrião culmina em manifestações clínicas mínimas ou inaparentes, muitas vezes de difícil diagnóstico, uma vez que a gestação pode progredir normalmente na presença de outros embriões viáveis. Entre as causas de mortalidade embrionária/fetal, estão as alterações cromossomais, as deficiências nutricionais, o uso de fármacos embriotóxicos/teratogênicos/fetotóxicos, o hipoluteoidismo, o *diabetes mellitus* gestacional, a toxemia da prenhez, os agentes infecciosos, entre outros. Além disso, a cadela pode apresentar abortamento parcial, com expulsão de alguns fetos, e manutenção de outros viáveis que chegam a termo. Nesses casos, após o diagnóstico de viabilidade fetal, pode ser realizada a antibioticoterapia para prevenir infecção bacteriana ascendente e contaminação de outros fetos.[3]

Fatores genéticos

Muitas são as doenças de origem genética descritas em cães, e essas afecções estão relacionadas, principalmente, às altas taxas de consanguinidade dos acasalamentos. A gravidade da mutação genética é o fator determinante para que ocorra o nascimento de indivíduos com alterações congênitas ou a mortalidade embrionária. Entre os tipos de alterações cromossomais que resultam em mortalidade embrionária estão a condensação cromossômica prematura, o mosaicismo e o rearranjo cromossômico.[3]

Estresse

As situações que provoquem estresse, como a alocação das fêmeas gestantes em recintos não adequados, com pessoas ou animais com os quais normalmente não se convive, bem como viagens prolongadas devem ser evitadas. A liberação prematura de cortisol, em razão do estresse, pode causar a interrupção da gestação.

Uso de fármacos

Durante o desenvolvimento embrionário, os efeitos adversos dos fármacos administrados na fêmea gestante podem comprometer o desenvolvimento da gestação. Por se tratar de uma fase crítica, em razão da placentação e da organogênese, o uso de medicamentos deve ser, quando possível, evitado. É importante ressaltar que, quando a prescrição se faz necessária, o médico-veterinário deve levar em consideração todas as modificações e adaptações fisiológicas do organismo materno, as quais podem interferir diretamente com o mecanismo de ação, absorção e excreção dos fármacos e, consequentemente, resultar em malformações congênitas ou morte embrionária. Entre as alterações fisiológicas, têm-se diminuição da motilidade gastrointestinal, refluxo esofágico, vômitos, aumento da circulação sanguínea cutânea, aumento total de líquidos e gordura no corpo, alteração das enzimas hepáticas, diminuição de albumina e aumento da função renal. A barreira placentária é lipoproteica, sendo permeável a substâncias de alta solubilidade lipídica. Por sua vez, fármacos polares, iônicos, ligados a proteínas ou hidrossolúveis são menos propensos a atingir o feto via placenta.[7] É importante que o médico-veterinário conheça quais fármacos podem ser usados durante a gestação e quais são absolutamente contraindicados. Além disso, pode ser necessário o ajuste de dose, bem como da frequência de administração.[7-10]

Em certas situações, o profissional se vê diante de pacientes gestantes que necessitam de tratamento medicamentoso. Nesses casos, além de conhecer os fármacos mais seguros, é importante contrabalancear os riscos e benefícios (Figura 1) para a fêmea gestante e os fetos. Isso deve feito baseado nas informações científicas sobre o uso dos fármacos na gestação canina. Entretanto, há poucos estudos científicos nos quais testes de farmacotoxicologia foram realizados especificamente em cadelas. Na maioria das vezes, as publicações trazem informações sobre o uso em mulheres e em roedores, utilizados como modelo experimental. Uma boa fonte de consulta sobre a segurança do uso de fármacos específicos na gestação é a agência norte-americana Food and Drug Administration (FDA). A FDA excluiu em 2015 a classificação anteriormente utilizada como A, B, C, D, X[8] e passou a adotar a *Pregnancy and Lactation Label Rule* (PLLR), *Requirements for Pregnancy and Lactation Labeling* (*Final rule* 79, FR 72064).[7,9,10]

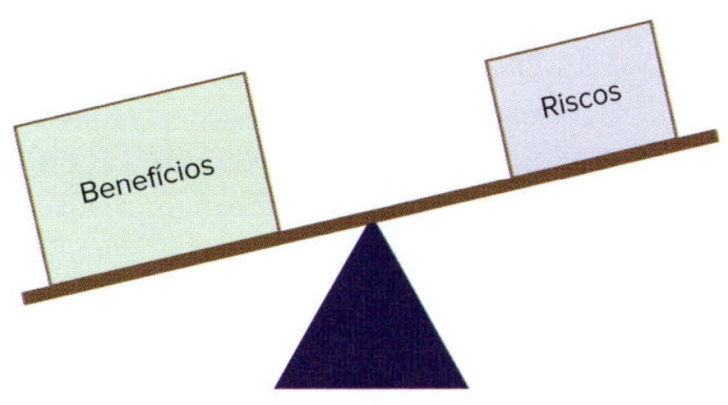

FIGURA 1 Balanceamento dos riscos e benefícios do uso de fármacos na gestação.

Entre os produtos específicos de uso veterinário, alguns foram testados em cadelas gestantes e aparentemente são seguros, mas outros não. O Quadro 1 contempla alguns dos fármacos mais utilizados na rotina clínica, bem como sua influência na gestação no que se refere a embriotoxicidade, teratogenicidade e toxicidade fetal, além de efeitos nas lactantes.

Hipoluteoidismo

O corpo lúteo é a única fonte de progesterona (P4) durante a gestação canina. Logo, mortes embrionária e fetal também podem ter como causa o hipoluteoidismo (insuficiência luteal), uma diminuição precoce da secreção de progesterona, atingindo concentração insuficiente para a manutenção da gestação. Embora esse distúrbio seja considerado incomum, a baixa incidência pode estar relacionada à dificuldade em se estabelecer o diagnóstico ou a diferenciação de outras possíveis causas de perdas gestacionais. Entre os relatos, as fêmeas com histórico de intervalo interestro curto e perdas gestacionais recorrentes apresentaram maior incidência.[13]

Fisiologicamente, a concentração de P4 aumenta progressivamente entre as ovulações

QUADRO 1 Principais fármacos de uso na rotina clínica e seus efeitos durante a gestação canina[7,8,10-12]

Antibióticos	
Ampicilina Amoxicilina Amoxicilina com clavulanato de potássio Cefalosporinas Clindamicina Lincomicina Penicilina	Podem ser administrados com segurança. Os betalactâmicos não atravessam a placenta e são apolares
Sulfa Sulfa + trimetoprima	Devem ser utilizados com cautela
Cloranfenicol	Não recomendado por causar diminuição da síntese proteica no feto
Gentamicina Tobramicina	Atravessam facilmente a barreira placentária e são nefrotóxicos
Metronidazol	Não recomendado, pois apresenta efeitos teratogênicos
Enrofloxacina Norfloxacino	Relacionados a alterações osteoarticulares no feto
Doxiciclina Tetraciclina Oxitetraciclina	Podem causar malformação óssea e dentária nos fetos. As tetraciclinas injetáveis podem causar hepatite aguda e fatal No entanto, os benefícios à saúde materna, quando da necessidade de uso, podem ser superiores aos riscos fetais
Antifúngicos	
Cetoconazol	Não recomendado por estar relacionado com natimortalidade
Griseofulvina	Não recomendado por causar malformações cerebrais e esqueléticas (em felinos), como artrogrifose, fenda palatina e microftalmia
Antiparasitários	
Mebendazol Praziquantel Pirantel Febendazol Ivermectina Moxidectina Piperazina Selamectina Fluralaner Fipronil* Imidacloprida Permetrina	Podem ser administrados com segurança
Fármacos gastrointestinais	
Metroclopramida Ondasetrona Pantoprazol Ranitidina Cimetidina Sucralfato Laxantes	São considerados seguros, pois o mecanismo de ação é local

(continua)

QUADRO 1 Principais fármacos de uso na rotina clínica e seus efeitos durante a gestação canina[7,8,10-12] *(continuação)*

Opioides**	
Metadona Morfina	São considerados seguros e comumente utilizados em cesarianas
Fentanila Butorfanol Nalbufina	São lipossolúveis e atingem maiores concentrações na circulação fetal, podendo causar acentuada depressão nos fetos e nos neonatos
Buprenorfina	Não deve ser administrada por promover diminuição da produção láctea
Anti-inflamatórios	
Esteroidais e não esteroidais	Não devem ser administrados, pois estão relacionados com prematuridade, efeitos teratogênicos e podem aumentar a hemorragia após o parto
Paracetamol	É considerado seguro
Anestésicos	
Propofol Isoflurano Sevoflurano	São considerados seguros, usados com cautela
Xilazina	Não recomendada, pois promove diminuição do fluxo sanguíneo para útero
Cetamina	Não recomendada por aumentar o tônus uterino, mas sem efeitos indesejáveis na organogênese fetal e no período próximo ao parto
Medetomidina/dexmedetomidina	Não há estudos que comprovem sua segurança
Lidocaína	Considerada segura para bloqueios locais
Fármacos contraindicados na gestação	
Ácido acetilsalicílico, afoxolaner, agentes citostáticos, altrenogest, aminoglicosídeos, bromocriptina, cabergolina, cálcio, carbamatos, carprofeno, cetoprofeno, colírios com glicocorticoides, corticosteroides, diazepam, dietilestilbestrol (DES), esteroides anabolizantes, estolato de eritromicina, estradiol, estreptomicina, excesso de vitaminas A, excesso de vitamina D, febantel, fenobarbital, firocoxibe, flumetrina, imidaclóprida, iodeto de potássio, iodo, iodo-povidine, meloxicam, metergolina, metimazol, midazolam, misoprostol, mitotano, pentobarbital, sarolaner, spinosad, *spray* tópico de acetonido de triamcinolona 0,015%, testosterona, varfarina	

* Fipronil: efeitos adversos em roedores

** Na lactação, a capacidade de os opioides chegarem ao leite depende do grau de solubilidade lipídica: meperidina > sufentanila > fentanila > morfina > hidromorfona. Opioides mais hidrofílicos, como a morfina, chegam em menores quantidades no leite. A meperidina, o butorfanol, a nalbufina não são recomendados na lactação. Sempre se deve monitorar mãe e ninhada para efeitos colaterais.

e a 3ª e 4ª semanas da gestação, quando atinge a concentração máxima (15 a 85 ng/mL),[14] seguido de um *plateau* que dura alguns dias. Logo após, inicia-se um decréscimo lento e gradativo (luteólise), até atingir valores entre 1 e 2 ng/mL nas 24 a 48 horas que antecedem o parto[15] (Figura 2).

Diversas etiologias têm sido consideradas no hipoluteoidismo, como disfunção ovariana, insuficiente produção de fatores luteotróficos (prolactina e/ou relaxina) na segunda metade da gestação, anticorpos antiprogesterona, fatores fetais, placentite, endometrite e corticoterapia.[16-18]

Entre as manifestações clínicas, pode-se observar presença de secreção vaginal mucoide pela abertura de cérvix e liquefação do tampão mucoso, lactação prematura, sofri-

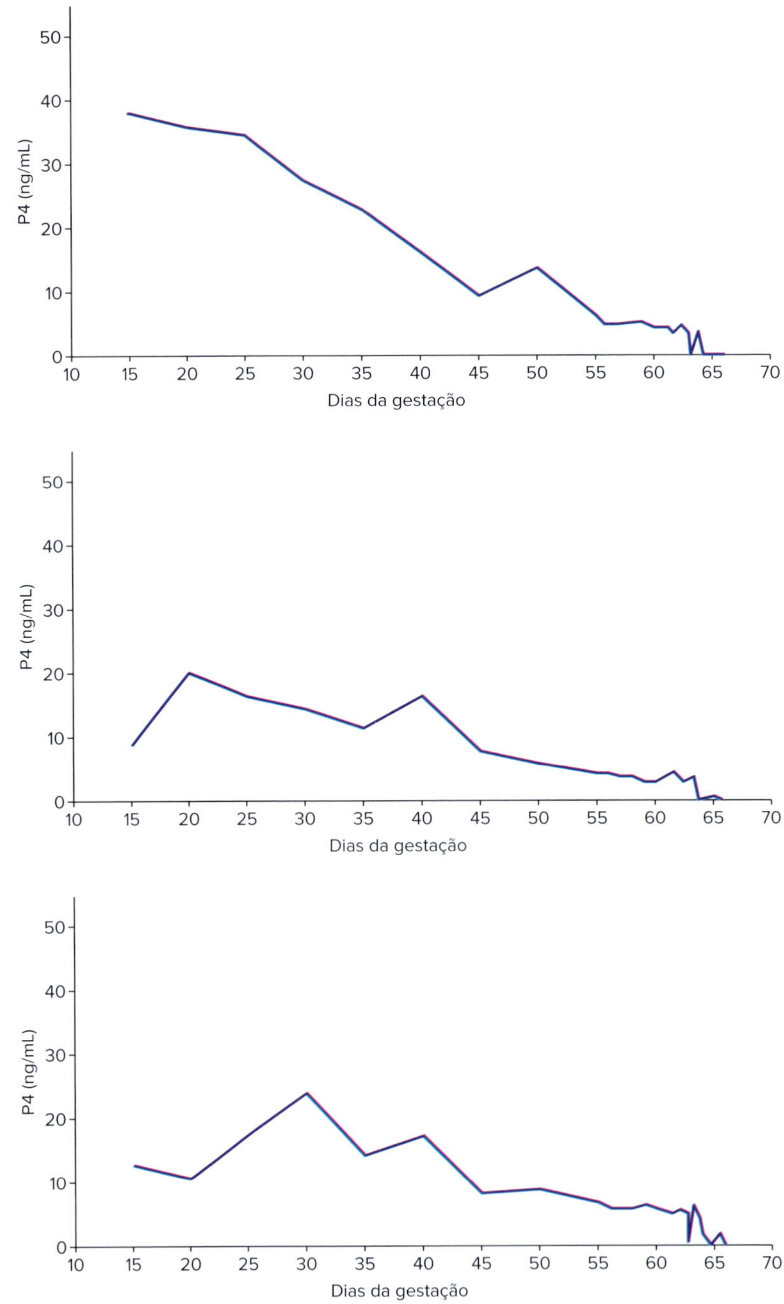

FIGURA 2 Concentrações de progesterona plasmática (ng/mL) ao longo da gestação em três cadelas com parto eutócico.

Fonte: acervo de Marcelo Rezende Luz.

mento fetal (p. ex., bradicardia detectada na ultrassonografia) e sinais clínicos de possível abortamento, como comportamento materno de aninhamento, inquietação, abdome "afinado".[17]

As cadelas são capazes de manter a gestação com P4 > 2-5 ng/mL. Portanto, concentrações inferiores ao longo da gestação podem resultar em absorção embrionária ou morte fetal/abortamento. O valor exato da P4 para o diagnóstico de hipoluteoidismo ainda é controverso,[18] mas P4 < 5 ng/mL antes do dia 58 da gestação, na ausência de doenças infecciosas ou metabólicas, parece ser indicativo de hipoluteoidismo.[17,19] Por sua vez, P4 inferior a 10 ng/mL, por volta da 4ª semana de gestação, ou uma diminuição abrupta de 10-15 ng/mL entre os dias 20 e 35 da gestação, pode ser sinal de abortamento iminente.[18,19]

O diagnóstico durante a gestação envolve a detecção de sinais clínicos de abortamento iminente, associado à mensuração de progesterona. É importante lembrar que diversos fatores podem afetar o resultado da mensuração de P4 (mais detalhes no Capítulo 2, "Exame ginecológico e determinação do período fértil em cadelas"). Assim, para o diagnóstico, é fundamental que a mensuração seja realizada por, no mínimo, 2 dias consecutivos, no mesmo horário do dia (preferencialmente pela manhã), e no mesmo equipamento, com resultado de P4 < 5 ng/mL.[18,19]

Em cadelas com suspeita ou diagnóstico de hipoluteoidismo em gestações anteriores, a fêmea deve ser monitorada desde o início da gestação. Após o acasalamento ou o diagnóstico de gestação, deve-se mensurar P4 a cada 5 a 7 dias (ou até 2 vezes por semana). Se a P4 < 10 ng/mL antes do esperado (*vide* Figuras 2 e 3), deve-se aumentar a frequência de mensuração. Se atingir < 5 ng/mL e houver viabilidade fetal detectada na ultrassonografia, a suplementação hormonal exógena pode ser indicada.[19]

Para a suplementação exógena, as principais opções são: progesterona natural micronizada (10 mg/kg/VO/TID);[20] progesterona oleosa (1-2 mg/kg/2-2 d/SC ou IM)[21] e acetato de medroxiprogesterona (0,1 mg/kg/VO).[22] A suplementação com progesterona natural permite o acompanhamento da progesteronemia ao longo do tratamento, diferentemente de quando se usa progestágeno sintético. Entretanto, progesterona exógena não deve ser fornecida a cadelas sem diagnóstico preciso, já que há relato de que a administração de progestágeno nas fases iniciais da gestação pode causar efeitos teratogênicos nos fetos.[11]

Independentemente do fármaco de escolha, ao longo do tratamento, o animal deve ser monitorado com mensurações de P4 periódicas e exames ultrassonográficos, e o tratamento deve ser interrompido aos 58 a 60 dias de gestação, aproximadamente, para ocorrer o desencadeamento do parto. Além disso, o uso de progestágeno injetável de longa ação, como acetato de medroxiprogesterona é contraindicado, pois impede a ocorrência do parto eutócico causando prolongamento da gestação.[18-20]

Traumas, torções e rupturas uterinas

Após o 35º dia, a perda gestacional é caracterizada como morte fetal com consequente retenção ou abortamento. Entre as causas de morte fetal de origem não infecciosa, têm-se traumas (Figura 3), rupturas uterinas (especialmente após uso inadequado de ocitocina), torções de útero ou de cordão umbilical.

Anormalidades fetais

Várias anormalidades fetais congênitas podem ser detectadas por exames de imagem, compatíveis ou não com a manutenção da vida fetal. Alguns exemplos são hidropsias

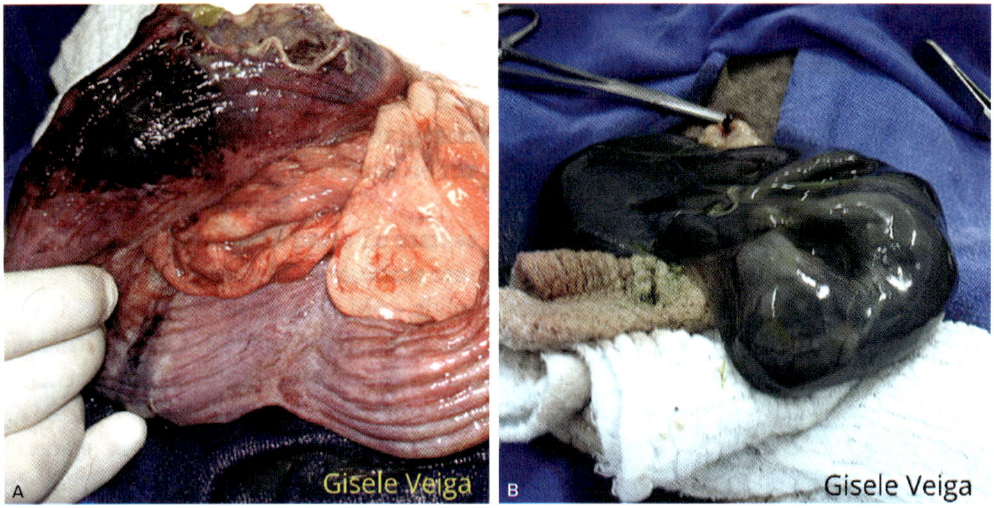

FIGURA 3 Pinscher, 3 anos, 50 dias de gestação com morte fetal causada por trauma abdominal e ruptura uterina com descolamento de placenta após atropelamento. A: notar a presença de ruptura em corno uterino direito, com alteração de coloração da parede uterina e área de necrose. B: presença de feto não viável e envoltórios fetais livres em cavidade abdominal pós-trauma com ruptura uterina.

fetais, hidrocefalia, monstruosidades fetais, gastrósquise (malformação da parede abdominal com evisceração de órgãos), *Schistosomus reflexus* etc. Embora ainda não haja na medicina veterinária possibilidades de intervenção cirúrgica fetal, o diagnóstico ajuda a planejar o parto, especialmente se houver risco de distocia, e, em alguns casos, possibilita a intervenção imediatamente após o parto.

Mumificação fetal, maceração fetal e enfisema de putrefação

A morte fetal pode ser acompanhada de abortamento ou não. Quando ocorre morte fetal tardia, sem abortamento, e há absorção dos fluidos dos anexos placentários e dos tecidos intersticiais do feto, resulta no quadro de mumificação fetal. Esse processo é asséptico em razão da cérvix permanecer fechada com consequente retenção do feto, e pode estar associado ao prolongamento do período gestacional com ausência de manifestações clínicas, como eliminação de secreção vaginal. Em casos raros, pode ocorrer parto com o nascimento de fetos viáveis e fetos mumificados. O diagnóstico é realizado com base no histórico e na palpação abdominal, no entanto, a confirmação é realizada por meio de avaliação radiográfica e/ou ultrassonográfica. Em razão de muitas fêmeas não apresentarem manifestações clínicas, os fetos mumificados podem permanecer no útero durante meses ou até anos.[8,16,20]

A maceração fetal é caracterizada como um processo séptico de destruição do feto retido no útero, por contaminação uterina de origem ascendente e que resulta em liquefação dos tecidos moles fetais, associada a manifestações clínicas, como distensão e sensibilidade abdominal, peritonite, secreção vaginal de odor pútrido e outros sinais e sintomas inespecíficos, como anorexia, prostração, taquicardia, hipotermia e, em casos mais graves, choque séptico (Figura 4). Os exames de imagem revelam perda da arquitetura do esqueleto fetal e ausência de viabilidade fetal. Outra situação em que ocorre morte com maceração fetal é quando há prolongamento da gestação após o uso de contraceptivo

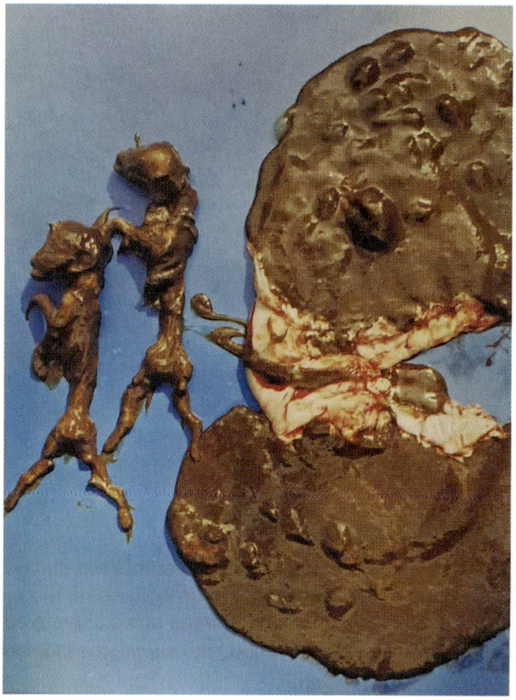

FIGURA 4 Fetos macerados oriundos de cadela gestante com histórico de acasalamento há 75 dias.

progestágeno de longa ação no estro, mas a gestação se mantém, sem o desencadeamento do parto. Já no enfisema de putrefação (Figura 5), o feto morto e retido no útero apresenta alterações enfisematosas causadas por bactérias anaeróbias, com produção de gás no interior do útero ou feto, visibilizado no exame ultrassonográfico. O tratamento deve ser realizado em caráter emergencial por meio da ovário-histerectomia em razão de perda de viabilidade uterina, além da terapia de suporte para fêmea. Deve-se tomar muito cuidado para que não ocorre ruptura uterina durante a cirurgia por causa da contaminação intrauterina.[8,16,20]

Distúrbios metabólicos

As doenças metabólicas durante a gestação são consideradas um grande desafio para o médico-veterinário obstetra, uma vez que as adaptações fisiológicas do metabolismo, inerentes ao período, são de suma importância para o desenvolvimento uterino, mamário, placentário e fetal. Sendo assim, qualquer processo que resulte em alteração da homeostase materno-fetal pode comprometer de maneira irreversível o progresso da gestação, bem como a manutenção da gestação. Ademais, as alterações do metabolismo materno, quando exacerbadas, predispõem a fêmea a doenças como o *diabetes mellitus* e a toxemia da prenhez.

Diabetes mellitus gestacional (DMG)

O *diabetes mellitus* é caracterizado como uma desordem metabólica que resulta em risco elevado para a fêmea e está relacionada ao aumento da resistência insulínica (hiperglicemia mesmo com uso de insulina em doses maiores que 1,0-1,5 UI/kg) secundária à ação de hormônios da gestação. Em razão da

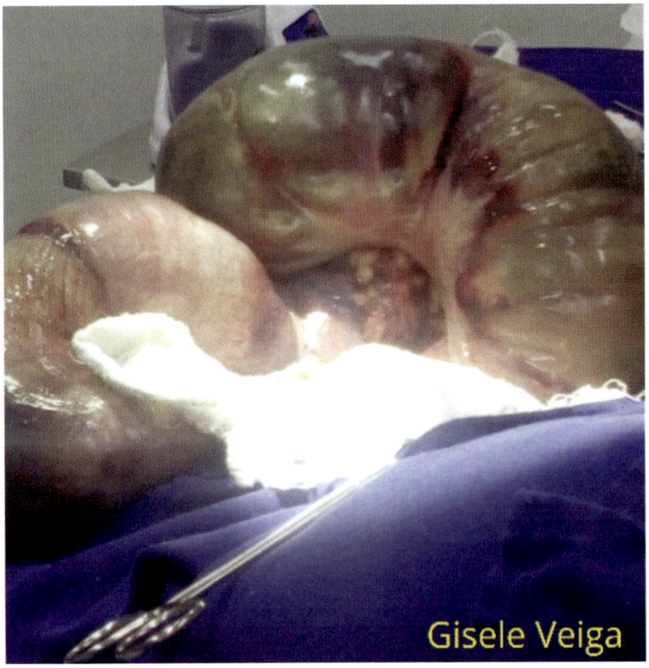

FIGURA 5 Enfisema de putrefação. Notar a alteração de coloração da parede (esverdeada) e a distensão do útero em razão do processo infeccioso causado por bactérias produtoras de gás.

hiperglicemia, existe a possibilidade de desenvolvimento de malformação fetal e ocorrência de abortamento, dessa maneira os autores do presente capítulo desencorajam a introdução e/ou a manutenção de fêmeas diabéticas em programas de reprodução. Por sua vez, quando a fêmea desenvolve o diabetes durante a gestação, a atuação de uma equipe multidisciplinar, com médicos-veterinários obstetras e endocrinologistas, é de fundamental importância para a manutenção da saúde e do bem-estar da gestante, por meio de um acompanhamento pré-natal mais qualificado e seguro.

Ao longo da gestação, a progesterona aumenta a resistência insulínica tanto de forma direta, diminuindo o transporte de glicose para as células, como indireta, promovendo o aumento da secreção adeno-hipofisária e mamária do hormônio do crescimento (GH), cujos efeitos diabetogênicos levam à diminuição da expressão de receptores insulínicos e do transporte de glicose aos tecidos.[24] Apesar de a P4 e o GH estarem presentes em concentrações similares tanto no diestro como na gestação, a resistência insulínica ocorre em maior grau no final da gestação.

Quando diagnosticada, a fêmea com DMG deve passar por avaliações ultrassonográficas seriadas para acompanhamento da viabilidade fetal e, principalmente, para a mensuração do tamanho fetal. Essa avaliação é de extrema importância, pois a transferência de glicose do sangue materno ao sangue fetal induz à hipersecreção de insulina fetal, uma vez que a insulina materna não atravessa a barreira placentária. A função da insulina fetal vai além da regulação do metabolismo glicêmico: suas funções anabólicas são primariamente importantes no crescimento fetal. Desse modo, a hiperinsulinemia fetal secundária ao *diabetes mellitus* materno pode predispor à macrossomia fetal e à distocia da fêmea.

O manejo terapêutico do DMG consiste na instituição de fluidoterapia e insulinoterapia, visando a correção dos distúrbios hidreletrolíticos e ácido-básicos e restauração da euglicemia. A correção da hiperglicemia é essencial para evitar os efeitos glicotóxicos na secreção betapancreática, e sua preservação anatomofuncional garante a homeostasia metabólica materna e fetal.[25] O acompanhamento rigoroso do controle glicêmico objetiva impedir e/ou prevenir a ocorrência da cetoacidose diabética. No entanto, a estabilização, bem como a manutenção da glicemia na fêmea gestante é laboriosa, já que o mecanismo de ação hormonal do período gestacional atua de forma divergente.

Assim como em mulheres, a insulinoterapia não segue um protocolo específico, mas é adaptada e ajustada à resposta individual de cada paciente. Considerando que a resistência insulínica é a causa do DMG, é de se supor que a necessidade de insulina em cadelas diabéticas seja maior que nas demais. Por isso, recomenda-se que a dose inicial seja maior que a normalmente preconizada. Pode-se iniciar com insulina de ação intermediária ou de longa duração na dose de 0,5 UI/kg/SC/BID. Porém, muitas vezes, a dose necessária para o controle glicêmico ultrapassa 1,5 UI/kg. O objetivo principal é diminuir a glicemia em 50 mg/dL/h. Um declínio mais rápido pode aumentar o risco de edema cerebral.[25] Casos mais graves, com sinais de maior descompensação e cetoacidose, requerem monitoramento maior e uso de insulina de ação rápida. Com o término da gestação ou do diestro e a diminuição das concentrações de progesterona, a resistência insulínica diminui espontaneamente. No entanto, nos casos em que a evolução para a cetoacidose diabética e a não estabilização do quadro colocam em risco a vida da gestante, a interrupção da gestação, combinada ou não à ovário-histerectomia, pode ser considerada, especialmente se a gestação estiver a termo ou se os fetos estiverem mortos. Com relação à insulinoterapia, deve-se evitar a superdosagem iatrogênica, levando à hipoglicemia durante o período pós-parto imediato ou no final do diestro, já que a resistência insulínica é normalmente resolvida. O uso de aglepristone também se mostrou efetivo na diminuição da glicemia na resistência insulínica induzida por progestágenos, podendo ser considerado opção terapêutica alternativa à insulinoterapia e à ovário-histerectomia,[26] que pode ser realizada posteriormente.

Toxemia da prenhez

A toxemia da prenhez, também denominada cetose gestacional, é uma desordem metabólica que ocorre principalmente durante o terço final da gestação. Essa afecção é caracterizada pela utilização e pelo esgotamento das reservas corporais da gestante com formação de corpos cetônicos, culminando em um balanço energético negativo. Com o avanço da gestação, há aumento da demanda energética em decorrência do maior consumo de glicose pela placenta e pelo feto em desenvolvimento, pela baixa ingestão calórica em razão da compressão gástrica pelo útero gravídico, bem como o estresse.[27] A partir da 6ª semana de gestação, ocorre aumento de aproximadamente 10% da ingestão alimentar diária, sendo recomendado que as refeições sejam divididas em pequenas porções durante o dia, principalmente próximo ao parto. Ademais, o consumo de energia é inversamente proporcional ao tamanho da ninhada, sendo assim, fêmeas com muitos fetos acabam por ingerir calorias insuficientes para suprir a demanda nutricional, favorecendo e agravando a hipoglicemia.

A supressão, durante a gestação, dos mecanismos contrarregulatórios da hipoglicemia diminui a resposta dos hormônios anti-insulínicos (glucagon, norepinefrina, cortisol) via gliconeogênese, glicogenólise e lipólise. Dessa maneira, fêmeas gestantes submetidas a longos períodos de hipoglicemia apresentam como manifestações clínicas fraqueza, ataxia, colapso, convulsões e morte[25] (Figura 6). Além disso, cadelas gestando grande número de fetos apresentam dificuldade em alimentar-se adequadamente por causa da compressão gástrica pelo útero gravídico, levando a um consumo de energia desproporcionalmente menor em relação ao tamanho da ninhada. Como resultado, há ingestão calórica insuficiente para suprir a demanda nutricional. Outra resposta à hipoglicemia gestacional é a diminuição da secreção de insulina, que induz a mobilização de gordura armazenada e a liberação de ácidos graxos e cetonas.[25,28] A cetonemia, por sua vez, inibe a produção hepática de glicose, o que agrava ainda mais a hipoglicemia. E a hipoinsulinemia, ao mesmo tempo que estimula a cetogênese hepática, reduz a captação periférica de cetonas, o que agrava ainda mais a cetonemia. A presença de outras desordens metabólicas, como a hipocalcemia, pode piorar os sintomas de toxemia.[25,27,28]

Apesar de algumas semelhanças com outras espécies, a toxemia da prenhez nas cadelas não se apresenta como uma síndrome tão bem estabelecida e definida como na ovelha e na mulher, e sua ocorrência é rara, com poucos registros na literatura. A gênese e os mecanismos patofisiológicos não estão bem elucidados, mas sabe-se que qualquer condição levando à diminuição da ingestão alimentar na gestação tardia em cadelas pode dar início a um quadro de hipoglicemia, hipoinsulinemia e cetonemia. Além disso, o balanço energético negativo, facilmente promovido pelo aumento da demanda energética decorrente do rápido desenvolvimento fetal, induz rapidamente um estado de hipoglicemia e cetonemia.[25] A confirmação diagnóstica se estabelece pela demonstração de cetonúria

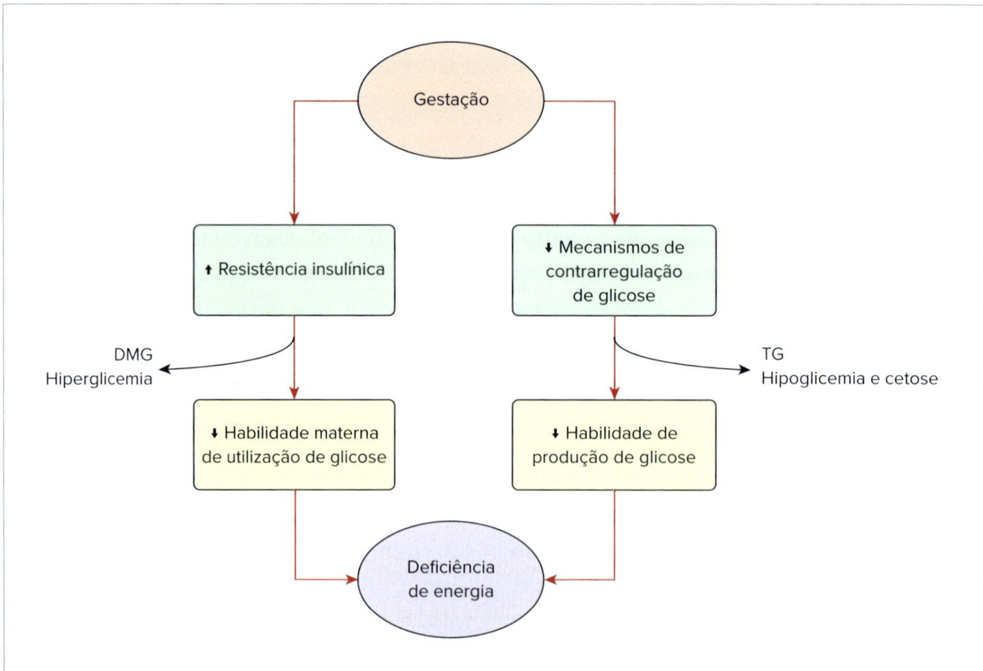

FIGURA 6 Esquema dos eventos determinantes das alterações metabólicas da gestação.
DMG: *diabetes mellitus* gestacional; TG: toxemia da gestação.
Fonte: acervo pessoal de Jamile Haddad Neta.

com ausência de glicosúria, associado à hipoglicemia. A dosagem sérica e/ou urinária de ácido β-hidroxibutírico (β-HB) é mais confiável que o ácido acético, uma vez que o β-HB é o corpo cetônico mais produzido em pacientes com cetose.[29]

Assim como em outras espécies, a hipoglicemia e cetonemia desaparecem após o parto. Nesse sentido particular, os recursos terapêuticos empregados durante a gestação visam, primeiramente, a correção imediata da hipoglicemia por meio da administração intravenosa de glicose 50% na dose de 0,5 a 1,0 mL/kg. Geralmente uma dose única é suficiente para normalizar a glicemia. Caso contrário, pode-se repetir a dose ou considerar a viabilidade da indução ao parto ou a realização de cesariana. A fluidoterapia associada é indicada na presença de distúrbios hidroeletrolíticos. Para a prevenção dessa desordem metabólica, é preconizado um adequado manejo alimentar, com uma dieta de boa qualidade, rica em proteínas e energia, em pequenas quantidades várias vezes ao dia, já que normalmente as fêmeas evitam a ingestão de grandes quantidades por causa da compressão gástrica pelo útero distendido.[25,27]

É importante ressaltar que o acompanhamento e o monitoramento do estado metabólico da fêmea gestante são de fundamental importância para a manutenção da gestação, uma vez que a hipoglicemia e hipercetonemia são considerados marcadores primários de toxemia gestacional. Dessa maneira, as desordens metabólicas da gestação podem ser revertidas quando diagnosticadas de maneira precoce, especialmente em cadelas gestando muitos fetos, garantindo maiores índices de saúde materna e fetal.

Doenças infecciosas

Algumas doenças infecciosas acometem o sistema reprodutor, culminando em abortamento e/ou morte neonatal. Nesse tópico, serão enfatizadas as principais doenças infecciosas que afetam diretamente a reprodução canina, com grandes prejuízos para a criação, além de algumas serem zoonoses de difícil diagnóstico, controle e/ou tratamento.[30,31]

Brucelose

A brucelose canina, infecção causada por bactérias do gênero *Brucella*, está associada à mortalidade fetal e neonatal, de caráter zoonótico. Além da *B. canis*, os cães podem ser infectados por mais 3 das 6 espécies de *Brucella*: *B. abortus*, *B. melitensis* e *B. suis*. A *B. abortus* pode infectar os cães quando eles ingerem tecidos de abortamento (placenta) ou restos fetais de bovinos infectados, geralmente em áreas rurais.[32]

A doença tem distribuição mundial, acometendo animais *pet*, cães de abrigo e é frequente em canis do Brasil.[33]

A *B. canis* tem predileção pelo sistema reprodutor, mas a doença é de caráter crônico e bacteriemia prolongada (meses ou anos), sendo o contato direto o principal modo de transmissão pelas mucosas oral, vaginal e conjuntival (p. ex., inalação, ingestão, acasalamento). Além de ocorrer transmissão transplacentária, as secreções do sistema reprodutor (p. ex., leite, secreção vaginal do estro, parto e pós-parto) eliminam grande quantidade de bactérias.[32,34] Também são fontes de infecção importante o sêmen, a urina e a ingestão de fetos e restos placentários após o abortamento.[32,35,37] A eliminação da *B. canis* pode ser observada até seis semanas após o abortamento.[32]

No sistema reprodutor, podem-se observar abortamento, natimortalidade, mortalidade neonatal, filhotes fracos, retenção de placenta, placentite, endometrite e infertilidade (nos machos orquite, epididimite, atrofia testicular, dermatite e/ou edema escrotal, relutância em acasalar, prostatite).[30,32,34,35,39] Uma fêmea infectada, que apresentou abortamento, pode ter gestação e partos normais subsequentes, sem mortalidade fetal/neonatal, ou pode ocorrer mortalidade fetal/neonatal de forma intermitente, portanto, a *B. canis* não interfere nos ciclos estrais.[37] Em outros sistemas, pode ocorrer linfoadenomegalia, esplenomegalia, discoespondilite, hepato/esplenomegalia, uveíte, opacidade de córnea, glaucoma, hifema, blefaroespasmo, entre outros, além de cegueira. Todavia, há também animais portadores assintomáticos.[36,37]

O diagnóstico da brucelose canina ainda é um desafio no Brasil, mesmo quando vários testes são associados.[40] Entre os motivos, tem-se a acurácia limitada de alguns testes, o possível subdiagnóstico da doença em humanos,[41] a falta de cultura de alguns criadores em testar seus cães periodicamente, seja por ser oneroso, dispendioso, por falta de conhecimento, ou pela crença de que a *B. canis* não é um agente zoonótico tão importante para o homem.[39] Todavia, casos graves da doença em humanos já foram relatados, em pessoas imunossuprimidas, estando criadores de cães e médicos-veterinários em maior risco.[41]

Os exames hematológicos, bioquímicos e urinários geralmente estão normais, exceto achados inflamatórios inespecíficos como leucocitose, neutrofilia, hiperglobulinemia e hipoalbuminemia. Exames de imagem são indicados na suspeita de discoespondilite e exames oftalmológicos para alterações oculares, como uveíte e panoftalmite.[44]

Os testes sorológicos são mais indicados para a triagem inicial,[44] já que os cães permanecem sorologicamente positivos por vários meses, mesmo sem bacteriemia. Todavia, no Brasil eles são bastante utilizados para o diagnóstico definitivo, principalmente pela dificuldade em se obter laboratórios que realizem PCR ou o isolamento bacteriano. Entretanto, embora alguns animais possam soro-converter a partir de quatro semanas após a infecção,[45] pode ocorrer resultado falso-negativo se o animal for testado antes da soro-conversão, que pode ocorrer em até 12 semanas;[40] se houver baixo título de anticorpos circulantes em infecções crônicas;[44] e em animais após o abortamento.[46] Embora sejam testes com níveis de sensibilidade apropriados,[33] a soropositividade é muito dependente da bacteriemia.[40] Além disso, podem ocorrer resultados falso-positivos por reação cruzada com outras bactérias.[33,37] Logo, os resultados devem ser interpretados com cautela e devem ser associados a outros testes, especialmente o isolamento bacteriano.[33] Os principais testes sorológicos incluem a soroaglutinação rápida ou o teste do antígeno acidificado tamponado (AAT) e a soroaglutinação rápida com 2-mercaptoetanol (2-ME).

O teste de imunodifusão em gel de ágar (IDGA/AGID) detecta proteínas como antígenos de superfície. No Brasil, o IDGA tem sido executado com *kit* produzido com antígenos extraídos de *Brucella ovis*, padronizado por comparação com o antígeno de referência, apresentando resultados diagnósticos confiáveis durante a fase de bacteriemia. Todavia, é um método que também pode apresentar resultados falso-positivos (até 40% a 60%) por reação cruzada ou hemólise, possui interpretação subjetiva, é menos sensível nos casos de infecção crônica, além de o resultado poder ser afetado pela qualidade dos antígenos utilizados.[31,33,34,40,47] Pode ser realizado após 5 a 10 semanas da infecção,[32] mas idealmente após 12 semanas da infecção,[45] já que resultados falso-negativos podem ocorrer se a infecção for recente.[32,35,37]

Vários testes ELISA têm sido utilizados, a sensibilidade e a especificidade variam conforme o antígeno utilizado, mas são considerados mais sensíveis que os testes de soro aglutinação e IDGA. Detectam anticorpos aos 30 dias pós-infecção, sendo úteis como teste confirmatório. Além disso, podem detectar anticorpos no caso de infecções crônicas (que são negativos no 2-ME e no IDGA).[33,37]

Testes de imunocromatografia têm sido disponibilizados, mas, apesar de simples e rápidos, possuem baixa sensibilidade se comparados aos métodos de triagem tradicionais. Já os testes de fixação de complemento, embora com alta sensibilidade e especificidade, têm sido mais usados para infecções por *B. ovis* e *B. abortus*.[33]

A PCR constitui um método diagnóstico rápido, além de ser sensível e específico para *B. canis*. O DNA bacteriano pode ser identificado em amostras positivas de sangue total (amostra de escolha), amostras de tecidos, urina, secreções vaginais, linfonodos inguinais e humor aquoso (no macho, urina e sêmen são amostras importantes).[33,47,49,53,54] É um teste mais precoce que os sorológicos, pois placentas e secreções após o abortamento já podem ser encaminhadas para exame, além dos fetos abortados.[56] Todavia, a ausência de bacteriemia, infecção crônica, uso de antimicrobianos, extração inadequada do DNA e presença de inibidores de PCR (p. ex., heparina) na amostra de sangue podem levar a resultados falso-negativos.[32,37,42,47,51] Além disso, resultados falso-positivos podem ocorrer se houver contaminação da amostra.[32]

O isolamento/cultivo do agente é o padrão-ouro para o diagnóstico, embora necessite de um laboratório nível 3 de biossegurança para sua execução. Pode ser realizado por meio de tecidos de fetos abortados, secreção vaginal (proestro, estro, pós-abortamento), sangue total, além de material colhido em necropsia (linfonodos, fígado, baço e órgãos reprodutivos) (no macho, sêmen de 3 a 11 semanas após a infecção e urina colhida por cistocentese, entre 8 e 30 semanas após a infecção). Esses materiais devem ser enviados sob refrigeração para análise dentro de 24 horas. Entretanto, também pode ocorrer resultado falso-negativo por causa do tratamento do animal com antimicrobianos, uso de EDTA como anticoagulante na colheita do sangue e/ou condições inadequadas de transporte e armazenamento. Outros métodos diagnósticos devem ser associados nos casos de resultado negativo,[33] mas em contrapartida é o único teste que, se positivo, pode ser utilizado isoladamente como diagnóstico.[40]

O diagnóstico necroscópico, em casos de abortamento, é de extrema importância. Fetos abortados, natimortos e neonatos que foram a óbito devem ser necropsiados (idealmente até 12 horas do óbito) e terem amostras de tecidos colhidas para diagnóstico. O envio do cadáver e demais tecidos ao laboratório deve ser realizado de preferência sob refrigeração (exame em até quatro dias) ou congelação (somente se o envio for demorar mais de quatro dias). Para análise microbiológica, indica-se colher amostras de placenta, fígado, baço, rim e pulmão e demais tecidos com alterações macroscópicas; para exames moleculares, como PCR, além dos órgãos já citados, amostras de coração e intestino são importantes, e nesses casos os tecidos devem ser congelados; e para exame histopatológico e imuno-histoquímico, além das amostras supracitadas, o coto umbilical é de grande relevância, e as amostras devem ser fixadas em formol a 10%.[46]

O sucesso no diagnóstico da brucelose canina depende da combinação de vários testes, colheita apropriada das amostras e no momento adequado, e acompanhamento do animal para detecção de sinais clínicos da doença. Ressalta-se que o resultado positivo em um único teste, que não seja o isolamento bacteriano, não é suficiente para o diagnóstico, especialmente quando a eutanásia é considerada para os animais positivos.[40]

O tratamento de cães positivos é controverso, difícil, oneroso e dispendioso e suscita a seguinte dúvida: os animais positivos devem ou não ser submetidos à eutanásia? Sempre há a possibilidade de recidiva da doença meses ou anos após aparente melhora, pois a castração associada a antibioticoterapia diminui a eliminação bacteriana por secreções vaginais, uterinas, urina e sêmen, mas não elimina a *B. canis* do organismo do animal.[30,38,42-44] Portanto, os cães tratados não apresentam bacteriemia, mas podem se tornar portadores. A decisão da conduta a ser tomada fica a critério do médico-veterinário, juntamente com o criador/tutor. Em caso de infecção ocular severa, enucleação pode ser necessária. Recuperação espontânea da doença após 2 a 3 anos foi descrita.[37] Após qualquer tratamento com antibióticos, deve-se aguardar ao menos 4 a 6 para realizar algum teste sorológico.[45]

Durante o tratamento, é necessário seguir regras rígidas para não levar a contaminação de um animal a outro. Os animais positivos devem ser castrados e mantidos isolados de outros animais, e não deve haver realocação, compra ou venda de animais no canil. Deve haver total separação de tigelas de água e alimento, fômites em geral, ração e das áreas de manejo. Primeiramente, devem-se manejar os animais negativos, depois os suspeitos e, por último, os positivos[48] e manter a higiene e a desinfecção dos fômites e dos ambientes.

Não existe um protocolo universal de tratamento. A associação de diferentes antimicrobianos parece ser o mais eficaz, embora seja dependente da resposta imunológica do animal.[44] Além disso, a *Brucella* é uma bactéria intracelular e, dependendo do órgão que estiver acometendo (p. ex., olho, SNC), pode ser mais difícil de ser erradicada.

Os protocolos tradicionais descritos indicam o uso de tetraciclina (oxitetraciclina – 30 mg/kg/BID/VO; doxiciclina ou minociclina – 25 mg/kg/SID/VO ou 12,5 mg/kg/BID/VO) por 1 a 3 meses associada a um aminoglicosídeo (estreptomicina – 20 mg/kg/IM; di-hidroestreptomicina 10 mg/kg/BID/SC ou IM ou 20 mg/kg/SID/IM ou SC; ou gentamicina – 2,5 mg/kg/BID/ IM ou SC ou 5 mg/kg/SID/ IM ou SC) nos primeiros 7 a 14 dias, ou por um período de 7 dias a cada 3 ou 4 semanas, associado ou não a rifampicina (7,5 mg/kg/ SID/VO), quando há infecção ocular.[36,37,44,48] Um outro protocolo descrito é a doxiciclina (15 mg/kg/VO/BID) associada a enrofloxacina (10 mg/kg/VO/SID) e estreptomicina (20 mg/ kg/IM/SID) por 7 dias, a cada 2 semanas, por 8 semanas, substituindo a estreptomicina esporadicamente por rifampicina (7,5 mg/kg/VO/SID), por causa de seus efeitos nefrotóxicos. Animais com alterações oftálmicas podem levar até 2 anos e meio para se tornarem negativos. Ressalta-se a necessidade de se testar o animal em tratamento a cada 4 a 8 semanas, manter o protocolo terapêutico enquanto o animal se mantiver positivo, e por mais oito semanas após o animal testar negativo. Outros sintomas devem ser tratados com terapia adjuvante, e os animais devem ser monitorados clinicamente e por exames complementares ao longo do tratamento a fim de avaliar efeitos colaterais da antibioticoterapia prolongada e necessidade de reajustes dos antibióticos.[49] Após o término do tratamento, o animal deve ser testado a cada três meses, até que seja negativo em pelo menos dois testes consecutivos.[37]

Herpes-virose canina

É causada pelo herpes-vírus canino do tipo 1 (CaHV-1), transmitido por contato direto com secreções genitais ou oronasais, aerossóis, envoltórios fetais pós-abortamento, via transplacentária e pelo canal do parto, urina de animais doentes, fômites e por transmissão venérea. Tem distribuição mundial, com soroprevalência de até 100%, sendo considerada enzoótica em cães. O CaHV-1 faz parte do complexo respiratório infeccioso canino.[46,49-52]

A idade do animal e o momento da infecção são fundamentais para o aparecimento dos sinais clínicos e o desenvolvimento da doença.[49] A infecção no início da gestação causa reabsorção embrionária ou morte fetal com mumificação; no meio da gestação, leva a abortamento; e, no final, parto prematuro.[3] A taxa de mortalidade em ninhadas cuja infecção ocorreu no útero ou no momento do parto é geralmente de 100%, com os óbitos ocorrendo nos primeiros 7 dias de vida. Similarmente, filhotes infectados nas duas primeiras semanas de vida geralmente apresentam doença necrosante generalizada e hemorrágica. Em contrapartida, quando a infecção ocorre acima de duas semanas de idade e em cães adultos, é muitas vezes assintomática.[50] Cães adultos podem apresentar infecções no sistema respiratório superior ou reprodutor, que muitas vezes não são percebidas, como vesículas e nódulos na vagina e vestíbulo (nos machos, em prepúcio). Em populações susceptíveis, o CaHV-1 pode estar associado a surtos de infecção ocular altamente contagiosa e mortalidade neonatal, mesmo na ausência de doença sistêmica concomitante evidente.[49,50]

Na Ásia e na Europa, há alta prevalência do vírus na população canina, representando alto índice de perdas econômicas para criadores, por sérios problemas reprodutivos, alta taxa de mortalidade em recém-nascidos, dificuldades na prevenção e no diagnóstico da doença.[51,53,54] No Brasil, estudos já demonstraram a ocorrência do CaHV-1, especialmente nas regiões Sul, Sudeste e Norte do país.[52]

A elevada susceptibilidade dos recém-nascidos ao CaHV-1 está relacionada à baixa temperatura corpórea deles e aos quadros de hipotermia, uma vez que o agente viral tem afinidade por baixas temperaturas. O curso da doença nos filhotes é de 1 a 3 dias, e os sinais clínicos incluem vocalização, anorexia, dispneia, dor abdominal, incoordenação, cólica, diarreia, secreção nasal, hipotermia, secreção nasal serosa ou hemorrágica e petéquias, opistótono e movimentos de pedalagem.[46,55,56]

Após o período de infecção, sintomática ou não, o vírus permanece em latência no sistema nervoso e pode ser excretado ao longo de vários meses ou anos.[50] A reativação do agente latente pode ser provocada por fatores ambientais ou estresse social, experimentalmente, ou por imunossupressores (corticosteroides).[49] Um cão, uma vez infectado com CaHV-1, provavelmente será portador do vírus ao longo da vida e uma fonte em potencial de transmissão. Distúrbios reprodutivos, como baixa taxa de concepção, suspeitas de reabsorção fetal, fetos mumificados, abortamentos, necrose placentária e diminuição no tamanho da ninhada são achados frequentes em cães infectados por CaHV-1.[31,54,56]

O diagnóstico de infecção por CaHV-1 pode ser obtido por testes sorológicos e pelo isolamento do vírus.[50,54,56] Análises moleculares por PCR (p. ex., pulmões, rim, fígado de neonatos mortos) podem ser realizadas, aumentando a sensibilidade e a confiabilidade do diagnóstico.[31,51] Hibridização *in situ*, *nested* PCR e PCR em tempo real têm sido também utilizados.[31,54,56] O ideal é testar vários animais do mesmo canil ao mesmo tempo, ou um animal repetidamente, e se possível com testes diferentes.[51]

Em países nos quais a vacina é utilizada (não no Brasil) para prevenção da doença, a presença de anticorpos contra o CaHV-1 em animais não vacinados indica a exposição prévia ao vírus. A vacinação, quando disponível, é indicada no estro ou nos primeiros 10 dias após o acasalamento (1ª dose), e aos 55 dias de gestação (2ª dose), com revacinação para cada gestação, sendo muito eficaz na prevenção de abortamentos e perdas neonatais.[3] O tratamento de casos mais graves é sintomático e com uso de antivirais. Filhotes infectados experimentalmente e mantidos com temperatura corpórea de 38,5 °C a 39,5 °C podem sobreviver à infecção, embora possam apresentar danos neurológicos permanentes.[50]

Toxoplasmose

A toxoplasmose é uma zoonose mundialmente disseminada, causada pelo protozoário coccídio *T. gondii*, parasita intracelular obrigatório. A infecção ocorre pela ingestão de alimentos contaminados por oocistos, cistos teciduais ou taquizoítos, via transplacentária ou transmamária.[57,58] Em razão do elevado índice de animais naturalmente infectados por esse agente oportunista, e sua correlação com doenças imunossupressivas, como a cinomose, deve-se atentar para a ocorrência dessa enfermidade na espécie canina.[58] Estudos epidemiológicos demonstraram esse agente etiológico difundido na população canina; no entanto, as manifestações clínicas e de diagnóstico frequentemente negligenciadas ou não reconhecidas contribuem para a ausência de diagnóstico.[59]

Em cães e gatos, a infecção por ingestão de pequenos mamíferos e pássaros é importante, principalmente em animais semidomiciliados, soltos ou alimentados com carne crua.[58] A ingestão de produtos de origem animal crus ou malcozidos contendo cistos de bradizoítos ou taquizoítos e água contendo oocistos esporulados vêm sendo apontada como uma das principais fontes de infecção desse protozoário para o homem e animais domésticos.[59] Embora o cão seja hospedeiro intermediário do *T. gondii* (hospedeiro definitivo – gato), ele contribui na disseminação mecânica dessa enfermidade, e sua infecção se dá na maioria das vezes pelo carnivorismo comum da espécie.[60] O hábito de comer ou rolar em fezes de gato e a lambedura de cães infectados ainda são vias de transmissão controversas, mas a urina, a saliva,[61] o transplante de órgãos, a transfusão sanguínea ou ainda acidentes laboratoriais que envolvam a manipulação do parasita são vias de transmissão consolidadas.[62]

Na maioria das vezes, não há sinais clínicos ou são inespecíficos, como hipertermia e linfoadenomegalia, mas pode haver sinais graves, como anorexia, diarreia, comprometimento do sistema nervoso central, alterações oculares provocando cegueira, orquite, distúrbios pulmonares e abortamento.[57,59,60] Oocistos esporulados de *T. gondii* podem ser excretados nas fezes, o que torna o cão um potente transmissor dessa parasitose.[60] Geralmente a doença é autolimitante em cães sadios, sendo a doença primária rara.[59]

Cadelas no terço médio e final da gestação, experimentalmente infectadas, apresentaram abortamento e morte fetal, e a infecção pode provocar mortalidade dos filhotes do 4º ao 75º dias pós-nascimento. Além disso, nas cadelas infectadas durante a gestação, *T. gondii* é transmitido aos fetos, além de ser sexualmente transmissível em cães domésticos, oferecendo riscos para outros animais e humanos, pois podem eliminar parasitas pela urina, pela saliva e pelo leite.[59,61]

O diagnóstico pode ser feito pela pesquisa do coccídeo (exame parasitológico), métodos indiretos (imunológicos) ou por biologia molecular (PCR).[60,63] A reação de imunofluorescência indireta (RIFI) é o método mais comumente utilizado, com sensibilidade em torno de 83,87% e especificidade de 79,16%, pois evidencia anticorpos contra os antígenos de superfície do *T. gondii* durante a fase de proliferação e em infecções crônicas sintomáticas ou não, seguido da técnica de ELISA.[31,60] A PCR, embora seja uma importante ferramenta diagnóstica, não substitui os métodos convencionais de diagnóstico da toxoplasmose.[19]

Para o controle ou a prevenção da toxoplasmose animal, a coprofagia deve ser impedida e recomenda-se o fornecimento de produtos cárneos cozidos ou rações comercializadas. Assim como na prevenção humana, a eliminação de hospedeiros paratênicos, como moscas e baratas, é imprescindível, além de se evitar o contato com solo ou areia que possam estar contaminados com fezes de gatos, atentando-se para a limpeza diária da caixa de areia de felinos, a fim de reduzir a contaminação ambiental.[58,62,64]

O tratamento é baseado em antibióticos, como clindamicina e sulfonamidas, associadas ou não a trimetoprima.[59,65] O prognóstico geralmente é bom, sendo ruim principalmente para neonatos e adultos imunossuprimidos, como aqueles portadores de doenças imunossupressoras concomitantes (p. ex., erliquiose, cinomose, leishmaniose).[59]

Leptospirose

A leptospirose é um importante problema de saúde pública no Brasil,[31] e em outros países tropicais em desenvolvimento, pela alta incidência da doença nas populações que vivem em aglomerações urbanas sem a adequada infraestrutura sanitária e com altas infestações de roedores. Em cães, é uma doença grave e frequentemente leva os animais doentes a óbito.[66]

O agente etiológico são bactérias do gênero *Leptospira*, bactéria Gram-negativa e aeróbia. Água contaminada com urina, esgoto e esterco são importantes vias de transmissão,[62] e o verão no Brasil é a estação do ano em que há aumento da incidência, em decorrência de chuvas e alagamentos de áreas urbanas, sendo comum a ocorrência de surtos epidêmicos em épocas de maior precipitação pluviométrica.[64]

Os cães são hospedeiros intermediários da *Leptospira* sp., reservatórios e animais sentinela de diversos sorovares, entre eles o *canicola*, que possui incidência maior em animais não vacinados, embora os roedores sejam a fonte de infecção mais importante, podendo exercer o papel de reservatório, mantendo o agente e disseminando-o por meio da urina no ambiente.[67,68] Diversos sorovares já foram relatados em cães no Brasil, contradizendo estudos anteriores que citavam que apenas *canicola, icterohaemorrhagiae* e *bratislava* estavam associadas à leptospirose canina.

A infecção é transmitida pelo contato direto ou indireto da bactéria, por meio da ingestão de material contaminado, penetração do agente por solução de continuidade da pele, via transplacentária ou ainda por transmissão venérea.[64] Os sinais variam conforme o sorovar, mas normalmente há um quadro agudo e febril, que pode ser acompanhado de manifestações entéricas (p. ex., diarreia), hepáticas (icterícia) e renais, além de hemorragias generalizadas.[35,64] As complicações reprodutivas, como abortamento, infertilidade e mortalidade neonatal parecem estar mais associadas aos sorovares *autumnalis, bratislava, canicola, copenhageni, grippotyphosa* e *panama*.[35,68] Além disso, os cães são uma importante fonte de infecção da leptospirose humana em áreas urbanas, pois vivem em estreito contato com o homem, eliminando leptospiras vivas pela urina durante vários meses, sem apresentar sinal clínico característico.[35]

O diagnóstico é dependente da história clínica e de vacinação, sintomatologia e testes laboratoriais. O sorodiagnóstico é realizado pelas técnicas de ELISA e soroaglutinação microscópica em campo escuro (SAM), mas o isolamento bacteriano e a PCR são métodos também empregados.[62,64]

No tratamento, são utilizados antibióticos betalactâmicos, como penicilina G benzatina, penicilina G procaína e estreptomicina,[69] e muitas vezes, pela gravidade do caso, há necessidade de tratamento em unidade de terapia intensiva.[66] Foi relatado também que a doxiciclina previne abortamentos e sobrecargas renais. A prevenção é realizada por meio da vacinação[70] com sorovares em função do ambiente em que o animal é mantido, o que determina o tipo de reservatório que ele tem contato.[66]

Leishmaniose visceral canina

A leishmaniose visceral canina, importante zoonose, é causada pelo protozoário *L.*

infantum (sinonímia *L. chagasi*), sendo o cão o reservatório primário em áreas urbanas. Além da clássica transmissão pela picada do mosquito-palha, o flebotomíneo *Lutzomyia longipalpis*, a transmissão vertical e venérea, ao menos do macho para a fêmea, é possível. Nos cães positivos, o parasita pode ser encontrado em todos os órgãos reprodutivos, especialmente vulva e vagina (no macho, testículos e epidídimos).[71] Entretanto, a importância da doença em fetos e neonatos ainda não foi comprovada,[46] e assim o real impacto reprodutivo direto da doença em cães ainda é pouco conhecido.

A doença pode acometer vários órgãos e sistemas, mas lesões macroscópicas no sistema reprodutor são incomuns, havendo relatos de abortamento e placentite necrótica.[71,72] Em contrapartida, microscopicamente, todos os órgãos parecem ser acometidos com processos inflamatórios,[73] e a qualidade seminal pode estar diminuída em cães, embora o tratamento do animal possa resultar em melhoria da qualidade espermática. Portanto, animais positivos não devem ser utilizados para reprodução (mesmo se em tratamento ou tratados).[72]

O diagnóstico pode ser realizado pela sintomatologia associado a testes laboratoriais, como exames sorológicos (p. ex., ELISA), parasitológicos (p. ex., citologia de medula óssea) e moleculares (p. ex., PCR). As medidas de controle incluem o controle do vetor; a vacinação anual de cães (sorologicamente negativos); o uso de coleiras com inseticidas ou a aplicação tópica; o tratamento dos animais infectados/doentes ou eutanásia; e evitar o uso de animais positivos na reprodução e até no cortejo do macho com a fêmea no estro.[72]

Erliquiose

A erliquiose (*E. canis*) é uma doença infecciosa severa, causada por bactérias do gênero *Erlichia*, principalmente a *E. canis*, tendo como vetor o carrapato *Ripicephalus sanguineus*. É bastante comum em cães no Brasil e é considerada uma zoonose emergente. É uma doença que causa vários sintomas como febre, diarreia, apatia, vômitos, anemia etc. Embora haja poucos relatos científicos sobre a importância dessa doença em cadelas gestantes, já foram relatadas falhas reprodutivas, como morte fetal e abortamento, possivelmente por causa da anemia causada pela erliquiose isoladamente, ou associada a anaplasmose (*A. platys*), o que reforça a necessidade de rigoroso controle de ectoparasitos em animais de reprodução. São animais que podem apresentar hemorragias durante a gestação e descolamento da placenta no parto. Deve-se avaliar o risco de manter a gestação ou a possibilidade de induzir a abortamento, tratar a fêmea e realizar novo acasalamento no próximo estro (MIM Martins – Comunicação pessoal).

CONSIDERAÇÕES FINAIS

Conforme pode ser evidenciado ao longo do capítulo, a cadela gestante pode ser acometida por diversos distúrbios e doenças, sejam de origem infecciosa ou não infecciosa. Logo, para a obtenção de sucesso gestacional com o nascimento de filhotes vivos e saudáveis, a gestação precisa ser acompanhada de perto, e sempre que possível por um médico veterinário. O manejo correto da gestante, bem como o diagnóstico precoce de quaisquer alterações podem levar ao êxito desejado.

REFERÊNCIAS

1. Reynaud K, Fontbonne A, Marseloo N, Viaris de Lesegno C, Saint-Dizier M, Chastant-Maillard S. In vivo canine oocyte maturation, fertilization and early embryogenesis: a review. Theriogenology. 2006;66(6-7):1685-93.
2. Roellig K, Menzies BR, Hildebrandt TB, Goeritz F. The concept of superfetation: a critical review on a 'myth'

in mammalian reproduction. Biol Rev Camb Philos Soc. 2011;86(1):77-95.

3. England G. Dog breeding, whelping and puppy care. Chichester: Wiley-Blackwell; 2013. 340p.
4. Concannon PW, Powers ME, Holder W, Hansel W. Pregnancy and parturition in the bitch. Biology of Reproduction. 1977;16:517-26.
5. Concannon PW, Lein OH. Hormonal and clinical correlates of ovarian circles, ovulation, pseudopregnancy and pregnancy in dogs. In: Kirk RW, Bonagura JD. Current veterinary therapy: small animal practice. Philadelphia: Saunders; 1989. p.1269-82.
6. Luz MR, Freitas PMC. A sobrevivência neonatal canina começa com os cuidados antes e durante a gestação. Rev Bras Reprod Anim. 2019;43(2):334-9.
7. Mathews K, Kronen PW, Lascelles D, Nolan A, Robertson S, Steagall PV et al. Guidelines for recognition, assessment and treatment of pain: WSAVA Global Pain Council members and co-authors of this document. J Small Anim Pract. 2014;55(6):E10-68.
8. Johnston SD, Kustritz MVR, Olson PNS. Canine and feline reproduction. Philadelphia: Saunders; 2001. 592p.
9. Brucker MC, King TL. The 2015 US Food and Drug Administration Pregnancy and Lactation Labeling Rule. J Midwifery Womens Health. 2017;62(3):308-16.
10. Wesley BD, Sewell CA, Chang CY, Hatfield KP, Nguyen CP. Prescription medications for use in pregnancy-perspective from the US Food and Drug Administration. Am J Obstet Gynecol. 2021;225(1):21-32.
11. Smith FO. Cuidado pré-natal na cadela e na gata. In: Peterson ME, Kutzler MA. Pediatria em pequenos animais. Rio de Janeiro: Elsevier Saunders; 2011. p. 1-10.
12. Šefčíková Z, Babeľová J, Čikoš Š, Kovaříková V, Burkuš J, Špirková A et al. Fipronil causes toxicity in mouse preimplantation embryos. Toxicology. 2018;410:214-21.
13. Günzel-Apel AR, Beste N, Nottorf S, Eschricht F, Hoppen HO, Dieleman S, et al. Comparison of selected endocrine parameters during luteal phase and pregnancy in German Shepherd dogs and Beagles. Reprod Domest Anim. 2009;44 Suppl 2:59-64.
14. Concannon PW. Endocrinologic control of normal canine ovarian function. Reprod Domest Anim. 2009;44:3-15.
15. Luz MR, Bertan CM, Binelli M, Lopes MD. Plasma concentrations of 13,14-dihydro-15-keto prostaglandin F2-alpha (PGFM), progesterone and estradiol in pregnant and nonpregnant diestrus cross-bred bitches. Theriogenology. 2006;66:1436-41.
16. Feldman EC, Nelson RW. Canine and feline endocrinology and reprodution. 2.ed. Philadelphia: Saunders; 1996. 785p.
17. Tibold A, Thuróczy J. Progesterone, oestradiol, FSH and LH concentrations in serum of progesterone-treated pregnant bitches with suspected luteal insufficiency. Reprod Domest Anim. 2009;44 Suppl 2:129-32.
18. Hinderer J, Lüdeke J, Riege L, Haimerl P, Bartel A, Kohn B et al. Progesterone concentrations during canine pregnancy. Animals. 2021;11:3369.
19. Becher A, Wehrend A, Goericke-Pesch S. Luteal insufficicency in the bitch – symptoms, diagnosis, consequences and therapy. A review of the literature. Tierarztl Prax Ausg K Kleintiere Heimtiere. 2010;38(6):389-96.
20. Verstegen J, Dhaliwal G, Verstegen-Onclin K. Canine and feline pregnancy loss due to viral and non-infectious causes: a review. Theriogenology. 2008;70:304-19.
21. Günzel-Apel AR, Zabel S, Bunck CF, Dieleman SJ, Einspanier A, Hoppen H-O. Concentrations of progesterone, prolactin and relaxin in the luteal phase and pregnancy in normal and short-cycling German Shepherd dogs. Theriogenology. 2006;66(6-7):1431-5.
22. Günzel-Apel A, Urhausen C, Wolf K, Einspanier A, Oei C, Piechotta M. Serum progesterone in pregnant bitches supplemented with progestin because of expected or suspected luteal insufficiency. Reprod Domest Anim. 2012;47 Suppl 6:55-60.
23. Kustritz MVR. Pregnancy diagnosis and abnormalities of pregnancy in dogs. Theriogenology. 2005;64:755-65.
24. Figueiredo TCF, Poletto D, Sousa VRF, Mendonça AJ, Almeida ABPF. Concentração sérica de glicose, colesterol, triglicerídeos e frutosamina em cadelas gestantes. Acta Vet Bras. 2016;10(2):182-5.
25. Johnson CA. Glucose homeostasis during canine pregnancy: insulin resistance, ketosis, and hypoglycemia. Theriogenology. 2008;70(9):1418-23.
26. Bigliardi E, Bresciani C, Callegari D, Di Ianni F, Morini G, Parmigiani E et al. Use of aglepristone for the treatment of P4 induced insulin resistance in dogs. J Vet Sci. 2014;15(2):267-71.
27. Nak D, Nak Y, Shahzad AH Pregnancy toxemia in a Golden Retriever bitch. A case report. Adv Anim Vet Sci. 2020;8(11):1184-7.
28. Connolly CC, Papa T, Smith MS, Lacy DB, Williams PE, Moore MC. Hepatic and muscle insulin action during late pregnancy in the dog. Am J Physiol Regul Integr Comp Physiol. 2007;292(1):R447-52.
29. Duarte R, Simões DMN, Franchini ML, Marquezi ML, Ikesaki JH, Kogika MM. Accuracy of serum beta-hydroxybutyrate measurements for the diagnosis of diabetic ketoacidosis in 116 dogs. J Vet Intern Med. 2002;16(4):411-7.
30. Souza, TD, Mol JPS, Paixão TA, Santos RL. Mortalidade fetal e neonatal canina: etiologia e diagnóstico. Rev Bras Reprod Anim. 2017;41(2):639-49.
31. Tavares DC. Transtornos reprodutivos causados por agentes infecciosos em animais de canis comerciais da microrregião de Ribeirão Preto, Estado de São Paulo. 2015. Tese (Doutorado em Medicina Veterinária, Reprodução Animal) – Universidade Estadual Paulista, Jaboticabal, São Paulo; 2015. 75p.
32. Greene CE, Carmichael LE. Brucelose Canina. In: Greene CE (ed.). Doenças infecciosas em cães e gatos. 4.ed. Rio de Janeiro: Guanabara-Koogan; 2015. p.862-89.
33. Santos RL, Souza TD, Mol JPS, Eckstein C, Paixão TA. Canine Brucellosis: An Update. Front Vet Sci. 2021;2(8):594291.

34. Keid, LB, Chiebao DP, Batinga MCA, Faita T, Diniz JÁ, Oliveira TMF et al. Brucella canis infection in dogs from commercial breeding kennels in Brazil. Transbound Emerg Dis. 2017;64:691-7.
35. Graham EM, Taylor DJ. Bacterial reproductive pathogens of cats and dogs. Vet Clin North Am Small Anim Pract. 2012;42(3):561-82.
36. Flores EF. Virologia veterinária. Santa Maria: UFSM; 2007. p.437.
37. Greene CE, Carmichael LE. Canine brucellosis. In: Greene CE. Infectious diseases of the dog and the cat. 4.ed. Philadelphia: Elsevier; 2012. 1376p.
38. Keid LB. Avaliação de métodos diretos e indiretos de diagnóstico da brucelose em cães naturalmente infectados. 2006. Tese (Doutorado em Medicina Veterinária) – Faculdade de Medicina Veterinária e Zootecnia, Universidade de São Paulo, São Paulo; 2006. 134f.
39. Megid J, Moraes CCGM, Marcos JR, Agottani JVB. Perfil sorológico, isolamento bacteriano e valores hematológicos e urinários em cães naturalmente infectados com Brucella canis. Ciência Rural. 2000;30(3):405-9.
40. Mol JPS, Guedes ACB, Eckstein C, Quintal APN, Souza TD, Mathias LA et al. Diagnosis of canine brucellosis: comparison of various serologic tests and PCR. J Vet Diag Invest. 2020;32(1):77-86.
41. Galińska EM, Zagórski J. Brucellosis in humans – etiology, diagnostics, clinical forms. Ann Agric Environ Med. 2013;20(2):233-8.
42. Keid LB, Soares RM, Vasconcellos SA, Chiebao DP, Salgado VR, Megid J et al. A polymerase chain reaction for detection of Brucella canis in vaginal swabs of naturally infected bitches. Theriogenology. 2007;68(9):1260-70.
43. Keid LB, Soares RM, Vasconcellos SA, Chiebao DP, Salgado VR, Megid J et al. A polymerase chain reaction for the detection of Brucella canis in semen of naturally infected dogs. Theriogenology. 2007;67(7):1203-10.
44. Cosford KL. Brucella canis: an update on research and clinical management. Can Vet J. 2018;59(1):74-81.
45. Beehan DP. Brucellosis. In: Ettinger SJ, Feldman EC, Côté E. Textbook of Veterinary Internal Medicine. Diseases of the dog and cat. 8.ed. Philadelphia: Elsevier; 2018. 5875p.
46. Souza TD. Mortalidade fetal e neonatal canina. 2017. Tese (Doutorado) – Escola de Veterinária. Universidade Federal de Minas Gerais. Programa de Pós-Graduação em Ciência Animal; 2017. 140p.
47. Azevedo S, Vasconcellos AS, Keid LB, Grasso LMPS, Pinheiro, SR, Mascolli R et al. Comparação de três testes sorológicos aplicados ao diagnóstico da infecção de caninos por Brucella canis. Braz J Vet Res Anim Sci. 2004;41:106-12.
48. Makloski CL. Canine brucellosis management. Vet Clin North Am Small Anim Pract. 2011;41(6):1209-19.
49. Ledbetter EC, Kim SG, Dubovi EJ, Bicalho RC. Experimental reactivation of latent canine herpesvirus-1 and induction of recurrent ocular disease in adult dogs. Vet Microbiol. 2009;138(1-2):98-105.
50. Decaro N, Martella V, Buonavoglia C. Canine adenoviruses and herpesvirus. Vet Clin Small Anim Pract. 2008;38:799-814.
51. Ronsse V, Verstegen J, Thiry E, Onclin K, Aeberlé C, Brunet S et al. Canine herpesvirus-1 (CHV-1): clinical, serological and virological patterns in breeding colonies. Theriogenology. 2005;64(1):61-74.
52. Castro MDS, David MBM, Gonçalves EC, Siqueira AS, Virgulino RR, Aguiar DCF. First molecular detection of canine herpesvirus 1 (CaHV-1) in the Eastern Brazilian Amazon. J Vet Sci. 2022;23(2):e18.
53. Albert DM, Lahav M, Carmichael LE, Thirty DH. Canine herpes-induced retinal dysplasia and associated ocular anomalies. Invest Ophtalmol Vis Sci. 1976;15(4):267-78.
54. Dahlbom M, Johnsson M, Myllys V, Taponen J, Andersson M. Seroprevalence of canine herpesvirus-1 and Brucella canis in finnish breeding kennels with and without reproductive problems. Reprod Dom Anim. 2009;44:128-31.
55. Strandberg JD, Carmichael LE. Eletronic microscopy of a canine herpesvirus. J Bacteriol. 1965;90(6):1790-2.
56. Kurissio JK. Isolamento viral e diagnóstico molecular de herpes-vírus canino. 2013. Dissertação (Mestrado em Medicina Veterinária) – Universidade Estadual Paulista, Faculdade de Medicina Veterinária e Zootecnia, Botucatu, SP; 2013. 92f.
57. Bresciani KD, Costa AJ, Navarro IT, Toniollo GH, Sakamoto CAM, Arantes TP et al. Toxoplasmose canina: aspectos clínicos e patológicos. Semina: Ciências Agrárias. 2008;29(1):189-202.
58. Dubey JP. Toxoplasmosis in dogs. Can Pract. 1985; 28:7-28.
59. Leal PDS, Coelho CD. Toxoplasmose em cães: uma breve revisão. Coccidia. 2014;2(1):2-39.
60. Fialho CG, Teixeira MC, Araujo FAP. Toxoplasmose animal no Brasil. Acta Sci Vet. 2009;37(1):1-23.
61. Bresciani KDS, Toniollo GH, Costa AJ, Sabatini GA, Moraes FR. Clinical, parasitological and obstetric observations in pregnant bitches with experimental toxoplasmosis. Ciência Rural. 2001;31(6):1039-43.
62. Mascolli R. Leishmaniose, leptospirose, brucelose, toxoplasmose, neosporose e doença de Chagas na população canina da Estância Turística de Ibiúna, São Paulo: Inquérito de prevalência e fatores de risco. 2010. Tese (Doutorado em Epidemiologia Experimental Aplicada a Zoonoses) – Faculdade de Medicina Veterinária e Zootecnia de Universidade de São Paulo, São Paulo; 2010. 218f.
63. Sanches FJ, Queiroz AS, Albuquerque APL, Queiroz OS, Assis MF, Marcusso PF. Feline neonatal toxoplasmosis and cystoisospora coinfection – Case Report. Acta Vet Bras. 2018;2:40-4.
64. Coiro CJ, Langoni H, Silva RC, Ullmann LS. Fatores de risco para leptospirose, leishmaniose, neosporose e toxoplasmose em cães domiciliados e peridomiciliados em Botucatu-SP. Vet Zootec. 2011;18(3):393-407.

65. Vidotto O, Navarro IT, Freire RL, Garcia JL. Toxoplasmose. In: Jericó MM, Neto JPA, Kogika MM. Tratado de medicina interna de cães e gatos. Rio de Janeiro: Roca; 2015. v. 1, p. 703-12.
66. Santarém VA, Brito AF, Ramires LM. Cuidados sanitários no canil: prevenindo doenças. In: Luz MR, Silva AR. Reprodução de cães. Barueri: Manole; 2019. p.219-47.
67. Faine S, Adler B, Bolin C, Perolat P. Leptospira and leptospirosis. 2.ed. Melbourne: Medsci; 2000. 272p.
68. Greene CE, Sykes JE, Moores GE, Goldstein RE, Schultz R. Leptospirose. In: Greene CE. Doenças infecciosas em cães e gatos. 4.ed. Rio de Janeiro: Guanabara-Koogan; 2015. p.932-66.
69. Hagiwara MK, Miotto BA, Kogika MM. Leptospirose. In: Jericó MM, Neto JPA, Kogika MM. Tratado de medicina interna de cães e gatos. Rio de Janeiro: Roca; 2015.
70. Mello LPP, Manhoso FFR. Aspectos epidemiológicos da leptospirose canina no Brasil. Unimar Ciênc. 2007;16(1-2):27-32.
71. Boechat VC, Pereira SA, Mendes Júnior AAV, Vicente AF, Megid J, Dasso MG et al. Anti-Brucella canis antibodies in dogs naturally infected with Leishmania infantum and associated histological alterations in the genital tract. An Acad Bras Cienc. 2021;93(Suppl 4):e20201682.
72. Valle GR, Ribeiro VM. Leishmaniose visceral canina: efeitos sobre a reprodução. In: Luz MR, Silva AR (ed.). Reprodução de cães. Barueri: Manole; 2019. p.269-87.
73. Carvalho Junior CG, Teixeira Neto RG, Lopes VV, Belo VS, Alves NR, de Paula TB et al. Parasitism and inflammation in ear skin and in genital tissues of symptomatic and asymptomatic male dogs with visceral leishmaniasis. Parasitol Res. 2017;116(3):987-95.

CAPÍTULO 7

Parto e distocias em cadelas

Camila Infantosi Vannucchi
Cristina de Fátima Lúcio

INTRODUÇÃO

O parto caracteriza-se por ser um dos processos fisiológicos mais importantes na vida reprodutiva das cadelas. Em função da extrema variedade racial, mormente na espécie canina, características genéticas e morfológicas de algumas fêmeas dificultam a progressão normal do parto e aumentam a incidência de distocias. Dessa forma, os conhecimentos obstétricos nas cadelas permitem a classificação de matrizes predispostas aos problemas de parto, bem como possibilitam elaborar estratégias de prevenção à distocia e redução da incidência nas gerações futuras.

A despeito da exigência de manifestar comportamentos instintivos das parturientes, o momento do parto exige adequada preparação e supervisão técnica, para a manutenção da saúde materna e neonatal. Os partos assistidos são aqueles para os quais é necessário auxílio externo, mas não necessariamente resultam em complicações posteriores. Todavia, a intervenção deve ocorrer respeitando critérios preestabelecidos de duração e evolução progressiva de seus estágios. Porém, o momento exato para proceder à assistência médica exige conhecimentos específicos e vivência técnica, já que a decisão de proceder à intervenção obstétrica é difícil, especialmente o exato momento na qual deve ser realizada. Além disso, a assistência precoce é passível de causar danos ao feto e ao canal do parto, por haver ainda insuficiente dilatação cervical, além de predispor a afecções puerperais. O trauma neonatal pode ser reflexo da intervenção obstétrica extemporânea quando há suspeita de distocia em curso. Por outro lado, o retardo para o auxílio médico pode comprometer a vida fetal.

MÉTODOS PARA A ESTIMATIVA DO PARTO

A gestação na cadela apresenta duração média de 2 meses, podendo variar de 56 a 68 dias, na dependência do parâmetro de contagem inicial (datas de acasalamento, dia do pico de hormônio luteinizante – LH – ou ovulação e/ou dia do início do diestro citológico). Para estabelecer a idade gestacional acurada, consideram-se 65 dias a partir do pico pré-ovulatório do LH ou 63 dias a partir da identificação da ovulação. Porém, quando apenas a observação do acasalamento é utilizada para o cálculo da data provável do parto, a variação pode ser entre 57 e 72 dias, considerada bastante imprecisa.

A acurácia para estabelecimento do período gestacional aumenta em cadelas submetidas à reprodução assistida. Por exemplo, a dosagem sérica de progesterona durante o período de acasalamento oferece algumas informações importantes: identificação do pico de LH ou do momento ovulatório. Quando os dias do pico de LH ou da ovulação são conhecidos, a previsão é de que o parto ocorra em aproximadamente 65 ou 63 dias, respectivamente, com variação de 1 dia. O acompanhamento reprodutivo por citologia vaginal também pode ser considerado uma ferramenta auxiliar para a previsão do parto, pois, no primeiro dia de identificação do diestro citológico, estima-se que o parto ocorra em aproximadamente 57 dias.[1]

Para as cadelas nas quais não houve acurado acompanhamento reprodutivo, é possível prever o dia do parto por meio da aferição da temperatura corpórea a partir do estágio final da gestação (após 54 dias do acasalamento). Durante a fase preparatória do parto (pródromos do parto), ou seja, 12 a 24 horas antes do início da expulsão fetal, a temperatura corpórea das cadelas pode apresentar diminuição de aproximadamente 1°C, como consequência da luteólise pré-parto. A diminuição abrupta da concentração sérica de progesterona, que apresenta efeito termogênico, é refletida pela queda da temperatura corpórea, retornando ao valor normal ao início da fase expulsiva do parto. Para a identificação precisa da diminuição abrupta da temperatura corpórea, o controle da variação térmica deve ser realizado de 3 a 4 vezes ao dia, estimando o nascimento dos filhotes após 12 a 24 horas. Seguindo-se o mesmo princípio da identificação da luteólise pré-parto, pode-se mensurar a concentração de progesterona sérica, ou seja, a expulsão fetal pode iniciar-se entre 24 e 36 horas após a concentração sérica de progesterona alcançar valores inferiores a 2 ng/mL.

A observação das mudanças comportamentais da fêmea gestante pode indicar o início da fase preparatória para o parto. Previamente ao parto, as fêmeas podem tornar-se reclusas, agitadas ou inquietas, anoréxicas, e iniciar a preparação do local do parto, por meio da confecção do ninho. Embora tais características sejam individuais e insipientes para estabelecer o exato momento para o início da fase expulsiva, são observações de grande valia para o manejo da parturiente. A avaliação ultrassonográfica da fêmea gestante pode contribuir para definir a idade gestacional e, dessa forma, estabelecer a previsão para o parto.

FISIOLOGIA E ENDOCRINOLOGIA DO PARTO

Do ponto de vista hormonal, o parto é desencadeado pelo aumento na produção de cortisol fetal, consequência da maturação do eixo hipotalâmico-hipofisário-adrenal. À redução do suprimento nutricional placentário, proporcionalmente ao crescimento fetal, estimula-se o reflexo de estresse fetal, aumentando a síntese de cortisol pela adrenal. Após atravessar a barreira placentária e alcançar a circulação materna, o cortisol de origem fetal determina mudanças importantes na esteroidogênese materna, resultando na diminuição na concentração sérica de progesterona e estrógenos. Contudo, a ativação da cascata luteolítica, culminando no acréscimo de prostaglandina F2α a partir da unidade uteroplacentária, em resposta à elevação da concentração de cortisol, é o processo desencadeador do parto. Sequencialmente, a luteólise funcional e morfológica pré-parto, acompanhada de decréscimo abrupto da progesterona sérica a níveis basais, é o evento que deflagra o início do parto. Sob ação da prostaglandina e ausência dos efeitos bloqueadores da progesterona na tonicidade uterina, as contrações iniciam-se fracas e irregulares, evoluindo para contrações uterinas regulares e de maior intensidade com o progredir dos eventos do parto.

Fases do parto

O parto é essencialmente caracterizado pela expulsão do(s) feto(s) e da(s) placenta(s), e pode ser dividido em três fases: primeira fase ou fase prodrômica, segunda fase ou fase expulsiva e terceira fase ou eliminação da(s) placenta(s). Nas cadelas, as duas últimas fases podem alternar-se até o término do processo.

A primeira fase é caracterizada pelo início das contrações uterinas e dilatação da cérvix, estendendo-se por 6 a 12 horas, podendo chegar a 36 horas. Embora não ocorram contrações abdominais nessa fase do parto, as contrações uterinas iniciam-se de forma irregular. Clinicamente, é possível observar inquietude da gestante, buscando locais para confecção do ninho, e aumento da frequência respiratória. Ainda, é comum a parturiente apresentar hiporexia ou anorexia, além de êmese e aumento na frequência de defecação. Durante a fase prodrômica do parto, pode ser observada a presença de uma secreção vaginal mucosa (Figura 1), proveniente da liquefação do tampão mucoso, o qual contribui para a oclusão da cérvix durante a gestação.

A segunda fase do parto corresponde à expulsão fetal, com início à ruptura da membrana corioalantoidiana e término ao nascimento do último filhote. Entretanto, a fase expulsiva do parto também pode ser demarcada pelo momento no qual a temperatura corpórea da fêmea retorna a valores normais, ao início de contrações abdominais aparentes ou nascimento do primeiro filhote juntamente com a eliminação dos fluidos fetais. A duração dessa fase é variável (4 a 24 horas), pois depende do tamanho da ninhada. Em geral, a parturiente adota o decúbito lateral para a fase expulsiva do parto, podendo, em algumas situações, optar por permanecer em estação, com flexão dos membros pélvicos.

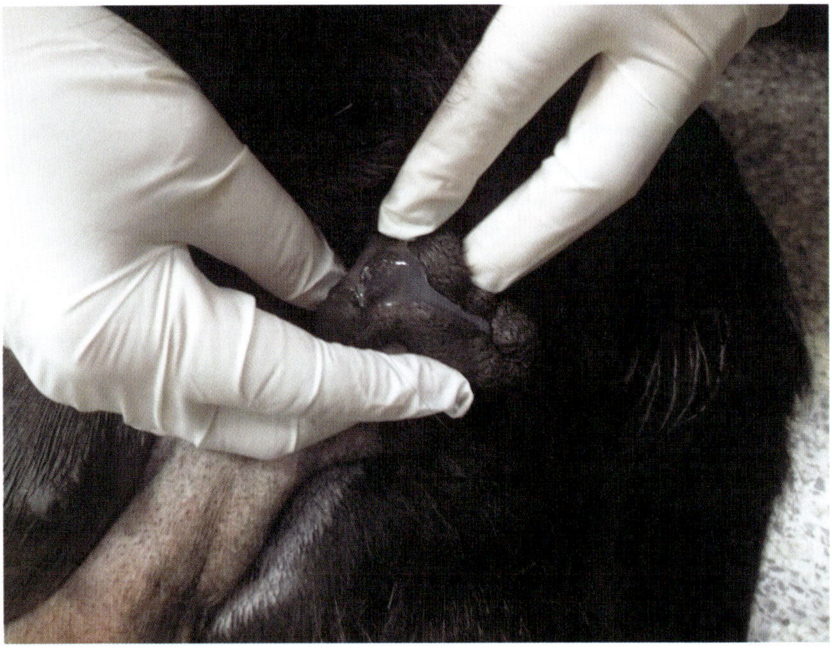

FIGURA 1 Eliminação do tampão mucoso por via vaginal em cadela durante a fase prodrômica do parto.

Fonte: Laboratório de Inseminação Artificial, Patologia da Reprodução e Perinatologia (LIAPP) – FMVZ-USP.

A dilatação da cérvix e da vagina, promovida pela insinuação fetal, é responsável por desencadear o chamado reflexo de Ferguson, que culmina com a liberação reflexa de ocitocina. Os neurônios sensoriais localizados na cérvix e na parede vaginal são estimulados pela pressão (barorreceptores) da insinuação fetal, propagando o estímulo, pela via aferente, até a medula espinhal e, consequentemente, estimulando o eixo hipotalâmico-hipofisário para liberação de ocitocina. Adicionalmente, durante a expulsão do feto, os barorreceptores sofrem despolarização e há desencadeamento do arco reflexo medular, o qual culmina com a contração dos músculos abdominais.

A adequada frequência e força de contração uterina associada à contração dos músculos abdominais promovem a expulsão fetal pelo canal do parto, que é composto pela via fetal mole (cérvix, vagina, vestíbulo vaginal e vulva) e pela via fetal óssea (pelve, sacro e primeiras vértebras coccígeas). A membrana amniótica pode se romper nesse momento, promovendo a lubrificação necessária para que o feto seja expulso pela via fetal mole sem dificuldade. Entretanto, alguns filhotes podem nascer envoltos na membrana amniótica intacta, sendo necessária sua ruptura imediatamente após a expulsão (Figura 2).

O intervalo máximo esperado entre as expulsões fetais é de aproximadamente 2 horas. Entretanto, o período de espera para o nascimento seguinte não é regular, pois os fetos estão distribuídos ao longo dos dois cornos uterinos e a expulsão fetal ocorre de forma alternada, sendo comum um intervalo curto e outro longo entre as expulsões.

A última fase do parto é caracterizada pela expulsão da placenta, que pode ocorrer intercalada com a segunda fase do parto (Figura 3). Quando são expulsos dois filhotes de cornos uterinos distintos em um intervalo curto de tempo, é comum que duas placentas sejam eliminadas de uma única vez. Após a

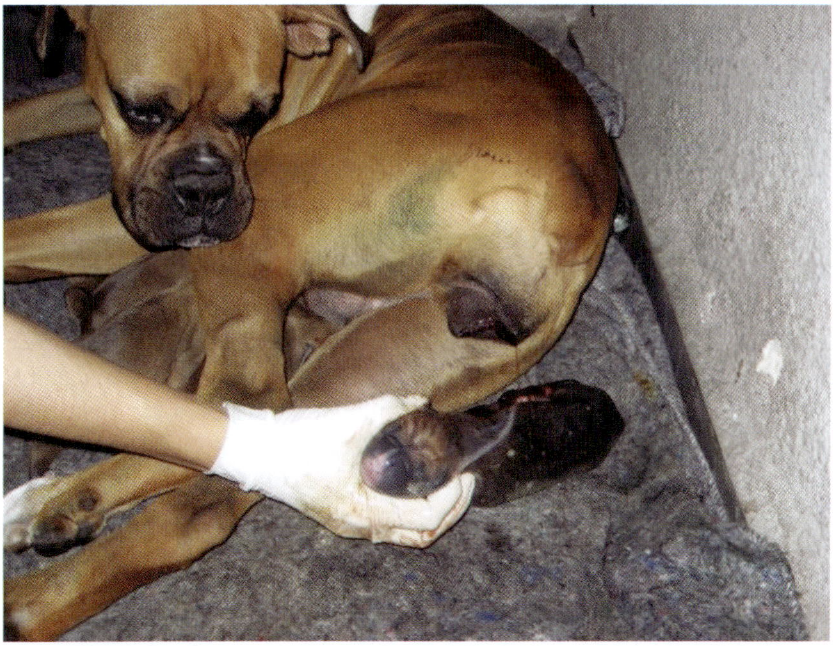

FIGURA 2 Expulsão fetal com a membrana amniótica intacta.
Fonte: Laboratório de Inseminação Artificial, Patologia da Reprodução e Perinatologia (LIAPP) – FMVZ-USP.

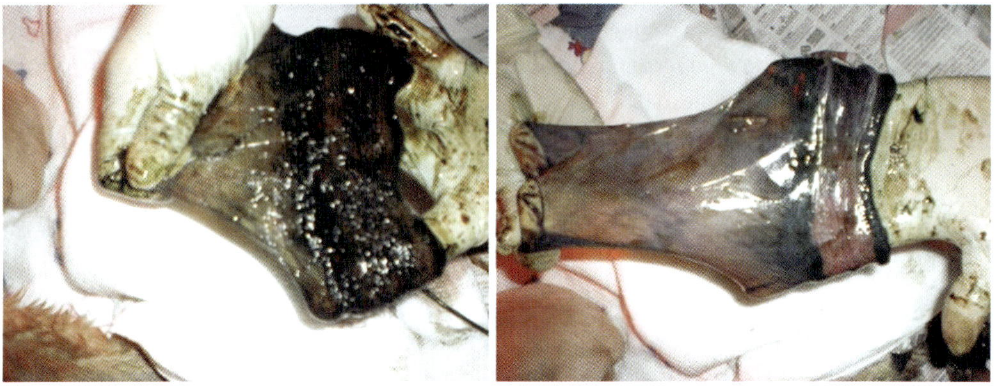

FIGURA 3 Fase de expulsão placentária do parto em cadelas.
Fonte: Laboratório de Inseminação Artificial, Patologia da Reprodução e Perinatologia (LIAPP) – FMVZ-USP.

expulsão, é indicado remover a placenta para evitar a ingestão pela parturiente, prevenindo dessa maneira a ocorrência de diarreia.

O EXAME DA PARTURIENTE

O atendimento clínico da parturiente deve ser feito de forma criteriosa, pois, diante da suspeita de distocia, o diagnóstico é determinante para a conduta clínica assertiva. Embora o exame deva ser acurado, pois trata-se de emergência obstétrica, deve ser realizado de forma prática e objetiva. Entretanto, os sinais de parto podem variar conforme a raça da fêmea, tamanho da ninhada, duração da fase expulsiva, resposta à terapia medicamentosa ou intervalo entre nascimentos regulares.

Na identificação da paciente, é importante considerar sua faixa etária, pois a predisposição à distocia pode variar em fêmeas jovens e fêmeas em idade avançada.[2] Caso a fêmea seja plurípara, informações sobre gestações e partos anteriores devem ser obtidas. A anamnese deve ser direcionada para a situação clínica atual, porém questionamentos sobre o manejo reprodutivo adotado (acasalamento natural ou reprodução assistida) podem trazer informações importantes quanto à idade gestacional. O responsável deve ser indagado sobre: observação da ruptura das membranas fetais, início, frequência e intensidade das contrações abdominais, além da prévia expulsão fetal. Se houver relato do nascimento de alguns filhotes, é importante obter informações referentes ao intervalo entre os nascimentos e o horário do último filhote a nascer. Além disso, é relevante questionar se as placentas também foram expulsas e se algum tipo de auxílio obstétrico já foi realizado. A existência de comorbidade materna deve ser esclarecida, além do manejo alimentar e sanitário e da importância zootécnica da mãe e dos filhotes.

Os cuidados semiológicos para o exame obstétrico devem ser seguidos à risca, a fim de sistematizar a avaliação clínica, iniciando-se com a desinfecção do material e instrumental a ser utilizado. O exame físico deve ser realizado de forma metódica, e nenhuma avaliação deve ser negligenciada. O exame da condição e estado corpóreo da fêmea, além da propedêutica geral (funções vitais, palpação dos linfonodos, inspeção das mucosas e grau de hidratação), são obrigatórios para averiguar a condição clínica da mãe. Previamente ao exame específico do sistema reprodutor, deve-se proceder a adequada higienização perineal da fêmea e lubrificação excessiva do material obstétrico. Para o exame externo específico, são relevantes a inspeção e a palpação abdominal, no sentido de verificar o grau de tensão abdominal e a presença de fetos no útero, além de sinais de movimentação fetal e da presença evidente de contrações abdominais. A inspeção da vulva deve priorizar a presença e a característica do corrimento vaginal ou mesmo a presença de feto ou membranas fetais expostos.

O exame interno específico deve obrigatoriamente incluir o toque vaginal, mantendo-se as normas propedêuticas criteriosas. O toque digital do canal do parto deve considerar a avaliação da via fetal mole e óssea (pelvimetria, grau de dilatação vaginal, lubrificação fisiológica da vagina e sinais de trauma ou afecções), avaliação fetal (presença de feto no canal do parto e, quando presente, determinação da conformação, estática e viabilidade fetal) e avaliação das membranas fetais (bolsa fetal intacta, ruptura das membranas e aspecto dos líquidos fetais). A viabilidade fetal pode ser averiguada por meio dos reflexos fetais, principalmente o reflexo interdigital e de sucção. Entretanto, a resposta a tais reflexos pode variar segundo o grau de depressão e estresse fetal, não sendo confirmatório do óbito fetal.

Algumas situações requerem o auxílio de exames laboratoriais complementares, tais como hemograma, dosagem de cálcio sérico e glicemia. Além disso, o exame ultrassonográfico é um recurso essencial na avaliação dos fetos, pois auxilia no diagnóstico de fetos prematuros, além da identificação de sofrimento fetal por meio da frequência cardíaca. Durante o parto, a frequência cardíaca dos fetos entre 180 e 200 bpm indica boa vitalidade (Figura 4). Caso a frequência cardíaca fetal permaneça abaixo de 160 bpm, sem que haja a expulsão fetal em até 2 horas, sugere-se a resolução do parto no sentido de evitar a mortalidade neonatal. A bradicardia fetal (< 140 bpm) indica a urgente intervenção médica. O exame radiográfico também é importante ferramenta obstétrica, pois permite a contagem, localização e disposição dos fetos na cavidade uterina, além da determinação da compatibilidade materno-fetal, ou seja, o tamanho fetal adequado para passagem pela pelve materna. Para o diagnóstico de distocia, o exame radiográfico tem especial função nas alterações obstrutivas e na exata estática fetal no momento da insinuação pélvica.

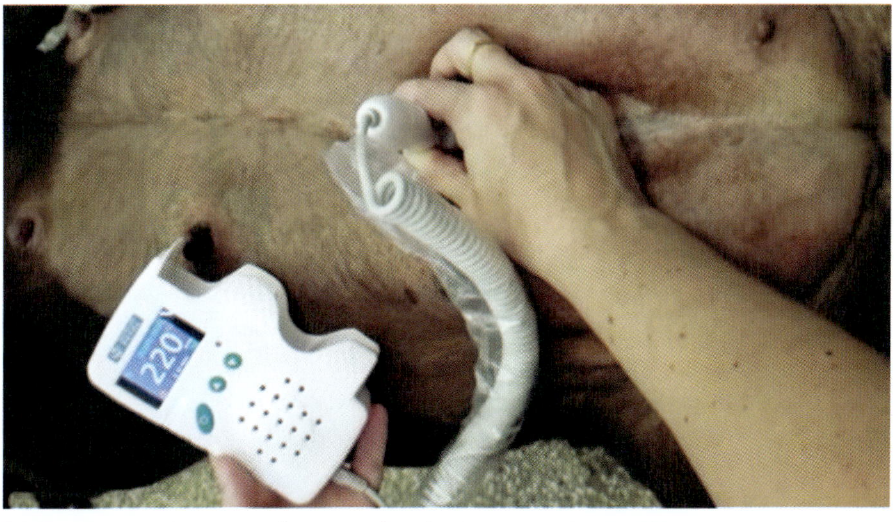

FIGURA 4 Mensuração da frequência cardíaca fetal por meio de aparelho sonar detector cardiofetal.
Fonte: Laboratório de Inseminação Artificial, Patologia da Reprodução e Perinatologia (LIAPP) – FMVZ-USP.

DISTOCIA

Define-se distocia como a dificuldade para a expulsão completa do feto através da via fetal mole e óssea, sendo necessária assistência externa. Ainda, a distocia decorre de fatores que ocorrem no momento do parto, os quais interferem em seu desenvolvimento normal. A incidência de distocias nos atendimentos clínico-cirúrgicos pode variar substancialmente, mas, no geral, a distocia ocorre em 4,8% dos partos.[2]

As distocias são consideradas emergências obstétricas, uma vez que há risco iminente de morte fetal e/ou neonatal (aproximadamente 20% de mortalidade), além da perda materna (taxa de mortalidade de 1%). Entretanto, a identificação da distocia nas cadelas pode ser um desafio ao médico-veterinário, uma vez que as características da eutocia podem variar individualmente e racialmente. Em contrapartida, alguns sinais podem ser indicativos de distocia (Quadro 1) e sugerem a necessidade de exame obstétrico detalhado, acompanhamento intensivo e eventual assistência médica.

A ocorrência de distocia está relacionada a alguns fatores de risco, como raça, idade, número de gestações, número de filhotes e condição corporal.[3] A maior predisposição racial é referente às raças braquiocefálicas ou acondroplásticas,[4] incluindo Boston Terrier, Boxer, Buldogue Inglês, Buldogue Francês, Mastiff Inglês, Pequinês, Pointer e Scottish Terrier.[5] Em geral, raças caninas com peso corpóreo inferior a 10 kg ou superior a 40 kg apresentam maior predisposição à distocia.[4] Ainda, fêmeas prenhes ao primeiro cio ou acima de 7 anos apresentam maiores chances de desenvolverem distocia, por imaturidade do sistema reprodutor no caso das jovens e por falha nas contrações uterinas em fêmeas idosas. Quando o número de fetos é reduzido para a raça, pode haver predisposição à distocia, por haver crescimento exagerado dos fetos, resultando em incompatibilidade materno-fetal. Em contrapartida, gestações com grande número de filhotes predispõem as fêmeas à distocia por inércia uterina.

A conduta médica diante dos casos de distocia está diretamente relacionada à origem do problema. Em geral, as distocias podem ser

QUADRO 1 Sinais sugestivos de distocia em cadelas e gatas

Sinais observados durante a fase prodrômica do parto	Prolongamento da fase prodrômica (superior a 24 horas após os primeiros sinais, especialmente, a queda da temperatura corpórea)
	Prolongamento da idade gestacional superior a 70 dias do primeiro acasalamento para as cadelas e 71 dias para as gatas
	Presença de corrimento esverdeado-enegrecido anterior ao nascimento do primeiro filhote
Sinais durante a fase expulsiva do parto	Ruptura da membrana corioalantoidiana sem expulsão fetal em até 3 horas
	Contrações vigorosas e persistentes por mais que 30-40 minutos sem progressão fetal
	Contrações fracas, improdutivas ou ausentes por período superior a 2-3 horas
	Intervalo entre expulsões prolongado (superior a 3 horas)
	Distúrbios da estática fetal visíveis pela rima vulvar ou períneo
	Protrusão das membranas fetais pela rima vulvar por mais de 15 minutos sem a expulsão fetal
	Corrimento vaginal sanguíneo abundante e alterações do estado geral da parturiente (sensibilidade dolorosa permanente, letargia e sinais neurológicos)

tratadas por meio de manipulação e manobras obstétricas, terapia medicamentosa e/ou resolução cirúrgica por cesariana. Dentre as formas de tratamento medicamentoso, destaca-se majoritariamente o emprego parenteral da ocitocina. Nas cadelas, cerca de 50% a 60% dos casos de distocia são resolvidas cirurgicamente por meio da cesariana, especialmente para raças braquicefálicas.[2]

As distocias são classificadas segundo sua etiologia, em distocias de causas maternas e distocias de causas fetais, as quais podem ocorrer de forma isolada ou conjuntamente. As distocias maternas são proporcionalmente mais frequentes (aproximadamente 70% dos casos totais de distocia em cadelas) do que as distocias de origem fetal (30%).[5]

Distocias de origem materna

Dentre as distocias de causas maternas, destacam-se as falhas na contração uterina, obstrução do canal do parto, torção e ruptura uterina.

Falhas na contração uterina

A falha na contração uterina, também chamada de inércia uterina, é a causa mais comum de distocia nas cadelas. A inércia uterina pode ser parcial, também denominada hipotonia uterina, ou total, chamada de atonia uterina. Ainda, a falha de contração pode ser classificada como primária, quando há impedimento ao início do parto; ou secundária, quando a falha ocorre após a expulsão de alguns filhotes, mesmo não havendo obstrução do canal do parto. De qualquer forma, a inércia uterina é caracterizada pelo sofrimento fetal por descolamento placentário, redução das trocas materno-fetais e alta mortalidade feto-neonatal.

A inércia uterina primária pode ser consequência de diferentes condições clínicas, embora de etiologia ainda incerta. Infere-se a possibilidade de causas hereditárias, falhas hormonais (síntese e liberação de ocitocina, além de falha na luteólise pré-parto) e causas metabólicas (hipocalcemia e hipoglicemia). A gestação múltipla patológica, ou seja, o número de fetos superior ao fisiológico para a espécie e raça, caracteriza-se pelo desencadeamento hormonal do parto, porém a distensão uterina excessiva impede as contrações, levando à atonia ou hipotonia primária. Nesse caso, a fêmea apresentará sinais de pródromos, mas não haverá evolução para o segundo estágio do parto. Em contrapartida, a inércia uterina primária pode estar relacionada à gestação com número reduzido de fetos e, consequentemente, à produção insuficiente de cortisol fetal para promover a luteólise e o desencadeamento do parto. Ainda, fêmeas submetidas à hormonioterapia com progestágenos para tratamento de hipoluteoidismo, sem a prévia suspensão do tratamento em tempo hábil, ou contracepção de emergência com o uso de progestágenos de longa ação, evoluem para atonia uterina primária, por elevada concentração de progestágeno circulante, o qual manterá o útero quiescente. Outras condições sistêmicas, como obesidade, subnutrição e hipocalcemia, podem predispor à atonia ou hipotonia uterina primária.

O diagnóstico da inércia uterina primária é baseado na informação sobre a idade gestacional, além da estimativa obtida por meio do exame clínico, de forma a confirmar o prolongamento da gestação. Ademais, informações que permitam identificar o prolongamento da fase prodrômica do parto (mecanismo de sinalização do parto), sem evolução para a fase expulsiva, são fundamentais para o diagnóstico. A presença de corrimento vaginal esverdeado ou enegrecido, associado aos sinais de sofrimento fetal, indica a necessidade de intervenção emergencial, por meio do tratamento cirúrgico (cesariana). A indução da contração uterina com o uso de agentes ecbólicos é desaconselhada, uma vez que a dilatação da cérvix pode estar incompleta ou ausente, predispondo à ruptura uterina. Ademais, as contrações uterinas podem intensificar o sofrimento fetal, provocando natimortalidade.

Em referência à inércia uterina secundária, ocorre falha na contração uterina após o início da fase expulsiva do parto, por exaustão após a expulsão de alguns filhotes. As contrações uterinas cessam principalmente em partos prolongados, em função do número excessivo de fetos ou por sobrecarga uterina para a expulsão de fetos grandes ou distocia obstrutiva por estática fetal anômala. O diagnóstico da inércia uterina secundária é estabelecido por prolongamento do intervalo entre expulsões fetais superior a 2 a 3 horas, sem contrações abdominais expulsivas aparentes. Para tanto, o exame obstétrico por toque vaginal é fundamental para identificar a presença de feto ou a obstrução do canal do parto, além da dosagem sérica de cálcio para descartar a hipocalcemia.

A identificação da viabilidade fetal, juntamente com a contagem do número de fetos remanescentes (precisamente por exame radiográfico), é determinante para estabelecer a conduta terapêutica. Em geral, a permanência de 4 ou mais fetos na cavidade uterina é associada a falha do tratamento medicamentoso. A baixa vitalidade fetal ou a identificação de obstrução no canal do parto indicam a necessidade iminente de tratamento cirúrgico. Caso contrário, como conduta inicial, emprega-se a administração parenteral única ou contínua de agentes ecbólicos, principalmente a ocitocina. Para a indução da contração uterina nas cadelas, preconiza-se a infusão intravenosa lenta de 0,5 a 1,5 UI de ocitocina para fêmeas até 10 kg e entre 1,5 e 3 UI para fêmeas acima de 10 kg, associada a 16 mg/kg de gluconato de cálcio a 10%, diluídos em 100 mL de solução fisiológica de NaCl a 0,9%. Caso haja hipoglicemia associada, deve ser administrada solução de glicose (5%) em substituição à solução fisiológica de NaCl 0,9%. O referido protocolo pode ser empregado continuadamente até a expulsão do último feto ou repetido ao longo do parto por, no máximo, três vezes. Se, após a administração da terceira solução, a expulsão fetal não for completa, a resolução deve ser cirúrgica (cesariana).

Alternativamente, a ocitocina pode ser administrada por via intramuscular, porém seu efeito é restrito, em função da meia-vida de 10 minutos. Portanto, após a administração intramuscular da primeira dose de ocitocina, é esperada expulsão fetal em até 30 minutos, e a aplicação pode ser repetida a cada 30 minutos até a expulsão completa. À ineficiência da aplicação isolada de ocitocina, pode-se associar o gluconato de cálcio 10% por via intravenosa lenta na dose de 10 a 20 mg/kg, com o cuidado de proceder à auscultação cardíaca e interrupção do tratamento à ocorrência de arritmia.[6] A via de aplicação subcutânea do gluconato de cálcio deve ser evitada por seu efeito irritante e pela possibilidade de formação de granuloma no local da aplicação. Contudo, caso seja necessário, o gluconato de cálcio pode ser diluído no volume de 1:1 em solução salina de NaCl 0,9% para a administração subcutânea.[6]

Obstrução do canal do parto

A distocia obstrutiva é a segunda mais frequente causa de distocia em cadelas.[5] O impedimento para a livre passagem do feto pelo canal do parto pode ocorrer por processos obstrutivos, tanto das vias fetais moles quanto da via fetal óssea.

A falha na dilatação da cérvix durante a fase expulsiva, processos neoplásicos em qualquer porção das vias fetais moles, constrição da luz vaginal por retração cicatricial prévia, septo vaginal, prolapso vaginal e hipoplasia vulvar são algumas das alterações da via fetal mole que impedem a expulsão fetal durante o parto. A histerocele inguinal gravídica também pode ser descrita como causa de distocia obstrutiva ou mecânica, uma vez que a ectopia fetal no momento do parto pode levar à constrição do canal do parto e interromper a progressão normal do feto durante a fase expulsiva.

A conformação da pelve pode ser uma das causas de distocia obstrutiva em algumas raças caninas, especialmente as de conformação braquiocefálica. O estreitamento anatômico do canal pélvico, característico de raças braquicefálicas (como o Buldogue Inglês) e de algumas raças específicas (p. ex., o Scottish Terrier e Boston Terrier), é a principal etiologia da distocia obstrutiva da via fetal óssea. As fêmeas da raça Buldogue Inglês apresentam comprovadamente menor comprimento da pelve (relação da tuberosidade coxal e isquiática) e saída pélvica mais estreita (relação sacroisquiática).[7] Ainda, fraturas pélvicas mal consolidadas, impedindo a dilatação óssea no momento do parto, bem como falha no desenvolvimento da pelve por fatores nutricionais ou pelve infantil, constituem alterações da via fetal óssea passíveis de distocia materna por processo obstrutivo.

Independentemente da etiologia da obstrução, a fêmea apresenta sinais de pródromos do parto e ocorre o início da segunda fase do parto, sem evolução para a expulsão fetal. O diagnóstico pode ser realizado por meio do exame obstétrico criterioso, associado a exames de imagem. A realização do exame radiográfico de pelve é salutar quando a suspeita envolve alterações da via fetal óssea.

O tratamento, a despeito da causa, deve ser emergencialmente cirúrgico, objetivando a viabilidade feto-neonatal. Entretanto, a futura utilização da fêmea como reprodutora deve ser ponderada e a causa específica da obstrução do canal do parto deve ser resolvida.

Torção e ruptura uterina

Tanto a torção quanto a ruptura uterina são eventos raros na espécie canina. A torção uterina, observada em maior frequência em bovinos, não tem etiologia conhecida em cães. Quando ocorre, é mais comum em apenas um dos cornos uterinos, em sentido longitudinal ou ao redor do corno uterino contralateral. A torção uterina pode ocorrer principalmente ao final da gestação, por excessiva movimentação fetal, relaxamento dos ligamentos uterinos, contrações uterinas prematuras, diminuição dos fluidos fetais, redução do tônus uterino e uso abusivo de ocitocina.[8] Clinicamente, a fêmea apresenta sinais inespecíficos, tais como apatia, anorexia, êmese, até mesmo sinais de choque, podendo evoluir ao óbito na dependência do grau de rotação. Caso a rotação uterina ocorra durante o parto, a fêmea apresenta distocia obstrutiva com grave comprometimento da viabilidade fetal, pois há interrupção da circulação uterina e, consequentemente, das trocas materno-fetais. Dessa maneira, o diagnóstico precoce é determinante para a sobrevivência fetal e materna e deve estar baseado nos achados clínicos, exame radiográfico, para análise da distensão uterina e de meios semiológicos para verificar a viabilidade fetal. O tratamento é estritamente cirúrgico (cesariana), podendo incluir a histerectomia quando o comprometimento isquêmico do útero é excessivo.

A ruptura uterina pode acontecer como consequência da torção, traumas e uso abusivo de agentes ecbólicos nas distocias obstrutivas ou em doses excessivas. Quando a ruptura uterina ocorre, a fêmea pode evoluir para peritonite, apresentando sinais de choque e anemia. O diagnóstico é baseado nos sinais clínicos, além do exame ultrassonográfico abdominal para detecção de conteúdo uterino na cavidade abdominal. A resolução é eminentemente cirúrgica, incluindo cuidados específicos para a peritonite.

Distocias de origem fetal

As distocias de causa fetal podem ser classificadas, primordialmente, como dependentes da estática fetal no conduto pélvico durante a fase expulsiva do parto, ou independentes da insinuação postural do feto.

Distocia fetal dependente da estática fetal

Define-se estática fetal como o conjunto de características posturais do feto ao insinuar-se através do canal do parto (Figura 5). Para o completo entendimento do tipo de insinuação fetal, a estática deve mencionar as seguintes descrições:

1. Apresentação fetal: trata-se da maneira como o feto se insinua no conduto pélvico em relação a seu eixo longitudinal. Dessa maneira, considera-se a apresentação anterior, posterior ou transversa (horizontal ou vertical). Para a espécie canina, tanto a apresentação anterior como a posterior podem ser consideradas eutócicas, uma vez que 40% dos filhotes apresentam-se no canal do parto com os membros posteriores.
2. Posição fetal: é descrita como a relação entre a coluna vertebral do feto e a pelve materna, na dependência do tipo de apresentação fetal. A maior frequência dos nascimentos ocorre na posição ver-

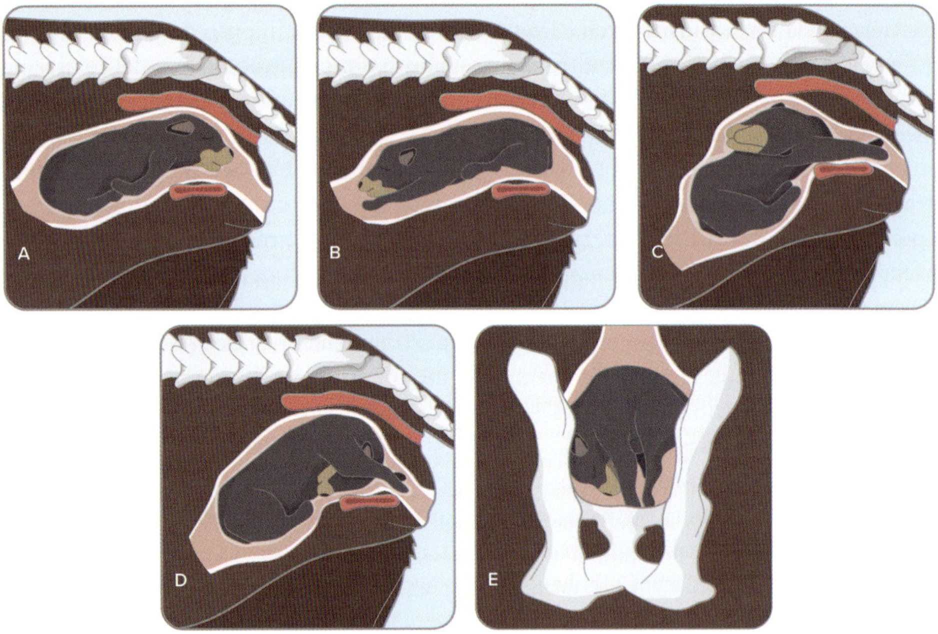

FIGURA 5 Distintas alterações posturais do feto que caracterizam as distocias fetais dependentes da estática. A: feto em apresentação anterior, posição vertebrossacra, com flexão de ombros (articulação escapuloumeral); B: feto em apresentação posterior, posição lombossacra com flexão da articulação coxofemural; C: feto em apresenteção anterior, posição vertebrossacra, com flexão lateral da cabeça; D: feto em apresentação anterior, posição vertebrossacra, com flexão ventral da cabeça; E: feto em apresentação transversa horizontal e posição esternoabdominal.

tebrossacra (em apresentação anterior), embora a posição lombossacra (em apresentação posterior) também seja frequentemente observada.

3. Atitude fetal: descreve-se a maneira como os apêndices fetais insinuam-se no conduto pélvico (cabeça e membros). A atitude estendida da cabeça é a forma eutócica no canal do parto, bem como a extensão dos membros torácicos na apresentação anterior. Quando em apresentação posterior, os membros pélvicos tendem a flexionar-se espontaneamente, sendo considerada a atitude frequente para esse tipo de apresentação fetal nas cadelas.

No geral, as distocias por alteração da estática fetal podem ser resolvidas por meio da manipulação obstétrica, assegurando não se tratar de um feto de proporções gerais exacerbadas. A aplicação de lubrificante estéril é mandatória para qualquer manobra de correção obstétrica manual, esta geralmente realizada digitalmente. A utilização de instrumentos obstétricos (ganchos ou pinças) é contraindicada, sendo apropriado o uso da correção manual, pois a dilatação do canal vaginal nas cadelas impede a introdução simultânea da instrumentação e a correção manual. Adicionalmente, os instrumentos obstétricos podem causar excessivo trauma à via fetal mole e, eventualmente, lacerações fetais (amputações, fraturas e traumas).

Quando for necessário realizar a manobra e a extração fetal forçada, deve-se melhor fixar externamente o feto com o uso de gaze ou compressas. O movimento de torção e tração deve ser realizado suavemente em direção posterior e ventralmente, seguindo a angulação anatômica da pelve e da via fetal mole. Preferencialmente, toda força de manobra durante a extração fetal forçada deve ser feita concomitante à contração uterina, de forma a evitar forças antagônicas que possam resultar em ruptura e trauma materno. A assistência obstétrica vaginal pode ser, ainda, facilitada pela realização simultânea de pressão abdominal em direção à pelve, direcionando o feto distócico caudalmente e facilitando a fixação fetal.

Para a distocia por anormalidade da estática fetal, inicialmente é preciso identificar com precisão qual característica postural encontra-se alterada, por meio do detalhado exame obstétrico. A apresentação fetal transversa é considerada rara para as cadelas, e, independentemente da posição toracolombar ou esternoabdominal, pode-se tentar realizar a retropulsão do feto para a cavidade uterina, considerando-se a possibilidade de nova insinuação de forma eutócica. Alternativamente, procede-se a tentativa de retropulsão dos membros anteriores para a cavidade uterina com o objetivo de transformar a estática em apresentação fetal posterior.

Nos casos de posição vertebropúbica, é possível a tentativa de extração forçada após intensa lubrificação, realizando a força de tração em sentido dorsal à pelve. Caso não seja possível, deve-se proceder a rotação manual do feto em seu eixo maior, por meio da fixação digital da cabeça, seguida da extração forçada. Já na posição fetal lombopúbica, a reversão da estática torna-se dificultosa em função da ausência de um apêndice fetal adequado para fixação e tração. Portanto, à ineficácia da tentativa ágil de extração fetal, deve-se considerar a resolução cirúrgica do parto. As posições laterais vertebroilíaca direita ou esquerda são consideradas distócicas, e deve-se proceder à tentativa de rotação para a posição vertebrossacra e, sequencialmente, à extração forçada.

Em referência às alterações de atitude fetal, o desvio lateral, dorsal ou ventral da cabeça pode ser identificado e corrigido digitalmente. Por fixação da comissura labial ou mandíbula, seguida de retropulsão e correção do desvio, procede-se à extração fetal forçada. Nas cadelas, a flexão dos membros dá-se na articulação escapuloumeral (em apresentação anterior) ou na articulação coxofemoral (em apresentação posterior). É possível a tentativa de extração fetal sem a correção da atitude, caso não haja comprometimento da via fetal e proceda-se a intensa lubrificação. A realização de bloqueio epidural favorece a manipulação fetal e promove a analgesia da região, possibilitando bem-estar da fêmea à manobra obstétrica. Caso não seja possível a direta extração, procede-se à tentativa de extensão da articulação, podendo transformar-se em atitude flexora do carpo ou tarso.

Distocia fetal independente da estática fetal

As alterações do parto não relativas às características de insinuação fetal podem ter como causas o tamanho e o peso fetal, conformação corporal (malformações), morte fetal ou deficiência hormonal do feto, alterações do cordão umbilical e alterações das membranas e líquidos fetais.

O excessivo tamanho e peso do(s) feto(s), também denominado gigantismo fetal, decorre da combinação genética dos pais da ninhada (especialmente do padreador), bem como de gestações com feto único ou gestações prolongadas. Trata-se, portanto, da incompatibilidade de diâmetros materno-fetais, os quais podem ser identificados durante o pré-natal por avaliação obstétrica de imagem, ou durante o parto, por exame obstétrico via vaginal ou mesmo via retal. O toque vaginal permite a avaliação subjetiva da pelve (pelvimetria) e a via fetal mole, enquanto o exame retal permite a avaliação do tamanho do feto, estendendo-se à cavidade uterina. Para a correção do gigantismo fetal, pode-se proceder à extração forçada com intensa lubrificação (Figura 6), concomitantemente à episiotomia, no sentido de evitar a laceração perineal. Porém, a possibilidade de correção cirúrgica da distocia deve ser considerada de forma ágil e segura.

As alterações de conformação fetal incluem as monstruosidades e malformações, as quais, em geral, têm etiologia multifatorial, com causas genéticas ou congênitas (anomalias cromossômicas), além de teratogenia farmacológica (drogas, plantas tóxicas, agentes químicos etc.) e ambiental (temperaturas extremas, doenças infecciosas virais, radiação etc.). Na espécie canina, são consideradas de ocorrência rara, embora os defeitos genéticos ocorram em aproximadamente 6% dos filhotes em uma população canina[9]. Dentre as mais frequentes, estão as hidropsias fetais (anasarca, ascite e hidrocefalia fetal), responsáveis pela maioria dos defeitos congênitos fetais (apenas a hidrocefalia representa 3% do total de anomalias congênitas fetais em cães[10]). As hidropsias fetais (Figura 7) apresentam maior predisposição racial em cães braquiocefálicos (Buldogue Inglês, Pug, Pequinês), além de Yorkshire Terrier, Lhasa Apso, Pomerânia e Chihuahua.[10]

Menos frequentemente, podem ser observadas monstruosidades simples, com alterações em órgãos isolados ou monstruosidades complexas, decorrentes de falhas na divisão embrionária. Como monstruosidades simples, destaca-se a polimelia, contraturas articulares, *Esquizossoma reflexo* (evisceração fetal, lordose e anquilose dos membros) e *Perosomus elumbis* (ausência de vértebras coccígeas, sacras e lombares). Dentre as monstruosidades complexas, destacam-se as malformações derivadas da união estrutural de dois fetos monozigóticos, classificadas conforme o local e a natureza da união: *diprosopus* (duas faces), *dicephalus* (duas cabeças), *craniopagus* (união de duas cabeças), *thoracopagus* (união torácica), *thoracogastropagus* (união torácica, umbilical e

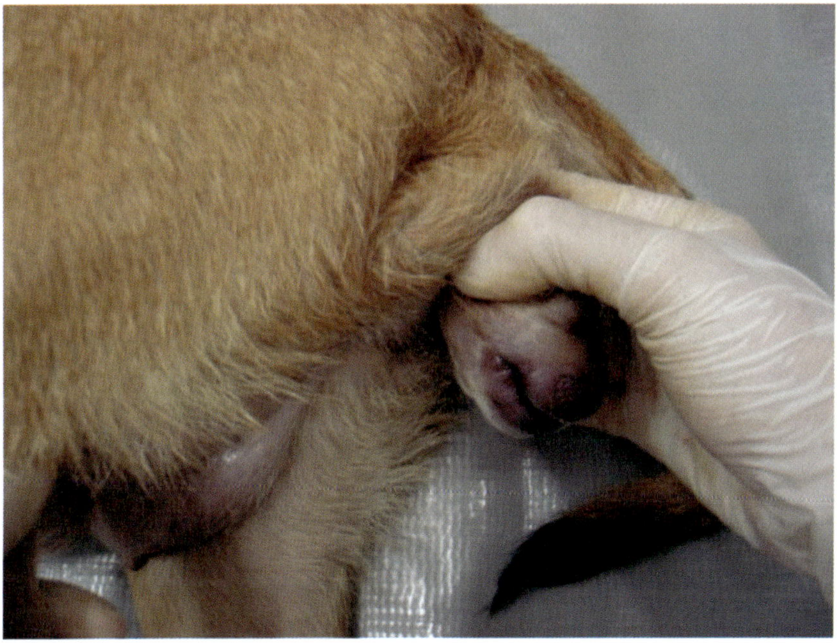

FIGURA 6 Manobra obstétrica para tentativa de extração de feto de grandes dimensões para o canal do parto.

Fonte: Laboratório de Inseminação Artificial, Patologia da Reprodução e Perinatologia (LIAPP) – FMVZ-USP.

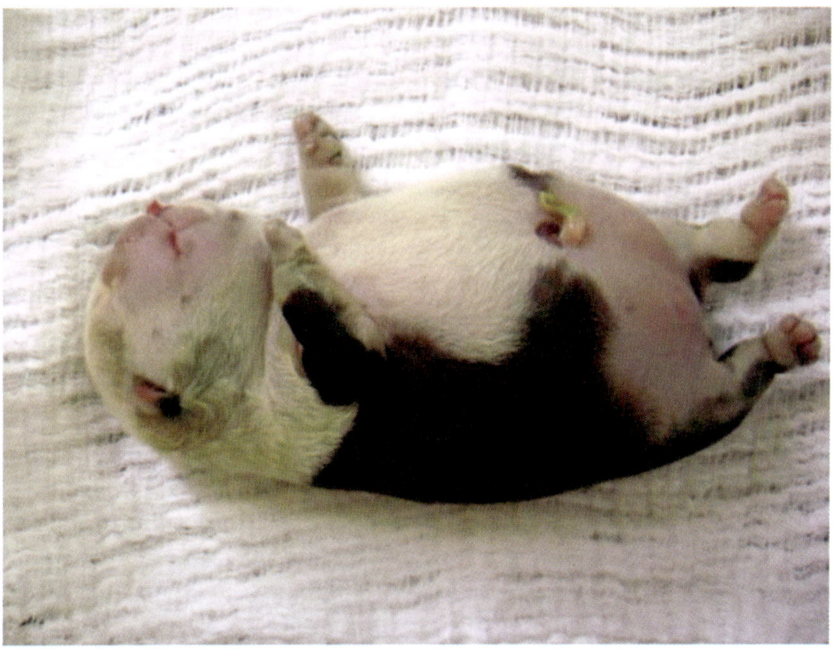

FIGURA 7 Anasarca fetal em filhote da raça Buldogue Inglês.

Fonte: Laboratório de Inseminação Artificial, Patologia da Reprodução e Perinatologia (LIAPP) – FMVZ-USP.

abdominal), *omphalopagus* ou *xiphopagous* (união do esterno ao quadril), *ischiogastropagus* (união da pele e abdome), *rachipagus* (união lombossacral) e *duplicatas posterior* (divisão da região posterior a partir do abdome). Tais alterações derivam de falhas no desenvolvimento embrionário (blastogênese e formação corporal) quando há atraso na divisão embrionária inicial. Entretanto, reconhece-se também como causa da formação de estruturas fetais duplicadas a união de dois discos embrionários originalmente isolados, seguida de adesão celular em estágio fetal.

Os distúrbios de conformação fetal, além de comprometerem a sobrevida feto-neonatal, podem provocar distocia, em função de eventual incompatibilidade de diâmetros materno-fetais, a qual impede a livre insinuação no canal do parto. Entretanto, relata-se a ocorrência de parto vaginal não assistido de filhote canino com *craniothoracopagus*.[11] Nas cadelas, é possível a ocorrência de gestação contendo fetos estruturalmente normais e fetos teratológicos. Embora os fetos malformados não comprometam diretamente a sobrevida dos demais, a distocia obstrutiva decorrente da impossibilidade estrutural de insinuação fetal pode prolongar o parto e culminar com o estresse fetal e a perda completa da ninhada. Tais alterações podem ser resolvidas por meio da extração forçada quando há condições maternas favoráveis, porém a resolução cirúrgica (seja por meio da fetotomia para os casos de óbito fetal ou por cesariana) deve ser considerada uma forma de reduzir o estresse e o trauma materno.

De toda sorte, deve-se salientar a origem genética de tais problemas, avaliar a importância reprodutiva da matriz, analisar a frequência de acasalamentos consanguíneos (*inbreeding*) e, eventualmente, indicar a retirada da fêmea de programas reprodutivos. É importante mencionar a importância do exame pré-natal como forma de identificação de eventuais alterações fetais que possam comprometer o parto normal e a prevenção de distocias. O exame ultrassonográfico e radiográfico da fêmea gestante pode indicar defeitos congênitos fetais generalizados (gigantismo ou anasarca fetal) ou específicos (hidrocefalia e malformações).

A morte ou deficiência hormonal do(s) feto(s) também pode ser causa de distocia, especialmente quando se tratar de gestação com reduzido número de fetos para a raça ou porte da fêmea. As alterações fetais de origem hipofisária (hipoplasia ou agenesia) ou adrenal constituem problemas potencialmente relevantes para o desencadeamento do mecanismo fisiológico do parto. A gestação com feto único é ainda mais crítica para a sinalização efetiva do cortisol fetal para ativação dos mecanismos endocrinológicos pré-parto. Portanto, diante da ausência de sinais do parto, a gestação prolonga-se e ocorre a morte fetal. Na dependência do tempo de evolução, o quadro pode culminar em maceração ou enfisema fetal, comprometendo a saúde geral da fêmea. Dessa maneira, o seguimento de pré-natal deve ser conduta essencial para a abordagem clínica de gestantes com reduzido número de fetos e deve incluir, além da avaliação da vitalidade fetal, também as condições sistêmicas maternas. No caso da gestação com feto único, o rigoroso acompanhamento da gestante torna-se obrigatório. Ao diagnóstico de bem-estar fetal e prolongamento gestacional, o parto pode ser induzido artificialmente ou a gestação resolvida cirurgicamente.

Alterações do cordão umbilical e das membranas fetais

Embora de ocorrência menos frequente na espécie canina, as alterações dos anexos fetais podem decorrer de torções, estrangulamentos e comprimento excessivo do cordão umbilical, os quais invariavelmente levam a grave asfixia fetal durante o parto e, consequentemente, aumentam as chances de óbito neonatal. Quanto às membranas fetais, a maior fragilidade do alantocórion e âmnio pode culminar em ruptura precoce, ainda no interior da cavidade uterina, diminuindo a lubrificação do canal vaginal no momento da expulsão fetal. Em contrapartida, quando as membranas fetais são excessivamente rígidas, a ruptura não ocorre, havendo ausência completa de lubrificação natural do canal do parto. Tais alterações acarretam hipóxia e asfixia fetal, podendo levar à natimortalidade ou morte neonatal imediatamente após o nascimento.

CONSIDERAÇÕES FINAIS

O parto laborioso tem grande impacto na morbidade da parturiente e na mortalidade neonatal, pois pode resultar em prolongamento do parto espontâneo ou árdua manobra fetal.

A assistência incorreta ou em momento inadequado pode, invariavelmente, promover trauma fetal, estresse e, em situações extremas, natimortos. Portanto, nos casos de partos dificultosos, determinar o momento apropriado para fazer a intervenção é fundamental para a sobrevivência dos filhotes e a higidez da mãe.

REFERÊNCIAS

1. Eilts BE, Davidson AP, Hosgood G, Paccamonti DL, Baker DG. Factors affecting gestation duration in the bitch. Theriogenology. 2005;15:242-51.
2. Bergström A, Nødtvedt A, Lagerstedt AS, Egenvall A. Incidence and breed predilection for dystocia and risk factors for cesarean section in a Swedish population of insured dogs. Vet Surg. 2006;35:786-91.
3. Johnston SD, Kustritz MVD, Olson PSD. Canine parturition: eutocia and dystocia. Canine and Feline Theriogenology. Philadelphia: Saunders Company; 2001. p.105-28.
4. O'Neill DG, O'Sullivan AM, Manson EA, Church DB, Boag AK, McGreevy PD, et al. Canine dystocia in 50 UK first-opinion emergency-care veterinary practices: prevalence and risk factors. Vet Rec. 2017;181:88.
5. Linde Forsberg C, Persson G. A survey of dystocia in the Boxer breed. Acta Vet Scand. 2007;49:8.
6. Runcan EE, Silva MAC. Whelping and dystocia: maximizing success of medical management. Top Companion Anim Med. 2018;33:12-6.
7. Dobak TP, Voorhout G, Vernooij JCM, Boroffka SAEB. Computed tomographic pelvimetry in English bulldogs. Theriogenology. 2018;118:144e149.
8. Doğruer G, Köse AM, Ürer EK, Doğruer A. Unilateral uterine torsion in a pregnant bitch. Eurasian J Vet Sci. 2018;34:60-64.
9. Pino A, Pérez A, Seavers A, Hermo G. A case of monocephalus rachipagus tribrachius tetrapus in a puppy. Veterinary Research Forum. 2016;7:267-70.
10. Cruz RJ, Alvarado MS, Sandoval JE, Vilchez E. Prenatal sonographic diagnosis of fetal death and hydranencephaly in two chihuahua fetuses. Veterinary Radiology & Ultrasound. 2003;44:589-92.
11. Nottidge HO, Omobowale TO, Olopade JO, Oladiran OO, Ajala OO. A case of craniothoracopagus (monocephalus thoracopagus tetrabrachius) in a dog. Anat Histol Embryol. 2007;36:179-81.

CAPÍTULO 8

Puerpério fisiológico e distúrbios puerperais em cadelas

Fernanda Machado Regazzi
Gisele Almeida Lima da Veiga

INTRODUÇÃO

O período pós-parto ou puerpério corresponde à fase em que o sistema reprodutor retorna para seu estado normal não gestante, com completa involução anatômica e histológica do útero, bem como regressão da estrutura vulvar, vaginal e da musculatura abdominal à condição pré-gravídica. Nessa fase, são extremamente importantes a monitorização clínica e a utilização de exames subsidiários para avaliar parâmetros compatíveis com condições de normalidade e possíveis alterações.

Dados clínicos, como tempo de liberação e aspecto dos lóquios, temperatura corpórea da puérpera e condição das mamas, irão nortear a necessidade de solicitação de exames subsidiários que auxiliem no fechamento de um diagnóstico. Esse período é descrito como de grande suscetibilidade ao desenvolvimento de doenças como metrite, subinvolução dos sítios placentários, hipocalcemia, agalactia e hipogalactia. A identificação precoce dessas alterações pode favorecer o prognóstico clínico e reprodutivo da fêmea e garantir a saúde dos recém-nascidos.

Este capítulo tem como objetivo apontar aspectos de normalidade do período puerperal, bem como as principais afecções, medidas de diagnóstico, tratamento e prognóstico.

PUERPÉRIO FISIOLÓGICO

Durante o período puerperal, é importante que a completa involução anatômica e histológica do útero obedeça a parâmetros cronológicos de normalidade, preparando esse órgão para nova gestação.

A involução uterina pós-parto ocorre em 9 a 12 semanas[5] e compreende dois importantes momentos, fase de delivramento, em que se observa a eliminação do lóquio até 4 a 6 semanas após o parto, e a fase de puerpério, que se caracteriza principalmente pela involução anatômica e histológica do útero, o que o torna apto para nova gestação.[5]

Período de delivramento

O delivramento, consequente das contrações uterinas, ocorre durante as primeiras semanas após o parto e corresponde ao período de eliminação de lóquios caracterizado por secreção vaginal de cor vermelha e consistência aquosa, formado por muco, sangue, restos placentários e tecido uterino, que passa para uma coloração marrom-avermelhada na semana seguinte, com expulsões mais espaçadas, finalizando sua eliminação com 2 a 6 semanas após o parto.[5] A presença de secreção vaginal sanguinolenta, sem ou com odor fétido, por mais de 45 dias pode ser um indicativo de afecção como subinvolução dos sítios placentários ou metrite.[5,6]

Involução uterina pós-parto

Este período corresponde à fase de involução anatômica e histológica do útero as suas condições normais não gravídicas. Esse processo ocorre por dissolução e absorção tecidual, o que determina uma evidente diminuição do volume do órgão de espessura de suas paredes. Durante o período gestacional, formam-se, nas células uterinas, enzimas proteolíticas armazenadas sob a forma de grânulos citoplasmáticos, cujas superfícies são estabilizadas pela ação da progesterona, entretanto, com a diminuição desse hormônio nos eventos da expulsão fetal e trabalho de parto, essas proteases são liberadas e se inicia a morte celular programada, responsável pela lise das células que se proliferam durante a gestação.

Em uma avaliação macroscópica e microscópica do útero durante todo o período puerperal, é possível notar, na primeira semana pós-parto, a presença de pequenas dobras longitudinais evidenciando início de involução anatômica uterina, presença de sítios placentários com 1,5 a 2 cm de largura, coágulos, e presença de muco marrom escuro na luz uterina. No plano de separação da placenta, a zona glandular basal permanece intacta, havendo formação de uma massa necrótica eosinofílica no endométrio, com presença de fibrina, eritrócitos, fragmentos teciduais que formam a parte fetal da placenta[1] (com presença de células trofoblásticas observadas no epitélio uterino até 84 dias após o parto[2]) e fragmentos da porção materna da placenta (células deciduais).[1]

No decorrer da segunda e terceira semanas, ocorrem redução da concentração e do tamanho dos sítios placentários, proliferação de fibroblastos e formação de placas de colágeno no local de separação da placenta.

Na quarta semana, apenas pequenos nódulos acinzentados de 0,2 a 0,4 cm de diâmetro e poucos coágulos são identificados nos locais dos sítios placentários. Há, nesse período, infiltração de células mononucleares, principalmente macrófagos, eosinófilos[2] e linfócitos.[1]

Na quinta semana, é possível observar significativa involução anatômica dos cornos uterinos, ausência de muco, deslocamento das placas de colágeno para a luz uterina e revestimento dessa área por uma camada de células epiteliais colunares. Esse processo de epitelização continua até o final da décima segunda semana, quando todo o endométrio é revestido por uma camada de pequenas células cuboides ou colunares.

Os cornos uterinos retornam ao seu tamanho pré-gravídico a partir de 5 semanas, sendo o completo processo de regeneração finalizado com 12[1] a 15 semanas.[3] Pequenas variações nos períodos e processos de involução uterina podem ocorrer e ter relação com o porte da fêmea, o número de partos e o tamanho da ninhada.[4]

A avaliação da temperatura corpórea da puérpera, por meio da avaliação da temperatura retal, é de fácil realização, tornando-se um exame exequível para tutores, o que pode auxiliar na identificação precoce de potenciais transtornos puerperais. Autores divergem quanto aos valores de normalidade da temperatura corpórea da fêmea na primeira semana após o parto. Em contrapartida, está cada vez mais claro que, neste período, existem variações de temperatura, semelhantes a picos febris, porém fisiológicos,[7] em resposta a mecanismos como maior produção de leite, involução uterina, mudanças hormonais[1,2] e desafios antigênicos em útero e vagina.[8] A temperatura corpórea deve ser avaliada em pelo menos dois momentos do dia durante a primeira semana após o parto, e a identificação de temperaturas elevadas, com valores acima de 39,5 °C, em duas ou mais aferições consecutivas em 24 horas, pode ser indicativa de afecção, requerendo exame ginecológico minucioso.[5] Toda cadela que apresenta, no período pós-parto, sinais de letargia, anorexia, êmese e/ou febre deve ser examinada.

A ultrassonografia é uma importante ferramenta para avaliar o sistema reprodutor canino, proporcionando informações em tempo real das condições uterinas no puerpério, como diâmetro (Tabela 1), conteúdos e visualização dos locais de desligamento placentário.[4]

Afecções do puerpério na cadela

Os distúrbios mais comuns do período puerperal incluem as afecções uterinas, alterações na glândula mamária, lactação, e desordens metabólicas. Tais distúrbios podem comprometer não somente a saúde da puérpera bem como dos recém-nascidos, haja vista a possibilidade de redução dos cuidados maternos ou mesmo contaminação da ninhada. Nesse sentido, são fundamentais o histórico detalhado, o exame físico geral e específico minucioso da mãe e da ninhada e os exames complementares, possibilitando estabelecer um diagnóstico mais assertivo que garanta a realização da terapia adequada, a fim de promover a saúde da fêmea e dos recém-nascidos, bem como o melhor prognóstico para ambos.

DISTÚRBIOS UTERINOS

Metrite

A metrite é definida como um processo inflamatório e infecioso do endométrio e miométrio e ocorre, geralmente, nos primeiros 3 dias após o parto, embora possa se desenvolver no final da gestação ou após uma semana do parto. Os fatores que predispõem a sua ocorrência são morte e retenção fetal ou placentária, abortamento, distocias, manobras obstétricas, com ascensão de bactérias patogênicas via canal vaginal,[10-12] e falhas nos mecanismos de defesa bacteriana uterinos[11]

As manifestações clínicas associadas à metrite incluem diminuição ou ausência da produção de leite, diminuição dos instintos maternais, secreção vulvar marrom-avermelhada ou marrom-escuro de odor fétido e por tempo prolongado (Figura 1), hipertermia, vómito, diarreia, letargia e anorexia,[5,9,10] podendo evoluir para quadros graves de choque resultante de desidratação, sepse ou endotoxemia.[5] A cadela pode apresentar um quadro sistêmico leve, com sinais de desidratação,

TABELA 1 Medidas uterinas avaliadas por ultrassonografia uterina modo B em cadelas no puerpério, após parto normal ou cesariana

Semana	Corpo uterino (cm)		Cornos uterinos (cm)	
	Parto normal	Cesariana	Parto normal	Cesariana
0	1,44	1,79	1,76	2,02
1	1,11	1,24	1,41	1,51
2	1	0,96	1,15	1,14
3	0,95	1	1,05	1,01
4	0,80	0,99	0,86	0,89

Fonte: Barbosa et al. (2013).[9]

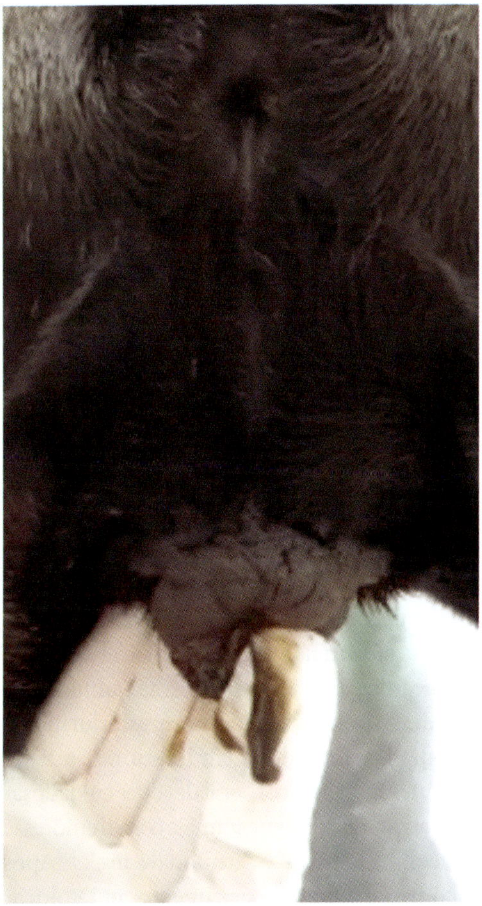

FIGURA 1 Secreção de coloração escura e odor fétido observado em vulva de cadela após o 50° dia do período puerperal.
Fonte: arquivo pessoal de Gisele A. L. Veiga.

ou grave, quando evolui para sepse e/ou endotoxemia.[5]

As alterações laboratoriais mais frequentes são leucocitose com desvio à esquerda, trombocitopenia e hipoalbuminemia[11] com leucopenia presente em casos de sepse.[10,11] Os valores das enzimas hepáticas podem estar aumentados em caso de endotoxemia.[11] A radiografia e ultrassonografia podem evidenciar a ocorrência de distensão uterina com acúmulo de fluido, morte fetal e retenção placentária, enquanto o exame citológico da secreção vulvar pode mostrar a presença de neutrófilos degenerados e macrófagos com bactérias em seu interior.[5,11] Os microrganismos frequentemente isolados em exames de cultura são *E. coli*, *Staphylococcus intermedius*, *Streptococcus* β-hemolítico e *Proteus* spp.[12]

A abordagem terapêutica inicial inclui a utilização de tratamento suporte com fluidoterapia para as puérperas com comprometimento do estado geral, evidenciado nos quadros que evoluem para sepse e/ou toxemia. A antibioticoterapia deve ser iniciada com fármacos de largo espectro, seguida pela utilização de antibióticos específicos de acordo com resultados da cultura e antibiograma. Para cadelas em amamentação, é preciso ter atenção ao desenvolvimento de mastite[11] e síndrome do leite tóxico, bem como recomenda-se a escolha de antibióticos seguros para fêmeas em lactação, como β-lactâmicos, penicilinas e cefalosporinas.[12], com prognóstico reservado para a sua capacidade reprodutiva. A ovário-histerectomia é o tratamento de escolha em muitos casos, tomando como base a condição clínica geral da fêmea e condição uterina, que em quadros de morte e retenção fetal seguida de putrefação ou maceração pode levar ao aparecimento de áreas de laceração e/ou ruptura uterina.

Hipocalcemia puerperal

A hipocalcemia pós-parto ou tetania puerperal é uma afecção de ocorrência menos frequente no periparto, porém como maior frequência nos primeiros dias após o parto e sempre requer tratamento emergencial. Está relacionada à diminuição da concentração plasmática de cálcio em resposta às exigências do período de mineralização do esqueleto fetal no terço final da gestação e ao grande aumento da produção láctea imediatamente após o parto.[5,11] O aumento imediato da lactação no pós-parto conduz a rápido decréscimo das concentrações plasmáticas de cálcio ionizado (forma ativa), exigindo rápido e eficaz deslocamento desse íon das reservas ósseas, responsáveis por armazenar 97% do cálcio do organismo, por intermédio do paratormônio (PTH).[13]

Essa alteração é mais frequente em cadelas de raças pequenas, primíparas e em condições de ninhada numerosa. As duas principais causas da hipocalcemia puerperal são dieta inadequada e redução temporária da atividade da paratireoide resultante de excessiva suplementação de cálcio durante a gestação.[5,11,13] Cadelas gestantes com dieta adequada não requerem suplementação de cálcio durante a gestação. Esse manejo pode predispor a atrofia e diminuição temporária da função da paratireoide, com consequente lentidão na ação do paratormônio em um período de grande exigência de cálcio, como o final do período gestacional e o puerpério.

A menor concentração de cálcio disponível na circulação (hipocalcemia) aumenta o potencial de ação do cálcio em células nervosas, permitindo descargas espontâneas e predispondo a contrações facilitadas das fibras musculares.[10] Desse modo, os sinais clínicos mais comumente observados incluem tremores, rigidez muscular, contrações musculares tônico-clônicas, convulsões, taquipneia, taquicardia e hipertermia,[11] além de poliúria, polidipsia e êmese.[12] A cadela pode apresentar choque em resposta a desidratação, sepse e/ou endotoxemia.[5]

O diagnóstico de hipocalcemia puerperal é feito com base nas informações da anamnese, exame físico e exames subsidiários, com baixos valores plasmáticos de cálcio ionizado ou total.

Em cadelas com hipocalcemia, as concentrações séricas de cálcio ionizado estão próximas a 0,8 mmol/L (1,2-1,4 mmol/L), e os valores séricos de cálcio total estão inferiores a 6,5 mg/dL (9,7-11,5 mg/dL).[12] Os sinais clínicos mais frequentes incluem letargia aguda, anorexia, desidratação, fraqueza, palidez, hipotermia, bradicardia, dispneia e/ou taquipneia. O diagnóstico é feito conjugando o histórico, manifestações clínicas e níveis plasmáticos de cálcio total.

A terapêutica deve ser rapidamente instituída. Em casos de hipocalcemia aguda, deve ser administrado gluconato de cálcio 10% na dose de 0,22 a 0,44 mL/kg/IV, em administração lenta, ou 5 a 10 mL em bólus. Essa administração deve levar a uma melhoria dos sinais neurológicos, se presentes, em cerca de 15 minutos.[12,13] É recomendada a utilização intravenosa de uma solução de glicose a 10%, uma vez que a hipoglicemia pode ocorrer simultaneamente à hipocalcemia.[10] A administração de gluconato de cálcio deve ser sempre monitorada, haja vista o risco de arritmias e bradicardia.[11-14] Caso isso ocorra, a administração deve ser interrompida[12] e posteriormente retomada a uma dosagem inferior.[10]

A temperatura corporal deve ser cuidadosamente monitorada em animais com tremores, e deve diminuir com o término destes.[10,11] Após o controle das situações que podem colocar em risco a vida do animal, como hipocalcemia grave, severa desidratação, hipotensão, hipoperfusão e hipoglicemia, o gluconato de cálcio deve ser administrado junto à fluidoterapia em infusão lenta (0,5-1,5 mL/kg/hora nas cadelas a cada 6-8 horas nas gatas) ou por via oral. Nas cadelas, as doses variam entre 25 e 50 mg/kg/dia, divididas em 3 ou 4 administrações diárias, por via oral (VO).[12]

A avaliação do cálcio sérico deve ser realizada 2 a 3 vezes ao dia para observação da resposta à terapia e avaliação de necessidade de ajuste de dose.[10,12] É necessário atenção ao suplementar cálcio intramuscular (IM) ou subcutâneo (SC), pois algumas formulações podem ser irritantes quando administrado por essas vias.[14]

Mastite

As afecções da glândula mamária são de extrema relevância na *performance* reprodutiva e na perpetuação da espécie, uma vez que interferem diretamente no desenvolvimento da prole no período de amamentação. Tais afecções são muitas vezes não diagnosticadas na rotina clínica de cães e gatos, e, por essa razão, durante a avaliação pré e pós-natal, é primordial que o obstetra realize o exame físico de toda a cadeia mamária, de forma minuciosa, por meio de métodos semiológicos como a inspeção e a palpação, bem como a realização de exames laboratoriais quando a secreção presente se encontra alterada.

A glândula mamária é um órgão secretor diferenciado por apresentar como principais funções a produção e a ejeção do leite durante a lactação. Distribuídos ao longo da região ventral do tronco, observam-se nas cadelas 5 pares de mama. O processo de desenvolvimento ductal e alveolar a partir da puberdade, bem como durante o período gestacional e puerperal, é dependente de eventos endócrinos e está relacionado à ação de hormônios como os estrógenos, progesterona e prolactina, no entanto outras proteínas, como o fator de crescimento semelhante à insulina (IGF-1) e o hormônio do crescimento (GH), também atuam no tecido mamário.[15]

A mastite é caracterizada como o processo inflamatório que envolve a cadeia mamária de maneira parcial ou total. Tal afecção, também chamada de mamite, ocorre com maior frequência no pós-parto ou durante a pseudociese. A etiologia da inflamação mamária comumente está associada à presença e à proliferação bacteriana por contaminação ascendente, no entanto a presença de fungos e/ou desordens do sistema imune também podem favorecer o desencadeamento da mastite. Entre os principais agentes isolados da mastite encontram-se *Escherichia coli*, *Staphylococcus aureus*, *Staphylococcus intermedius* e *Pseudomonas aeruginosa*.

Outros fatores predisponentes são os traumas na glândula mamária, principalmente durante a sucção pelos filhotes, mas é importante ressaltar que a permanência das fêmeas puérperas em ambientes com manejo sanitário deficiente ou ausente também é considerada um importante fator de risco.

De forma menos comum, a infecção da glândula mamária pode ocorrer por via hematógena, sendo poucos os casos descritos de cadelas com infecção sistêmica que desenvolveram a afecção, por exemplo, as fêmeas com metrite puerperal e mastite concomitante.[16] Doenças metabólicas como *diabetes mellitus* e leishmaniose também podem favorecer a ocorrência das mastites.[17] Ademais, fêmeas com periodontite e que apresentam lambedura excessiva das mamas são propensas a desenvolver a doença; por essa razão, a saúde oral e sistêmica deve ser avaliada de maneira criteriosa nas fêmeas alocadas em programas de reprodução.

A classificação da mastite varia de acordo com a apresentação clínica e pode ser caracterizada como asséptica ou séptica. A mastite asséptica está relacionada ao quadro clínico de galactostase, que é definido como a falha na passagem do leite da cisterna da glândula para a cisterna do teto, resultando em acúmulo excessivo de leite nas mamas (Figura 2). Entre as causas de galactostase, estão sensibilidade local com consequente rejeição dos filhotes, desmame precoce, anormalidades anatômicas como nos casos de teto invertido, sucção ineficiente e morte neonatal. Os casos de galactostase que evoluem paramastite séptica ocorrem com menor frequência. Durante a avaliação clínica, observam-se aumento do volume e da temperatura local, mamas hiperêmicas, dor à palpação e durante a amamentação; algumas fêmeas podem ou não apresentar manifestações clínicas sistêmicas como febre.

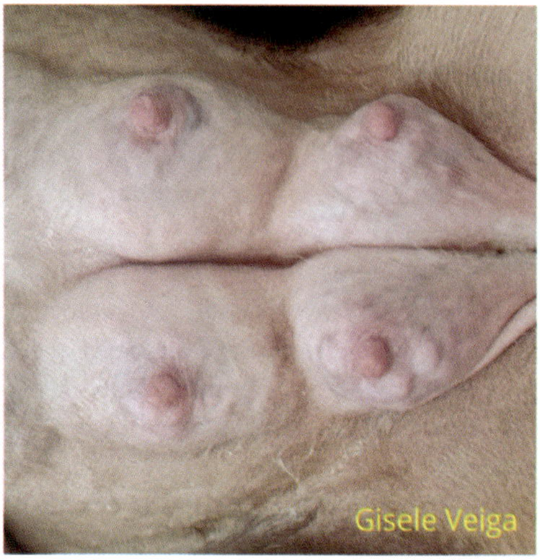

FIGURA 2 Galactostase em fêmea, canina, SRD, 3 anos. Notar o aumento de volume significativo das mamas e a superfície irregular em razão do grande volume de leite acumulado nas glândulas.

A mastite séptica pode apresentar-se clinicamente como aguda, gangrenosa, crônica e subclínica. Na forma aguda, o ingurgitamento das mamas e os sinais clássico de inflamação, como dor, calor e rubor, estão presentes (Figura 3). Em casos mais graves, alterações comportamentais como rejeição dos filhotes e agressão, além de manifestações clínicas sistêmicas e inespecíficas como anorexia, apatia, aumento da frequência cardíaca e respiratória, febre, aumento do tempo de preenchimento capilar, mucosas congestas, desidratação e linfoadenopatia, podem estar presentes. O aspecto do leite pode estar sem alterações, mas normalmente se observa o leite de coloração amarronzada, com presença de sangue ou pus, o que predispõe os filhotes a desenvolverem a síndrome do leite tóxico, caracterizada por

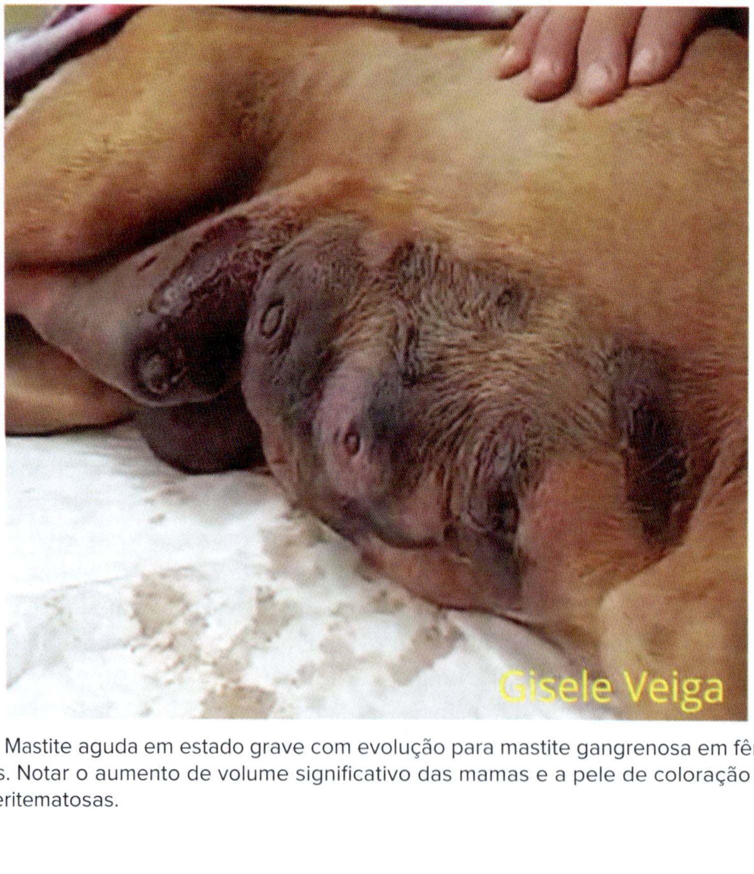

FIGURA 3 Mastite aguda em estado grave com evolução para mastite gangrenosa em fêmea canina, SRD, 2 anos. Notar o aumento de volume significativo das mamas e a pele de coloração enegrecida com áreas eritematosas.

fraqueza, definhamento, choro persistente e perda de peso, que pode evoluir para o quadro de septicemia e morte.

Os casos de mastite crônica são de menor ocorrência quando comparados à mastite aguda. À palpação, notam-se as mamas com consistência firme, superfície irregular, podendo ou não apresentar áreas nodulares ou císticas. As manifestações sistêmicas variam de acordo com o tipo de agente etiológico, podendo ser fungo ou bactéria, e a cronicidade do quadro. Pode-se observar desde linfoadenopatia até quadros respiratórios como pneumonia.

A mastite gangrenosa é caracterizada como a progressão rápida da mastite aguda. As puérperas apresentam alterações locais e manifestações clínicas sistêmicas mais graves, e quando não tratadas podem evoluir para choque séptico e consequentemente morte materna. Comumente, observam-se leite de aspecto purulento, eritema, áreas de coloração azulada ou enegrecida, ulcerações e necrose de uma mama ou de toda a cadeia mamária, além de sensibilidade local, o que também contribui para a mortalidade neonatal associada (Figura 4). Ademais, as fêmeas apresentam anorexia, letargia, vômito, diarreia, halitose, uremia, desidratação e hematúria.

Atenção especial deve ser dada aos casos de mastite subclínica, uma vez que a difícil identificação das fêmeas acometidas e consequentemente a não realização de tratamento adequado resultam em aumento da mortali-

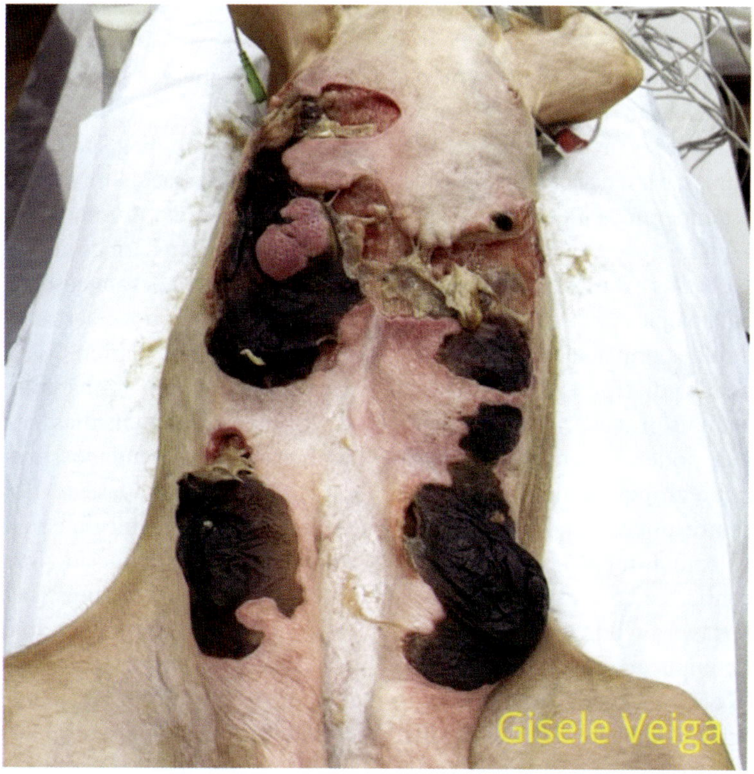

FIGURA 4 Mastite gangrenosa em fêmea, canina, Pitbull, 2 anos. Áreas de necrose, perda da viabilidade tecidual em grande extensão da cadeia mamária e presença de secreção purulenta.

dade neonatal. Por se tratar de uma afecção sem alterações locais e sistêmicas, é de fundamental importância que o neonatologista e o obstetra considerem a mastite subclínica um dos diagnósticos diferenciais nos casos de falhas do desenvolvimento neonatal que evoluem para septicemia e morte.

Como forma de melhorar o prognóstico, é importante que, independentemente do tipo de mastite, as ferramentas diagnósticas adequadas sejam precocemente aplicadas. Um histórico detalhado facilita o diagnóstico quando se obtêm informações inerentes ao tempo de evolução do quadro, tempo decorrido do momento do parto, número de filhotes e outras informações relacionadas ao *status* reprodutivo, como a duração do ciclo estral, alterações durante a lactação em partos anteriores, ocorrência de pseudociese prévia, bem como a administração de medicamentos ou a utilização de hormonioterapia. Durante o exame físico específico da glândula mamária, a inspeção e a palpação devem ser realizadas em busca de alterações no tamanho e consistência das mamas, presença de sensibilidade, alteração da temperatura local, presença de ulcerações e/ou necrose.

Com relação aos exames laboratoriais, a avaliação hematológica pode revelar leucocitose por neutrofilia, principalmente nos casos de mastite séptica do tipo aguda, enquanto nos quadros mais graves, como na mastite gangrenosa, podem-se encontrar leucopenia e trombocitopenia, além de anemia normocítica normocrômica. Já os exames bioquímicos com aumento dos valores de enzimas hepáticas e creatinina denotam a evolução desfavorável da afecção e o surgimento de complicações como a sepse e o choque séptico. Os exames de imagem como a ultrassonografia Doppler podem evidenciar o grau de inflamação e elucidar importantes informações relacionadas ao fluxo sanguíneo local, este último de importante relevância para a escolha terapêutica e o prognóstico dos casos mais graves. A realização de cultura e antibiograma é uma etapa do diagnóstico que não deve ser negligenciada, evitando dessa maneira tratamentos prolongados ou recidivas em razão da resistência dos agentes bacterianos.

A utilização de biomarcadores inflamatórios é um método promissor para o diagnóstico, bem como para monitorar a eficácia dos protocolos terapêuticos instituídos nas mastites. Particularmente nos casos de mastite subclínica, as proteínas de fase aguda se encontram aumentadas no leite e no soro quando comparadas às cadelas sem afecção. Tal ferramenta pode ser de grande valia, já que na maioria das vezes os casos são subdiagnosticados e caracterizados como um grande desafio para o médico-veterinário obstetra. Entre os biomarcadores atualmente estudados para os casos de mastite estão a proteína C-reativa, a cicloxigenase e a proteína amiloide A.[18]

O tratamento da galactostase envolve o uso de compressas de maneira a promover conforto à fêmea. Ademais, o tratamento medicamentoso à base de anti-inflamatório esteroidal como a dexametasona (0,2 mg/kg/SID ou BID/VO) pode ser realizado como suporte e controle da dor. Os agonistas dopaminérgicos como a cabergolina (5 µg/kg/VO/SID por 5 ou mais dias, se necessário) também são recomendados, principalmente em fêmeas durante a fase de desmame.

Independentemente do tipo de mastite, o tratamento deve ser iniciado imediatamente após a confirmação diagnóstica. As puérperas com comprometimento do estado geral em razão das manifestações sistêmicas da doença devem receber tratamento suporte com fluidoterapia para estabilização e correção dos desequilíbrios hidroeletrolíticos. Para o controle da dor, compressas locais, além de analgésicos e opioides, podem ser administradas. O uso de anti-inflamatórios não esteroidais é recomendado, no entanto cuidado adicional deve ser tomado ao uso de tais medicações em fêmeas com mastite gangrenosa associada a quadros de sepse com consequente lesão renal. Vale destacar também que o uso de tais medicações pode aumentar a hemorragia uterina no pós-parto.

A escolha da antibioticoterapia deve ser baseada nos resultados da cultura e antibiograma, no entanto o pH do leite é um fator importante a ser considerado durante a escolha do fármaco. A correlação entre o pH do leite e do sangue com a classe de antibiótico a ser instituída, bem como os analgésicos e anti-inflamatórios recomendados nas mastites, estão sumarizados na Tabela 2. É importante ressaltar que, além do teste de sensibilidade e do pH do leite, a escolha do antibiótico deve levar em consideração os efeitos adversos da medicação no desenvolvimento dos filhotes. Em contrapartida, a manutenção da amamentação durante o tratamento divide as opiniões entre os pesquisadores. Os presentes autores recomendam o aleitamento artificial em qualquer tipo de mastite, uma vez que mesmo nos casos mais brandos e em puérperas assintomáticas o leite tem sua composição alterada resulta em desenvolvimento inadequado dos filhotes.

Para as mastites com ulceração e necrose, o manejo da ferida com desbridamento, higienização e aplicação local de pomadas à base de antibióticos e anti-inflamatórios é indicado, além de compressas para diminuir o edema e a inflamação. O tratamento cirúrgico, com a realização da mastectomia, deve ser a última opção terapêutica, e é indicado apenas nos casos de mastite gangrenosa com evolução desfavorável. A ordenha da glândula mamária pode ser benéfica, e o uso de colar protetor é indispensável em todos os casos de mastite.

Agalactia e hipogalactia

A agalactia e a hipogalactia são definidas, respectivamente, como a ausência de leite ou a pouca produção de leite durante a fase de lactação, respectivamente. Tais alterações apresentam elevada relevância clínica, uma vez que estão diretamente relacionadas ao desenvolvimento inadequado e consequentemente ao aumento da mortalidade neonatal.

A agalactia/hipogalactia de origem primária é rara e está relacionada a alterações anatômicas da glândula mamária ou a falha no desencadeamento dos mecanismos endócrinos da lactação; este último envolve a interação de hormônios como a prolactina, estrógenos e ocitocina, entre outros. Em con-

TABELA 2 Antibióticos, analgésico e anti-inflamatórios indicados para o tratamento da mastite canina

pH do leite	Antibiótico	Analgésico	Anti-inflamatórios
< 7,3	▪ Sulfametoxazol + trimetoprima – 15-30 mg/kg/VO/BID/21 dias. ▪ Eritromicina – 10 mg/kg/VO/TID/21 dias. ▪ Lincomicina – 15 mg/kg/VO/TID/21 dias.	Tramadol – 4-10 mg/kg/ BID ou TID.	▪ Carprofeno – 1,2 mg/kg/SC/SID. ▪ Meloxicam – 0,1-0,2 mg/kg/VO ou SC ou IV/SID 3 dias.
> 7,4	▪ Ampicilina – 20 mg/kg/IM/TID/21 dias. ▪ Cefalexina – 30 mg/kg/VO/BID/21 dias.		

BID: *bis in die*/duas vezes ao dia; IM: intramuscular; IV: intravenoso; SC: subcutâneo; SID: *semel in die*/uma vez ao dia; TID: *ter in die*/três vezes ao dia; VO: via oral.

trapartida, a agalactia/hipogalactia de origem secundária é comumente observada na rotina obstétrica e pode estar associada a quadros de hipocalcemia, desnutrição, parto prematuro via vaginal ou por cesariana, estresse principalmente em primíparas, metrite puerperal, morte e retenção fetal, além do uso de fármacos como a cabergolina durante a gestação.

O tratamento da agalactia/hipogalactia tem por objetivo não apenas melhorar as condições clínicas da puérpera, mas também promover o desenvolvimento adequado dos neonatos. É importante ressaltar que a administração do colostro nas primeiras 12 horas é fundamental para garantir a imunidade passiva para os filhotes. Na presença de tal afecção, o colostro pode ser proveniente de um banco de colostro, de outra fêmea que também esteja no período de pós-parto imediato, colostro comercial ou por meio do plasma hiperimune administrado por via oral ou subcutânea.

A terapia medicamentosa recomendada é o uso de agentes que neutralizam a influência inibitória da dopamina sobre a secreção de prolactina, e neste particular sentido são utilizados os galactogogos. Entre os fármacos galactogogos pode-se citar a metroclopramida, comumente utilizada como procinético gastrointestinal. Apesar dos poucos estudos que comprovam a eficácia da metroclopramida,[19] tal fármaco traz muitos benefícios para a mãe e para os filhotes quando utilizado. A administração deve ser realizada de 10 a 24 horas após o parto, na dose de 0,1 a 0,2 mg/kg/VO/QUID durante 6 dias. Alternativamente, a domperidona, considerada também um fármaco antidopaminérgico, pode ser utilizada na dose de 2,2 mg/kg/BID, resultando nos mesmos efeitos. A ocitocina por via intravenosa ou intranasal (0,5-1 UI), administrada de 15 a 30 minutos antes da amamentação, é considerada excelente opção no tratamento da agalactia/hipogalactia, em razão de sua ação na contração das células mioepiteliais da glândula mamária, e resulta na ejeção do leite.

Alternativamente, o manejo por meio da aproximação entre mãe e filhotes é uma maneira estratégica de tratar a agalactia/hipogalactia. Inicialmente, uma sonda orogástrica é passada no filhote e, em seguida, a amamentação é estimulada, aproximando-o de sua mãe. Ao mesmo tempo que a sucção é realizada pelo filhote, a alimentação via sonda é iniciada. Dessa maneira, a mamada, mesmo em agalactia/hipogalactia, estimula a produção de prolactina e ocitocina materna e mantém ativo o estímulo da sucção do filhote.

Subinvolução dos sítios placentários

A subinvolução dos sítios placentários (SISP) é uma falha na involução uterina durante o puerpério em razão de lesões erosivas, localizadas no endométrio e no miométrio, causadas pelas células trofoblásticas que não sofreram regressão ou degeneração no parto, tornando-se persistentes. Em condições normais, durante a fase expulsiva do parto o descolamento da placenta resulta em colabamento e formação de trombo nos vasos endometriais. Quando esse mecanismo não ocorre, a fêmea apresenta secreção vaginal que se perpetua além das 3 semanas do puerpério, período este em que o sangramento é considerado fisiológico, e pode permanecer por 7 semanas.

Além da secreção vaginal sanguínea, muitas das fêmeas que desenvolvem SISP não apresentam outras manifestações clínicas significativas. Em raros casos, a metrorragia torna-se duradoura, podendo estender-se até o próximo proestro e resultar em alterações hematológicas como anemia. Pouco se sabe sobre a etiologia da afecção, mas entre os fatores predisponentes podem-se citar o parto prematuro, a obesidade com consequente falha no tônus muscular, deficiências nutricionais, distocias, torção uterina, inércia uterina primária e secundária, bem como doenças infecciosas como a brucelose.[20]

O diagnóstico é realizado com base no histórico de parto prévio e na presença de secreção vaginal sanguínea por tempo prolongado no puerpério. Exames laboratoriais podem auxiliar e sugerir a SISP, como a presença de células trofoblásticas (células polinucleadas e vacuolizadas) na citologia vaginal, além das hemácias. No entanto, a ausência de células trofoblásticas na citologia não descarta o possível diagnóstico de SISP.

O exame ultrassonográfico permite evidenciar no útero a presença de conteúdo intraluminal hipoecogênio e heterogêneo, bem como a alteração no diâmetro e o espessamento da parede uterina. O método que permite a confirmação diagnóstica é a biópsia uterina e o exame histopatológico, e neste último é possível encontrar glândulas endometriais aumentadas e presentes nos sítios placentários e áreas de hemorragia, além da presença de colágeno. Apesar de a avaliação histopatológica ser o único meio de diagnóstico preciso para a SISP, a técnica de biópsia do útero não é comumente aplicada na rotina obstétrica de cães e gatos.

Ademais, é fundamental descartar outras afecções que desencadeiam metrorragia durante o puerpério, como as metrites, traumas, neoplasias, doenças infecciosas e coagulopatias.

O objetivo do tratamento é promover a vasoconstrição dos sítios placentários de maneira a cessar o sangramento. Nesse particular sentido podem ser utilizados os alcaloides de *ergot,* e entre eles a ergometrina (0,1-0,5 mg/SID/cadela). Para os casos não responsivos ao tratamento medicamentoso ou quando a metrorragia desencadeia quadros graves de anemia, a ovário-histerectomia deve ser realizada.

Prolapso uterino

O prolapso uterino é uma emergência obstétrica de baixa incidência e é identificado pela exposição de um ou dos dois cornos uterinos pelo canal vaginal imediatamente ou em até 48 horas após o parto. Caracterizado como a eversão do órgão através do colo uterino, o prolapso pode ser total, quando ambos os cornos uterinos estão exteriorizados pela vulva, ou parcial, quando a exposição é apenas do corpo ou de um corno uterino (Figura 5).

Entre as principais causas de prolapso uterino, estão as distocias e/ou manobras obstétricas inadequadas, carência de exercícios durante o período gestacional, frouxidão dos ligamentos uterinos decorrente de múltiplas gestações, tenesmo durante o parto, descolamento placentário incompleto, uso incorreto de agentes ecbólicos, bem como período de expulsão fetal prolongado.

Durante a avaliação clínica e ginecológica observa-se, além da protrusão de estrutura tubular pela vulva, inquietação, dor e secreção vaginal. Dependendo do tempo de exposição uterina, edema, lacerações, sujidades e até perda da viabilidade do órgão com presença de necrose e ruptura podem ser evidenciados. Além da inspeção do órgão, a palpação é importante para avaliar a presença de outros órgãos abdominais no interior do prolapso, por exemplo, a bexiga em retroflexão.

Nos casos mais graves, além das manifestações clínicas já citadas, há também a presença de hemorragia em razão da ruptura dos vasos ovarianos e uterinos, fato este que pode predispor a fêmea a choque hipovolêmico e morte. A avaliação ultrassonográfica pode ser de grande valia para a identificação e a localização da bexiga, bem como para a

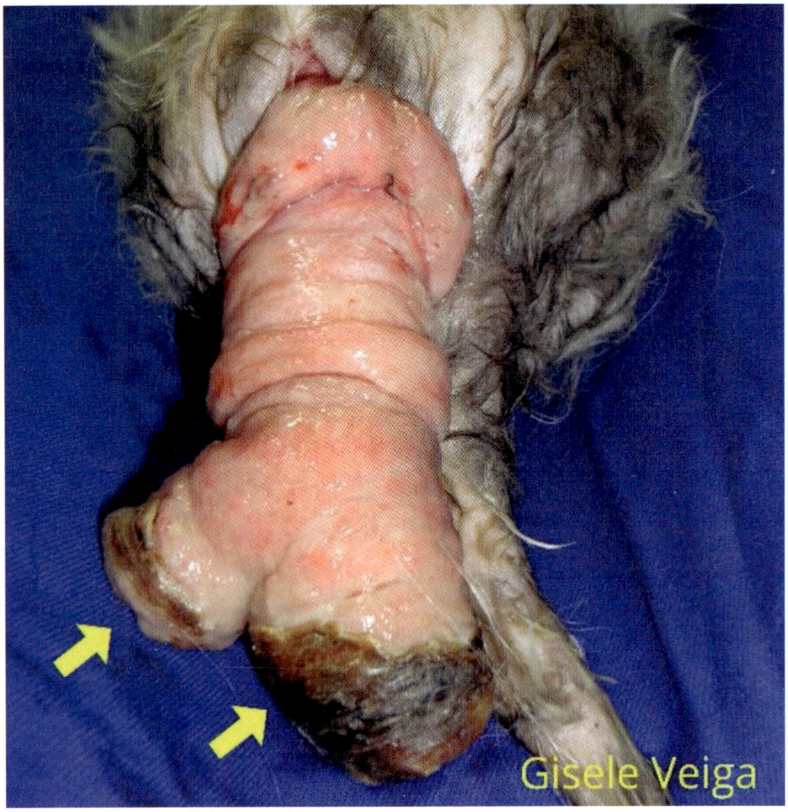

FIGURA 5 Prolapso uterino em cadela. Notar a protrusão de ambos os cornos uterinos pela vulva, além do edema e das áreas de necrose tecidual (setas amarelas).

confirmação de ausência de fetos no útero, principalmente nos casos em que o prolapso é parcial.

O tratamento do prolapso uterino deve ser imediato e envolve inicialmente a estabilização da fêmea com terapia de suporte. Sob anestesia geral, deve ser realizada a higienização do prolapso com solução estéril e a aplicação tópica de agentes osmóticos para diminuição do edema. O tipo de tratamento instituído depende da viabilidade do órgão. Uma opção para prolapsos uterinos com tempo de evolução curto e viabilidade uterina é a redução manual, que pode ser facilitada com auxílio da episiotomia, seguida da colpossuspensão.

É importante ressaltar que no período pós-operatório se faz necessário o acompanhamento da continência urinária, já que incontinência ou retenção urinária são complicações inerentes ao quadro. Nos casos em que há ruptura uterina, perda da viabilidade uterina e hemorragia secundária a ruptura dos vasos ovarianos e uterinos, a ovário-histerectomia é a técnica cirúrgica de escolha. Para tanto, após a redução do prolapso a ovário-histerectomia é realizada com o acesso convencional da cavidade abdominal pela linha mediana (Figura 6).

Em casos em que há ruptura dos vasos ovarianos ou em que a redução manual do

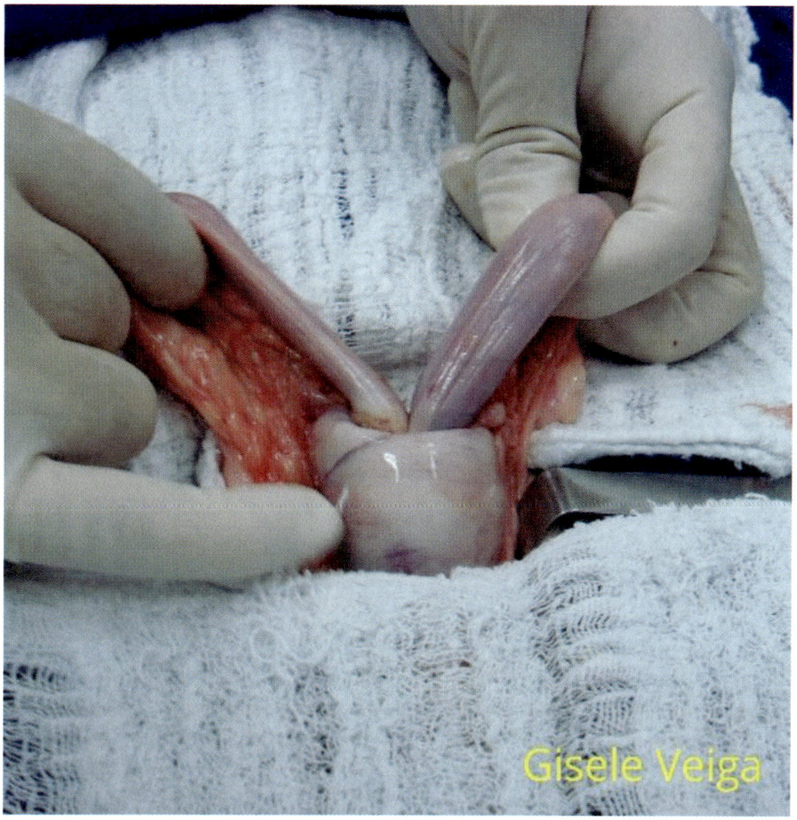

FIGURA 6 Manobra de redução do prolapso uterino pelo acesso ventral da cavidade abdominal, previamente à ovário-histerectomia.

prolapso é inexequível, a ovariectomia pode ser realizada pela linha mediana ventral do abdome, enquanto a histerectomia é realizada via vaginal. O prognóstico do prolapso uterino é favorável desde que a modalidade terapêutica instituída seja adequada e aplicada de acordo a condição clínica do órgão.

CONSIDERAÇÕES FINAIS

A monitorização clínica da puérpera é ferramenta precípua na identificação de condições de normalidade e possíveis alterações. Nesse sentido, além da grande importância de todas as avaliações e exames realizados pelo médico-veterinário após o parto para identificar ou prevenir as afecções puerperais, é de estrema importância orientar o tutor em como acompanhar a fêmea durante o puerpério. O tutor deve ser orientado em como monitorar da ingestão de alimento e líquido, aspecto e tempo de eliminação da secreção vulvar, aspecto das mamas e secreção mamária, bem como avaliação da ninhada quanto ao ganho de peso, manutenção da temperatura corpórea e tônus muscular. Tal ação conjunta permite um diagnóstico mais precoce com maiores chances de bom prognóstico para a fêmea e a ninhada.

REFERÊNCIAS

1. Al-Bassam MA, Thomson RG, O'Donnell L. Normal post-partum involution of the uterus in the dog. Canadian Journal of Comparative Medicine. 1981;45:217-32.
2. Orfanou DC, Ververidis HN, Pourlis A, Fragkou IA, Boscos CM, Taitzoglou IA, et al. Post-partum involution of the canine uterus: gross anatomical and histological features. Reprod Domest Anim. 2009;44:152-5.
3. Yeager AE, Concannon PW. Serial ultrasoniographic appearance of postpartum uterine involution in beagle dogs. Theriogenology. 1990;34:523-5.
4. Mun BG, Park CH, Kim JH, Kim HS, Kim BS, Lee JH, et al. Ultrasonographic evaluation of postpartum uterine involution comparison in small pet bitches. J Embryo Transf. 2010;25:77-84.
5. Johnston SD, Kustritz MV, Olson, PNS. Periparturient dis-orders of the bitch. In: Johnston SD, Kustritz MV, Olson PNS (eds.). Canine and feline theriogenology; Philadelphia: Saunders; 2001. p.129-45.
6. Voorhorst MJ, Van Brederode JC, Albers-Wolthers CHJ, de Gier J, Schaefers-Okkens AC. Successful treatment for subinvolution of placental sites in the bitch with low oral doses of progestagen. Reprod Domest Anim. 2013;48:840-3.
7. Veronesi MC, Battocchio M, Marinelli L, Faustini M, Kindahl H, Cairoli F. Correlations among body temperature, plasma progesterone, cortisol and prostaglandin f2alpha of the periparturient bitch. J Vet Med. 2002;49:264-8.
8. Smulian JC, Bhandari V, Vintzileos AM, Shen-Schwarz S, Quashie C, Lai-Lin YL, et al. Intrapartum fever at term: serum and histologic markers of inflammation. American Journal of Obestetrics and Gynecology. 2003;188:269-74.
9. Barbosa CC, SouzA MB, Freitas LA, Silva TFP, Domingues SFS, Silva LD. Assessment of uterine involution in bitches using B-mode and Doppler ultrasonography. Animal Reproduction Science. 2013;139(1-4):121-6.
10. Feldman EC, Nelson RW. Canine and feline endocrinology and reproduction. 3.ed. St. Louis: Elsevier Saunders; 2003.
11. Jutkowitz LA. Reproductive emergencies. Veterinary Clinics of North America: Small Animal Practice. 2005;35:397-420.
12. Wiebe VJ. Pharmacologic advances in canine and feline reproduction. Topics in Companion Animal Medicine. 2009;24:71-99.
13. Kustritz MVR. Clinical canine and feline reproduction: evidence-based answers. Iowa: Blackwell Publishing; 2010.
14. Smith-Carr S. Gynecologic emergencies. In: Ettinger SJ, Feldman EC (eds.). Textbook of veterinary internal medicine: diseases of the dog and cat. 6.ed. St. Louis: Elsevier Saunders 2004. p.450-2.
15. Anderson SM, MacLean PS, McManaman JL, Neville MC. Lactation and its hormonal control. In: Knobil E, Neill JD. Physiology of reproduction. 4.ed. v.2. USA: Elsevier; 2015. p.2055-108.
16. Lection J, Cornelius AJ, Moxon R, Russenberger J, Amorim MD, Cheong SH. Incidence and risk factors for canine mastites and metritis in two guide dog populations. Anim Repr Sci. 2021;1-8.
17. Akhtardanesh B, Hejazi SM, Kheirandish R, Oloumi MM, Moghadaszadeh M, Hosseini Hooshyar S. Mastitis obliterans in a diabetic dog: bacteriological and pathological findings. Online Journal of Vet Res. 2013;17(7):396-401.
18. Vasiu I, Dąbrowski R, Martinez-Subiela S, Ceron JJ, Wdowiak A, Pop RA, et al. Milk C-reactive protein in canine mastitis. Vet Immun and Immunopath. 2017;186:41-4.
19. Keller SR, Abonyi-Tóth Z, Sprenger N, Austin SC, Wichert BAC, Liesegang A, et al. Effect of metoclopramide treatment of bitches during the first week of lactation on serum prolactin concentration, milk composition, and milk yield and on weight gain of their puppies. Am J Vet Res. 2018;79:233-41.
20. Mshella GD, Chaudhari SUR. Sub-involution of placental sites (SIPS): possible predisposing factors and consequences on the fertility of bitch. Int J Agri Biol. 2001;3:263-5.

CAPÍTULO 9

Cuidados com neonatos de cães e gatos

Liege Cristina Garcia da Silva

INTRODUÇÃO

Ao longo do breve período neonatal, o recém-nascido passa por grandes desafios, que se iniciam com o trabalho de parto e as adaptações imediatas à vida extrauterina, seguidas das adaptações fisiológicas mediatas, que evoluem para além desse período. Tantas e profundas mudanças impostas a um indivíduo frágil e em amadurecimento acarretam riscos elevados de doenças e morte. A mortalidade perinatal envolve a morte fetal, a natimortalidade e a morte neonatal. A mortalidade neonatal precoce, que ocorre nos primeiros 7 dias de vida, pode ser tão elevada como 34,8% a 67,1%, indicando que a primeira semana de vida é ainda mais crítica para os neonatos.[1,2]

As causas de óbito neonatal vão desde as falhas de assistência ao parto ou distocias, defeitos congênitos ou genéticos, condições de saúde materna inadequadas, condições sanitárias e ambientais inadequadas, desnutrição e falha na transferência de anticorpos maternos e, ainda, enfermidades infecciosas e/ou parasitárias nos neonatos.

É um grande erro considerar que as cadelas e gatas não precisam de monitoramento no momento do parto e que conseguem cuidar de sua ninhada sozinhas, como algo natural das espécies. É fato que algumas fêmeas têm êxito, mas os elevados índices de mortalidade perinatal em medicina veterinária comprovam que a falta de assistência obstétrica e puerperal acarreta muitas mortes, tanto maternas como neonatais, que seriam evitadas com acompanhamento clínico e boas práticas de manejo. Este capítulo visa apresentar os principais cuidados e medidas de manejo, desde o momento do parto até o longo do período neonatal. Ademais, serão abordadas as principais afecções comuns a esse breve, porém crítico, período da vida.

TRANSIÇÃO FETO-NEONATAL

O trabalho de parto é marcado por breves períodos de intensas contrações abdominais e uterinas, intercalados com períodos de repouso. Durante as contrações, há compressão das artérias uterinas e do cordão umbilical, o que culmina em grande redução da circulação uteroplacentária e umbilical e, em consequência, hipóxia fetal. A diminuição intermitente da pO_2, pelo breve período da expulsão fetal, é um estímulo para que o neonato comece a respirar imediatamente ao nascimento (Figura 1). Porém, nas complicações obstétricas, a hipóxia fetal torna-se prolongada e pode influenciar o desempenho das funções vitais do

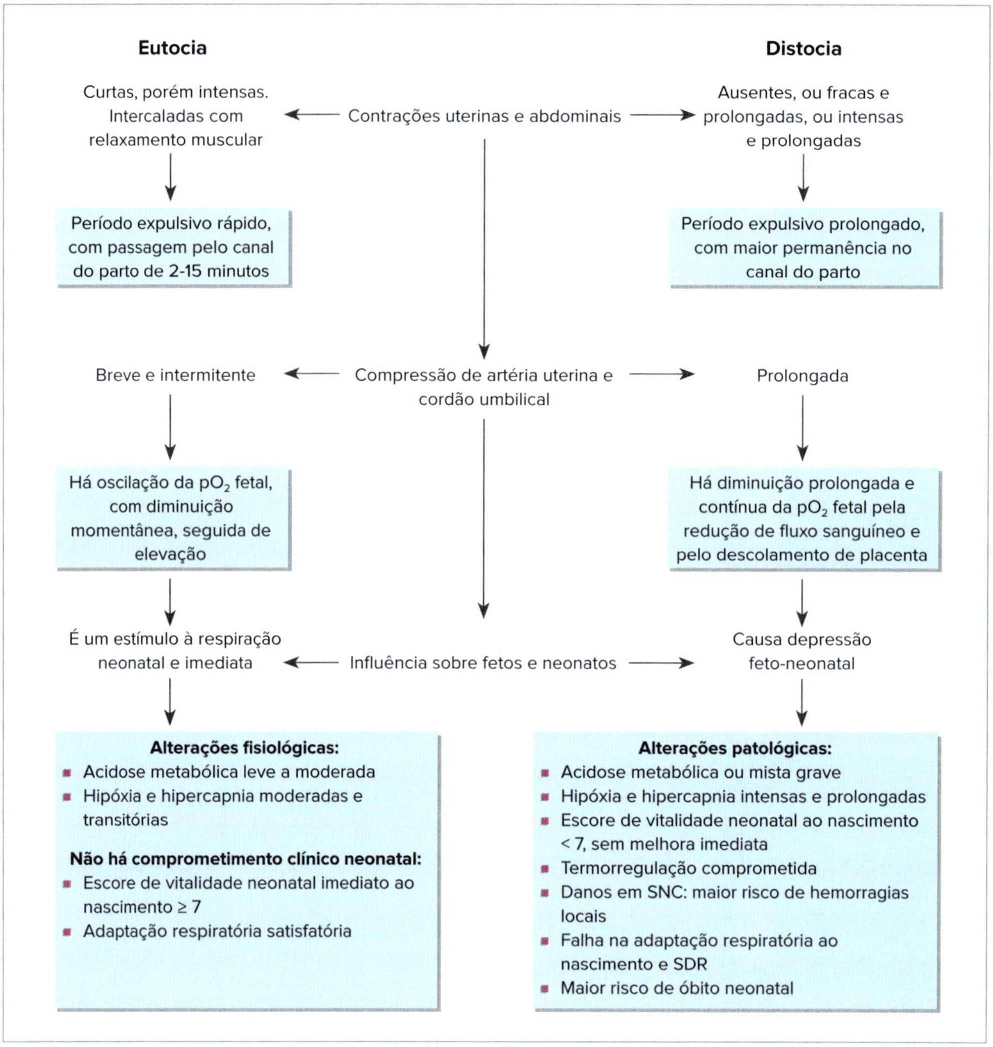

FIGURA 1 Influência do tipo de parto (eutocia x distocia) na adaptação feto-neonatal, em cães e gatos.
pO_2: pressão parcial de oxigênio; SDR: síndrome do desconforto respiratório; SNC: sistema nervoso central.

neonato. Fetos em hipóxia originam neonatos com hipercapnia e acidose metabólica, em razão da degradação anaeróbica da glicose, fatores estes determinantes para a diminuição do metabolismo e da capacidade de termorregulação, por danos ao sistema nervoso.[3,4] A hipóxia desencadeia a redistribuição do sangue fetal, privilegiando cérebro, coração e glândulas adrenais, inibe a secreção hormonal e influencia o metabolismo da glicose.

Entretanto, o aumento da circulação sanguínea cerebral por diminuição da resistência vascular local, se persistente, pode acarretar ruptura vascular e hemorragia intraventricular.[5] Em baixas concentrações de oxigênio, há um estímulo na expressão de genes que envolvem a eritropoiese e o metabolismo do ferro, aumentando a capacidade sanguínea de carregar oxigênio, assim como há maior expressão de fator de crescimento do endotélio vascular (VEGF), induzida pelo fator induzível por hipóxia (HIF), promovendo vasculogênese e angiogênese, na tentativa de melhorar a distribuição do oxigênio.[6]

Em hipóxia, o metabolismo celular da glicose também é reprogramado. A captação de glicose é aumentada, pela maior expressão de transportadores, como GLUT1 e GLUT3. Todavia, o consumo de oxigênio é diminuído, priorizando o uso da glicose nas vias glicolíticas de citosol e diminuindo a atividade mitocondrial, por meio da lentificação do ciclo do ácido cítrico (TCA) e da ativação da enzima piruvato desidrogenase quinase 1 (PDK-1), que exporta o piruvato para o citosol.[6]

Em vida fetal, a placenta é o órgão de troca gasosa, e suas conexões vasculares estão dispostas paralelamente aos demais órgãos sistêmicos e longe da circulação pulmonar. Para que o sangue desoxigenado retorne à placenta, os *shunts* extracardíacos (ducto venoso e ducto arterioso) e a comunicação intracardíaca (forame oval) são necessários. Com o nascimento, a função de troca gasosa é transferida da placenta para os pulmões, logo, da circulação sistêmica para a pulmonar, e os *shunts* fetais deixam de ser necessários, podendo levar ao comprometimento circulatório quando persistentes.

Durante o trabalho de parto, são estímulos para o início da respiração pulmonar neonatal:

- A compressão na região torácica e abdominal do feto, que ocorre com a passagem do filhote pelo estreito canal de parto e com o estímulo de lambedura da mãe.
- A sensação térmica de frio com o resfriamento imediato após o nascimento.
- A moderada privação de oxigênio pelo mecanismo do parto.

As primeiras inspirações devem ser profundas e imediatas ao nascimento. Por meio delas, ocorre a expansão dos pulmões pelo ar e o líquido que preenchia os alvéolos e sáculos é paulatinamente absorvido pela circulação sanguínea e linfática ao longo de 4 a 6 horas pós-natais, podendo ser mais prolongado nos nascimentos cesáreos. Com a expansão pulmonar e a absorção do líquido alveolar, há a diminuição da resistência vascular local e o pulmão neonatal tende a ser hipotenso em relação ao pulmão fetal. Logo, o fluxo sanguíneo que chega aos pulmões aumenta, garantindo a hematose e a elevação da oxigenação do sangue. Como consequência direta da elevação da oxigenação, há liberação de oxido nítrico, que provoca relaxamento da musculatura lisa e vasodilatação arteriolar. Ainda, há inibição da via enzimática de cicloxigenase 2 (COX 2), que resulta na inibição da liberação do vasoconstritor tromboxano.[7]

A má adaptação ao parto pode desencadear a síndrome do desconforto respiratório neonatal (SDR).[8] Os principais sinais clínicos relacionados aos quadros de hipóxia e SDR neonatal são: taquipneia, ruído respiratório patológico, seguidos de progressiva dispneia, padrão respiratório superficial com arfadas, letargia, anorexia, vômitos e apneia (Figura 2). Em neonatos, a coloração das mucosas não é avaliação sensível para inferir a boa oxigenação. Em estudo prévio, 75% dos neonatos caninos apresentaram alteração no padrão respiratório imediatamente ao nascimento via vaginal, porém a cianose das mucosas foi identificada somente em 30% deles.[8]

MANEJO NEONATAL IMEDIATO AO NASCIMENTO

Idealmente, é indicado que as cadelas e gatas sejam acompanhadas por um médico-veterinário durante a gestação e o trabalho de parto. Cadelas e gatas são multitócicas e passam por várias expulsões fetais dentro do

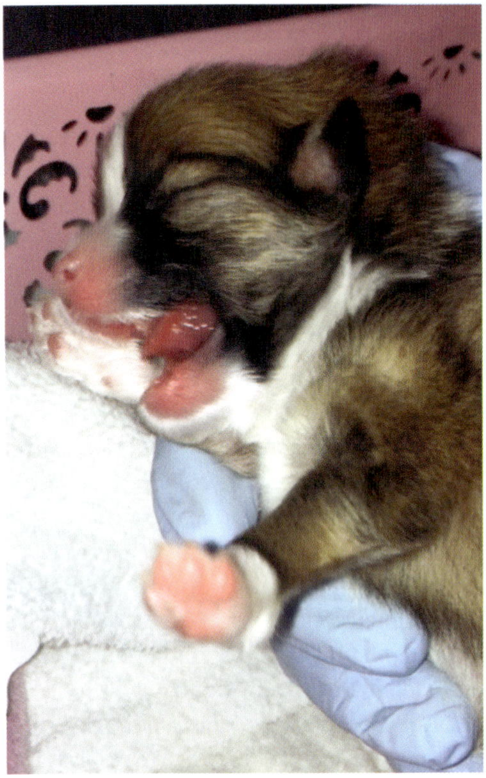

FIGURA 2 Neonato canino apresentando dispneia grave, porém com coloração de mucosas rósea.
Fonte: ReproPET®.

mesmo trabalho de parto. Logo, é possível que uma fêmea inicie o trabalho de parto com expulsão eutócica de alguns fetos, mas, com o avançar do tempo, evolua para uma distocia, seja por falha nas contrações uterinas ou por má insinuação fetal no canal do parto. Dentre as causas não infecciosas, a distocia é uma das principais causadoras de morte neonatal em razão da hipoxemia prolongada imposta no período de transição feto-neonatal.[9] Filhotes provenientes de ninhadas distócicas têm 2,35 vezes mais chance de tornarem-se natimortos.[10] O conhecimento da fisiologia do parto e da transição feto-neonatal é condição precípua para uma adequada assistência imediata ao nascimento.

Parto via vaginal

Em um parto vaginal eutócico, o médico-veterinário deve ficar atento ao comportamento materno. A fêmea deve prestar assistência ao filhote imediatamente após expulsá-lo, rompendo com sua boca a membrana amniótica e lambendo o filhote na região do tórax, abdome e face. O filhote deve, então, começar a chorar e respirar, e, se após 5 a 10 segundos do nascimento a mãe não tiver prestado assistência, ou o filhote não apresentar respiração espontânea, vocalização e tônus muscular, o profissional deve intervir imediatamente.

Os neonatos devem ter suas vias aéreas (narinas e boca) limpas e desobstruídas com o auxílio de um pano limpo e seco. Deve-se fazer a aspiração do conteúdo amniótico presente nos condutos nasais, por meio de bomba de sucção nasal neonatal humana, ou sondas uretrais acopladas a seringas. Essa manobra deve ser leve e gentil, para que terminações nervosas vagais existentes em conduto nasal não sejam estimuladas, acarretando bradicardias reflexas. Então, deve-se massagear intensamente o filhote na região do tórax, com uma toalha limpa, seca e aquecida. O cordão umbilical deve ser ocluído e seccionado somente após 3 minutos do nascimento, para que o fluxo sanguíneo residual placentário drene em direção ao filhote. Neonatos em que a secção umbilical foi tardia apresentaram maior escore de vitalidade neonatal e melhores reflexos nos primeiros 10 minutos pós-natais.[11] Esse é um procedimento indolor ao filhote, pois não existem receptores sensitivos no cordão umbilical. Porém, existem receptores de pressão que, após serem estimulados com o pinçamento, geram um estímulo inspiratório via centro-respiratória neuronal.

Após esses primeiros cuidados, deve-se realizar o exame clínico do neonato, por meio do escore de vitalidade neonatal (Apgar adaptado), em até 30 segundos (Quadro 1). Neonatos hígidos, nascidos de parto vaginal eutócico, devem apresentar escore de vitalidade igual ou maior a 7 no primeiro minuto de vida e igual ou maior a 9 a partir do quinto minuto de vida.[8] Compondo o exame físico neonatal, deve-se pesar o filhote e buscar por malformações aparentes, como fenda palatina e atresia anal. É essencial diagnosticar a fenda palatina imediatamente ao nascimento, pois o filhote acometido por essa alteração não poderá mamar na mãe, sob nenhuma circunstância.

A completa adaptação neonatal é lenta e gradativa, mesmo em filhotes nascidos de eutocia. Assim, os neonatos podem apresentar discreta bradicardia nos primeiros minutos de vida, com frequência cardíaca (FC) entre 160 e 180 bpm, que rapidamente se normaliza, com o estabelecimento da normoventilação. A completa absorção do líquido intra-alveolar é ainda mais lenta, logo podem ser auscultados estertores respiratórios crepitantes nas primeiras 4 horas de vida, porém o filhote não deve apresentar dispneia ou cianose.

Após a avaliação clínica e a assistência inicial, o filhote hígido deve ser apresentado à mãe, para que ela o reconheça e aceite. Então, deve ser colocado para mamar, em ambiente limpo e controlado (com temperatura de 30-33 °C e umidade relativa do ar próxima a 60%) e sob fonte de calor irradiante. Os neonatos são incapazes de manter a temperatura corpórea estável, visto que os reflexos de vasoconstricção e a capacidade de produzir tremores são afuncionais ao nascimento. Ainda, possuem escasso tecido adiposo subcutâneo, superfície corpórea relativamente extensa e imaturidade hipotalâmica.[12] Ao longo da primeira hora de vida, há uma evidente diminuição da temperatura corpórea neonatal, porém, idealmente, a temperatura neonatal deve ser mantida acima de 35 °C, pois a hipotermia acarreta bradicardia, falência cardiovascular, injúria cerebral e parada gastrointestinal.[12] Neonatos hipotérmicos perdem tônus muscular, força de mamada e,

QUADRO 1 Escore de vitalidade neonatal adaptado a cães e gatos

Variável	Nota 0	Nota 1	Nota 2
FC (bpm)	0	▪ < 180 (cães) ▪ < 200 (gatos)	▪ 180-240 (cães) ▪ 200-260 (gatos)
Padrão respiratório	▪ FR: 0 mrm ▪ Apneia	▪ Dispneia, bradipneia ou taquipneia, respiração superficial, arfadas ▪ Sibilos, crepitação e estertores à ausculta	▪ FR: 15-45 mrm ▪ Eupneia, murmúrio vesicular à ausculta
Tônus muscular	Flácido. Ausência de contração muscular e sustentação da cabeça	Parcial. Leve contração muscular de membros, sem sustentação da cabeça em decúbito dorsal	Bom. Contração muscular de membros e sustentação de cabeça em decúbito dorsal
Irritabilidade reflexa	Ausente	Presente, porém discreta, ao proceder a estímulo doloroso em dígito	Presente e normal, ao proceder a estímulo doloroso em dígito
Coloração de mucosas	Pálidas ou cianóticas	Cianóticas a róseas	Todas róseas

bpm: batimentos por minuto; FC: frequência cardíaca; FR: frequência respiratória; MRM: movimentos respiratórios por minuto.
Fonte: adaptado de Silva et al. (2008).[8]

em consequência, desidratam e desenvolvem hipoglicemia.

A ligadura e a higiene do coto umbilical devem ser realizadas nos primeiros 10 minutos de vida, após os cuidados iniciais. O cordão umbilical é uma das principais portas de entrada para bactérias, predispondo a infecções e ao desenvolvimento da sepse neonatal.[13] Logo, deve-se fazer uma ligadura de nó duplo, com fio inabsorvível no cordão umbilical, à distância de 1 cm da parece abdominal, cortar e descartar o restante do cordão e placenta. Em seguida, deve-se aplicar solução de clorexidine ou álcool 70% ou iodopovidona, a cada 12 horas, até a queda do coto umbilical, em até 72 horas do nascimento.

Por fim, durante a assistência neonatal imediata ao parto, é contraindicado chacoalhar um filhote em qualquer situação clínica. O ato de chacoalhar filhotes ao nascimento está associado a quadros hemorrágicos em retina, regiões subaracnoide e subdural, injúria cerebral difusa e edema cerebral em medicina humana e veterinária, além de compressão dos órgãos abdominais sobre o diafragma, dificultando a adequada expansão pulmonar.[14] Existem estratégias mais seguras e cientificamente embasadas na reanimação neonatal, como aquecer e estimular a respiração. Assim, a prática de chacoalhar filhotes deve ser descontinuada e desestimulada pelo médico-veterinário.

Parto via cirúrgica (cesariana)

O nascimento por meio do parto cesáreo apresenta algumas diferenças significativas em relação ao parto vaginal. Primeiramente, o intervalo de nascimento entre os neonatos é muito menor e, como consequência, é impossível que um único médico-veterinário dê a correta assistência imediata a todos os filhotes. Logo, idealmente, deve-se contar com um médico-veterinário capacitado para cada um a dois neonatos esperados. Ademais, o ambiente em que os neonatos serão recebidos deve ter temperatura superior a 26 °C e todos os materiais e medicações que podem ser necessários no atendimento devem estar disponíveis e organizados (Quadro 2). O neonatologista deve ter o controle da ordem e horário de nascimento dos filhotes. Para isso, fitas de cetim coloridas podem ser usadas para a identificação dos pacientes, amarrando-as, frouxamente, no pescoço dos filhotes (Figura 3A).

A primeira assistência ao recém-nascido é sempre feita pelo cirurgião. Cabe a ele romper as membranas fetais, expor as vias aéreas, limpando-as com uma compressa estéril, e massagear o filhote na região do tórax. Somente após esses procedimentos iniciais o cirurgião deve desconectar a placenta do útero, garantindo a máxima permanência da circulação materno-fetal e a melhor oxigenação neonatal. O filhote é entregue, então, para o veterinário neonatologista, que iniciará os procedimentos de reanimação e manejo.

Neonatos advindos de cesariana não nascem pela via vaginal e não são estimulados pela mãe logo ao nascimento, diminuindo o estímulo para respiração reflexa. Ainda, sofrem a influência depressora dos agentes anestésicos e, em algumas situações, sofrem hipóxia prolongada em consequência de distocias e de descolamento de placenta. Como resultado, apresentam depressão clínica e metabólica e baixo estímulo inspiratório, além de tendência à hipotermia grave. Nos primeiros 30 segundos do nascimento, o veterinário deve massagear vigorosamente o tórax do filhote, em posição de plano inclinado, com a cabeça ligeiramente mais baixa que o abdome. Deve, ainda, aspirar as secreções buconasais, com o uso de aspirador nasal (Figura 3B) e então realizar o exame clínico. Neonatos cesáreos devem apresentar escore de vitalidade imediato ao nascimento maior ou igual 5 e,

QUADRO 2 Materiais necessários para a assistência neonatal em cães e gatos

Materiais descartáveis	Medicações e insumos
▪ Seringas de 1, 3, 5 e 10 mL ▪ Agulhas 24 e 26 G ▪ Sondas uretrais n. 4, 6 e 8 ▪ Cateteres intravenosos n. 24 e 16 G ▪ Luvas de procedimento ▪ Tapetes higiênicos ▪ Compressas estéreis ▪ Fitas de cetim coloridas ▪ Fios de sutura ▪ Plugue adaptador PRN *Luer Lock* ▪ Esparadrapo, gaze, algodão ▪ Fichas individuais de assistência neonatal ▪ Fitas para medição de glicemia e lactatemia	▪ Flaconete de 10 mL de solução fisiológica NaCl 0,9% ▪ Flaconete de 10 mL de glicose 50% ▪ Ampola de adrenalina (1 mg/mL) ▪ Ampola de aminofilina (24 mg/mL) ▪ Álcool 70%/clorexidine/iodopovidona ▪ Sucedâneo neonatal comercial ▪ Fluticasona aerossol 50 mcg com espaçador ▪ Suplementos vitamínicos hipercalóricos para neonatos
Materiais reutilizáveis	**Equipamentos**
▪ Soprador de ar quente ▪ Bolsa térmica ▪ Conector plástico para Ambu/ventilador ▪ Tesoura cirúrgica romba ▪ Aspirador nasal pediátrico ▪ Termômetro retal ▪ Tricótomo com lâmina ▪ Pranchetas e canetas ▪ Relógio com cronômetro	▪ Ambu neonatal humano (250 mL) ▪ Válvula de PEEP para Ambu (5-20 cmH_2O) ▪ Ressuscitador infantil Babypuff® com misturador de gases (Fanem®) ▪ Fonte de oxigênio medicinal ▪ Fonte de ar comprimido ▪ Incubadora neonatal ▪ Lâmpada infravermelha com suporte ▪ Laringoscópio + lâmina zero (reta ou curva) ▪ Estetoscópio neonatal ▪ Oxímetro neonatal ▪ Aparelho glicosímetro ▪ Aparelho lactímetro

PEEP: *positive end expiratory pressure.*

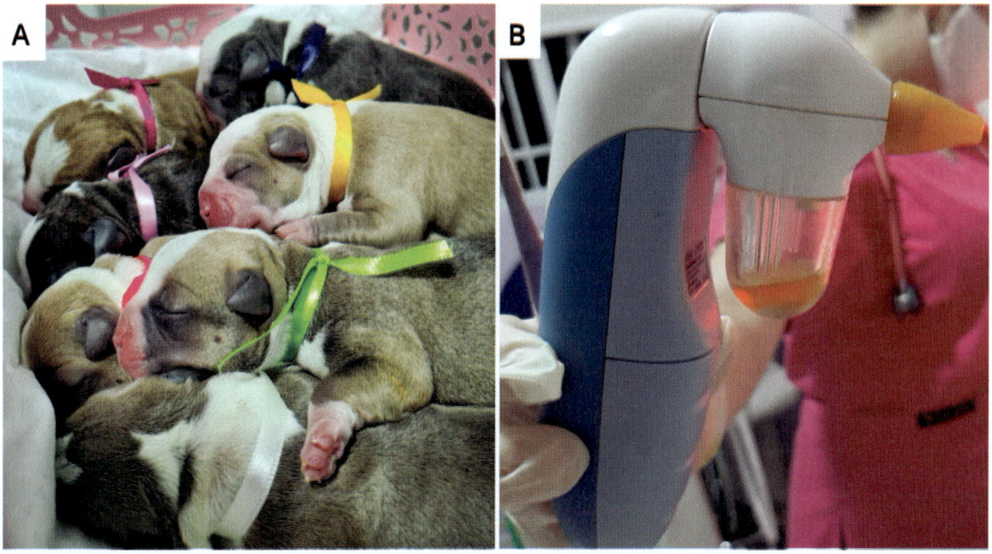

FIGURA 3 A: neonatos caninos identificados com fita colorida. As cores seguem a ordem alfabética e cronológica do nascimento. B: aspirador nasal infantil elétrico com conteúdo aspirado de orofaringe e cavidade nasal de neonato canino.

Fonte: ReproPET®.

aos 10 minutos de vida, maior ou igual a 8, com melhora progressiva nas horas seguintes.[8] Ademais, os filhotes podem permanecer bradicárdicos durante toda a primeira hora pós-parto (FC entre 160-180 bpm para cães e entre 180-200 bpm para gatos), e a absorção do fluido pulmonar será ainda mais lenta, podendo ser auscultados estertores respiratórios crepitantes até 12 horas de vida.[15]

Neonatos cesáreos apresentam intensa diminuição de temperatura corporal nos primeiros 5 minutos de vida, tornando-se hipotérmicos (< 35 °C), logo é fundamental prover calor à ninhada. O uso de sopradores de ar quente é indicado até que o paciente esteja completamente seco. Então, a ninhada deve ser colocada sob fonte de calor irradiante (berço aquecido ou lâmpadas), incubadoras de temperatura e umidade controladas, ou junto a bolsas térmicas. Após o manejo inicial, deve-se realizar os cuidados com o umbigo, e então os neonatos são pesados e colocados para mamar, assim que a mãe retorna da cirurgia. Não é necessário fornecer solução de glicose via oral para neonatos durante a primeira hora de vida, pois eles se mantêm normoglicêmicos durante esse período.[16]

Cadelas submetidas a cesariana podem ter uma diminuição ou atraso no desenvolvimento do comportamento materno-filial. Com isso, os neonatos devem ser considerados órfãos temporários, e todos os cuidados que deveriam ser providos pela mãe serão, então, obrigação do neonatologista. Caso a mãe não tenha colostro suficiente em até 2 horas do nascimento, os filhotes devem receber suporte nutricional e ser aleitados artificialmente, com sucedâneo comercial específico para a espécie; ainda, devem receber terapia de transferência passiva de anticorpos. Para tanto, deve-se administrar a cada neonato o soro de animal adulto vacinado, na dose de 2,2 mL a cada 100 g de peso, aquecido a 37 °C, pela via oral ou subcutânea (SC). Ademais, o uso de medicações promotoras da lactação e feromônio sintético Adaptil® (Ceva Saúde Animal), bem como aplicar líquido amniótico no dorso dos filhotes, são medidas eficientes no estímulo do desenvolvimento da habilidade e comportamento materno.

São considerados sinais de emergência neonatal:

- Dispneia.
- Respiração agônica, com padrão de abertura de boca.
- Filhote com tônus muscular flácido e não responsivo a estímulos.
- Trauma relatado.
- Sinais clínicos de infecção local ou generalizada.
- Choro constante.
- Cianose ou palidez extrema.

As causas mais comuns que desencadeiam as emergências neonatais são: síndrome do desconforto respiratório (SDR) consequente a má adaptação ao nascimento, sepse, tríade neonatal (hipotermia, hipoglicemia e desidratação) e algumas malformações. É importante que o médico-veterinário ensine o tutor a reconhecer os sinais de emergência e que o paciente crítico receba assistência médica intensiva o mais precocemente possível.

ASSISTÊNCIA NEONATAL EM CASOS DE EMERGÊNCIA

Após os cuidados iniciais ao parto (estimulação, secagem e limpeza das vias aéreas), se um neonato não começar a respirar espontaneamente em até 30 segundos, medidas assistenciais de reanimação devem ser aplicadas. Diante de um neonato clinicamente deprimido, a agilidade no atendimento é fundamental, e poucos segundos influenciam sobremaneira o êxito clínico. Assim, ter uma equipe bem treinada, em que todos executem sua função com segurança e sabedoria e estejam preparados para as adversidades, com equipamentos e insumos à mão, é essencial no êxito terapêutico.

A maneira mais eficiente e segura de garantir a sobrevivência de um neonato deprimido é fazê-lo respirar o quanto antes. Nas situações de asfixia neonatal, há o desencadeamento de um característico ciclo de eventos patológicos. A apneia primária inicial é seguida por período variável de respiração irregular com arfadas intensas; então, instala-se a apneia secundária. Em sequência, há imediato declínio da frequência cardíaca aliado a hipotensão sanguínea. Diferentemente do animal adulto, a atividade respiratória dos neonatos cessa previamente à falência cardíaca, portanto a instituição da ventilação pulmonar pode promover o rápido aumento da frequência cardíaca e da pressão arterial, mesmo sem a aplicação de medicamentos cronotrópicos positivos.

Para a ventilação assistida imediata neonatal, deve-se fazer uso de balões autoinfláveis tipo Ambu acoplados a um manômetro, de modo que o pico de pressão inspiratória (PIP) seja de no máximo 30 cm de H_2O. Todavia, a ventilação com pressão positiva e PEEP (do inglês, *positive end expiratory pressure*) igual a zero deve ser cuidadosamente controlada, a fim de evitar injúrias pulmonares, por barotraumas e sucessivas expansões e colapsos dos alvéolos.

Para a conexão entre o neonato e o equipamento de ventilação, existem duas opções: as máscaras faciais ou a intubação endotraqueal. Não há, em medicina veterinária, máscaras adequadas para o tamanho de um neonato canino/felino; há um grande escape de ar pela lateral das máscaras, tornando essa estratégia ventilatória pouco eficiente, pois há vazamento de gás entre a máscara e a face do neonato e, em consequência, o volume corrente de gás administrado é impreciso, podendo gerar hipoinsuflação mesmo com pressão de inspiração adequada. Ademais, esse modelo de assistência ocasiona grande volume de ar deslocado para o estômago, que, ao dilatar-se, provoca compressão diafragmática, dificultando a expansão torácica. Logo, o ideal é que um neonato deprimido seja intubado e então adequadamente ventilado (Figura 4A). O processo de intubação neonatal requer prévio treinamento, além do uso de equipamentos adequados, como laringoscópio acoplado a lâmina reta ou curva, número zero e cateter 16 G para ser usado como sonda endotraqueal. Entre as complicações associadas ao ato de intubação estão a hipoxemia, a apneia, a bradicardia, o pneumotórax, a perfuração traqueal ou esofágica e maior risco de infecção.

Para a estimulação respiratória, pode-se, conjuntamente, aguilhoar o ponto de acupuntura Jen Chung (VG 26). Deve-se inserir uma agulha hipodérmica no centro da linha horizontal que une a borda inferior das narinas e girá-la em sentido horário por pelo menos 30 segundos (Figura 4B).

A aplicação terapêutica do oxigênio (O_2) na reanimação neonatal, embora seja necessária para o suporte da vida, apresenta caráter potencialmente tóxico a muitos tecidos e órgãos. Os recém-nascidos possuem sistemas de defesa antioxidante parcialmente desenvolvidos, pois em vida fetal foram expostos a baixas tensões de O_2. Após o nascimento, com o início do metabolismo aeróbico, há um significativo aumento no consumo de O_2, desencadeando a produção de radicais livres, que atuam como mecanismo patogênico de várias afecções. Assim, deve-se evitar administrar a neonatos concentrações de O_2 superiores a 40%, e, quando aplicado, esse gás deve ser umidificado e aquecido.

Estimulantes respiratórios como cloridrato de doxapram e aminofilina já foram testados em recém-nascidos caninos de cesariana, concluindo que a aminofilina se

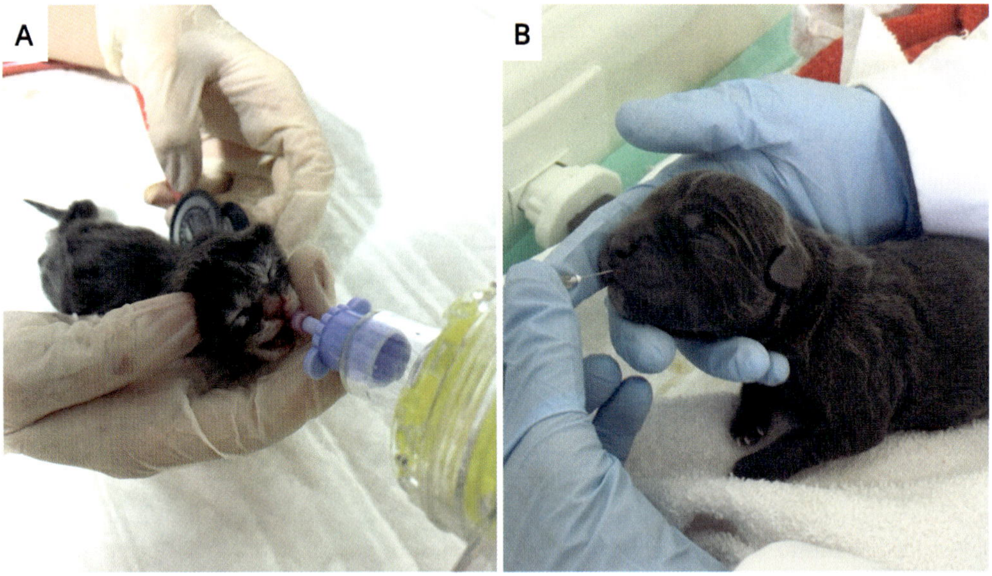

FIGURA 4 A: paciente neonato felino intubado e ventilado com Ambu neonatal. B: estimulação respiratória em ponto de acupuntura Jen Chung (VG 26) em neonato canino.
Fonte: ReproPET®.

mostrou mais eficiente e o ideal é aplicá-la pela via sublingual na dose de 0,2 mL (4,8 mg/neonato).[17] Nas situações de bradicardia, recomenda-se o uso de adrenalina (dose inicial de 0,01 mg/kg e doses subsequentes de 0,1-0,3 mg/kg, IV ou IO). A atropina não é indicada na reanimação cardíaca neonatal, pois neste caso eleva o consumo de O_2 pelo miocárdio, sem estimular sua contração. A correção do desequilíbrio ácido-básico com aplicação de bicarbonato de sódio é um tema controverso. Deve ser feita somente quando há disponibilidade de exames hemogasométricos seriados, para o correto cálculo de reposição, e, ainda, quando o neonato estiver sendo corretamente ventilado. Porém, o uso de bicarbonato de sódio eleva os níveis séricos de sódio, causa hiperosmolaridade, acidose intracelular, elevação dos níveis de CO_2 e alterações nervosas.[13]

Estabelecer um acesso venoso é mais um desafio ao clínico diante de um neonato deprimido, em razão do diminuto calibre dos vasos e da hipovolemia presente. Deve-se utilizar o cateter de menor diâmetro possível (24 ou 26 G) e buscar acessar as veias de maior calibre, como a jugular ou os vasos umbilicais (Figura 5A). Quando há insucesso no acesso venoso, deve-se optar pelo acesso intraósseo. Um cateter intraósseo deve ser inserido no fêmur ou úmero proximal utilizando-se uma agulha hipodérmica 18 a 25 G. Deve-se palpar a fossa intertrocantérica do fêmur e introduzir o cateter paralelamente ao eixo longitudinal do osso. Então, o ideal é aspirar o conteúdo do cateter e radiografar o membro, para assegurar-se de que está na região correta, a medula óssea (Figura 5B). Com o acesso intraósseo, a disponibilidade de medicamentos e fluidoterapia de reposição é tão rápida e eficiente quanto no acesso venoso. Seu maior inconveniente é que a área em que se realizará a punção deverá ser preparada com uma antissepsia cirúrgica, o que demanda alguns preciosos minutos, e o acesso intraósseo deve permanecer por no

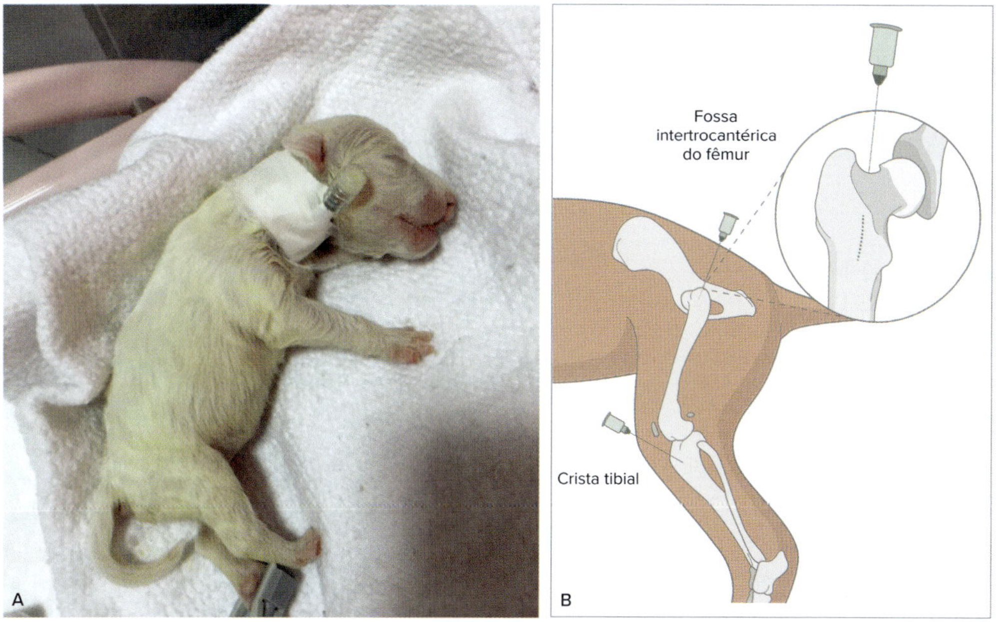

FIGURA 5 A: acesso intravenoso em veia jugular de neonato canino. B: ilustração do acesso intraósseo (IO) em neonatos.

Fonte: A: ReproPET®. B: Bateman et al. (2006).[18]

máximo 2 horas, para evitar infecções ósseas, que rapidamente evoluem para sepse.

Dentre os exames subsidiários mais importantes nas emergências neonatais, podem-se destacar a glicemia e a lactatemia séricas, a hemogasometria e a oximetria de pulso (Quadro 3). A avaliação hemogasométrica é, sem dúvida, a maneira mais precisa de avaliar o estado ácido-básico e a evolução de um paciente submetido a assistência ventilatória. Durante todo o período neonatal, os níveis de lactato são superiores aos do animal adulto, no entanto estudos demonstram que cães apresentam lactato sérico entre 6,26 ± 2,27 mmol/L imediatamente ao nascimento eutócico e entre 2,37 ± 0,99 mmol/L aos 4 dias de vida.[19]

Tríade neonatal

A tríade neonatal é a síndrome clínica mais frequente em neonatos, e diversas particularidades fisiológicas do recém-nascido justificam a predisposição à hipoglicemia, à hipotermia e à desidratação.

A normoglicemia neonatal varia entre 52 e 127 mg/dL, e várias particularidades fisiológicas justificam a tendência do neonato à hipoglicemia.[20] Eles têm imaturidade hepática, com estoque de glicogênio limitado e baixa taxa de gliconeogênese; como consequência, são extremamente dependentes do carboidrato presente na dieta (majoritariamente a lactose). Ademais, possuem grande demanda por glicose, visto que têm maior atividade metabólica geral e o tecido miocárdico usa a hexose em preferência aos ácidos graxos de cadeia long, para obter energia. Como agravantes, a imaturidade renal predispõe à glicosúria, que somente será corrigida após 3 semanas de vida; e o menor percentual de gordura corporal limita a produção de corpos cetônicos, usados como substrato energético nas privações glicêmicas, em adultos.[21]

QUADRO 3 Intervalos fisiológicos das variáveis SpO_2%, lactato sérico (mmol/L), glicemia (mg/dL) e variáveis gasométricas em sangue venoso de neonatos caninos hígidos

Variável	Intervalo
SpO_2 (%)	▪ Até a 1ª hora de vida: > 75 ▪ Após a 1ª hora de vida: > 90
Glicemia (mg/dL)	52-127
Lactato (mmol/L)	▪ Na 1ª hora de vida: abaixo de 10 ▪ Após 1 hora de vida: abaixo de 5 ▪ Entre 10-20 dias de vida: 2,7
pH	▪ 1ª hora de vida: 7,11-7,27 ▪ Após a 1ª hora de vida: 7,25-7,30
pCO_2 (mmHg)	▪ 1ª hora de vida: 32-49 ▪ Após a 12ª hora de vida: 40-45
pO_2 (mmHg)	16-21
BE (mmol/L)	▪ 1ª hora de vida: –16 a –3 ▪ Após a 12ª hora de vida: –4 a 0
HCO_3^- (mmol/L)	▪ 1ª hora de vida: 20-29 ▪ Após a 12ª hora de vida: 22-24
Na^+ (mmol/L)	145-145,6
K^+ (mmol/L)	7,74-4,08

HCO_3^-: bicarbonato; K^+: potássio; Na^+: sódio; pCO_2: pressão parcial de gás carbônico; pO_2: pressão parcial de oxigênio; SpO_2: saturação de oxigênio.
Fonte: adaptado de Almeida (2018);[24] Bach (2017);[25] McMichael (2011);[13] Silva et al. (2009);[3] Abreu (2018).[16]

Em adultos, diante de quadro de hipoglicemia, há a secreção hormonal de cortisol, GH, glucagon e epinefrina, que antagonizam a insulina e estimulam a gliconeogênese. Lastimavelmente, tal mecanismo endócrino de controle é ineficaz em neonatos.[13] A suplementação da glicose para manutenção da normoglicemia é fundamental em neonatos deprimidos. Nas situações emergenciais, opta-se pela solução de dextrose a 5% ou 10%, administrada pelas vias intravenosa (IV) ou intraóssea (IO), na dose de 2 a 4 mL/kg. Soluções de dextrose a 50% podem ser instiladas pela via sublingual em pacientes menos debilitados, porém essa diluição não deve ser administrada por demais vias, pelo risco de causar flebites e descamação da pele. Objetiva-se manter a concentração plasmática de glicose entre 52 e 127 mg/dL, a fim de preservar a normoglicemia.

O neonato apresenta alto requerimento hídrico, todavia possui características fisiológicas que predispõem à perda de líquidos corpóreos, como a maior área de superfície corporal, a pele mais permeável e a baixa capacidade de concentrar a urina. A hipovolemia consequente à desidratação causa hipotensão, hipoperfusão tecidual e acidose lática, além de predispor o neonato à hemorragia intracraniana e à falência cardíaca congestiva. Como agravante, os mecanismos de compensação, como aumento da FC e concentração urinária, são débeis ou inexistentes, justificando a grande predisposição à desidratação nesses pacientes. O requerimento hídrico neonatal é superior ao adulto, variando entre 60 e 180 mL/kg/dia, a depender do grau de desidratação. Nas desidratações severas e no choque hipovolêmico, deve-se administrar, *in bolus*, 30 a 40 mL/kg em cães, e 20 a 30 mL/kg em gatos, de solução cristaloide aquecida a 37 °C.[21] A solução de Ringer com lactato é ideal nas situações de hipoglicemia, pois o lactato é o principal combustível para o cérebro na depleção da glicose, todavia, deve ser evitado nas situações de hiperlactatemia, sendo substituído pela solução de Ringer simples ou fisiológica. Em pacientes com hipovolemia refratária, deve-se administrar solução coloidal *in bolus*, na dosagem de 20 mL/kg/hora, com o objetivo de manter a pressão oncótica entre 16 e 25 mmHg.[22] Pacientes normo-hidratados devem ser mantidos em taxa de infusão constante de 80 a 100 mL/kg/dia, ou 3 a 6 mL/kg/hora.[21]

A predisposição neonatal à hipotermia se dá porque os neonatos são incapazes de manter-se aquecidos, visto que os principais mecanismos de termorregulação são pouco funcionais. Idealmente, a temperatura neonatal deve ser mantida acima de 35 °C no primeiro dia de vida e ir gradativamente se elevando, sendo fisiológico o intervalo entre 35 e 37 °C. A hipotermia acarreta bradicardia, falência cardiovascular, injúria cerebral e parada gastrointestinal. Neonatos hipotérmicos perdem tônus muscular, força de mamada e, em consequência, desidratam e desenvolvem hipoglicemia, logo os cuidados de aquecimento da ninhada são fundamentais para o bem-estar e a sobrevivência. Deve-se prover calor ao neonato por diferentes fontes, como luz infravermelha, bolsas e colchões térmicos e incubadoras, além de estimular o contato da mãe com os filhotes. A temperatura ambiental ideal para neonatos é de 30 a 33 °C na primeira semana de vida e entre 27 e 29 °C na segunda semana pós-natal, com umidade relativa do ar mantida entre 55% e 65%. A baixa umidade relativa do ar predispõe à desidratação por evaporação, e a alta umidade relativa do ar aumenta os riscos de doenças pulmonares. O uso de umidificadores ambientais deve ser considerado, especialmente quando são usadas fontes de calor irradiante, como lâmpadas e aquecedores a óleo.

MANEJO NUTRICIONAL NO PERÍODO NEONATAL

O aleitamento deve ser a fonte exclusiva de alimento do filhote até o 21º dia de vida, e a principal fonte de alimento até o 30º dia de vida. Além de fornecer os nutrientes necessários, é fundamental para que os filhotes sejam hidratados, recebam os anticorpos maternos e criem vínculos emocionais e de hierarquia com a mãe e demais irmãos de ninhada. A nutrição inadequada é a principal responsável pela morte neonatal nas primeiras 48 horas de vida, causa desidratação, hipoglicemia e fraqueza muscular e aumenta o risco de infecções durante o primeiro mês. Ainda, filhotes que perdem mais de 4% do peso nas primeiras 48 horas de vida têm maior risco de óbito entre 2 e 21 dias de idade.[25]

O controle da ingesta de leite deve ser feito mesmo quando os filhotes estão em aleitamento por livre demanda, ou seja, quando as mamadas não são realizadas em horários fixos. Para tanto, o controle de peso deve ser realizado com frequência, pois é o parâmetro mais fidedigno na detecção precoce de alterações. Em filhotes hígidos, a pesagem deve ser realizada 2 vezes ao dia, sempre anteriormente à amamentação. Em situações críticas, recomenda-se pesá-los antes e depois de cada mamada, para um controle do volume ingerido e do ganho de peso mais preciso. Cães devem aumentar em 7% a 10% seu peso a cada dia, dobrando sua massa corporal entre 10 e 14 dias de vida. Gatos, por sua vez, devem ganhar acima de 7 g/dia ou 50 a 100 g/semana, dobrando de peso em 14 dias.

Ingestão de colostro

Nas primeiras horas de vida, os filhotes devem mamar o colostro, alimento de alta digestibilidade, rico em fatores de crescimento e com concentração de imunoglobulinas 3 a 4 vezes maior que o plasma.[25] As imunoglobulinas G são as principais responsáveis pela proteção imunológica dos filhotes durante as primeiras semanas de vida, pois recebem somente uma pequena parte de anticorpos maternos via placenta. Comparativamente, o colostro de cadelas possui 20 a 30 g/L de IgG, o colostro de gatas possui 50 a 70 g/L de IgG, enquanto o leite tem, no máximo, 5 g/L.[26] O colostro das gatas é composto majoritariamente por imunoglobulinas do tipo G (96%), enquanto o colostro de cadelas possui 60% de IgG, 35 a 40% de IgA e até 5% de IgM.[27] A maior absorção dos anticorpos colostrais ocorre em até 8 horas do nascimento e se completa com 12 horas (para cães) e 16 horas de vida (para gatos), quando as conexões entre os enterócitos não estão bem estabelecidas.[27]

De maneira geral, o volume de ingestão deve respeitar a capacidade estomacal máxima (4-5 mL/100 g de peso). Para que a absorção de IgG seja ideal, os filhotes devem ingerir pelo menos 1,3 mL/100 g de peso nas primeiras 8 horas de vida. Todavia, para que tenham o aporte energético necessário, nas primeiras 8 horas de vida, filhotes de cães devem mamar no mínimo 4 mL/100 g PV e filhotes de gatos devem mamar no mínimo 5,5 mL/100 g de peso.[28]

Ingestão de leite

O leite de cadelas e gatas é bastante rico em gorduras, deficiente em lactose, possui 2 a 3 vezes mais proteína e energia e maior concentração de cálcio quando comparado ao leite de vaca ou às fórmulas infantis humanas. Desse modo, substituir o leite da cadela ou gata pelo leite de quaisquer outras espécies irá acarretar deficiência nutricional grave, além de problemas relacionados à disbiose intestinal e quadros diarreicos. Quando a mãe não produz leite suficiente e não há a possibilidade de uma ama de leite da mesma espécie, deve-se adotar dieta com sucedâneos comerciais próprios para a espécie, pois são seguramente equivalentes ao leite materno, são palatáveis e bem tolerados.

A capacidade estomacal dos filhotes é de 4 a 5 mL/100 g de peso. Geralmente, são estabelecidos, no máximo, 3 a 4 mL/100 g de peso por refeição, que deve acontecer a cada 2 a 3 horas na primeira semana de vida; a cada 4 a 5 horas, na segunda semana de vida e a cada 5 a 6 horas a partir da terceira semana de vida. A alimentação em excesso pode provocar vômitos, diarreia e aspiração do conteúdo. É importante ressaltar que pacientes hipotérmicos não devem receber nenhum alimento pela via oral, uma vez que a hipotermia causa grande diminuição da motilidade do trato gastrointestinal.[29]

Em pacientes órfãos, ou quando a mãe está impossibilitada de amamentar, a administração do alimento pode ser realizada via sonda orogástrica ou por meio de mamadeiras. A administração via mamadeira se assemelha ao fisiológico, provoca dilatação progressiva do estômago, mas é necessário que o filhote tenha o reflexo de sucção forte e constante. Para a alimentação, o filhote deve ser posicionado com o abdome para baixo e o pescoço ligeiramente estendido (Figura 6A). A sonda orogástrica é indicada em ninhadas numerosas, por ser um procedimento mais rápido, ou, ainda, em pacientes com fendas oropalatinas e com reflexo de sucção diminuído ou ausente, para que não ocorra a broncoaspiração do conteúdo (Figura 6B).[29]

Porém, na sondagem orogástrica necessita-se maior habilidade; a distensão gástrica é menor, fazendo com que o intervalo entre mamadas seja reduzido, há maior risco de vômito, regurgitação e aspiração do conteúdo lácteo, além de maior propensão à sucção de objetos e ao desenvolvimento de piodermites. O manejo alimentar por meio da sondagem orogástrica é realizado com sonda uretral estéril, de tamanhos 4 a 8. Deve ser medido o comprimento da sonda que será inserido no paciente, entre a abertura labial e o último par de costelas (Figura 7). Antes da inserção da sonda no animal, deve-se preenchê-la completamente com leite ou sucedâneo, para que não seja administrado grande volume de ar, acarretando timpanismo, distensão gástrica excessiva e desconforto abdominal. O volume de 4 a 5 mL para cada 100 g de peso deve ser fornecido lentamente, à temperatura de 37 °C, com o paciente em decúbito ventral, com o pescoço cranialmente estendido. Ao final, deve-se administrar pela sonda o volume

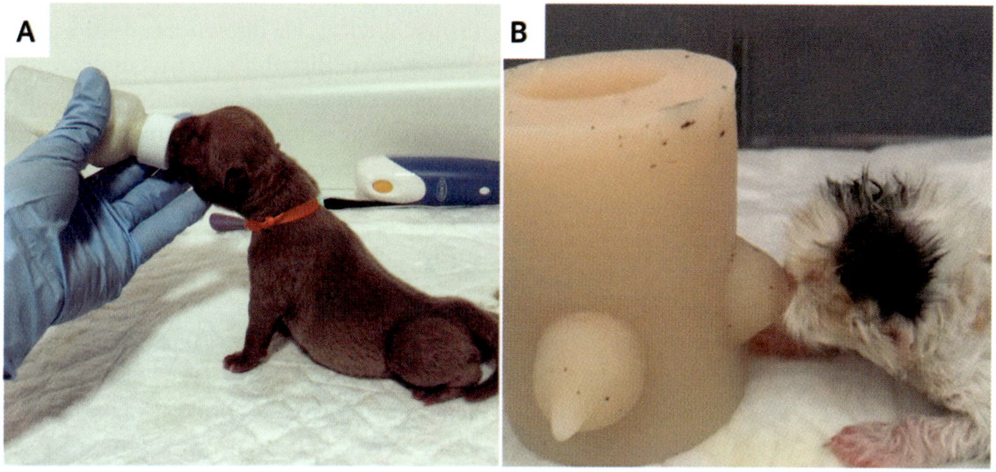

FIGURA 6 A: Postura correta de amamentação de filhote canino com mamadeira. B: neonato felino sendo aleitado em mamadeira de silicone no tipo *miracle nipple*.
Fonte: ReproPET®.

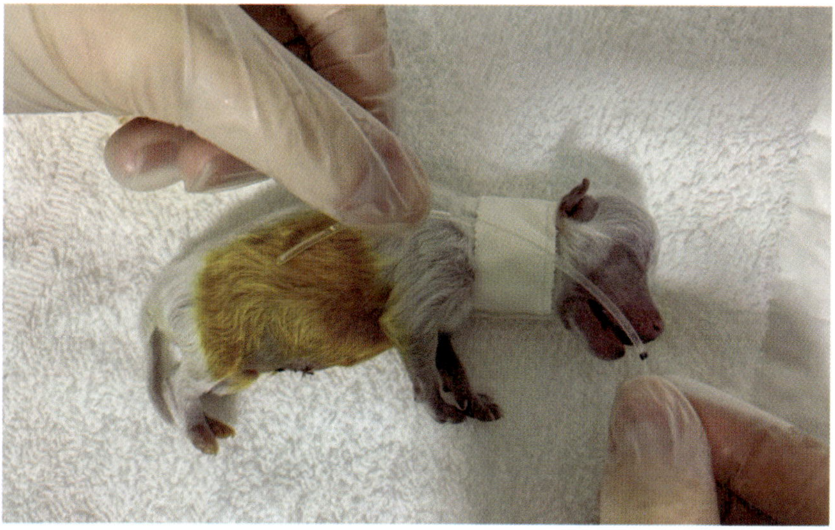

FIGURA 7 Mensuração do tamanho da sonda para acesso orogástrico, entre o plano nasal e o último par de costelas.
Fonte: ReproPET®.

máximo de ar de 0,5 mL, para que o conteúdo que esteja preenchendo a sonda seja liberado no estômago do animal.

A fixação de uma sonda esofágica pode ser salutar em pacientes mais velhos, que relutem à sondagem orogástrica recorrente. A higiene no preparo e administração do sucedâneo é essencial. As mamadeiras e sondas devem ser higienizadas e fervidas após cada mamada, assim como a manipulação dos neonatos deve ser feita sempre com luvas e materiais descartáveis.

MANEJO AMBIENTAL E CUIDADOS COM A HIGIENE

A higiene do ambiente em que mãe e ninhada permanecem deve ser extrema. Deve-se proceder a limpeza diária com desinfetantes, o local deve ser bem ventilado e estar forrado com tapetes higiênicos, trocados com a frequência mínima de 2 vezes ao dia, ou quando necessário. O uso de jornais para forrar o ambiente aumenta o risco de contaminação neonatal e não deve ser realizado. A manipulação dos filhotes deve sempre ser realizada com luvas descartáveis, e sugere-se que poucas pessoas tenham acesso direto à ninhada nos primeiros 2 meses de vida.

TERAPÊUTICA NEONATAL

As particularidades fisiológicas e metabólicas do paciente neonato acarretam a necessidade de adaptações terapêuticas farmacológicas. Há diferenças nos processos de absorção, distribuição, metabolização e excreção dos agentes farmacológicos e, ainda, fatores relacionados à farmacodinâmica e farmacocinética de substâncias, que determinam o sucesso terapêutico escolhido. Em virtude da imaturidade fisiológica, muitas medicações que são seguras e amplamente usadas em animais adultos são contraindicadas para os neonatos. Por exemplo, não há anti-inflamatório não esteroidal (AINE) seguro para neonatos, pois o uso pode acarretar necrose das papilas renais, úlceras gastrointestinais, diarreia e hemorragias, vômitos e intoxicação.[30] Assim como, em relação aos antibióticos, contraindica-se o uso de quinolonas, aminoglicosídeos e tetraciclinas, pelo elevado risco de toxicidade. O Quadro 4 traz um compilado das principais medicações de uso neonatal, com a dose indicada e os possíveis efeitos colaterais.

QUADRO 4 Dosagem e particularidades tóxico-farmacológicas das principais medicações de uso neonatal

Princípio ativo	Segurança	Dose	Observação
Medicações antibióticas			
Amoxicilina	Comprovadamente seguro	6-20 mg/kg, BID, VO	Mínimo ajuste de dose, aumentar dose inicial
Amoxicilina + clavulanato	Comprovadamente seguro	12,5-25 mg/kg, BID, VO	
Ampicilina + sulbactan	Comprovadamente seguro	22 mg/kg, TID, IV	
Cefalexina	Comprovadamente seguro	10-30 mg/kg, BID ou TID, VO	Evitar o uso nas primeiras semanas de vida
Fluoroquinolona	Toxicidade dose--dependente, defeitos de cartilagem	*	Evitar o uso, especialmente em raças de médio e grande porte
Aminoglicosídeo	Nefrotoxicidade, ototoxicidade	*	■ Aumentar o intervalo de uso ■ Evitar o uso em cães, não usar em gatos

(continua)

QUADRO 4 Dosagem e particularidades tóxico-farmacológicas das principais medicações de uso neonatal (*continuação*)

Princípio ativo	Segurança	Dose	Observação
Medicações antibióticas			
Tetraciclina	Alteração em microbiota intestinal, fotossensibilidade, nefrotoxicidade, hepatotoxicidade, acúmulo em ossos e dentes	*	Evitar o uso
Metronidazol	Neurotoxicidade em altas doses ou uso prolongado	15 mg/kg, BID, VO, IV	Uso com cautela em pacientes desidratados
Cloranfenicol	Anemia dose-dependente, anorexia e diarreia em gatos com uso prolongado	*	▪ Evitar o uso ▪ Diminuir a dose e aumentar o intervalo
Sulfonamida	Cristalúria, ceratoconjuntivite, trombocitopenia, hipoprotrombinemia, anemia	*	▪ Evitar o uso ▪ Diminuir a dose
Trimetoprima	Cristalúria, ceratoconjuntivite, trombocitopenia, hipoprotrombinemia, anemia	*	▪ Evitar o uso ▪ Diminuir a dose e aumentar o intervalo
Medicações analgésicas			
Tramadol	Depressão cardiorrespiratória, agitação, ansiedade, convulsão, vômito e diarreia	1-2 mg/kg, BID a QID, VO	▪ Não usar em quadros neurológicos ▪ Não associar com acepromazina
Diazepam	▪ Depressão em SNC, bradicardia, hipotensão ▪ Necrose hepática em gatos	0,1-0,4 mg/kg, IV	Diminuir a dose e aumentar o intervalo
Acepromazina	Bradicardia por indução vagal, hipotensão por vasodilatação	0,01-0,5 mg/kg, IM, SC	▪ Diminuir a dose e aumentar o intervalo ▪ Não usar em quadros neurológicos
Medetomidina	Bradicardia, bloqueio atrioventricular, vasoconstrição, hipotensão, depressão respiratória, hipotermia, micção	▪ 0,02-0,04 mg/kg, IM (cão) ▪ 0,01-0,02 mg/kg, IM (gato)	Uso com cautela

(*continua*)

QUADRO 4 Dosagem e particularidades tóxico-farmacológicas das principais medicações de uso neonatal (*continuação*)

Princípio ativo	Segurança	Dose	Observação
Medicações analgésicas			
Metadona	Menor sedação e menor risco de vômito que a morfina, bradicardia, retenção urinária, constipação	0,1-0,5 mg/kg, SC, IV	Evitar o uso concomitante com benzodiazepínicos
Fentanil	Relativamente seguro na dose indicada, depressão respiratória grave em filhote com idade inferior a 1 semana	0,002-0,004 mg/kg, IM, IV	Uso com cautela em pacientes com menos de 7 dias de vida
Medicações anti-inflamatórias			
Glicocorticoide (prednisona/prednisolona)	Úlcera gastrointestinal. Em uso prolongado: imunossupressão, desbalanço eletrolítico	0,1-0,2 mg/kg, SID ou BID, VO	▪ Evitar o uso prolongado ▪ Sugere-se o uso máximo de 3 dias consecutivos
Medicações antiparasitárias			
Fembendazol	Em altas doses, pode ser tóxico para o fígado e a medula óssea	50 mg/kg, SID, VO, até 3 dias	Uso com cautela em pacientes desidratados
Praziquantel	Comprovadamente seguro	5 mg/kg, VO, SC, IM	–
Pirantel	Comprovadamente seguro	5 mg/kg, VO	–
Medicações antifúngicas			
Miconazol	Reação de hipersensibilidade local	Uso tópico	–
Cetoconazol	Hepatotoxicidade dose--dependente, anorexia, náusea, vômito	5-10 mg/kg, VO, SID, BID	Cautela no uso concomitante com corticoides
Medicações de ação gastrintestinal			
Metoclopramida	▪ Não utilizar em pacientes com hemorragias/úlceras GI e manifestações convulsivas ▪ Refluxo esofágico	0,2-0,4 mg/kg, VO, IV, SC, TID	Evitar o uso concomitante com morfina, aumento da depressão de SNC
Simeticona	Comprovadamente seguro, substância inerte e não absorvida	40 mg/animal, VO, TID	Não apresenta interações medicamentosas
Ondasentrona	▪ Não há relatos que comprovem a toxicidade ou a segurança em neonatos ▪ Constipação, dor local	▪ 0,1-1 mg/kg, VO ▪ 0,1-0,2 mg/kg, IV, BID a QID	–

(continua)

QUADRO 4 Dosagem e particularidades tóxico-farmacológicas das principais medicações de uso neonatal (*continuação*)

Princípio ativo	Segurança	Dose	Observação
Medicações de ação gastrintestinal			
Domperidona	▪ Não causa efeitos adversos em SNC, pois não atravessa barreira hematoencefálica ▪ Taquiarritmia ventricular em neonatos humanos	0,05-0,1 mg/kg, VO, IM, SID, BID	▪ Uso com cautela em pacientes das raças Collie, Pastores Autraliano e de Shetland e mestiços ▪ Evitar o uso concomitante com antibióticos macrolídeos e antiácidos
Lactulose	Distensão abdominal, flatulência, diarreia	1 mL/4,5kg, VO, BID, TID	Evitar o uso concomitante com neomicina, pelo antagonismo moderado
Medicações de ação cardiopulmonar			
Furosemida	Nefrocalcinose, ototoxicidade, distúrbios eletrolíticos, hiperbilirrubinemia e alterações de medula óssea em neonatos humanos	0,5-2 mg/kg, VO, IM, IV, BID, TID	Meia-vida prolongada, de até 4 horas
Dopamina	▪ Arritmia, hipertensão, vômito ▪ Não causa efeitos adversos em SNC, pois não atravessa barreira hematoencefálica	1-10 mcg/kg, IV	–
Adrenalina	Tremor, agitação, ansiedade, dificuldade respiratória, taquicardia	0,01-0,1 mg/kg, IV, IO, até 3 aplicações	O uso em conjunto com furosemida pode diminuir a resposta arteriolar
Vasopressina	Uso seguro em neonatos humanos em choque cardiogênico	0,8 U/kg, IV	O uso em conjunto com adrenalina pode diminuir o efeito antidiurético
N-acetilcisteína		50 mg/kg, VO, BID	
Aminofilina	Excitação do SNC, alterações GI, taquicardia e aumento da diurese	▪ 5 mg/animal, SL, ao nascimento ▪ 4-6 mg/kg, VO, IV, BID, TID	Evitar o uso concomitante com eritromicina

* Não há dose segura estabelecida para neonatos.

BID: *bis in die*/duas vezes ao dia; GI: gastrointestinais; IM: intramuscular; IV: intravenoso; QID: *quater in die*/quatro vezes ao dia; SC: subcutâneo; SID: *semel in die*/uma vez por dia; SL: sublingual. SNC: sistema nervoso central; TID: *ter in die*/três vezes ao dia; VO: via oral.

Fonte: adaptado de Mata e Papich (2013);[31] Aarnes e Muir (2013);[32] Spinosa et al. (2011);[33] McMichael (2005);[13] Crespilho et al. (2006);[34] Uscategui et al. (2020).[35]

CONSIDERAÇÕES FINAIS

O período neonatal em cães e gatos é muito curto, mas extremamente desafiador. Os índices de mortalidade neonatal são elevados, e o acompanhamento clínico da mãe e da ninhada durante o parto e todo o desenvolvimento pediátrico é fundamental. Os manejos alimentares e ambiental, quando realizados adequadamente, ancoram a boa saúde materna e o bom desenvolvimento da ninhada. É de extrema importância que o médico-veterinário responsável pela mãe e pela ninhada conheça profundamente a fisiologia da gestação e do parto, a fisiologia neonatal e saiba reconhecer precocemente os sinais de emergência neonatal.

Em neonatologia de cães e gatos, quaisquer alterações clínicas devem ser tradadas como emergenciais, visto que a evolução dos quadros nosológicos é rápida e pode se tornar fatal, acarretando perdas de vidas que poderiam ter sido evitadas com o estabelecimento sistemático de práticas de manejo.

REFERÊNCIAS

1. Nielen ALJ, van der Gaag I, Knol BW, Schukken YH. Investigation of mortality and pathological changes in a 14-month birth cohort of boxer puppies. Veterinary Record. 1998;142(22):602-6.
2. Mila H, Agrellet A, Delebarrea M, Mariani C, Feugier A, Chastant-Maillard S. Monitoring of the newborn dog and prediction of neonatal mortality. Preventive Veterinary Medicine. 2017;143:11-20.
3. Silva LCG, Lúcio CF, Veiga GAL, Rodrigues JA, Vannucchi CI. Neonatal clinical evaluation, blood gas and radiographic assessment after normal birth, vaginal dystocial or cesarean section in dogs. Reproduction in Domestic Animals. 2009;44(2):160-3.
4. Bellows RA, Lammoglia MA. Effects of severity of dystocia on cold tolerance and serum concentrations of glucose and cortisol in neonatal beef calves. Theriogenology. 2000;3(3):803-13.
5. Peter JP, Moon PF. Cesarean section neonatal resuscitation. Canine Reproduction Symposium. 1998; p.38-44.
6. Park AM, Sanders TA, Maltepe E. Hypoxia-inducible factor (HIF) and HIF-stabilizing agents in neonatal care. Seminars in Fetal Neonatal Medicine. 2010;15(4):196-202.
7. Tan CMJ, Lewandowski AJ. The transitional heart: from early embryonic and fetal development to neonatal life. Fetal Diagnostic and Therapy. 2020;47(5):373-86.
8. Silva LCG, Lúcio CF, Veiga GAL, Rodrigues JA, Vannucchi CI. Avaliação clínica neonatal por escore Apgar e temperatura corpórea em diferentes condições obstétricas na espécie canina. Revista Portuguesa de Ciências Veterinárias. 2008;103:165-70.
9. Tønnessen R, Borge KS, Nødtvedt A, Indrebø A. Canine perinatal mortality: a cohort study of 224 breeds. Theriogenology. 2012;77(9):1788-801.
10. Cornelius AJ, Moxon R, Russenberger J, Havlena B, Cheong SH. Identifying risk factors for canine dystocia and stillbirths. Theriogenology. 2019;128:201-6.
11. Pereira KHNP, Correia LECS, Oliveira ELR, Bouéres CS, Cyrino MA, Leis Fiho AF, et al. Effects of clamping umbilical cord on the neonatal viability of puppies delivered by cesarean section. Journal of Veterinary Medical Science. 2020;82(2):247-53.
12. Johnston SD, Kustritz MVR, Olson PNS. The neonate--from birth to weaning. In: Johnston SD. Canine and feline theriogenology. Philadelphia: W. B. Saunders; 2001. p.146-57.
13. McMichael L. Emergency and critical care issues. In: Peterson ME, Kutzler MA (eds.). Small animal pediatrics: the first 12 months of life. Saunders; 2011. p.73-81.
14. Grundy SA, Liu SM, Davidson AP. Intracranial trauma in a dog due to being "swung" at birth. Top Companion Animal Medicine. 2009;24(2):100-3.
15. Lawler DF. Neonatal and pediatric care of puppy and kitten. Theriogenology. 2008;70(3):384-92.
16. Abreu RA. Desempenho respiratório na transição feto-neonatal de cães nascidos em eutocia vaginal ou cesariana eletiva. [Tese – Doutorado em Reprodução Animal]. São Paulo: Faculdade de Medicina Veterinária e Zootecnia da Universidade de São Paulo; 2018.
17. Lúcio CF, Silva LCG, Rodrigues JA, Veiga GAL, Vannucchi CI. Acid-base changes in canine neonates following normal birth or dystocia. Reproduction in Domestic Animals. 2009;44(2):208-10.
18. Santos JC, Pompermayer LG, Mata LBSCM Alonso DC, Borboleta LR. Efeitos da aminofilina e do doxapran em recém-nacidos advindos de cesariana eletiva em cadelas anestesiadas com midazolam, propofol e isolfuorano. Revista Ceres. 2007;54(311):33-9.
19. Bateman SW, Buffington CA, Holloway C. Emergency and critical care techniques and nutrition. In: Birchard SJ, Sherding RG (eds.). Saunders manual of small animal practice. 3.ed. St. Louis: Saunders/Elsevier; 2006.
20. Vivan MCR, Vides JP, Souza TFB, et al. Umbilical cord blood lactate in the assessment of fetal stress during delivery in dogs. In: World Congress of Veterinary Anaesthesiology. Proceedings... Glasgow; 2009.
21. Silverstein DC, Hopper K. Small animal critical care medicine. 2.ed. St. Louis: Saunders/Elsevier; 2015.

22. Lee JA, Cohn LA. Fluid therapy for pediatric patients. Veterinary Clinics of North America: Small Animal Practice. 2017;47(2):373-82.
23. Munnich A, Kuchenmeister U. Causes, diagnosis and therapy of common diseases in neonatal puppies in the first days of life: cornerstones of practical approach. Reproduction of Domestic Animals. 2014;49(2):64-74.
24. Almeida LL. Estado oxidativo de neonatos e fêmeas caninas no periparto vaginal eutócico ou cesariana eletiva. [Dissertação – Mestrado em Reprodução Animal]. São Paulo: Faculdade de Medicina Veterinária e Zootecnia da Universidade de São Paulo; 2018.
25. Bach J. A quick reference on hypoxemia. Vet Clin North Am: Small Anim Pract. 2017;47(2):175-9.
26. Mila H, Grellet A, Feugier A, Chastant-Maillard S. Differential impact of birth weight and early growth on neonatal mortality in puppies. Journal of Animal Science. 2015;93(9):4436-42.
27. Chastant-Maillard S, Aggouni C, Albaret A, Fournier A, Mila H. Canine and feline colostrum. Reproduction in Domestic Animals. 2017;52(1):48-152.
28. Rossi L, Lumbreras AEV, Dell'anno SVM, Bontempo V. Nutritional and functional properties of colostrum in puppies and kittens. Animals. 2021;11:3260.
29. Peterson ME, Kutzler MA. Small animal pediatrics: the first 12 months of life. St. Louis: Saunders; 2011.
30. Prats A, Prats A. O filhote órfão: manejo e suplementação alimentar. In: Prats A, Dumon C, García F, Martí S, Coll V. Neonatologia e pediatria canina e felina. São Paulo: Interbook; 2005. p.116-25.
31. Mata J, Papich MG. Pharmacologic considerations in the young patient. In: Peterson ME, Kutzler MA (eds.). Small animal pediatrics: the first 12 months of life. St. Louis: Saunders; 2011. p.233-43.
32. Aarnes TK, Muir WW. Pain assessment and management. In: Peterson ME, Kutzler MA (eds.). Small animal pediatrics: the first 12 months of life. St. Louis: Saunders; 2011. p.220-32.
33. Spinosa HS, Bernardi MM, Gorniak SL. Farmacologia aplicada à medicina veterinária. 5.ed. Rio de Janeiro: Guanabara-Koogan; 2011.
34. Crespilho AM, Martins MIM, Sousa FF, Lopes MD, Papa FO. Abordagem terapêutica do paciente neonato canino e felino: 2. Aspectos relacionados a terapia intensiva, antiparasitários e antibióticos. Revista Brasileira de Reprodução Animal. 2007;31(4):425-32.
35. Uscategui RAR, Barros FFPC, Feliciano MAR. Farmacologia e terapêutica no período neonatal. In: Feliciano MAR, Oliveira MAF, Gimenes LU, Vicente WRR (eds.). Perinatologia veterinária. São Paulo: MedVet; 2020.

CAPÍTULO **10**

Exame andrológico e manejo reprodutivo em cães

Rita de Cássia Soares Cardoso
Luiz Guilherme Corsi Trautwein
Daniel Couto Uchoa

INTRODUÇÃO

O desenvolvimento da criação comercial de cães (*Canis lupus familiaris*), bem como sua presença cada vez mais constante nos lares, faz com que tutores desejem que seus animais tenham altas taxas de gestação e prolificidade, gerando maior necessidade de capacitação de médicos-veterinários na área de reprodução canina.

A criação de cães deve prezar por um desenvolvimento adequado dos indivíduos, preconizando a manifestação de bem-estar e, no caso dos canis, a produção de ninhadas vivas que possam ser destinadas à venda, principalmente de cães que atendam aos padrões raciais.

Ao se deparar com a assistência reprodutiva em cães, o médico-veterinário deve considerar os seguintes pilares: sanidade, genética, ambiente, nutrição e o manejo reprodutivo propriamente dito. Independentemente do tipo de criação, que pode ser: animais de exposição com *pedigree*, animais para trabalho, animais de corrida, animais de estimação/companhia, o médico-veterinário deve seguir alguns princípios básicos, considerando a fisiologia e o bem-estar dos reprodutores, assim como o custo *vs.* benefício.

No que diz respeito ao manejo reprodutivo, a avaliação andrológica tem como objetivo não somente investigar a produção espermática, quando o reprodutor apresenta algum distúrbio reprodutivo causando subfertilidade/infertilidade, mas também no uso de reprodução assistida. Também é de suma importância tal avaliação na comercialização de reprodutores a fim de evitar prejuízo ao comercializar um animal sem uma avaliação prévia do potencial reprodutivo.[1]

PUBERDADE

Ao iniciar uma criação, a primeira dúvida diz respeito ao início da vida reprodutiva. Um cão é considerado púbere quando alcança a fase de transição fisiológica, morfológica, comportamental e funcional de um jovem para um adulto,[2] quando é capaz de demonstrar comportamento normal de cópula e ejaculado com espermatozoides, ressaltando que tais eventos podem não ocorrer simultaneamente. Alguns fatores estão relacionados a essa transição, como uma possível mudança na secreção hormonal, gerando pulsos de hormônio liberador de gonadotrofinas (GnRH), associado à obtenção de um peso corporal crítico e ao amadurecimento do hipotálamo.[2] O

GnRH atua na hipófise anterior, estimulando a liberação do hormônio foliculoestimulante (FSH) e do hormônio luteinizante (LH), que atuam nos testículos para a secreção de testosterona. A testosterona é um esteroide sexual responsável pela regulação da função sexual, mas atua também no desenvolvimento das características sexuais secundárias, por meio da ação em diferentes tecidos.

Apesar de os testículos poderem estar presentes no escroto dos cães ao nascimento, atividades das espermatogônias somente são detectadas por volta de 5 a 6 meses de idade. E há variação quanto à idade em que os cães atingem a puberdade, podendo variar de 5 meses até 2 anos, visto que cães de porte maior tendem a ser mais tardios. Espera-se que todos os cães apresentem o sêmen com qualidade normal aos 2 anos, mas pode acontecer que não apresentem comportamento normal de cópula com essa idade.[3] Uma forma tradicional de considerar o cão púbere é pela tentativa de acasalamento e geração de descendentes. Apesar de poder ser realizada por meio da colheita de sêmen, a avaliação do comportamento de cópula é mais confiável quando exposto a uma cadela em estro.[3]

SELEÇÃO DE REPRODUTORES

Quando um cão for criado para ser um padreador, é importante considerar a idade de início na reprodução. No caso da raça Pastor-Alemão, por exemplo, a associação cinófila permite o acasalamento a partir dos 18 meses, mas não há idade mínima para outras raças no Brasil.[4] No entanto, devem-se respeitar as caraterísticas fisiológicas da puberdade já mencionadas, escolhendo preferencialmente um animal maduro sexualmente. Importante ressaltar que o fato de selecionar um animal maduro não significa que o macho deve ter contato com fêmeas em estro somente nessa idade. Faz parte do manejo reprodutivo apresentar fêmeas em estro ao futuro reprodutor antes de este entrar na puberdade, tendo o cuidado de não o expor a fêmeas dominantes ou agressivas.

Por muitos anos, o fenótipo foi utilizado como principal critério na seleção de reprodutores. No entanto, há raças que apresentam maior predisposição a algumas doenças. Segundo dados da *Online Mendelian Inheritance in Animals* (OMIA), em sua base constam mais de 2.500 genes, e a maior parte é formada por doenças hereditárias (https://omia.org/home/). Ainda nessa base está listada a espécie canina como a que apresenta o maior número de doenças reconhecidas.[5] No entanto, a incidência varia muito entre as raças.[6]

Como exemplos de tais doenças, pode-se citar a displasia coxofemoral e a displasia de cotovelos e doenças oftálmicas, para as quais estão disponíveis exames para rastreio. Em um programa de acasalamento, é de suma importância que fêmeas e machos sejam encaminhados para tais mapeamentos.[7] Além de exames radiográficos à procura de displasias, também podem ser realizados testes bioquímicos capazes de detectar alterações metabólicas associadas a doenças hereditárias,[3] visto que tais enfermidades, bem como *diabetes mellitus*, hérnia de disco, epilepsia, hipotireoidismo e hiperadrenocorticismo, inviabilizam o animal para reprodução.[1,8]

Um criador, ao selecionar um cão para entrar em um programa de acasalamento, deve considerar não somente as qualidades do próprio animal, mas também as dos seus pais e avós e as dos seus irmãos e irmãs. O grande desafio para o criador ao buscar determinadas características em seu canil é evitar que aquelas consideradas indesejáveis se desenvolvam.[2]

É de fundamental importância na criação a adoção de esquemas específicos de pontuação em busca de predisposição genética para enfermidades citadas anteriormente, bem como buscar a solidez temperamental dos indivíduos. Para algumas características, há os chamados preditores estatísticos do valor genético de um indivíduo, denominados valor genético predito, correspondente às "diferenças esperadas na progênie" (DEP) para animais de produção. Tais preditores são importantes, pois podem estimar o impacto de determinado acasalamento e são utilizados para ranquear reprodutores disponíveis. Os melhores são selecionados, enquanto outros não entram no programa de acasalamento. Importante seguir esse princípio de forma consistente ao longo de várias gerações. No Brasil, esses parâmetros ainda são pouco usados na espécie canina, mas há diversos estudos científicos na área demonstrando o benefício de seu uso na seleção de certas características, como para displasia coxofemoral.

No processo de seleção de um reprodutor, o indivíduo deve ser examinado para saúde geral e saúde reprodutiva, devendo ser realizada uma anamnese detalhada. Na anamnese do sistema reprodutor devem constar perguntas sobre tentativas de monta ou colheita de sêmen e, se o sêmen foi colhido, quais as características seminais, visto que algumas dessas características podem ser hereditárias.[9] Em cães, pouca atenção é dada à seleção com base em características voltadas para a fertilidade, e com isso os criadores deveriam realizar uma pressão de seleção positiva para características seminais, evitando que reprodutores com baixa qualidade seminal tenham seu potencial repassado para futuras gerações.[9] Um estudo retrospectivo correlacionou vários aspectos da qualidade do sêmen dos pais e descendência,[8] e, apesar de relatar baixos valores de herdabilidade para a qualidade do sêmen em cães, sugere ser benéfica uma possível seleção para gerar reprodutores com melhor qualidade seminal. Nesse sentido, tais perguntas são respondidas por meio do *exame andrológico*.

EXAME ANDROLÓGICO

Para que a reprodução assistida seja realizada de forma segura e sem intercorrências, é necessário que ambos os reprodutores estejam aptos e saudáveis. É obrigação do médico-veterinário garantir a sanidade animal, que no macho é atestada por meio do exame andrológico, o qual inclui anamnese completa, exame físico geral e reprodutivo, bem como a realização da pesquisa de doenças subclínicas e crônicas, especialmente reprodutivas.

Avaliação clínica geral

O primeiro passo é a avaliação clínica geral do animal, que inclui resenha, anamnese geral e reprodutiva. Faz parte da resenha a colheita de informações acerca das características fenotípicas do animal, como idade, peso e raça. Essas informações norteiam os próximos passos a serem dados na reprodução assistida. Machos de raças braquicefálicas, como os buldogues, por exemplo, podem apresentar dificuldades durante a monta natural e no parto eutócico;[10,11] animais obesos ou desnutridos podem desenvolver infertilidade.[12,13] Outro exemplo acontece com a raça Pastor-Alemão, cujos criadores não costumam realizar inseminações artificiais em razão das características culturais inerentes à raça.

A anamnese deve ser realizada abordando todos os tópicos usuais de uma consulta de rotina, incluindo histórico de doenças pregressas e histórico reprodutivo. Os casos de animais com doenças congênitas devem ser cuidadosamente avaliados em relação à probabilidade de herança dessas características.[14] Por exemplo, certas características comportamentais, como a agressividade, também podem ser herdadas,[15] e a reprodução desses animais deve ser realizada com cautela. Outro caso clássico refere-se à displasia coxofemoral, cujo diagnóstico pode ser realizado com poucos meses de vida; a reprodução de animais com essa afecção é contraindicada.[16]

Devem-se avaliar o histórico e o manejo do animal no ambiente. Longas viagens, por exemplo, podem predispor ao estresse do macho, inclusive ao estresse térmico, que pode levar desde a degenerações testiculares temporárias, nos casos mais leves, a lesões irreversíveis, nos casos crônicos.[17,18]

O uso de diferentes classes de medicamentos também pode influenciar negativamente a qualidade espermática e a libido, seja inibindo a espermatogênese diretamente, seja agindo na homeostase do eixo hipotálamo-hipófise-gônadas.[19] Medicamentos como corticosteroides (p. ex., prednisona, prednisolona e dexametasona), opioides (morfina, tramadol), finasterida, diuréticos (espironolactona, hidrocortiazida), antifúngicos (cetoconazol), anti-histamínicos (cimetidina), antidepressivos/controle comportamental (amitriptilina), neurolépticos (fenotiazínios, benzamidas, haloperidol), antieméticos (metoclopramida) e digitálicos (digoxina) já foram descritos influenciando a capacidade reprodutiva de animais domésticos e homens.[20-22]

Para o histórico reprodutivo do padreador, deve-se atentar às seguintes questões:

- O macho tem interesse por fêmeas ou não? Tem interesse por alguma fêmea específica?
- Já houve acasalamento anteriormente? Quando aconteceu? Se sim, houve gestação?
- Como foi o acasalamento? A intromissão do pênis foi rápida? Quanto tempo foi necessário para a perda da ereção?
- Além da monta natural, o cão já passou por colheita de sêmen para inseminação artificial e/ou criopreservação? Se sim, quais eram os parâmetros do espermograma?
- Caso uma fêmea tenha emprenhado, os filhotes vieram a termo? Quantos filhotes nasceram?
- Os filhotes apresentavam alguma má-formação congênita?
- Alguma vez foi notado sangramento peniano e/ou na urina?

Após realizada a coleta dessas informações dá-se seguimento ao exame físico, que consiste em exame físico geral e específico do sistema reprodutor. O exame físico geral é importante na busca de outras afecções não reprodutivas e que possam, eventualmente, influenciar na saúde do macho. No Brasil, por exemplo, hemoparasitoses são endêmicas e comumente podem se apresentar sem sinais clínicos aos tutores, mas um sinal clássico é a febre associada a mucosas pálidas. Após a avaliação dos demais sistemas, procede-se ao exame do sistema reprodutor, que pode ser dividido em testículos, epidídimos e escroto; pênis, prepúcio e próstata; e avaliação espermática. A descrição será apresentada nos tópicos a seguir.

Testículos, epidídimos e escroto

Os testículos são órgãos pares inseridos no escroto, uma bolsa musculocutânea situada entre os membros pélvicos. Devem ser palpados e apresentar-se com consistência fibroelástica, ser móveis no interior do escroto e simétricos, e os animais não devem apresentar dor ou desconforto à palpação. Testículos flácidos podem estar associados a degeneração testicular, assim como testículos firmes, a fibrose intersticial,[23] por exemplo. O volume testicular (VT) deve ser calculado por meio da aferição das três dimensões (largura, comprimento e altura), com o auxílio de um paquímetro, visto que está correlacionado positivamente com a concentração espermática.[24] Para o cálculo do volume testicular, pode-se utilizar a fórmula:[25]

$$VT = 3/4 \times \pi \times comprimento/2 \times largura/2 \times altura/2$$

Os epidídimos são divididos em três porções: cabeça, corpo e cauda. Podem ser avaliados por meio de palpação, à qual possuem consistência levemente mais firme que os testículos. Para examinadores experientes, é possível avaliar se o epidídimo está repleto ou não, por meio da palpação da cauda do epidídimo.

A inspeção do escroto deve ser realizada minuciosamente, visto que é comum acontecerem lesões abrasivas e dermatites por contato com substâncias irritantes, como materiais de limpeza. Áreas de eritema e inflamação podem causar bastante desconforto e levar a automutilações em machos.

Pênis e prepúcio

O pênis está alojado dentro da bainha prepucial, revestida por pele. Ele deve ser móvel e não apresentar nenhum tipo de aderência. Externamente, é composto pela glande, corpo e bulbo peniano, que se ingurgita durante a ereção, favorecendo a oclusão vaginal após a ejaculação. O pênis canino também tem um osso interno, chamado osso peniano, além da uretra.

Para a inspeção do órgão, é necessária a exposição completa do pênis de dentro da bainha prepucial, até o final do bulbo. Essa exposição deve ser indolor. A exposição até o bulbo é importante, visto que afecções como o tumor venéreo transmissível costumam se alocar nessa região (Figura 1).

A mucosa peniana deve se apresentar rosada e sem pontos de irritação e/ou inflamação, embora seja comum a presença de esmegma

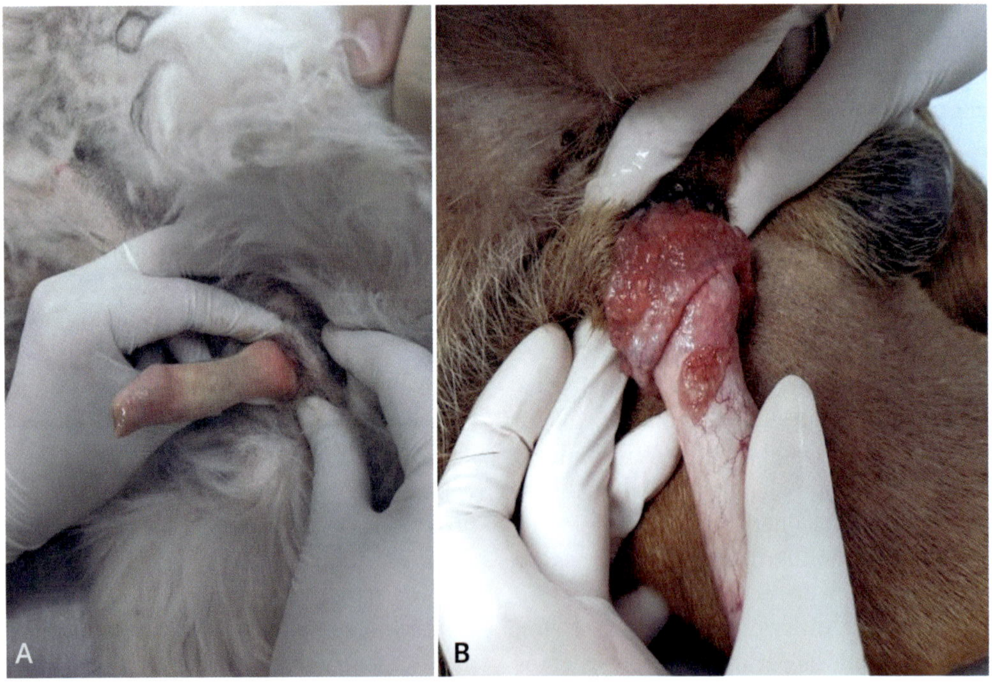

FIGURA 1 Inspeção do pênis do cão. A: pênis normal. B: pênis com presença de tumor venéreo transmissível (TVT).

no prepúcio, especialmente nos animais pré-púberes e idosos.

A inspeção do prepúcio deve ser realizada minuciosamente, pois essa é uma área comum de incidência de neoplasias cutâneas, como hemangiossarcomas e carcinomas, assim como o próprio tumor venéreo transmissível.

O médico-veterinário também deve avaliar a capacidade do macho de expor o pênis durante a ereção, bem como reposicioná-lo no prepúcio. Deve-se frisar que machos de pelos longos próximos ao óstio prepucial necessitam de cuidado especial, pois os pelos podem enrolar no pênis durante a ereção e causar garroteamento.

Próstata

A próstata é um órgão bilobado, localizado caudalmente à bexiga e que pode ser avaliado apenas no exame físico do cão. Deve ser sempre avaliada em animais com idade a partir de 4 anos, dada a alta incidência de hiperplasia prostática benigna (HPB) decorrente da ação hiperplásica da di-hidrotestosterona.[26] Durante o exame físico, seu tamanho é avaliado subjetivamente por meio da palpação retal. Com o dedo indicador posicionado no reto do animal e a mão contralateral isolando o órgão por via transabdominal, deve-se realizar a palpação da próstata, que se localiza ventralmente ao reto, no assoalho pélvico. Podem-se sentir os dois lobos prostáticos na ponta do dedo, e, caso a glândula esteja aumentada, poderá estar deslocada para a cavidade abdominal.[27] Dor ou desconforto podem ser indicativos de afecções como prostatites e/ou abscessos prostáticos.

Avaliação seminal

A avaliação seminal, o espermograma, é o principal exame para qualificação da capacidade reprodutiva do macho, visto que avalia diretamente a capacidade de produção espermática, a morfologia e o movimento dos espermatozoides.

A colheita do sêmen no cão pode ser realizada por meio de diferentes técnicas, como manipulação digital, eletroejaculação, ejaculação farmacológica ou, ainda, quando do óbito do padreador, com a colheita dos espermatozoides epididimários pela técnica de compressão da cauda do epidídimo.[28,29] A manipulação digital é a técnica mais utilizada para colheita de sêmen em cães. Para proceder a ela se deve realizar o estímulo ao animal com a mão enluvada posicionada na região do bulbo do pênis, por cima do prepúcio, em movimentos de "vai e volta" contínuos (Figura 2). Com o início do estímulo o animal tende a expor o pênis, que inicia o processo de ereção. No momento em que o cão apresentar ereção parcial, antes que o bulbo peniano se ingurgite totalmente, deve-se retrair o prepúcio rapidamente (para que o cão não perca a ereção) e posicionar a mão diretamente sobre o bulbo peniano, fazendo leves contrações a fim de simular a musculatura vaginal durante uma cópula.

O ejaculado pode ser dividido em três frações. A primeira fração, a pré-espermática, é responsável pela limpeza da uretra para que os espermatozoides possam passar sem o contato com a urina. Essa fração, preferencialmente, deve ser descartada durante a colheita seminal. A segunda é a fração espermática, rica em espermatozoides, que costuma ser ejaculada durante a realização dos movimentos pélvicos do macho. Por último há a fração prostática (terceira fração), que tem como principal função aumentar o volume do ejaculado e pode ser colhida ou não, a critério do médico-veterinário.

A avaliação seminal pode ser dividida em quatro etapas: análise macroscópica; análise microscópica do movimento espermático;

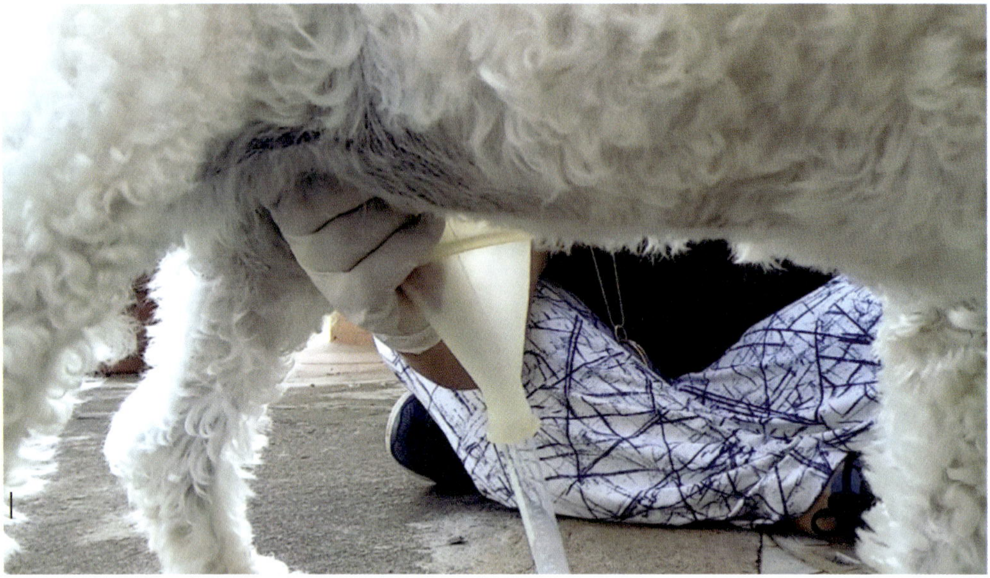

FIGURA 2 Colheita de sêmen canino por manipulação digital e vagina artificial de silicone.

concentração espermática e análise morfológica.

Para a análise macroscópica, o examinador deve avaliar a cor, o aspecto e o odor do sêmen. O sêmen normal deve apresentar cor branca leitosa, com aspecto viscoso e odor *sui generis*. Coloração amarelada pode ser sugestiva de infecção ou contaminação por urina; avermelhada é compatível com alterações prostáticas; assim como translúcida pode ser sugestiva de azoospermia.[28]

Após a avaliação macroscópica deve ser realizada a avaliação microscópica de movimento dos espermatozoides. Essa análise é realizada de forma subjetiva, com a utilização de um microscópio óptico, ou objetiva, com o auxílio de análises computadorizadas como o sistema CASA. Na análise subjetiva, nos *pets*, são considerados dois parâmetros: motilidade e vigor. A motilidade é caracterizada pelo percentual de espermatozoides móveis (0 a 100%), enquanto o vigor está relacionado à qualidade (intensidade) do movimento desses espermatozoides, em uma escala de 1 a 5, sendo 1 exclusivamente oscilatório e 5, movimento progressivo e retilíneo rápido. Segundo o CBRA,[30] o sêmen canino fresco deve possuir motilidade ≥ 70% e vigor ≥ 3.

A forma mais comum de avaliação da concentração espermática em cães é a contagem em câmara de Neubauer, com o sêmen diluído (1:20 a 1:100) em solução formol-salina, água ou glutaraldeído.[30] Outra forma de análise é a espectrofotometria.

Pela morfologia espermática, analisam-se os defeitos espermáticos. Essa avaliação pode ser realizada por meio da técnica da câmara úmida, na qual os espermatozoides são fixados em solução de formol-salina a 10%, e a avaliação realizada (com a amostra colocada entre lâmina e lamínula) sob microscopia de contraste de fase ou contraste de interferência diferencial (DIC). Na falta destes equipamentos, pode-se utilizar microscópio óptico de campo claro, mas para isso devem-se preparar esfregaços em lâminas aquecidas e corados (p. ex., Karras modificado, panótico, vermelho congo). Em ambas as técnicas, as células devem ser analisadas individualmente, em objetiva de imersão, sob aumento de 1.000x.

Contam-se 200 células espermáticas e suas alterações são classificadas, por exemplo, em defeitos maiores ou menores.[30] No Quadro 1, tem-se a porcentagem máxima de defeitos espermáticos aceitos na espécie canina, segundo o Colégio Brasileiro de Reprodução Animal (2013). Trabalho recentemente publicado demonstrou que, para a adequada avaliação com uso do corante panótico, deve-se mergulhar a lâmina no fixador por 10 segundos (solução 1), e em cada corante (soluções 2 e 3) por 5 minutos, cada, sem enxágue entre os corantes. Ao final, a lâmina deve ser mantida em posição vertical para drenagem do corante até secar.[62]

Além da morfologia, os espermatozoides podem ser avaliados por meio do teste de integridade de membrana, realizado com o uso de corantes como a eosina e a nigrosina associadas, bem como se pode avaliar a integridade funcional da membrana espermática por meio do teste hiposmótico. Tal análise é rápida, de fácil execução e de baixo custo, quando realizada com água destilada, podendo ser utilizada com eficiência para avaliar espermatozoides frescos, refrigerados e congelados/descongelados.[31] A integridade de membrana pode ser também avaliada de forma estrutural utilizando sondas fluorescentes,[32] mas em pesquisas. Um outro exemplo de avaliação é a análise da capacitação espermática. Por meio da avaliação da capacitação com clortetraciclina, os espermatozoides são classificados em três categorias: não capacitado com acrossomo intacto (cabeça do espermatozoide totalmente corada), capacitado com acrossomo intacto (cabeça do espermatozoide fortemente corada na região apical) e capacitado com acrossomo reagido (cabeça do espermatozoide levemente corada).[33]

Diagnóstico por imagem

Exames de imagem são importantes meios de diagnóstico auxiliares e complementares à avaliação andrológica do macho. Com eles, é possível identificar e visualizar a morfologia macroscópica dos órgãos reprodutivos, bem como avaliar a integridade de seu parênquima.

O exame radiográfico, embora tenha seu uso limitado na avaliação reprodutiva, pode auxiliar no diagnóstico de aumentos de volume prostáticos, especialmente quando a próstata é deslocada ao abdome. Ela pode ser visualizada em região hipogástrica, caudal à bexiga, com formato arredondado e radiopacidade de tecidos moles (Figura 3). O osso peniano também pode ser avaliado pela radiografia, especialmente em casos de fratura causada por traumatismos. Cálculos vesicais podem se alojar na base do osso peniano em razão do diâmetro menor da uretra nessa região e podem ser visualizados, desde que sejam radiopacos. Em casos de traumatismo uretral é possível realizar a uretrocistografia retrógada com o intuito de avaliar a extensão da lesão uretral (Figura 4).

QUADRO 1 Parâmetros do sêmen canino obtido por manipulação digital

Parâmetros	Valores
Motilidade (%)	≥ 70%
Vigor (1-5)	≥ 3
Concentração espermática (espermatozoides/mL)	20×10^6 a 300×10^6*
Defeitos espermáticos (%)	≤ 30

* Essa variação pode ocorrer em função do porte, podendo raças maiores apresentar maior produção espermática que os valores acima mencionados.

Fonte: CBRA (2013).[30]

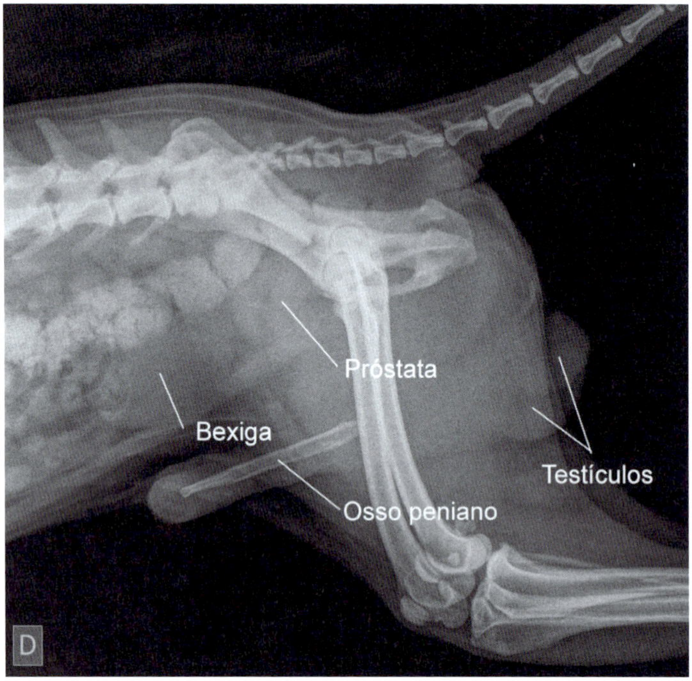

FIGURA 3 Radiografia da região pélvica de um cão macho, adulto. Nota-se a próstata em região hipogástrica, ventral ao reto e caudal à bexiga. É possível também visualizar os testículos, assim como o osso peniano.

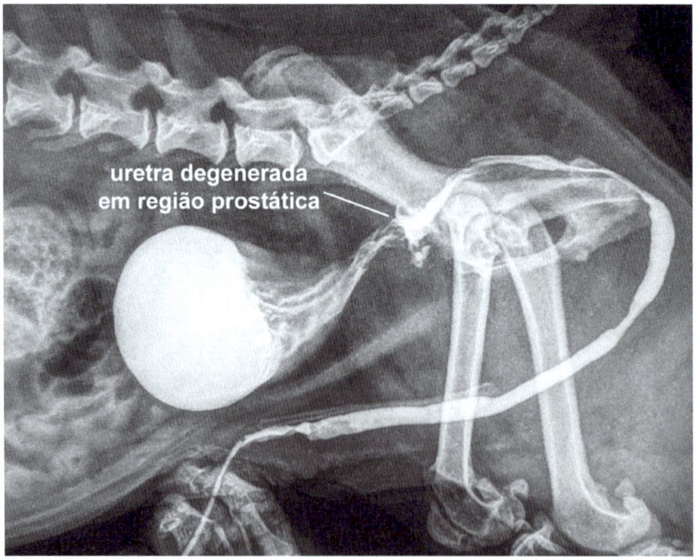

FIGURA 4 Uretrocistografia retrógada de um cão com carcinoma prostático e degeneração de uretra prostática. Note-se que, ao chegar à próstata, a contiguidade do contraste se desfaz, adentrando pelos canalículos prostáticos.

Na rotina clínica, um dos principais exames complementares é a ultrassonografia. Por meio desse exame, é possível determinar padrões de contornos, ecotextura e ecogenicidade dos órgãos. Deve-se posicionar o cão em decúbito ventrodorsal e realizar a tricotomia das regiões parapeniana e escrotal. É importante que esse procedimento seja explicado ao tutor, uma vez que a ausência de pelos pode influenciar na avaliação de cães de pista em campeonatos, todavia a não realização da tricotomia pode gerar artifícios de imagem deletérios ao diagnóstico, especialmente durante a análise Doppler. Também pode ser necessário o uso de colar elizabetano logo após o procedimento, pois pode haver prurido leve 1 a 2 dias após o exame. Deve-se priorizar o uso de transdutores lineares em detrimento de transdutores convexos ou microconvexos, em virtude de sua maior resolução para estruturas superficiais.

Inicia-se o exame com a localização da bexiga, órgão preenchido por líquido, com aspecto circular e anecogênico, que atua como guia para a identificação da próstata. Depois, em corte longitudinal, deve-se mover o transdutor em sentido caudal, acompanhando a formação da uretra, que estará circundada pela próstata. Ao corte longitudinal a próstata apresenta formato circular, enquanto ao corte transversal é evidenciado seu formato bilobado, em "aspecto de maçã" (Figura 5). A próstata deve apresentar ecotextura homogênea e hipoecogenicidade em relação ao tecido adjacente. Próstatas heterogêneas, com áreas hiperecogênicas ou anecogênicas, e superfície irregular podem estar associadas a prostatites ou abscessos prostáticos.[34] Em cães castrados a próstata pode assumir tamanho reduzido e aspecto hipoecogênico.[35]

Além da avaliação do parênquima prostático, é importante que seja realizado o acompanhamento de suas dimensões, pela possibilidade de cães adultos inteiros poderem desenvolver HPB. O tamanho de uma próstata normal pode ser estimado por meio das equações a seguir:[36]

- Comprimento (longitudinal) = (0,055 × peso) + (0,143 × idade) + 3,31.
- Largura (transversal) = (0,047 × peso) + (0,089 × idade) + 3,45.

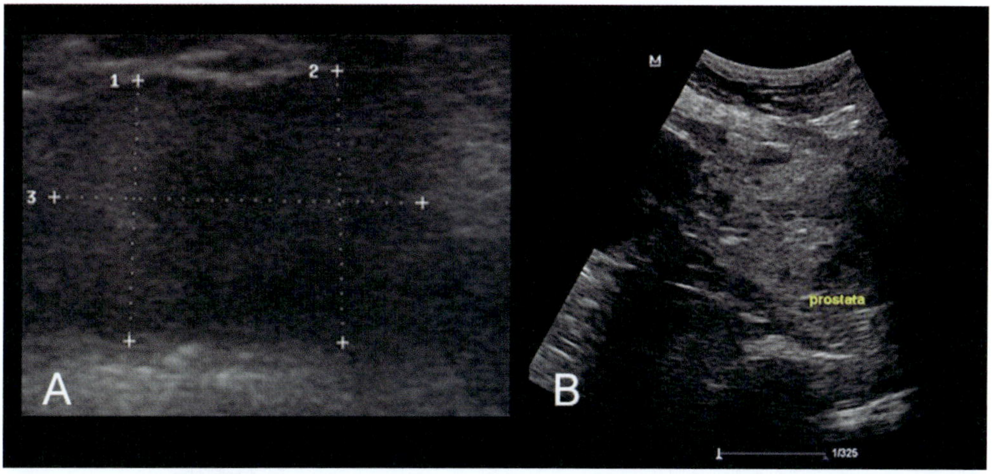

FIGURA 5 A: corte transversal de próstata. Observa-se o aspecto bilobado simétrico. B: próstata em corte longitudinal, com contorno irregular, ecotextura heterogênea, com áreas hiperecogênicas e áreas anecogênicas císticas, compatível com prostatite aguda.

A próstata é irrigada pela artéria prostática, e seu fluxo sanguíneo pode ser mensurado pela ultrassonografia Doppler em diferentes regiões: cranial, subcapsular, parenquimal e caudal. A artéria possui fluxo sanguíneo de alta resistividade até adentrar a região subcapsular, no parênquima, quando adquire padrão contínuo de baixa resistividade. Maior velocidade do fluxo sanguíneo na região cranial foi correlacionada com maior volume de ejaculado e concentração espermática.[37] Todavia, é importante ressaltar que alterações prostáticas, como a HPB ou a prostatite, também podem apresentar aumento na velocidade sanguínea aferida nesse vaso, por meio da Doppler velocimetria.[38]

Os testículos, ao exame ultrassonográfico em modo B, devem apresentar-se com ecotextura homogênea e hipoecogenicidade em relação ao mediastino, estrutura fibrosa hiperecogênica, presente no centro do órgão (Figura 6). A ecogenicidade testicular pode ser comparada à hepática. Pode-se avaliar também o epidídimo, incluindo a cauda, o corpo e a cabeça, que apresentam ecotextura homogênea e ecogenicidade reduzida em relação ao parênquima testicular.

Testículos degenerados (Figura 7), além da consistência macia à palpação, podem apresentar-se hipoecogênicos ou isoecogênicos em relação ao mediastino, assim como pode ser observada ausência de mediastino hiperecogênico. Testículos hiperecogênicos estão associados a fibrose testicular e infertilidade.[35,39,40] Neoplasias testiculares apresentam parênquima de aspecto heterogêneo, com neovascularização intratesticular, assim como áreas hiperecogênicas isoladas.[41] Orquites podem apresentar aspecto heterogêneo, com áreas hiperecogênicas ou hipoecogênicas.[42]

Os testículos são irrigados pela artéria testicular, uma longa artéria descendente da aorta, que passa pelo anel inguinal, enovelada ao plexo pampiniforme e ao ducto deferente, formando o cordão espermático (Figura 8). É possível realizar a Doppler velocimetria em cães desde o anel inguinal (com padrão de fluxo sanguíneo de alta resistividade) até o parênquima testicular (fluxo sanguíneo de baixa resistividade). Em cães, maior fluxo sanguíneo na região próxima ao anel inguinal foi correlacionado a espermatozoides com maior movimento; todavia, ao adentrar o parênquima testicular é importante que a

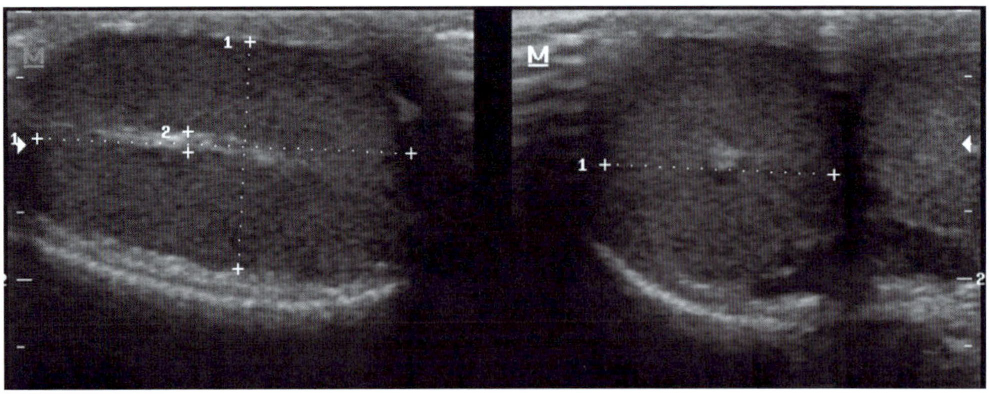

FIGURA 6 Testículo de cão avaliado pela ultrassonografia em modo B, em corte longitudinal, à esquerda, e transversal, à direita. Notam-se o padrão homogêneo do parênquima e a linha mediastinal hiperecogênica.

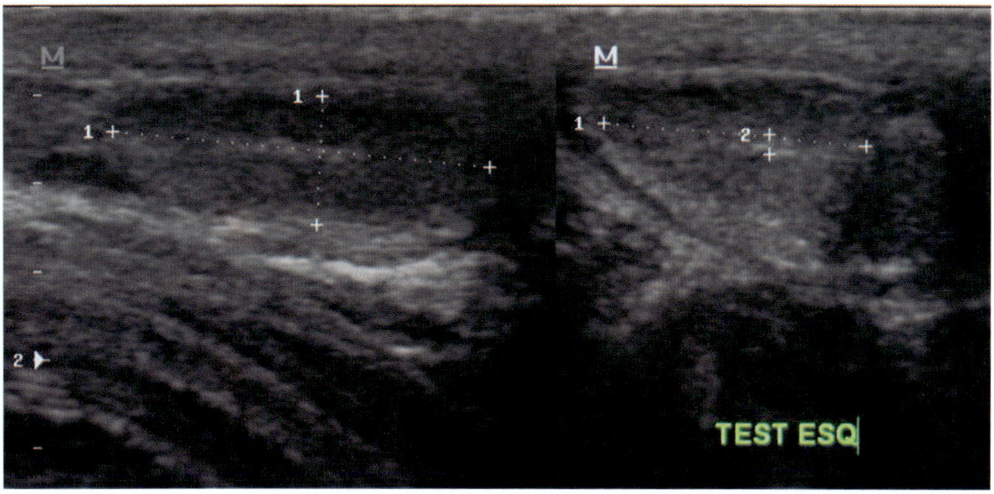

FIGURA 7 Imagem ultrassonográfica em modo B de testículo canino, sugestiva de degeneração avançada, com redução de volume e parênquima heterogêneo, com áreas hipo e hiperecogênicas.

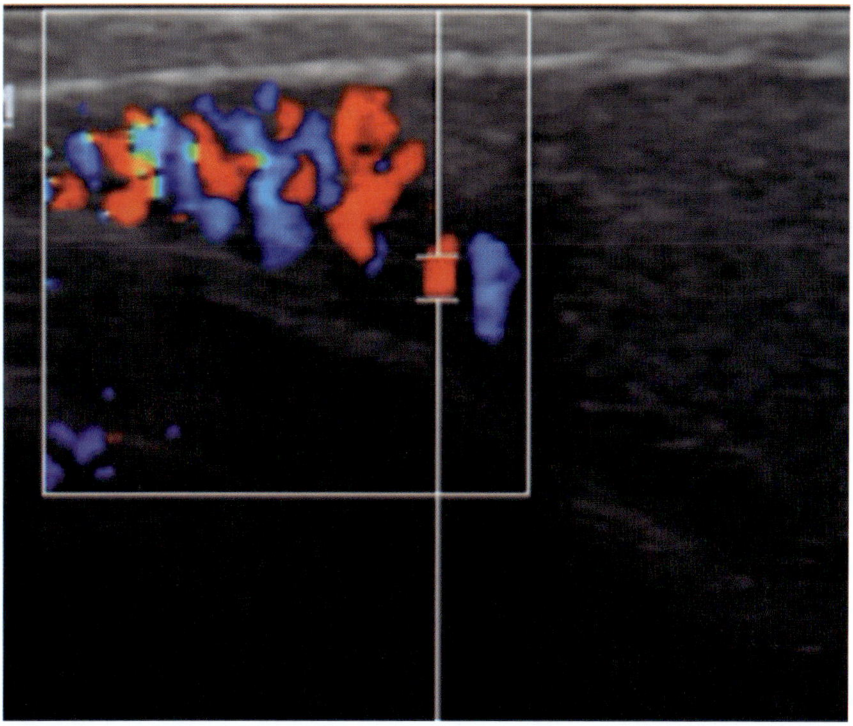

FIGURA 8 Ultrassonografia em modo B e Doppler colorido da artéria testicular, no cordão espermático de um cão.

velocidade sanguínea seja reduzida, a fim de realizar a perfusão tecidual adequada.[43]

Outras análises

Além das análises já comentadas, outros exames podem ser realizados com o intuito de aprofundar os testes diagnósticos mencionados.

Em casos mais complexos pode haver a necessidade de exames de biópsia testicular ou prostática, normalmente guiadas por ultrassom. Podem ser realizadas biópsias aspirativas com agulha fina, biópsias incisionais ou mesmo análises histológicas completas testiculares, quando o animal é castrado. Esses exames são de suma importância especialmente nos casos em que há suspeita de neoplasia, em que o diagnóstico histopatológico pode auxiliar no desenvolvimento da terapêutica.[44,45]

Por fim, naqueles animais inférteis ou com falta de libido pode ser realizada a dosagem plasmática de diversos hormônios que influenciam no comportamento sexual, como hormônios tireoidianos, testosterona, FSH e LH.[28]

MANEJO DE ACASALAMENTO

O reprodutor deve ser selecionado em tempo suficiente antes de a cadela entrar em proestro para que seja possível realizar todas as análises/exames antes do acasalamento. O cão deve ser apresentado à cadela antes da cobertura programada, mas não se deve permitir a familiarização em excesso, pois isso pode diminuir as possibilidades do acasalamento.[46] Alguns cuidados devem ser considerados:

- Os reprodutores devem estar vermifugados, com esquema vacinal atualizado e nutridos adequadamente, e preferencialmente com escore corporal 3 (escala de 1 a 5), principalmente considerando situações nas quais haja uma grande demanda por acasalamentos.
- Se o cão for inexperiente, é melhor acasalá-lo com uma cadela experiente, evitando futuros traumas e facilitando o processo, apesar de indivíduos inexperientes estarem preparados naturalmente para o acasalamento. Da mesma forma, cadelas inexperientes devem ser acasaladas com machos experientes, mas não agressivos.[46] Machos inexperientes podem apresentar dificuldade na hora da penetração. Muitas vezes o bulbo entra em ereção antes da penetração e há ejaculação de líquido prostático. Nesse caso, deve-se retirar o animal do contato com a fêmea e permitir um descanso por 1 hora para realizar uma nova tentativa. Importante saber que um cão inexperiente pode montar em diversas posições inapropriadas, além de querer brincar com a fêmea.[2] Caso não consiga realizar a cópula, não deve ser repreendido, pois isso pode gerar recusa em outras tentativas.
- Verificar se o macho tem altura muito diferente da fêmea, podendo necessitar de um degrau, bem como se a cadela se posiciona de forma adequada. Pode ser necessário afastar a cauda caso a cadela fique abanando-a muito e não lateralize de forma adequada. Além disso pode ser necessário direcionar/apontar o pênis do cão para que ele consiga a penetração (Figura 9), mas se deve garantir que tal conduta não seja estressante para o reprodutor, pois nem todos os machos permitem tal intervenção.
- Permitir o descanso adequado caso a cobertura não aconteça e não permitir que muitas tentativas sejam executadas. Muitas vezes, deve-se deixar uma nova tentativa somente para o dia seguinte, pois pode acontecer uma rejeição depois de muitas tentativas.[46]

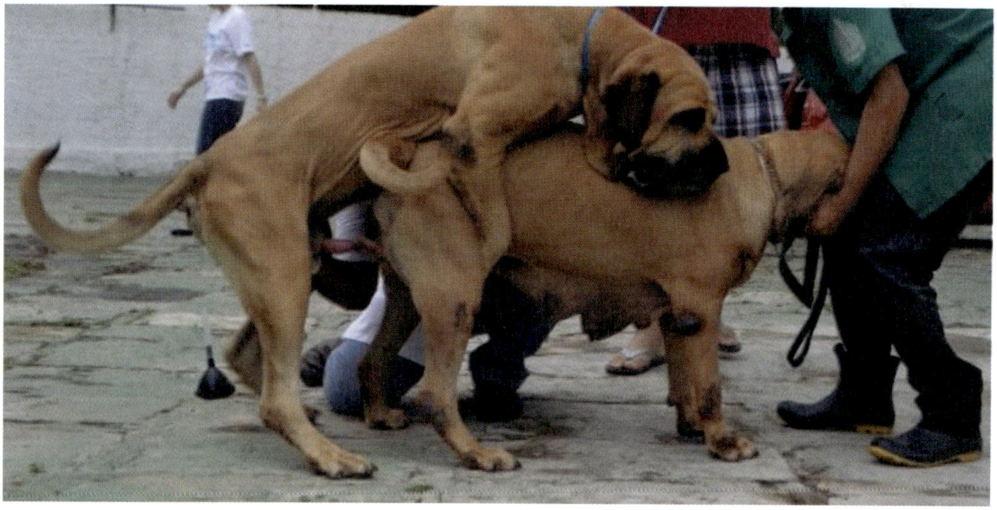

FIGURA 9 Apontamento do pênis realizado pelo médico-veterinário durante acasalamento.

- Escolher a residência do macho para o acasalamento. Além disso, verificar se há pessoas no ambiente que possam promover estresse de alguma forma ao casal reprodutor.
- Cães que não têm contato com indivíduos da mesma espécie podem não manifestar a libido de forma adequada. Então, deve-se garantir que a cadela esteja realmente no estro e seja experiente, embora não seja garantia de sucesso.

Nem sempre é possível identificar a causa em casos de insucesso na cópula. No caso de falta de libido, o problema pode ser resultante de fatores físicos e emocionais. Pode-se mensurar a testosterona, mas, como há grande variação ao longo do dia, haveria necessidade de várias coletas de sangue para ter um valor diagnóstico. A administração de testosterona como tentativa de melhorar a libido não tem valor terapêutico e pode causar agressividade, bem como afetar negativamente a espermatogênese.[2] Caso a falta de libido tenha razões psicológicas, uma estratégia pode ser diminuir a ansiedade. Kustritz[3] sugere o uso de feromônio, análogo sintético do odor materno (DAP ou Adaptil®), que ajuda os cães a se sentirem seguros e protegidos no ambiente, mas vale salientar que tal feromônio foi testado para uso durante consulta médica, não sendo estudado o efeito sobre ansiedade durante o acasalamento.[47] Importante, ainda, mencionar que a escolha da parceira pode ser a causa da falta de libido, e, em tal situação, uma solução é a inseminação artificial,[46] caso não haja outra parceira disponível.

AVALIAÇÃO SANITÁRIA

É importante frisar a necessidade da realização de exames diagnósticos e sorológicos para doenças infectocontagiosas que podem ser sexualmente transmitidas, como leishmaniose, leptospirose, herpes-virose e brucelose. Esta última merece um cuidado especial, visto que, além de ser zoonose e de não se contar com vacina para cães, é sabidamente endêmica em canis no Brasil.[48]

A brucelose canina, causada por *Brucella canis,* é uma zoonose negligenciada,[49] talvez pelo fato de os animais infectados não apresentarem sinais aparentes, bem como pela dificuldade em detectar cães infectados após o período de bacteremia, sendo necessários vários testes laboratoriais e múltiplas amostras biológicas de cada animal para confirmar os infectados (mais detalhes no Capítulo 6, "Manejo gestacional e distúrbios da cadela gestante"). Importante ressaltar que a brucelose pode ser considerada, muitas vezes, a principal causa de falhas reprodutivas em cães e de perdas econômicas em canis.[50]

A brucelose é transmitida por meio de ingestão, contato oronasal ou conjuntival, inalação, contato venéreo, no útero ou por fômites. As maiores concentrações de microrganismos estão em secreção vaginal, sêmen e materiais abortados de fêmeas infectadas, mas urina, sangue, leite, saliva e secreções nasais também podem causar a infecção.[51] O diagnóstico definitivo é por cultura e isolamento bacteriano, associado à PCR, sendo o sangue o material de eleição em virtude da prolongada bacteriemia e pelo fato de poder ser coletado assepticamente.[3,52] Segundo Minharro et al.,[52] para os machos, a cultura de sêmen normalmente produz números elevados de organismos de 3 a 11 semanas após a infecção. No entanto, o isolamento pode ser difícil pelo fato da eliminação da *B. canis* não ser contínua e pelo fato de o sêmen poder apresentar baixa concentração de bactérias.[52]

Outro exame que pode ser incluído na avaliação andrológica é a sorologia para herpes-vírus canino, um patógeno que tem distribuição mundial e causa infertilidade, abortamentos, bem como afeta os filhotes. Trata-se de uma enfermidade raramente diagnosticada,[53] provavelmente pela não realização de exames que permitam o diagnóstico, pois se trata de um vírus disperso em populações de cães domésticos.[4] Infelizmente ainda não há a comercialização de vacinas no Brasil, diferente do que ocorre na Europa e nos EUA,[54] e tal informação é de grande importância para criadores que costumam melhorar geneticamente suas criações por meio da importação de animais, pois estes podem ter títulos positivos para herpes-virose, sendo erroneamente descartados da reprodução.

Tanto a sorologia para brucelose como a para herpes-virose canina deveriam ser realizadas sempre que o cão for selecionado para um acasalamento. Tais exames deveriam ser de caráter obrigatório, bem como os criadores poderiam incluir outras análises, como pesquisa para neosporose, toxoplasmose e leptospirose, por serem zoonoses e pelo fato de a incidência estar apresentando crescimento ao longo dos anos.[55] Além disso, o *Toxoplasma gondii* é capaz de provocar abortamento em canis, e a *Leptospira* spp. está associada à morte neonatal.[55]

Em relação à leishmaniose, sabe-se que ocorre transmissão venérea do cão para a cadela, provavelmente pelo sêmen infectado, sendo importante ressaltar que tal contaminação pode ocorrer pelo contato com a secreção prepucial, mas também sem contato algum.[56] Mesmo não provada a infecção da cadela pelo cão, não se pode descartar tal hipótese, orientando-se que cães infectados, mesmo em tratamento, não estejam em atividade reprodutiva.[54]

A avaliação sanitária de reprodutores deve ser realizada de forma criteriosa, visto que preconiza garantir a fertilidade de um reprodutor, mas também evitar a transmissão de doenças, seja pelo acasalamento natural ou por meio do sêmen pela inseminação artificial. Além disso, para envio de sêmen, normas sanitárias devem ser seguidas, devendo-se estar atento às normas específicas de cada país, principalmente por haver grande variação em relação aos pré-requisitos sanitários.[57]

FREQUÊNCIA DE COLHEITAS DE SÊMEN/ACASALAMENTOS

O criador, ao planejar os acasalamentos, deve considerar que um número maior que 2 a 3 colheitas de sêmen durante a semana ou a realização de acasalamentos diários podem diminuir a libido e a qualidade do sêmen do cão.[58] Em contrapartida, a abstinência prolongada pode causar diminuição na qualidade do sêmen, especialmente em raças gigantes.

Mesmo o casal tendo contato antes de a fêmea aceitar a cópula, os acasalamentos devem ser iniciados tão logo a cadela aceite o macho, realizando-se geralmente a cada 24 ou 48 horas. Apesar de 2 a 3 cópulas serem normalmente suficientes para produzir bons resultados de fertilidade, pode-se também ter como manejo permitir o acasalamento até que a fêmea recuse, ressaltando que o não monitoramento do ciclo estral pelo médico-veterinário tem maior chance de causar falhas na concepção. Uma desvantagem de permitir as cópulas de forma prolongada é a maior dificuldade na previsão de parto,[46] especialmente se a cadela tiver um período de aceitação prolongado e se se tratar de criadores inexperientes. No entanto, tal fato se aplica em casos nos quais não há acompanhamento da cadela por meio da ultrassonografia.

INFERTILIDADE

A infertilidade no cão é caracterizada por falha na concepção após, no mínimo, três tentativas de cópulas com cadelas diferentes.[59] Na maioria das situações, o insucesso no acasalamento deve-se a erros de manejo em relação ao momento correto de maior fertilidade no ciclo da cadela[2] (mais detalhes no Capítulo 12, "Infertilidade na espécie canina").

Cães que apresentam alterações no espermograma normalmente se recuperam dentro de 3 meses, mas devem ter o sêmen avaliado antes desse período. Geralmente, quando já foram realizadas algumas colheitas e o sêmen continua apresentando anormalidades, avalia-se novamente, após um período de 62 a 70 dias, a duração da espermatogênese canina.[60] A baixa qualidade seminal pode ser causada pela idade, estresse oxidativo, desordens autoimunes e hormonais, bem como pela degeneração testicular, sendo que este último caso pode aumentar com a idade.[59]

Em caso de azoospermia, deve-se ter certeza de que o cão foi estimulado de forma adequada. Faz parte da conduta diagnóstica a mensuração da fosfatase alcalina (FA) ou da carnitina no plasma seminal. Se um ejaculado azoospérmico apresenta FA menor que 5.000 U/L, é indicativo de que a ejaculação foi incompleta, mas valor superior representa uma azoospermia verdadeira. Um ejaculado sem espermatozoides pode ser decorrente do fluxo retrógrado do sêmen para a bexiga, e, em tal situação, a conduta terapêutica é composta de fármacos simpatomiméticos.[58]

Infelizmente não há um método totalmente preciso capaz de predizer a fertilidade de uma amostra seminal. A motilidade e a morfologia espermática são parâmetros correlacionados com a fertilidade, visto que há íntima relação entre defeitos espermáticos, integridade de membrana e a capacidade de o espermatozoide se mover de forma rápida e progressiva.[61] Alguns defeitos espermáticos foram mais observados em cães inférteis, como defeitos na peça intermediária (gota e edema). O que tem efeito mais significativo na fertilidade é o percentual de alterações espermáticas, no qual as alterações na base da cabeça espermática e peça intermediária foram as mais associadas com infertilidade.[2] Apesar de a avaliação de sêmen não poder prever a fertilidade de um cão com exatidão, pode identificar animais que se encontram com baixa qualidade seminal,[61] sendo possíveis indivíduos subférteis.

CONSIDERAÇÕES FINAIS

No manejo reprodutivo de cães, uma das principais causas de insucesso é a apresentação da cadela ao macho em um momento inadequado do ciclo, não propiciando a concepção. No que diz respeito ao macho, alguns fatores podem estar relacionados com a subfertilidade ou mesmo infertilidade, sendo muitas vezes difícil o diagnóstico. No entanto, vimos ao longo do capítulo que há várias formas de contornar alguns problemas que estejam prejudicando a utilização de tal reprodutor. Por exemplo, um cão que apresente baixa qualidade seminal não precisa ser descartado da reprodução, uma vez que a afecção pode ter tratamento, além do fato de que pode ainda gerar descendentes com uso de biotécnicas da reprodução.

Importante ressaltar que, se o tutor, sob a orientação do médico-veterinário, fizer um manejo sanitário, nutricional e reprodutivo adequado, as chances de sucesso serão altas.

REFERÊNCIAS

1. Souza FF. Critérios para exame andrológico em cães. Anais da 2ª Reunião da Associação Brasileira de Andrologia Animal; 2017. p.23-4.
2. England GCW. Dog breeding, whelping and puppy care. John Wiley & Sons; 2013.
3. Kustritz MVR. Applied small animal andrology. In: Animal andrology: theories and applications: CABI International; 2014. p.177-96.
4. Luz MR, Silva AR, Uchoa DC. Manejo reprodutivo de cães. In: Luz MR, Silva AR (ed.). Reprodução de cães. Barueri: Manole; 2019. p.432.
5. Mellersh C. Give a dog a genome. Vet J. 2008;178(1):46-52.
6. Leroy G, Baumung R. Mating practices and the dissemination of genetic disorders in domestic animals, based on the example of dog breeding. Animal Genetics. 2011;42(1):66-74.
7. Venturi-Rose J. Dog breeding: managing the mating. Veterinary Nursing Journal. 1999;14(1):18-23.
8. England GC, Heimendahl AV. Bsava manual of canine and feline reproduction and neonatology. British Small Animal Veterinary Association. 2010;2.
9. England G, Phillips L, Freeman S. Heritability of semen characteristics in dogs. Theriogenology. 2010;74(7):1136-40.
10. Gaytán L, Rascón CR, Angel-García O, Véliz FG, Contreras V, Mellado M, et al. Factors influencing English Bulldog bitch fertility after surgical uterine deposition of fresh semen. Theriogenology. 2020;142:315-9.
11. Schäfer-Somi S. Ethical concerns regarding "Factors influencing English Bulldog bitch fertility after surgical uterine deposition of fresh semen". Theriogenology. 2021;159:184.
12. Boutari C, Pappas PD, Mintziori G, Nigdelis MP, Athanasiadis L, Goulis DG, et al. The effect of underweight on female and male reproduction. Metabolism. 2020;107:154229.
13. Mintziori G, Nigdelis MP, Mathew H, Mousiolis A, Goulis DG, Mantzoros CS. The effect of excess body fat on female and male reproduction. Metabolism. 2020;107:154193.
14. Saunders AB. Key considerations in the approach to congenital heart disease in dogs and cats. J Small Anim Pract. 2021;62(8):613-23.
15. Maclean E, Snyder-Mackler N, Vonholdt B, Serpell J. Highly heritable and functionally relevant breed differences in dog behavior. Proc Biol Sci. 2019;286(1912):20190716.
16. Janutta V, Distl O. Inheritance of canine hip dysplasia: review of estimation methods and of heritability estimates and prospects on further developments. Dtsch Tierarztl Wochenschr. 2006;113(1):6-12.
17. Brito LF, Silva AE, Barbosa RT, Unanian MM, Kastelic JP. Effects of scrotal insulation on sperm production, semen quality, and testicular echotexture in Bos indicus and Bos indicus x Bos taurus bulls. Anim Reprod Sci. 2003;79(1-2):1-15.
18. Henning H, Masal C, Herr A, Wolf K, et al. Effect of short-term scrotal hyperthermia on spermatological parameters, testicular blood flow and gonadal tissue in dogs. Reprod Domest Anim. 2014;49(1):145-57.
19. Amory JK. Drug effects on spermatogenesis. Drugs Today (Barc). 2007;43(10):717-24.
20. Domosławska A, Zduńczyk S. Reversible infertility in male dog following prolonged treatment of Malassezia dermatitis with ketoconazole. Acta Vet Scand. 2021;63(1):50.
21. Lange K, Cordes EK, Hoppen HO, Günzel-Apel AR. Determination of concentrations of sex steroids in blood plasma and semen of male dogs treated with delmadinone acetate or finasteride. J Reprod Fertil Suppl. 2001;57:83-91.
22. Semet M, Paci M, Saïas-Magnan J, Metzler-Guillemain C, Boissier R, Lejeune H, et al. The impact of drugs on male fertility: a review. Andrology. 2017;5(4):640-63.
23. Domingos T, Salomão M. Meios de diagnóstico das principais afecções testiculares em cães: revisão de literatura. Revista Brasileira de Reprodução Animal. 2010;35(4):393-9.
24. Cortez A, Aquino-Cortez A, Silva A, Cardoso R, Silva LDM. Relação entre perímetro escrotal e concentração espermática em cães, clinicamente normais, da raça Pastor-Alemão. Arquivo Brasileiro de Medicina Veterinária e Zootecnia. 2002;54(5).

25. Paranzini CS, Sousa AK, Cardoso GS, Perencin FM, Trautwein LGC, Bracarense APFRL, et al. Effects of chemical castration using 20% CaCl2 with 0.5% DMSO in tomcats: Evaluation of inflammatory reaction by infrared thermography and effectiveness of treatment. Theriogenology. 2018;106:253-8.
26. Shimomura JZ, Eugênio FR, Luvizotto MCR, Perri SHV. Hiperplasia prostática benigna no cão: comparação entre métodos diagnósticos. Veterinária e Zootecnia. 2009;16(1):117-26.
27. Gularte FCS, Groth A, Martins LR. Hiperplasia prostática benigna em cães: uma revisão. Revista Brasileira de Reprodução Animal. 2018;42:43-51.
28. Santos JFP, Gosmes ET, Siqueira AKM, Cardoso RCS. Andrologia e criopreservação de sêmen em cães. Revista Brasileira de Reprodução Animal. 2016;40(4):167-79.
29. Trautwein LGC, Souza AK, Cardoso GS, Da Costa Flaiban KKM, Dearo ACO, Martins MIM. Correlation of testicular artery Doppler velocimetry with kinetics and morphologic characteristics of epididymal sperm in dogs. Reprod Domest Anim. 2020;55(6):720-5.
30. Colégio Brasileiro de Reprodução Animal (CBRA). Manual para exame andrológico e avaliação de sêmen animal. 3.ed. Belo Horizonte: CBRA; 2013.
31. Quintela A, Oliveira I, Souza A, Gusmão A, Silva AR. Water-induced hypo-osmotic test for the evaluation of canine sperm membrane integrity. Animal Reproduction. 2018;7(2):70-4.
32. Angrimani DDSR, Bicudo LC, Luceno NL, Leemans B, Nichi M, Vannucchi CI, et al. A triple stain method in conjunction with an in-depth screening of cryopreservation effects on post-thaw sperm in dogs. Cryobiology. 2022;105:56-62.
33. Hewitt D, England G. An investigation of capacitation and the acrosome reaction in dog spermatozoa using a dual fluorescent staining technique. Animal Reproduction Science. 1998;51(4):321-32.
34. Trautwein LGC; Martins MIM. Ultrassonografia em modo B e Doppler par avaliação reprodutiva de cães e gatos. Revista Brasileira de Reprodução Animal. 2021;45(4):574-82.
35. Assis AR, Garcia DAA, Feliciano MAR. Sistema reprodutor masculino. In: Diagnóstico por imagem em cães e gatos. V.1. São Paulo: MedVet, 2015. p.369-409.
36. Ruel Y, Barthez PY, Mailles A, Begon D. Ultrasonographic evaluation of the prostate in healthy intact dogs. Vet Radiol Ultrasound. 1998;39(3):212-6.
37. Luño L, Servián M, Martínez F, Borobia M, González N, Gil L. Correlation of prostatic artery blood flow assessed by Doppler ultrasonography with semen characteristics in Beagle dogs. Animals (Basel). 2020;10(11):2077.
38. Zelli R, Troisi A, Elad Ngonput A, Cardinali L, Polisca A. Evaluation of testicular artery blood flow by Doppler ultrasonography as a predictor of spermatogenesis in the dog. Research in Veterinary Science. 2013;95(2):632-7.
39. De Souza MB, Da Silva LDM, Moxon R, Russo M, England GCW. Ultrasonography of the prostate gland and testes in dogs. In Practice. 2017;39(1):21-32.
40. Moxon R, Bright L, Pritchard B, Bowen IM, de Souza MB, da Silva LD, et al. Digital image analysis of testicular and prostatic ultrasonographic echogencity and heterogeneity in dogs and the relation to semen quality. Anim Reprod Sci. 2015;160:112-9.
41. Bigliardi E, Denti L, De Cesaris V, Bertocchi M, Di Ianni F, Parmigiani E, et al. Colour Doppler ultrasound imaging of blood flows variations in neoplastic and non-neoplastic testicular lesions in dogs. Reprod Domest Anim. 2019;54(1):63-71.
42. Ober CP, Spaulding K, Breitschwerdt EB, Malarkey D, Hegarty BC. Orchitis in two dogs with Rocky Mountain spotted fever. Veterinary Radiology & Ultrasound. 2004;45(5):458-65.
43. Trautwein LGC, Martins MIM. Ultrassonografia em modo B e Doppler par avaliação reprodutiva de cães e gatos. Revista Brasileira de Reprodução Animal. 2021;45(4):574-82.
44. von Bomhard D, Pukkavesa C, Haenichen T. The ultrastructure of testicular tumours in the dog: I. Germinal cells and seminomas. J Comp Pathol. 1978;88(1):49-57.
45. Dahlbom M, Andersson M, Lähdetie J, Vierula M, Alanko M. Probable spermatozoal diploidy in the semen of a golden retriever. Andrologia. 1997;29(1):49-55.
46. Greer ML. Canine reproduction and neonatology. Boca Raton, FL: CRC Press; 2014.
47. Mills DS, Ramos D, Estelles MG, Hargrave C. A triple blind placebo-controlled investigation into the assessment of the effect of Dog Appeasing Pheromone (DAP) on anxiety related behaviour of problem dogs in the veterinary clinic. Applied Animal Behaviour Science. 2006;98(1-2):114-26.
48. Fernandes ARF, Fernandes AG, Rotondando TEF, Alves CJ, et al. Inquérito sorológico e molecular da brucelose canina no município de Natal, Estado do Rio Grande do Norte. Ciência Rural. 2013;43(9).
49. Holst BS, Löfqvist K, Ernholm L, ELD K, Cedersmyg M, HALLGREN G. The first case of Brucella canis in Sweden: background, case report and recommendations from a northern European perspective. Acta Veterinaria Scandinavica. 2012;54(1):18.
50. Keid L, Chiebao D, Batinga M, Faita T, Diniz JA, Oliveira TMFS, et al. Brucella canis infection in dogs from commercial breeding kennels in Brazil. Transboundary Emerging Diseases. 2017;64(3):691-7.
51. Silveira JADM, Morais GB, Macambira KDDS, Xavier Júnior FAF, Pessoa NO, Evangelista JSAM. Brucelose canina: uma abordagem clínica. Revista Brasileira de Higiene e Sanidade Animal. 2015;9(2):252-65.
52. Minharro S, Cottorello A, Miranda K, Stynen A, Alves TM, Lage AP. Diagnóstico da brucelose canina: dificuldades e estratégias. Revista Brasileira de Reprodução Animal. 2005;29(3-4):167-73.
53. Cargnelutti JF, Masuda EK, Neuls MG, Weiblen R, Flores EF. Outbreaks of canid herpesvirus 1 disease in puppies in southern Brazil. Pesquisa Veterinária Brasileira. 2015;35:557-61.

54. Antunes JMAP. Brucelose e herpesvirose: doenças infecciosas da reprodução. In: Luz MR, Luz, Silva AR (ed.). Reprodução de cães. Barueri: Manole; 2019. p.432.
55. Tavares DC. Transtornos reprodutivos causados por agentes infecciosos em animais de canis comerciais da microrregião de Ribeirão Preto, estado de São Paulo. PhD. Unesp Jaboticabal; 2015.
56. Boechat VC, Mendes Junior AAV, Madeira MDF, Ferreira LC, Figueiredo FB, Rodrigues FD, et al. Occurrence of Leishmania infantum and associated histological alterations in the genital tract and mammary glands of naturally infected dogs. Plos One. 2016;115(6):2371-9.
57. Levy X, Fontbonne A. Canine semen banking: sanitary and ethical aspects: legislation. Revista Brasileira de Reprodução Animal. 2007;1(31):92-107.
58. Johnston SD, Root Kustritz MV, Olson PS. Canine and feline theriogenology. Saunders; 2001.
59. Domosławska A, Zdunczyk S. Clinical and spermatological findings in male dogs with acquired infertility: A retrospective analysis. Andrologia. 2020;52(11):e13802.
60. Fontbonne A. Infertility in male dogs: recent advances. Revista Brasileira de Reprodução Animal. 2011;35(2):266-73.
61. Tesi M, Sabatini C, Vannozzi I, Di Petta G, Panzani D, Camillo F, et al. Variables affecting semen quality and its relation to fertility in the dog: a retrospective study. Theriogenology. 2018;118:34-9.
62. Mazzuchini M, Novello G, Segabinazzi L. Modified diff-quick staining for canine sperm morphology. CT [Internet]. 2024Feb.16. Available from: https://clinicaltheriogenology.net/index.php/CT/article/view/10243. Acesso em: março 2024.

CAPÍTULO **11**

Distúrbios do sistema reprodutor masculino de cães

Laíza Sartori de Camargo
Gabriela Carneiro de Sousa
Maricy Apparício
Fabiana Ferreira de Souza
Diego Rodrigues Gomes
Monike Alves Lopes
Renata Oliveira Barreto

ASPECTOS ANATOMOFISIOLÓGICOS DO SISTEMA REPRODUTOR DE CÃES

Em caninos, esse sistema é composto por testículos, epidídimos, escroto, cordões espermáticos, pênis, prepúcio e glândula sexual acessória, sendo apenas a próstata (Figura 1) nos cães.

Testículos e escroto

Em cães, os testículos se encontram dentro do escroto, o qual está posicionado externamente à cavidade abdominal (Figura 2). Nos cães, a posição anatômica é horizontal/oblíqua, e os testículos estão localizados entre os membros posteriores.

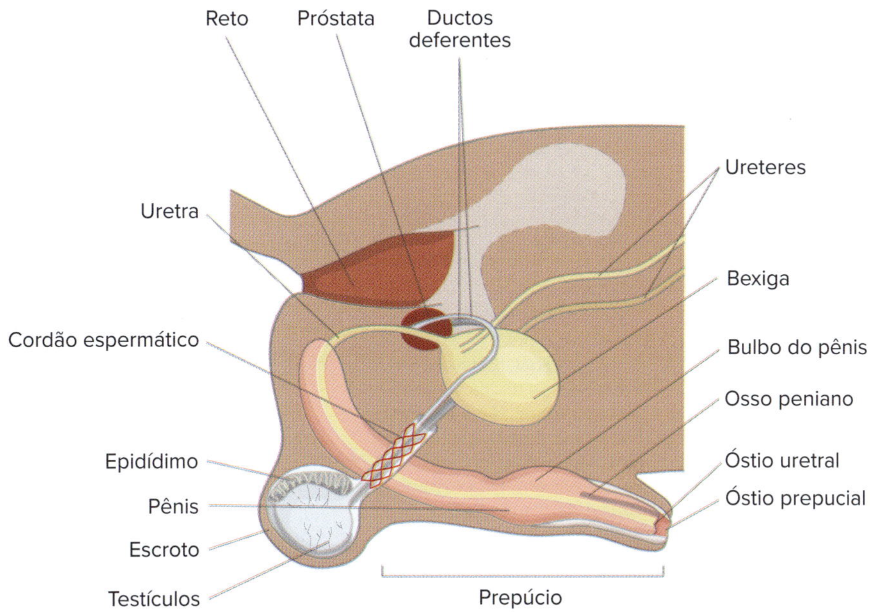

FIGURA 1 Representação esquemática do sistema genital masculino de cão.

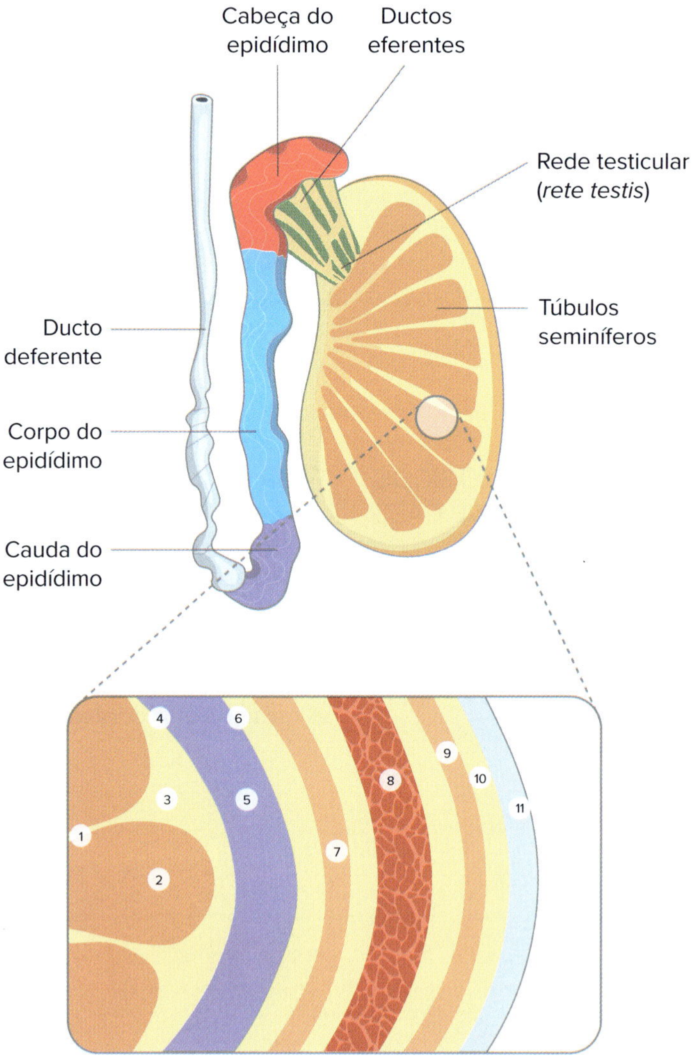

1. Septo interlobular
2. Túbulo seminífero
3. Túnica albugínea
4. Túnica vaginal, lâmina visceral
5. Cavidade da túnica vaginal
6. Túnica vaginal, lâmina parietal
7. Fáscia espermática interna
8. Músculo cremáster
9. Fáscia espermática externa
10. Túnica dartos (derme)
11. Epiderme

FIGURA 2 Representação esquemática das camadas que recobrem o testículo.

Fonte: modificado de Senger, 2015.[75]

Os testículos estão inseridos dentro do escroto, cujos pelos são ausentes ou em pequena quantidade nos cães. Após a diferenciação sexual do embrião, os testículos migram até o escroto em duas[1] ou três fases:[2] a migração abdominal, a transinguinal e a inguinoescrotal. A migração é coordenada pelo crescimento (fatores não androgênicos) e regressão (testosterona) do gubernáculo, uma estrutura fibrosa que liga os testículos fetais ao escroto. A regressão do gubernáculo e a entrada dos testículos no escroto ocorrem após o nascimento. Aos 10 dias já podem ser localizados no escroto em alguns filhotes, e aos 42 dias de vida em 100% dos filhotes de cães.[3,4]

A regulação do mecanismo de descida testicular ainda não foi completamente estabelecida. A testosterona tem um papel importante na regressão do gubernáculo, entretanto animais castrados e suplementados com testosterona não são capazes de completar a migração testicular,[5] indicando que outros fatores estão envolvidos. Suposições a respeito de outras moléculas envolvidas na migração testicular indicam que a Insl-3, uma proteína produzida pelas células de Leydig, envolvida no crescimento e desenvolvimento do gubernáculo, está em menor concentração em cães com criptorquidismo bilateral, assim como reduzidas quantidades de testosterona, quando comparado aos cães com criptorquidismo unilateral ou com migração testicular adequada.[6,7] Os testículos têm como principal função a produção de espermatozoides e de hormônios esteroides (andrógenos).

Os vasos linfáticos dos testículos, epidídimos e cordões espermáticos seguem em direção aos linfonodos aórticos lombares e ilíacos mediais.

O sistema nervoso autônomo é o responsável pela inervação testicular, sendo ramificações do nervo vago e plexo pélvico as origens das fibras parassimpáticas e o plexo mesentérico caudal e pélvico as origens das fibras simpáticas.[9]

A pele do escroto e as fáscias que recobrem os testículos são vascularizadas pela artéria e veia pudenda externa. A drenagem linfática escrotal desemboca nos linfonodos escrotais ou inguinais superficiais, e a inervação é derivada dos ramos ventrais dos nervos lombares, além dos nervos ílio-hipogástrico, ílio-inguinal e genitofemoral.[11]

Cordões espermáticos

O cordão espermático é composto pelo plexo pampiniforme (rede de veias testiculares), artéria testicular, vasos linfáticos, nervos, ducto deferente e músculo cremaster. Em períodos do ano com temperaturas baixas, o músculo cremaster se contrai, aproximando os testículos do corpo.[8] Sua posição anatômica se estende desde o canal inguinal até o polo dorsal do testículo, sendo o responsável pela suspensão dos testículos no escroto. O mecanismo mais importante de resfriamento dos testículos é o mecanismo de contracorrente no cordão espermático, no qual o sangue que chega pela artéria testicular, em cada testículo, com uma temperatura mais elevada, é resfriado pelo enovelamento de veias no plexo pampiniforme.

Epidídimos

O epidídimo é dividido em três regiões: cabeça, corpo e cauda. A cabeça e a cauda estão ligadas ao testículo, sendo a cabeça fixada na cápsula testicular e a cauda ao ligamento próprio do testículo e ao ligamento da cauda do epidídimo no processo vaginal.[9] A função dos epidídimos é propiciar a maturação e o armazenamento dos espermatozoides até a ejaculação.

Ductos deferentes

Os ductos deferentes transportam os espermatozoides da cauda do epidídimo até a uretra prostática e estão localizados dentro dos cordões espermáticos. Essas estruturas são delimitadas pela túnica vaginal, ascendem para o canal vaginal e anteriormente à uretra prostática têm uma dilatação, que pode armazenar espermatozoides, entretanto não é descrita como ampola em cães.[10]

O ducto deferente é vascularizado pela artéria do ducto deferente, uma ramificação da pudenda interna, até desembocar na artéria testicular, e pela veia do ducto deferente, que o acompanha pelo cordão espermático até a anastomose com a veia ilíaca interna.[9,11]

Uretra

No macho a uretra se origina no óstio uretral interno, na região do colo vesical, e termina no óstio uretral externo, na porção final do pênis. A uretra pode ser subdividida em uretra interna (prostática e pélvica) e uretra externa (peniana). A uretra externa inicia-se no arco isquiático e é envolta pelo corpo esponjoso. Tem diâmetro menor que a uretra pélvica, o que propicia maior possibilidade de obstrução por cálculos nessa região.[10,11]

Pênis e prepúcio

A genitália externa é composta pelo pênis e prepúcio. O pênis é o órgão copulatório, dividido em raiz ou base (*radix penis*), corpo (*corpus penis*) e glande (*glans penis*). Esse órgão é recoberto por uma camada de pele, o prepúcio, responsável por proteger o pênis em seu estado de repouso.[11]

No cão o pênis é composto por tecido musculocavernoso. Nesse tipo de pênis, é necessária uma grande quantidade de sangue para que ocorra o início e a manutenção da ereção.[10] Outra variação na estrutura do pênis dos carnívoros é a presença do osso peniano na porção distal do corpo cavernoso; no cão o osso peniano possui um sulco ventral para passagem da uretra.[8,9]

A base do pênis é composta por dois corpos cavernosos, fixos na tuberosidade isquiática, revestidos pelo músculo isquiocavernoso e uma camada de túnica albugínea. Próximo ao arco isquiático uma estrutura bilobulada e contínua ao corpo esponjoso reveste a uretra ventralmente, o bulbo peniano (anteriormente denominado bulbo uretral), que é recoberto pelo músculo bulbocavernoso. Na fusão dos corpos cavernosos, que são separados por um septo de tecido conjuntivo, na região proximal do osso peniano, situa-se o início da região do corpo peniano, que se estende até a parte proximal do osso peniano.

A glande peniana é composta pelo bulbo da glande e a parte longa da glande (*pars longa glandis*), regiões separadas por um septo de tecido conjuntivo. O bulbo da glande é uma expansão bem desenvolvida do corpo esponjoso na região do terço proximal do osso peniano, e mesmo em repouso é mais dilatada que a parte longa, que, composta por tecido erétil, não tem a mesma capacidade de expansão.[11]

A inervação do pênis é realizada pelo nervo dorsal do pênis, uma ramificação do nervo pudendo, que segue em sentido cranial e dorsolateral no corpo do pênis à glande, e pelo nervo hipogástrico, cujas fibras simpáticas têm importante papel na ejaculação.[11] A vascularização peniana é suprida pela artéria pudenda interna, artéria perineal, e pelas veias pudenda interna, externa e veia dorsal do pênis. A artéria pudenda interna se ramifica em artéria do bulbo do pênis, artéria profunda do pênis e artéria dorsal do pênis, que irrigam o corpo cavernoso, esponjoso e a glande peniana, respectivamente. A linfa é drenada para os linfonodos inguinais superficiais.[10]

Glândula sexual acessória

As glândulas sexuais acessórias dependem das secreções de andrógenos para manutenção de suas funções e o desenvolvimento completo de suas estruturas. Os cães possuem apenas a próstata como glândula sexual acessória. São glândulas exócrinas que produzem fluidos, os quais são secretados na uretra durante a ejaculação. Os fluidos produzidos pelas glândulas sexuais acessórias compõem a parte líquida do ejaculado e, em conjunto com os espermatozoides e fluidos do epidídimo, compõem o ejaculado. A próstata é universal nos mamíferos e, no cão, é bilobulada, tem forma globosa ou alongada e circunda toda a uretra pélvica. O tamanho e o peso prostático variam de acordo com a idade e o porte do animal. Está localizada na cavidade pélvica, delimitada caudalmente pela bexiga, dorsalmente pela sínfise púbica e ventralmente pelo cólon. Contudo, pode assumir uma posição abdominal de acordo com a idade e a ocorrência de doenças prostáticas.

A próstata é irrigada pela artéria prostática, uma ramificação da artéria pudenda interna; o sangue venoso segue pelas veias prostática e uretral até desembocar na veia ilíaca interna. A drenagem linfática da próstata é realizada pelo linfonodo ilíaco medial, e os nervos hipogástrico e pélvico são responsáveis pela inervação.[10]

Ereção e ejaculação

Os músculos esqueléticos associados aos órgãos do trato reprodutor masculino são os músculos isquiocavernoso, bulboesponjoso, isquiouretral e retrator do pênis. O isquiouretral é um músculo estriado responsável pela contração e movimentação do plasma seminal e espermatozoides em direção à uretra prostática. O isquiocavernoso e o bulboesponjoso encontram-se lateral e dorsal à base do pênis, respectivamente, auxiliando no esvaziamento da uretra após a micção, e estão entrelaçados ao cordão espermático. Durante a ereção os músculos isquiocavernosos se contraem ritmicamente, auxiliando a entrada de sangue nos corpos cavernosos do pênis. O par de músculos retratores do pênis possui fibras musculares lisas, tem origem na vértebra caudal e se estende até as regiões laterais do pênis. Quando contraídos, têm a função de manter o pênis retraído dentro do prepúcio, e durante a ereção há um relaxamento dos músculos retratores e protrusão peniana.[10,11]

A ereção é iniciada por estímulos sensoriais olfatórios e é controlada pela estimulação parassimpática realizada pelo nervo pélvico. Após estímulos sensoriais, há aumento do fluxo sanguíneo e da pressão nos corpos cavernosos, o que oclui, parcialmente, o retorno venoso pela contração dos músculos isquiouretrais. Dessa forma, os corpos cavernosos não são capazes de acomodar o aumento do fluxo sanguíneo, levando à compressão da raiz, do corpo e do bulbo da glande pelos músculos isquiocavernoso e bulboesponjoso.[11] A oclusão venosa mecânica causada pela introdução do pênis na vagina e o ingurgitamento da glande pela contração tônica dos músculos isquiouretrais auxiliam na manutenção da ereção.[9]

A ejaculação ocorre pelo estímulo parassimpático e reflexo de contração dos músculos bulboesponjoso, isquiocavernoso e isquiouretral, que através da uretra expulsam o sêmen em direção à vagina. Após a ejaculação, o estímulo simpático é responsável pelo esvaziamento do corpo cavernoso e contração do músculo retrator do pênis, que tem a função de retrair o pênis para dentro do prepúcio.[11]

AFECÇÕES DO PÊNIS E DO PREPÚCIO

As afecções que acometem pênis e prepúcio podem ser de variados graus de mortalidade e morbidade, a depender da precocidade do diagnóstico e do tratamento adotado. As afecções prepuciais são as mesmas que acometem o tegumento e muitas vezes têm relação com a pigmentação da pele da região e a incidência de raios solares. No entanto, afecções congênitas e hereditárias também podem aparecer em ambas as regiões de forma isolada ou concomitante.

Prepúcio

Fimose

A fimose corresponde à impossibilidade de protrusão do pênis, ou seja, o pênis fica retido dentro da cavidade prepucial, sendo mais comum em homens do que em cães. As causas podem ser congênitas ou adquridas. A fimose adquirida é a mais frequente na rotina e está relacionada à estenose oriunda do processo cicatricial após a ressecção de massas tumorais. Pode ser também decorrente de traumas ou edema na região prepucial.

As causas congênitas são raras em cães, e há uma hipótese de haver caráter hereditário, encontrada em neonatos ou pacientes pediátricos.[12] As consequências da fimose para o macho são irritação local, infecções prepuciais e a incapacidade da saída da urina, gerando acúmulo na região.

Os sinais clínicos surgem a depender do grau de estenose prepucial, desde assintomático até a presença de edema prepucial. Pode haver queixa de disúria, com sinais de gotejamento de urina, dificuldade no momento do acasalamento, gerando dor e desconforto em razão da ereção peniana dentro do prepúcio.

O tratamento varia dependendo da causa primária. Quando há trauma ou edema, pode-se tentar o tratamento conservativo, com compressa morna no local, e antibioticoterapia, se necessário. Nos casos congênitos ou na presença de massas tumorais, a recomendação é o procedimento cirúrgico, pela retirada da neoplasia e/ou postioplastia circunferencial, com incisão circular, sendo necessário em média abertura de 1 cm de diâmetro, associada à orquiectomia.[13]

Parafimose

Ao contrário da fimose, a parafimose é definida como o impedimento da retração peniana para dentro do prepúcio. É uma afecção de baixa frequência em pequenos animais, e na espécie canina pode ocorrer após monta natural ou ereção ou quando há um orifício prepucial pequeno, ineficiência dos músculos prepuciais, presença de prepúcio hipoplásico, traumatismo (Figura 3), neoplasia e aderência de pelos, principalmente, em cães de raças com pelo longo. A gravidade da exposição peniana pode variar, causando estrangulamento do pênis, edema, prejuízo na vascularização, ressecamento, mudança de coloração rósea para arroxeada a enegrecida, podendo surgir úlceras, comprometimento uretral associada a dor e desconforto.

O diagnóstico é feito por anamnese, exame clínico e inspeção, e o objetivo do tratamento é tentar restabelecer as condições fisiológicas do pênis e retorná-lo à posição anatômica, revestido pelo prepúcio. Os diagnósticos diferenciais são neoplasia, trauma e priapismo.

Não há um consenso com relação ao tratamento, podendo ser conservativo ou cirúrgico. Para realizar o tratamento cirúrgico deve-se considerar alguns fatores, como viabilidade tecidual, alterações morfológicas, cirurgias prévias e tempo de exposição do pênis.[14] Nos casos em que o pênis está exposto há pouco tempo, recomenda-se a realização de compressa fria com gelo, para redução do edema associado a lubrificação do local. A cirurgia é indicada quando é necessário

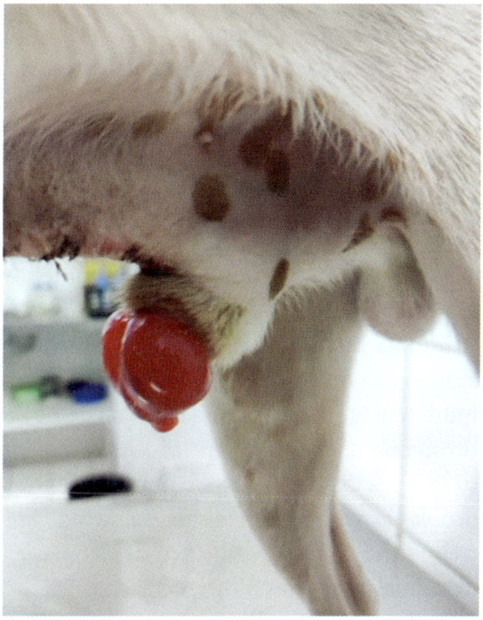

FIGURA 3 Cão jovem apresentando parafimose por trauma associado à lambedura frequente.

aumentar o diâmetro prepucial e quando há comprometimento da estrutura peniana, com perda tecidual, mudança do aspecto, sendo realizada a penectomia parcial ou total. Souza et al.[14] realizaram procedimento cirúrgico em um cão de 1 ano de idade em duas etapas, em razão da recidiva do quadro clínico, e houve dois fatores complicadores que podem existir, como comprimento do pênis e defeito do óstio prepucial. Dessa forma, foram feitos avanço prepucial, falopexia e abertura prepucial.

O pênis pode ficar exposto pelo encurtamento prepucial (Figura 4), sobretudo causado por procedimento cirúrgico, por exemplo, a partir da exérese de neoplasia prepucial. Nesses casos é necessário manejo diário para lubrificação da mucosa peniana ou nova reintervenção cirúrgica para avanço prepucial.

Neoplasias

As principais neoplasias de prepúcio são mastocitoma, carcinoma de células escamosas e hemangiossarcoma cutâneo.

O mastocitoma tem origem nos mastócitos, que são células do tecido conjuntivo que participam do sistema imune e são encontradas em tecidos subcutâneos e mucosas de mamíferos. O mastocitoma se desenvolve em pele, subcutâneo ou extracutâneo. Com relação à reprodução, pode acometer regiões

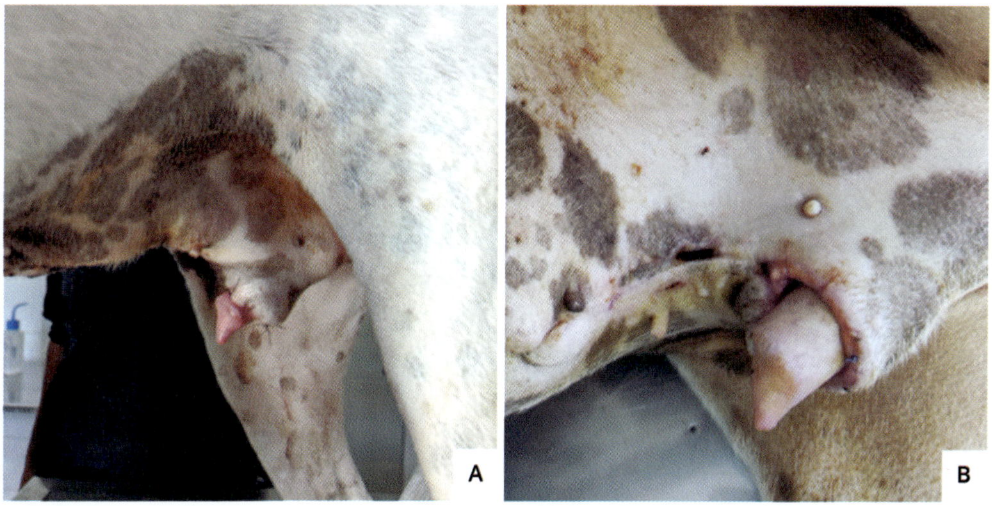

FIGURA 4 Encurtamento prepucial e exposição peniana decorrentes de ressecção de neoplasia em prepúcio. A: Aspecto do prepúcio logo após a exérese cirúrgica; B: 7 dias após o procedimento.

de escroto, prepúcio e parapeniana, entre outras localizações (Figura 5). É o terceiro tumor mais frequente em cães, frequente em animais acima de 8 anos, e há descrição de maior ocorrência em cães sem raça definida, Boxer, Boston Terrier, Bulldog, Labrador Retriever, Golden Retriever, Beagle, Teckel e Sharpei. A etiologia do mastocitoma ainda é pouco esclarecida, com a possibilidade de ter relação com inflamações crônicas, infecção viral, carcinógenos tópicos e fatores hereditários.

Os sinais clínicos estão relacionados em 50% dos casos à degradação de mastócitos e à liberação de histamina. O animal pode ter a região prepucial com edema, inflamação, dor e secreção, nódulos firmes ou macios, pequenos, bem delimitados e não ulcerados. Por haver liberação de histamina, e a depender do avanço do tumor o paciente pode apresentar sinais gastrointestinais, como vômito, melena, hematoquezia, diarreia, hematêmese, anorexia e anemia, chegando até a úlceras e perfurações intestinais.

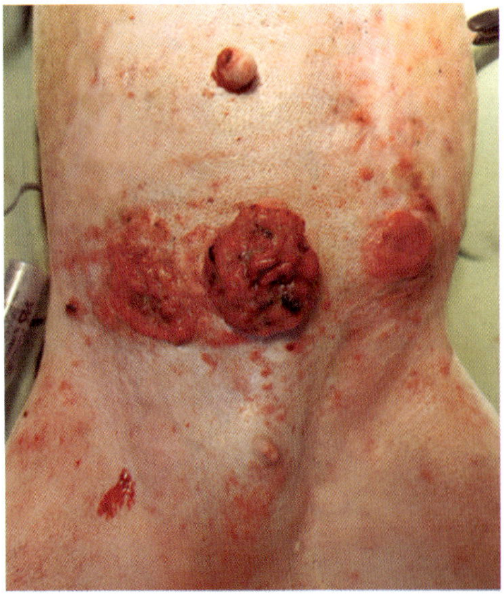

FIGURA 5 Mastocitoma em prepúcio de cão. Notar a presença de outras nodulações espalhadas pela região abdominal.

Para realizar o diagnóstico, serão necessários histórico, exame clínico, avaliação dos sinais clínicos e exames complementares como citologia aspirativa e exame histopatológico. Este último é considerado o fator prognóstico mais importante para o paciente, pois fornece informações fundamentais para o estadiamento, continuidade no tratamento e o estabelecimento de condutas clínicas. A imuno-histoquímica também tem valor diagnóstico importante para o mastocitoma indiferenciado, pois é avaliado o receptor de tirosinoquinase, mantido pelas células neoplásicas, e sua expressão não é comum em outras neoplasias, tornando-se assim um método útil e confiável para o diagnóstico de neoplasias de células redondas indiferenciadas.

Ao abordar um paciente com neoplasia, é fundamental realizar o estadiamento, pois irá determinar o prognóstico e condutas terapêuticas. O estadiamento envolve a mensuração do tamanho da neoplasia em centímetros, acometimento dos linfonodos regionais pela citologia aspirativa ou exame histopatológico. O estadiamento também inclui a pesquisa de metástases, que pode ser feita com exames de imagem como radiografia torácica, tomografia ou ressonância, além de ultrassonografia abdominal. As metástases do mastocitoma normalmente estão localizadas nos linfonodos, no baço e no fígado.

O principal tratamento para o mastocitoma é a ressecção cirúrgica com 3 cm de margem de segurança nas laterais e plano profundo. Dessa forma, é importante considerar a penectomia associada a uretrostomia, castração, ablação escrotal e prepucial, com remoção de linfonodos sentinelas, para diminuir as chances de recidiva. Deve-se considerar como fator prejudicial a manipulação excessiva do tumor e da região, pois ocorre degranulação de mastócitos e reações podem surgir no paciente anestesiado, como a hipotensão. O material removido deve ser submetido a análise histopatológica. Quando há a ressecção da massa tumoral incompleta é possível realizar a eletroquimioterapia no leito cirúrgico, sendo o edema o sinal clínico mais pronunciado relacionado a essa modalidade terapêutica.

Após a remoção cirúrgica é importante avaliar a necessidade de quimioterapia, principalmente nos casos de mastocitoma grau III e alto grau. Há diversos protocolos quimioterápicos, envolvendo vimblastina, prednisona ou prednisolona, ciclofosfamida ou associação dos três fármacos, ou o uso da lomustina, cuja eficácia em mastocitomas de graus II e III já foi comprovada em alguns estudos. Outra opção são as terapias-alvo moleculares, como os inibidores de tirosina-quinase, que irão bloquear a ligação da molécula de adenosina trifosfato (ATP) ao receptor, impossibilitando o envio de sinais de proliferação celular e angiogênese. Os pacientes com mastocitoma normalmente necessitam de tratamento suporte com a indicação de antagonistas de receptores H1, antagonistas dos receptores H2 e sucralfato, em casos de ulceração gastrointestinal.

O prognóstico é desfavorável, pois depende de diversos fatores, como apresentação clínica, se o nódulo está ulcerado, tempo de evolução, comportamento biológico e progressão da doença.

O carcinoma de células escamosas (CCE) ou carcinoma espinocelular é uma neoplasia maligna, de origem epitelial, e está associado à radiação solar. Apesar de ser uma neoplasia cutânea, é importante ressaltar que a área prepucial (Figura 6) é uma região comumente acometida, sendo necessários os diagnósticos e condutas terapêuticas clínicas corretos.

Além da radiação ultravioleta, o CCE pode ter relação com papilomavírus oncogênico, queimaduras, lesões benignas prévias e doenças inflamatórias crônicas. Pode acometer cães com média de idade entre 6 e 10 anos.

Os sinais clínicos podem ser lesão pré-neoplásica chamada ceratite actínica, comum no abdome e pálpebras. As lesões relacionadas ao CCE podem apresentar eritema intenso, ulceração, descamação, dor, sangramento e invasão de tecidos adjacentes, sendo frequente metástase em linfonodos regionais. O diagnóstico pode ser feito pela citologia aspirativa e confirmado com exame histopatológico, em que haverá a graduação dos tumores de I a IV, definindo-se se são bem, moderadamente ou pouco diferenciados. Atualmente

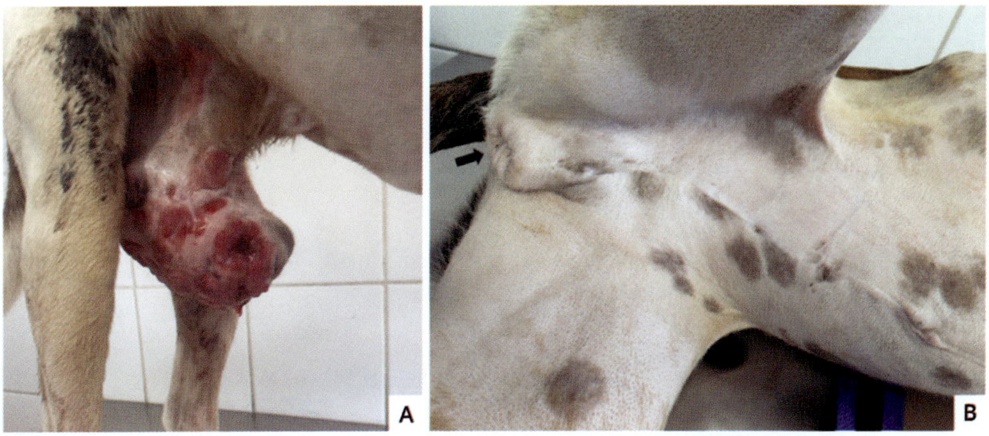

FIGURA 6 A: Carcinoma de células escamosas em prepúcio de cão. B: Mesmo cão após penectomia total com uretrostomia escrotal (seta).

na medicina veterinária também é utilizada a imuno-histoquímica para a avaliação de marcadores moleculares para o CCE, em que será avaliado o índice de proliferação de Ki-67. Tais exames, associados aos sinais clínicos, irão auxiliar no estabelecimento da sobrevida do paciente. Além disso, é necessário realizar o estadiamento do paciente, com avaliação de metástase em linfonodos regionais e pesquisa de metástase a distância, como descrito no tópico sobre mastocitoma.

O tratamento pode ser feito por ressecção cirúrgica com penectomia, uretrostomia ou castração com ablação de escroto. Pode-se associar com criocirurgia, eletroquimioterapia, quimioterapia intralesional, fototerapia, quimioterapia convencional com carboplatina. O prognóstico varia de acordo com a evolução da doença, a presença de metástases e recidiva, variando de reservado a ruim.

Assim como o mastocitoma e o CCE, o hemangiossarcoma também é uma neoplasia cutânea, porém tem importância na reprodução de pequenos animais, já que a casuística da neoplasia na região prepucial é alta. Os animais mais acometidos são aqueles com pele clara ou despigmentada, com alta exposição à luz solar. Pode ser encontrado na derme ou subcutâneo, com possibilidade de metástases a distância (Figura 7).

Os sinais clínicos podem variar de nódulos firmes e elevados a ulceração, sangramento, petéquias e equimoses.

O diagnóstico é baseado nos sinais clínicos associados à punção aspirativa com agulha fina, a qual é capaz de diferenciar o hemangioma do hemangiossarcoma. A pesquisa por mestástases deve ser conduzida por exames de imagem. Após a exérese cirúrgica, o exame histopatológico pode confirmar a neoplasia. Como no mastocitoma, o estadiamento da neoplasia deve ser feito. Deve-se ter maior atenção à metástase em abdome, pois pode haver relação entre o hemangiossarcoma cutâneo e a presença de hemangiossarcoma visceral.

A ressecção cirúrgica é o tratamento de eleição e pode ser curativa, respeitando sempre a margem cirúrgica. Dessa forma, deve-se considerar a possibilidade de penectomia total, urestrostomia, castração e ablação do escroto. No entanto, cães no estágio II e III podem necessitar de quimioterapia adjuvante com uso de doxorrubicina.

Uma opção atual que vem sendo estudada e utilizada na rotina clínica é a quimioterapia metronômica, que consiste em doses mais baixas de quimioterápico por via oral, diariamente ou a cada 48 horas, reduzindo os efeitos adversos que a quimioterapia convencional acarreta.

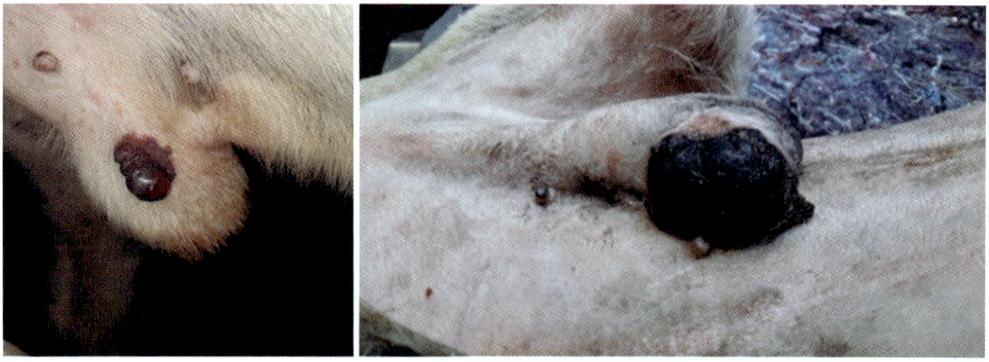

FIGURA 7 Hemangiossarcoma cutâneo em prepúcio de cão.

O prognóstico muda nos casos em que o hemangiossarcoma está restrito à derme ou nos pacientes que apresentem metástase. Ademais, alguns fatores estão presentes no estabelecimento do prognóstico, como raça, local de acometimento e a presença de dermatite actínica induzida pelo sol.

Afecções penianas

Hipospadia

A hipospadia é um defeito que ocorre no período fetal e que influencia o desenvolvimento do sistema reprodutor masculino. É considerada rara em cães; no entanto, em levantamento feito por Switonski,[15] mostrou-se mais frequente especialmente nas raças Pastor Alemão e Boston Terrier.

Pode ser considerada uma alteração congênita, já que a hipospadia foi relacionada à quantidade de progesterona intrauterina. Outros estudos mostram que fatores hereditários podem causar hipospadia pela quantidade de andrógenos produzidos e ligado a seus receptores. Ainda, a etiopatogenia pode estar relacionada com a deficiência de testosterona durante a formação embrionária, visto que o desenvolvimento do sistema urinário está diretamente relacionado com o trato reprodutor. Nessa fase há a diferenciação do tubérculo e das pregas genitais em direção ao aparelho reprodutor masculino ou feminino. Tal evento ocorre de acordo com a presença ou ausência da testosterona.

O acometimento da hipospadia pode abranger pênis, prepúcio, uretra peniana e escroto. Pode-se classificar a hipospadia de acordo com a localização, baseada na medicina humana, como sendo hipospadia escrotal, proximal, eixo médio, distal ao pênis, perineal, subcoronal, coronal e glandular.

Mesmo que o animal tenha condições de reproduzir, dependendo da graduação do acometimento da enfermidade, não é recomendado, uma vez que essa alteração pode ser hereditária e ter relação com o cromossomo X.

Os sinais clínicos podem incluir dermatite, infecções urinárias e assaduras por contato constante com a urina e retenção ou incontinência urinária. A cariotipagem pode ser uma maneira de comprovar o hermafroditismo quando presente.

Para o planejamento cirúrgico são essenciais os exames laboratoriais, o exame físico e o acompanhamento clínico periódico para avaliação do desenvolvimento da uretra, pênis, prepúcio e testículos.

Em alguns casos pode ser encontrado o escroto dividido em duas porções e criptorquidismo ou até mesmo presença de útero e pênis rudimentar. Assim, o tratamento é cirúrgico, com a realização da orquiectomia e ovarioisterectomia, eliminando a possibilidade de reprodução. Nem sempre há necessidade de correção no óstio quando se tem defeito mínimo na região uretral, porém, quando há exposição peniana com ausência de prepúcio, deve ser realizada a ressecção peniana e a plastia do prepúcio.

Persistência do frênulo peniano

O frênulo peniano é uma membrana de tecido conjuntivo ligada ao pênis e prepúcio, ao longo da região ventral da glande. Com a influência da testosterona esse tecido se rompe antes do nascimento ou até 9 meses de idade, quando o animal entra na puberdade. Em cães, o frênulo persistente (Figura 8) está, frequentemente, localizado na região ventral média. Os sinais clínicos podem variar, já que o cão pode ser assintomático; em alguns casos há acúmulo de urina na região prepucial, podendo ocasionar jatos de urina em membros posteriores, em vista da dificuldade de exteriorização do pênis, dificuldade de cópula por dor e desconforto.

O diagnóstico é feito pelo histórico do animal e exame clínico. O tratamento indica-

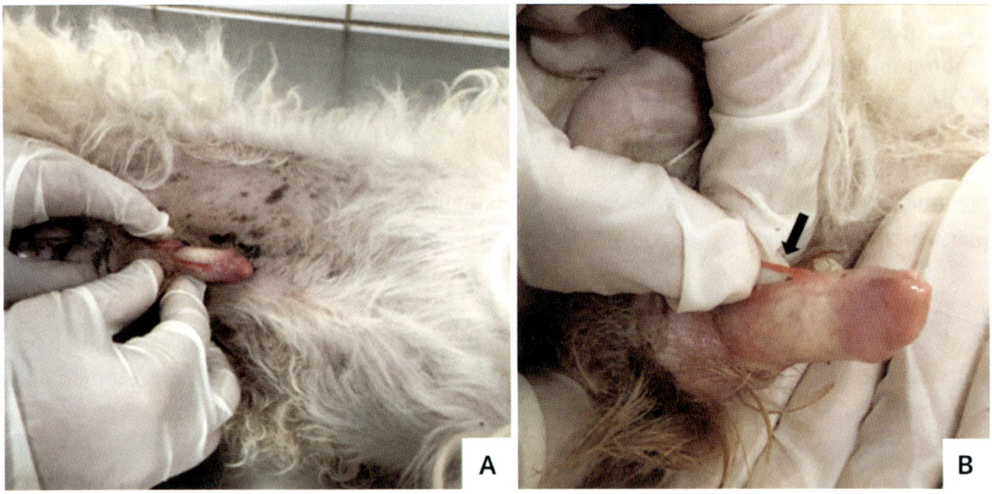

FIGURA 8 Persistência do frênulo peniano em região média ventral em um cão. A completa exposição do pênis (A) permite a visualização do frênulo (B, seta).

do é a remoção cirúrgica da membrana, que pode ser feita com sedação e analgesia, por se tratar de tecido conjuntivo. O prognóstico da afecção é favorável.

Priapismo

O priapismo é a ereção peniana na ausência de estímulo sexual com o impedimento da reintrodução do pênis no prepúcio, sendo uma afecção rara, porém emergencial em pequenos animais. Pode haver o priapismo isquêmico com baixo fluxo sanguíneo, veno-oclusivo, ou não isquêmico,[16] com alto fluxo de sangue arterial, além de outro subtipo, que é o recorrente-intermitente. O priapismo pode ser confundido com parafimose, e o fator que irá distinguir as duas afecções é a presença ou ausência de ereção. A ocorrência do priapismo diminui de acordo com a maturidade sexual do cão. Alguns autores[17] consideram priapismo verdadeiro aquele que é superior a 4 horas de ereção, porém sem comprovação científica.

O mecanismo da ereção é realizado pelo sistema vascular e neurológico, pelos nervos pélvicos e fibras nervosas parassimpáticas, e durante a ereção ocorre aumento da pressão sanguínea do pênis com a dilatação das artérias penianas. O priapismo isquêmico gera acidose, hipoxemia e deve ter intervenção emergencial.

O diagnóstico deve ser feito pensando em possíveis lesões na medula espinhal ou em nervos, trauma, doença viral, infecção geniturinária ou neoplasia. Pode haver também causa idiopática, após a administração de medicamentos como acepromazina, após a orquiectomia, após a cópula, e deve-se diferenciar de edema/hematoma. O priapismo por longos períodos pode gerar como consequência estase sanguínea do corpo cavernoso e esponjoso, alteração da mucosa peniana, ressecamento, necrose e trombo.

A escolha do tratamento é baseada na retirada da causa e na diferenciação entre o priapismo isquêmico ou não. No primeiro caso o pênis está rígido e o animal com dor, e na outra condição o animal não tem estímulo doloroso e o pênis se apresenta parcialmente rígido.

Em cães, Roux et al.[18] reportaram um caso de priapismo intermitente em cão da raça Doberman apresentando letargia, disúria e estrangúria. A orquiectomia foi o tratamento proposto, porém não houve a remissão do priapismo. Assim, realizou-se tratamento conservativo com prednisona, cefalexina e cateterização uretral, contudo sem sucesso. Tratamento mais invasivo foi conduzido, utilizando penectomia e uretrostomia, desde que o pênis encontrava-se com ulcerações, frio e dor à palpação.

No priapismo isquêmico, alguns estudos indicam a retirada do sangue do corpo cavernoso, na tentativa de redução do preenchimento sanguíneo peniano. A aplicação de 1 a 2 μg/kg de fenilefrina no corpo cavernoso pode ser opção de tratamento. Nesse caso, a função cardíaca deve ser monitorada, já que este fármaco pode comprometer as funções do coração. O priapismo não isquêmico pode ser tratado com medicação anticolinérgica, anti-histamínica ou associação de ambas.

Balanopostite

É definida como a inflamação da glande peniana, denominada balanite, e da mucosa prepucial, a postite, que podem ser decorrentes de infecção bacteriana secundária ou mudança da microbiota prepucial. A bactéria mais comum é a *Escherichia coli,* porém podem ser encontradas também *Pseudomonas aeruginosa, Streptococcus pyogenes, Staphylococcus aureus* e *Klebsiella* sp. O herpes-vírus canino também pode ter relação com o aparecimento da balanopostite. A doença ocorre quando tais agentes se proliferam na região prepucial e há um desbalanço da microbiota local.

Os sinais clínicos são secreção na região prepucial, que pode variar de aspecto esbranquiçado até purulento, edema, odor fétido, hiperemia e ulceração da mucosa.

O diagnóstico é feito com base no histórico e no exame físico, associado à citologia para realização de cultura bacteriológica. No entanto, deve-se ter cautela na avaliação do resultado, pois alguns microrganismos estão presentes na microbiota prepucial. É considerado crescimento moderado ou elevado na cultura quando há 3 cruzes em 4 bactérias na amostra. Neoplasias, corpos estranhos, traumas ou processos inflamatórios são considerados diagnóstico diferencial.

O tratamento requer higienização diária do prepúcio e pênis com solução de NaCl 0,9% aquecida, clorexidina, colar elisabetano para evitar lambedura local, e quando necessário antibiótico sistêmico baseado no resultado de cultura e antibiograma. Outra alternativa é a utilização tópica de pomadas ginecológicas contendo antibiótico após a higiene da região. Entretanto, em casos avançados com ulcerações, lacerações e abscessos, deve-se realizar a penectomia. É importante indicar a orquiectomia como forma de reduzir a quantidade de secreção prepucial e evitar infecções recorrentes.

Trauma peniano

O trauma peniano em cães pode ocorrer decorrer de acidentes automobilísticos, mordeduras, maus-tratos, separação forçada durante a monta natural e encarceramento do pênis em animais que possuem pelos longos. O trauma pode ocasionar fratura do pênis, como reportado por Petrelli et al.[19] em um cão de 3 meses de idade apresentando letargia, disúria, hematúria e dor à palpação peniana. Outros sinais clínicos incluem claudicação, edema e hemorragia.

O diagnóstico é feito pela inspeção. Na suspeita de fratura do osso peniano pode-se realizar uretrografia retrógrada,[19] a qual possibilita a observação do deslocamento do osso fraturado. O exame radiográfico pode identificar o tipo de fratura simples ou cominutiva.

O tratamento pode incluir a penectomia total ou parcial (Figura 9) a depender da lesão, ou a reconstrução peniana, associado a antibioticoterapia e analgesia intensa.

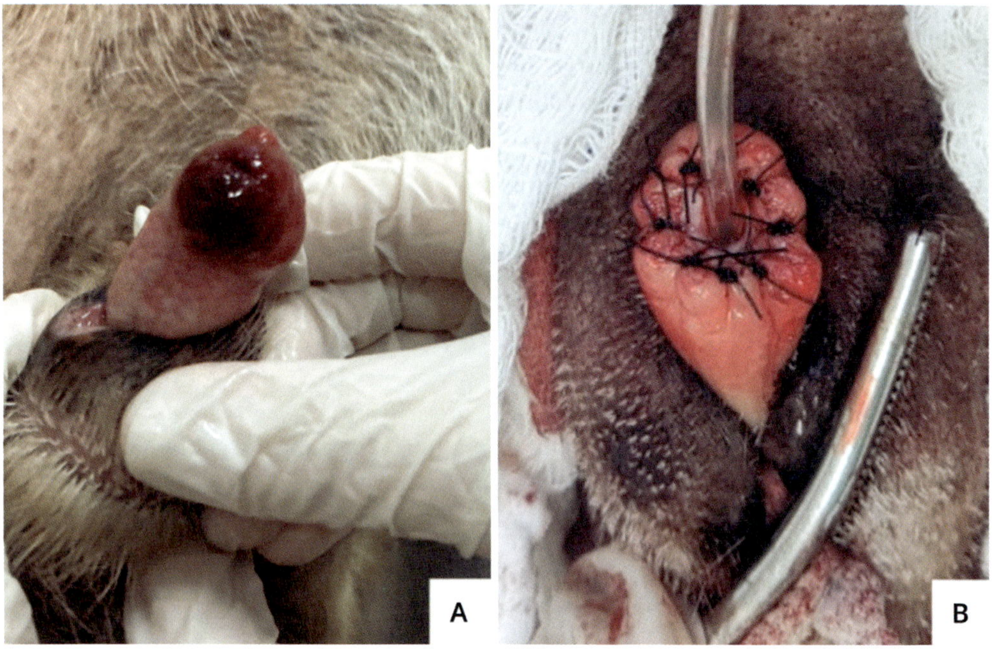

FIGURA 9 A: Trauma em glande peniana de cão. B: Correção cirúrgica com a técnica de penectomia parcial.

Tumor venéreo transmissível (tumor de Sticker)

O tumor venéreo transmissível (TVT) é frequente em regiões de clima tropical e temperado, incluindo o Brasil. Nessas regiões, a alta incidência está relacionada ao elevado número de cães errantes.

É comum em animais em idade reprodutiva, e a transmissão ocorre por transplante de células neoplásicas pelo acasalamento natural ou contato com mucosas acometidas pelo tumor.

Embora a etiologia do TVT não tenha sido definida, estudos indicam uma relação do desenvolvimento do tumor e a imunidade, fator que pode influenciar a progressão da doença e o surgimento de metástases.

O TVT pode ter crescimento lento, progressivo e inaparente.

Pode se desenvolver na mucosa peniana (Figura 10), oral, nasal, anal, ocular e no tecido subcutâneo. Os sinais clínicos incluem lesões de aspecto de couve-flor, que é a forma clássica do tumor, séssil, pedunculado, com secreção sanguinolenta na região acometida. Tal característica é marcante do TVT, pois é uma neoplasia friável, pode conter úlceras, odor fétido, deformidade na região, disúria, gotejamento de sangue, fimose ou parafimose, sendo incomum a apresentação de metástase. Ao exame físico, deve-se exteriorizar o pênis até a região do bulbo peniano e palpar internamente a mucosa do prepúcio, pois são locais em que normalmente o TVT está localizado no cão macho.

As informações sobre histórico do animal e sinais clínicos podem sugerir o TVT. O diagnóstico pode ser feito por *imprint* (Figura 11) ou citologia aspirativa associada ao aspecto clínico do tumor.

O TVT não compromete a saúde do animal, porém, ao instituir o tratamento quimioterápico, é necessário realizar exames hematológicos antes de cada protocolo. O

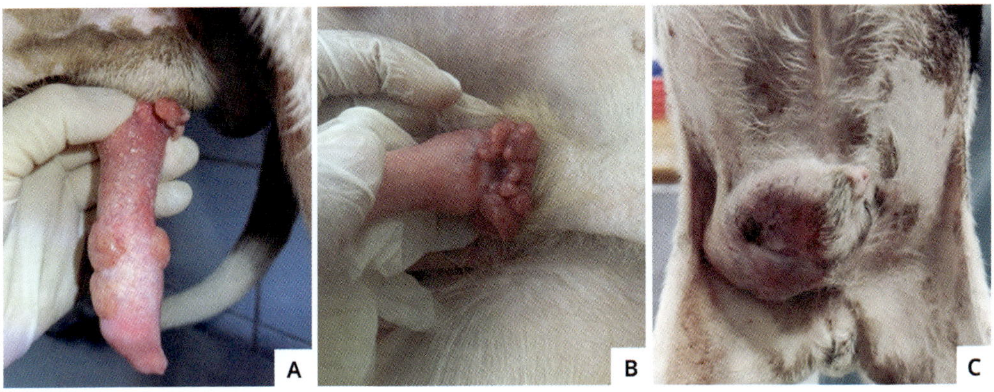

FIGURA 10 Tumor venéreo transmissível em diferentes regiões do pênis de cão. A: Nódulos dispersos próximos à glande no bulbo. B: Bulbo peniano. C: Parapeniano.

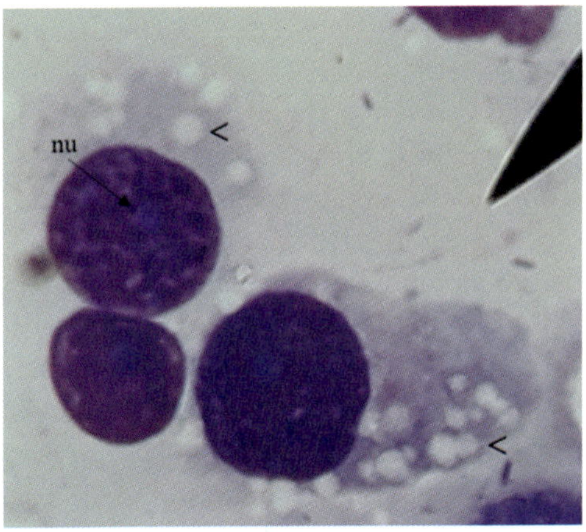

FIGURA 11 Células resultantes de um *imprint* de um TVT peniano de um cão. Notar o núcleo lateralizado, vacúolos citoplasmáticos (<) e nucléolos (nu) evidentes.

tratamento cirúrgico isolado é pouco utilizado, pois pode gerar reimplantação das células neoplásicas e, como consequência, recidiva da massa tumoral. Deve-se realizar a seleção do paciente para realização da cirurgia, paciente com nódulos pequenos, isolados e pouco invasivos ou em animais que já apresentam resistência à resposta da quimioterapia.

O tratamento mais preconizado na rotina clínica, com excelentes resultados e sucesso de 90%, é a quimioterapia, sobretudo com a utilização do sulfato de vincristina, via intravenosa, na dose de 0,5 mg/m^2, a cada 7 dias, totalizando 4 a 6 semanas de tratamento. Esse tratamento costuma ter boa resposta em 70% dos casos. Nos pacientes que apresentarem quimiorresistência ao longo do tratamento com sulfato de vincristina pode-se utilizar a doxorrubicina, na dose de 30 mg/m^2 por via intravenosa, a cada 21 dias. Por haver efeito cardiotóxico da doxorrubicina, é necessário que o paciente tenha avaliação cardíaca com eletrocardiograma e ecocardiograma para triagem do animal antes da aplicação do quimioterápico.

Os efeitos adversos relacionados à quimioterapia são principalmente vômito, diarreia, anorexia, apatia e leucopenia, os quais podem ser revertidos com tratamento suporte e fluidoterapia; em casos de leucócitos abaixo de 4.000/mm^3, a recomendação é que o ciclo de aplicação de vincristina seja interrompido até que o número de leucócitos esteja acima deste valor.

Outras opções de tratamento são relatadas como radioterapia, que necessita de equipamento e equipe preparada para realização; imunoterapia, outra terapia que vem sendo desenvolvida dentro da medicina veterinária nos últimos anos, além do uso de fototerapia.

O prognóstico é bom. Recomenda-se a castração do animal e mantê-lo domiciliado para que não haja reinfecção do TVT pelo contato com outro animal que tenha TVT.

ALTERAÇÕES TESTICULARES

Lesões testiculares não são frequentes nos cães, embora um levantamento retrospectivo pela análise de material histológico tenha identificado 42,5% (135/318) de cães acometidos por alterações, apesar de sinais clínicos não terem sido mencionados.[20] As alterações testiculares serão divididas em alterações congênitas e alterações adquiridas.

Alterações congênitas dos testículos

As alterações congênitas dos testículos são raras em cães, exceto o criptorquidismo, que ocorre em maior frequência. Esses defeitos de formação embrionária podem estar associados a outras alterações congênitas do trato reprodutor ou de outros sistemas, as quais serão mencionadas, quando cabíveis. Destacam-se no tema alterações congênitas dos testículos, a hipoplasia testicular, o anorquidismo (raro), o monorquidismo e o criptorquidismo.

Hipoplasia testicular

A hipoplasia dos testículos é rara, embora tenha sido encontrada em 6,6% dos cães em um estudo retrospectivo.[20] Apesar disso, lesões compatíveis com atrofia tubular focal/hipoplasia, na qual os testículos contêm túbulos seminíferos preenchidos apenas por células de Sertoli, têm sido observadas em 26% (9/35) dos animais, em outro estudo.[21]

A enfermidade foi associada a alteração do número de cromossomos sexuais (79, XXY), sendo a alteração congênita do sexo cromossômico mais comum em cães. Nesses animais é frequente a hipoplasia dos testículos, epidídimos e ductos deferentes. A genitália externa varia de normal a hipoplásica, e os animais são estéreis.[22]

A hipoplasia testicular pode ocorrer concomitantemente a alterações cardíacas congênitas (septo interventricular) e alteração do desenvolvimento musculoesquelético. Os animais acometidos podem também ter pênis com dimensões normais, os testículos contidos no escroto, mas com a metade do tamanho para o peso corporal e a idade. A ginecomastia não está presente e a libido é normal. Na histologia, os testículos apresentam-se sem indicativo de espermatogênese, com tecido intersticial contendo apenas grupos de células de Leydig esparsas. Os túbulos seminíferos são hipoplásicos, contendo poucas células de Sertoli e nenhum espermatozoide testicular ou no epidídimo, exceto na hipoplasia parcial.[23] Embora seja variável, cães com hipoplasia podem ter a concentração sérica de testosterona reduzida (0,8 ± 0,9 nmol/L *versus* 7 ± 5,5 nmol/L, respectivamente) quando comparados aos cães sem alterações testiculares.[20]

Com relação à reprodução, animais detectados com hipoplasia testicular são muitas vezes estéreis, e, mesmo que não sejam, devem ser retirados da reprodução, já que pode haver um caráter hereditário da alteração.

Anorquidismo, monorquidismo e criptorquidismo

A ausência do testículo no escroto pode indicar anorquidia (ausência bilateral), monorquidia (ausência unilateral) ou criptorquidismo (migração incompleta para o escroto). Monorquidia e anorquidia são raramente descritas em cães, e por esse motivo, quando há a suspeita e o(s) testículo(s) não foi(ram) encontrado(s) pela palpação ou ultrassonografia, o teste de estimulação da produção de testosterona deve ser efetuado. Esse teste é conduzido pela determinação das concentrações séricas ou plasmáticas de testosterona antes e após a aplicação de hormônio liberador de gonadotrofinas (GnRH) ou gonadotrofina coriônica humana (hCG). Na anorquidia, as concentrações serão basais antes e após a estimulação da produção. Nos casos de monorquidia e criptorquidismo, as concentrações de testosterona serão mais elevadas após a estimulação. Outra opção é realizar a celiotomia exploratória, já que são condições raras. Embora ainda não seja frequente na medicina veterinária, a ultrassonografia de alta resolução (HD) poderia resolver parte desse problema, já que a abertura da cavidade abdominal pode ser evitada quando os testículos retidos são localizados previamente à cirurgia.

O criptorquidismo é uma doença de herança autossômica recessiva ligada ao sexo, cujos modos de herança e penetração ainda são desconhecidos, contudo outros fatores devem ser considerados. Dentre esses fatores, destacam-se a persistência do ligamento suspensor do testículo e o gubernáculo invertido.[24] É considerada uma das principais alterações congênitas do trato reprodutivo em cães (0,8% a 9,8%).[25]

O criptorquidismo pode ser uni ou bilateral, sendo o unilateral mais comum. O bilateral é comumente encontrado em animais com maior coeficiente de consanguinidade, e nesse caso os testículos/epidídimos são elementos rudimentares e na maioria das vezes localizados na cavidade abdominal. É uma alteração considerada de herdabilidade moderada, estimada de 0,23 em cães da raça Boxer, considerando um modelo monogênico.[26]

Estudos genéticos têm evidenciado polimorfismos em alguns genes de cães com criptorquidismo, mas não houve associação com o risco de ocorrer a alteração. Além disso, a associação genômica multirracial em larga escala não tem conseguido identificar genes candidatos associados à doença em cães. Estudo multicêntrico testou 20 genes candidatos associados ao criptorquidismo em Husky Siberiano e identificou o gene *collagen type II, a 1* (*COL2A1*), localizado no cromossomo CFA27 como potencial candidato associado à doença.[27] Posteriormente, o mesmo grupo identificou regiões genômicas putativas candidatas nos cromossomos CFA6, 9, 24, 27 e X, explicando a variação genética nos animais acometidos pelo criptorquidismo. Os genes candidatos (*Q9TSI5_CANFA*: *matrix metalloproteinase 9 precursor*; *ADAMTS20*: ADAM *metallopeptidase with thrombospondin type 1 motif*, 20; *MID1IP1*: MID1 *interacting protein 1*) nessas regiões estão envolvidos com o remodelamento da matriz extracelular, o que pode ser importante para o alongamento do gubernáculo e a alteração da migração dos testículos.[28] É interessante pontuar que se encontrou associação do criptorquidismo com o gene *HMGA2* do cromossomo 10, anteriormente associada à variação do peso de adulto em cães de pequeno porte.[29]

Polimorfismo de nucleotídeo único (*single nucleotide polymorphism* – SNP) foi associado ao gene de receptor de estrógeno 1 (ESR1) em Dachshund Miniatura e Chihuahua. Esse estudo separou os cães em grupos de acordo com a ausência do testículo no escroto (uni ou bilateral) e com a localização do testículo e normais (sem a alteração). Nos cães com criptorquidismo bilateral foi encontrada diferença na frequência do genótipo e homozigose estimada pelo haplótipo, quando comparado aos cães normais.[30]

Níveis de metilação no DNA também foram propostos como marcador genético da alteração. Os genes *INSL3* (*insulin-like peptide 3*) e seu receptor *RXFP2* (*relaxin family peptide receptor 2*) têm papel importante na migração transabdominal dos testículos e foram estudados em cães com criptorquidismo. Transcritos do gene *INSL3* foram mais expressos e do gene *RXFP2* menos expressos em cães com criptorquidismo. Similarmente, resultados para metilação foram encontrados para esses dois genes, indicando a possibilidade de uso como biomarcadores da alteração.[31]

O(s) testículo(s) pode(m) estar localizado(s) no canal inguinal, no abdome ou no tecido subcutâneo, o que é considerado uma localização ectópica. O testículo direito, com localização inguinal, é o mais comum nos cães. Testículos localizados na região abdominal são suscetíveis à torção, especialmente quando acometidos por neoplasia.

A prevalência da doença é maior nas raças Chihuahua, Schnauzer Miniatura, Spitz Alemão, Poodle, Pastor-Alemão, Pastor de Shetland, Husky Siberiano e Yorkshire Terrier;[2] e menor em cães sem raça definida e nas raças Beagle e Labrador Retriever,[32] embora seja 2,7 vezes mais comum em cães de raças pequenas.[33] No Husky Siberiano é descrita alta prevalência, em torno de 14%.[27] Em torno de 13% dos cães podem apresentar outros defeitos congênitos, e alterações cardíacas, luxação de patela e displasia coxofemoral são frequentemente associadas ao criptorquidismo.[32]

O diagnóstico de criptorquidismo pode ser sugerido a partir da 8ª semana de idade,[34] e o definitivo após os 6 meses de idade.[9]

Com o objetivo de instituir o tratamento, a orquiectomia, também denominada criptorquidectomia, a localização dos testículos pode ser determinada pela palpação ou ultrassonografia. Contudo, a ausência de visualização de estruturas similares aos testículos não descarta o criptorquidismo; já a palpação da região inguinal é capaz de localizar os testículos em 97,7% dos cães, quando não estão intra-abdominais.[35,36] Apesar disso, testículos retidos na região inguinal podem ser difíceis de palpar, já que podem ser confundidos com os linfonodos inguinais ou o tecido adiposo presente nessa região. Os testículos retidos não apresentam tamanho similar aos escrotais, podendo ser uma estrutura pequena, capaz de ser confundida ou não encontrada na palpação ou ultrassonografia. Uma forma de identificar a estrutura é se basear na ecotextura normal dos testículos, que no criptorquidismo pode apresentar menos detalhes, contudo o mediastino muitas vezes é localizado como uma linha mediana hiperecoica.[35]

Cães acometidos pelo criptorquidismo bilateral são estéreis, mas a libido é normal, já que os testículos fora do escroto estão submetidos a temperaturas mais elevadas e não ideais para a espermatogênese,[29] embora a esteroidogênese seja normal e a testosterona produzida.[9,37] É interessante notar que, alguma atividade espermatogênica foi observada nos testículos de cães com criptorquidismo, mas com alta porcentagem de espermatozoides com defeitos.[20]

Tutores de animais acometidos por criptorquidismo unilateral devem ser desencorajados do acasalamento, por ser considerada uma alteração hereditária. Ademais, a orquiectomia bilateral deve ser recomendada, já que há alto risco do desenvolvimento de neoplasia testicular. Apesar disso, estudos indicam a orquiectomia apenas do testículo retido em casos de criptorquidismo unilateral (geralmente associada à vasectomia do testículo contralateral), em vista da associação da castração com a formação de neoplasias em outros tecidos e órgãos, e de alterações osteoarticulares encontradas em determinadas raças. Ainda, essa indicação é baseada no desenvolvimento normal e sem anormalidades morfológicas do testículo contido no escroto.[38] A decisão deve ser tomada com cautela, já que os efeitos da castração sobre a formação de neoplasias e alterações osteoarticulares ainda devem ser explorados, sendo necessário pesar benefícios e riscos imputados à castração e à manutenção da reprodução de cães com alterações de caráter hereditário.

Discussões sobre o tema devem considerar que animais castrados apresentam sobrepeso ou obesidade (variação de 1,1 a 44%),[39] e essas condições induzem a processo inflamatório crônico[40] que pode contribuir para o desenvolvimento de neoplasias.[41] A obesidade também sobrecarrega o sistema osteoarticular, e nesses animais o excesso de peso poderia ser o fator desencadeador de alterações articulares e/ou ósseas.[39] Somado a essas considerações, é importante mencionar que não há, até o momento, estudos comparando a ocorrência de neoplasias e alterações osteoarticulares em cães castrados obesos e com peso normal.

Testículos retidos apresentam maior risco, em torno de 9,2 a 14,3 vezes, de formação de uma neoplasia quando comparados aos testículos no escroto.[20] Um levantamento encontrou tumores testiculares em ~3% dos casos de criptorquidismo e na maioria sertoliomas (59%), seguido pelo seminoma (31%).[32]

A orquiectomia de testículos na cavidade abdominal pode ser conduzida por celiotomia, videolaparoscopia ou celiotomia videoassistida. No manejo do canil que possui ninhadas com criptorquidismo, no mínimo se deve eliminar da reprodução os filhotes acometidos, porém o ideal é também excluir da reprodução os padreadores, já que machos e fêmeas possuem genes carreadores da condição.

Estudos ainda indicam que testículos retidos podem ser tratados com GnRH ou LH antes do fechamento do canal inguinal. Contudo, cães acometidos por criptorquidismo unilateral não apresentam concentrações séricas de testosterona diferentes quando comparados a cães sem a alteração. Já cães acometidos pelo criptorquidismo bilateral apresentam concentrações séricas de testosterona (1,2 ± 0,9 nmol *versus* 7 ± 5,5 nmol) reduzidas comparados aos cães com testículos normais.[20] Esses achados são contraditórios, o criptorquidismo é multifatorial e a indicação deve ser desconsiderada.

ALTERAÇÕES ADQUIRIDAS DOS TESTÍCULOS E DO ESCROTO

As alterações testiculares adquiridas incluem neoplasias, degeneração, torção, traumas (hematocele e hidrocele), orquite/epididimite. Entre essas condições, os tumores testiculares são os mais comuns em cães.

Neoplasias testiculares

As neoplasias testiculares são na maioria benignas e acometem um dos testículos, embora possam ser bilaterais. Os principais tipos são sertoliomas, seminomas e tumores das células intersticiais ou de Leydig, também conhecidos como leydigomas. O sertolioma, de origem das células de Sertoli, é o mais observado na rotina clínica e muitas vezes em testículos abdominais em cães com criptorquidismo. Os seminomas, originários das células germinativas (Figura 12) e leydigomas, são normalmente achados de necrópsia, já que raramente causam sinais clínicos. Ademais, dois ou mais tipos podem acometer o mesmo testículo.

A frequência de tumores testiculares em estudos histológicos retrospectivos em cães variou entre 9,5% e 27%, sendo 43,3% a 50% tumores das células de Leydig, 29,9% a 42% seminomas e 8% a 26,9% sertoliomas, mas 31% a 38,3% das neoplasias apresentaram mais de um tipo tumoral.[47,48] A prevalência na rotina parece ser maior de sertoliomas, já que os sinais clínicos são evidentes nesse tipo. A idade dos animais acometidos por neoplasias testiculares é acima dos 6 anos, contudo a média é de 11,46 ± 3,47 anos.[47]

As principais consequências desses tipos de neoplasias é a torção testicular, especialmente nos testículos intracavitários, que podem comprometer a irrigação sanguínea do cordão testicular e levar a alterações hemodinâmicas graves a depender do grau de

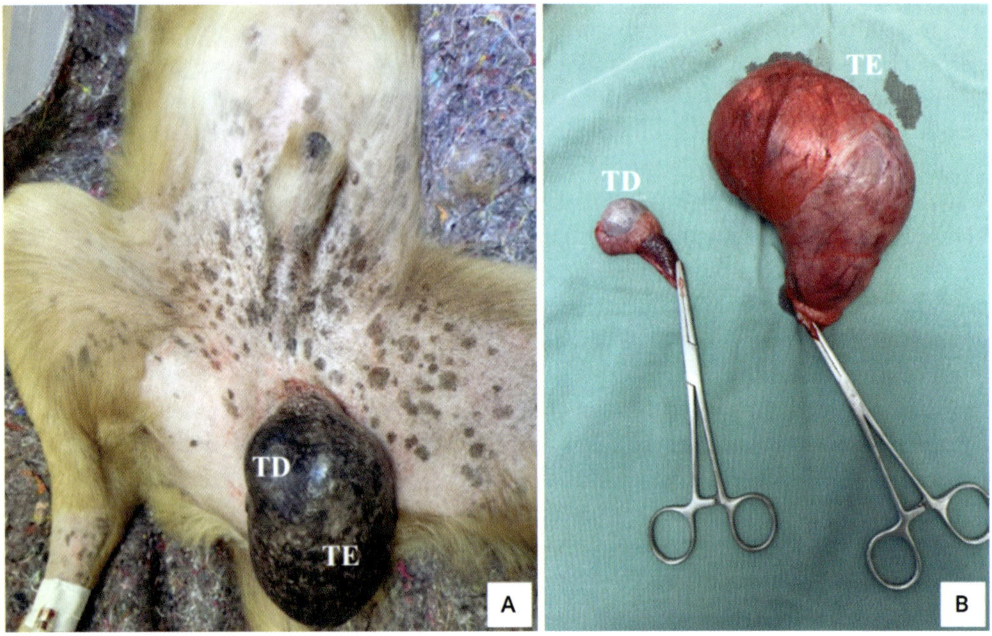

FIGURA 12 Seminoma de um cão em testículo esquerdo (A). Notar a diferença entre os tamanhos dos testículos esquerdo e direito (B).

torção; e o hiperestrogenismo, no caso dos sertoliomas e tumores das células de Leydig, que pode levar a síndrome de feminilização e aplasia de medula óssea, a qual pode ser irreversível. Em nossa rotina clínica, a aplasia medular é normalmente observada, contudo em raras situações ocorreu o óbito do animal. Já a síndrome de feminilização é mais frequente (19% dos casos de sertolioma e 5% dos casos de tumores das células de Leydig),[42] e observa-se alterações dermatológicas inicialmente no abdome, mas que podem comprometer todo o corpo do animal, caracterizadas por áreas de hiperpigmentação, hiperqueratose, alopecia e ginecomastia (Figura 13). O hiperestrogenismo também pode comprometer a próstata, causando uma metaplasia escamosa (Figura 14), que se resolve após a remoção do(s) testículo(s) acometido(s) pela neoplasia. Hiperprogesteronemia também pode ser encontrada isoladamente ou associada ao hiperestrogenismo nos tumores das células de Sertoli.[43-45]

Os principais sinais clínicos associados aos tumores testiculares são assimetria dos testículos ou aumento de volume do testículo retido, nos casos de criptorquidismo; alopecia bilateral que se inicia na região do abdome, região interna da coxa, mas pode acometer o dorso ou todo o animal; hiperqueratose e hiperpigmentação das regiões alopécicas; prepúcio penduloso; ginecomastia ou adenose mamária; e alterações hematológicas, que podem ser graves, com aplasia medular. É importante que animais que foram submetidos a orquiectomia unilateral com aumento de volume abdominal ou inguinal sejam avaliados quanto à possibilidade de tumor testicular.

A citologia da mucosa do prepúcio pode ser usada para determinar o hiperestrogenismo, normalmente associado aos tumores tsesticulares. O epitélio da mucosa prepucial

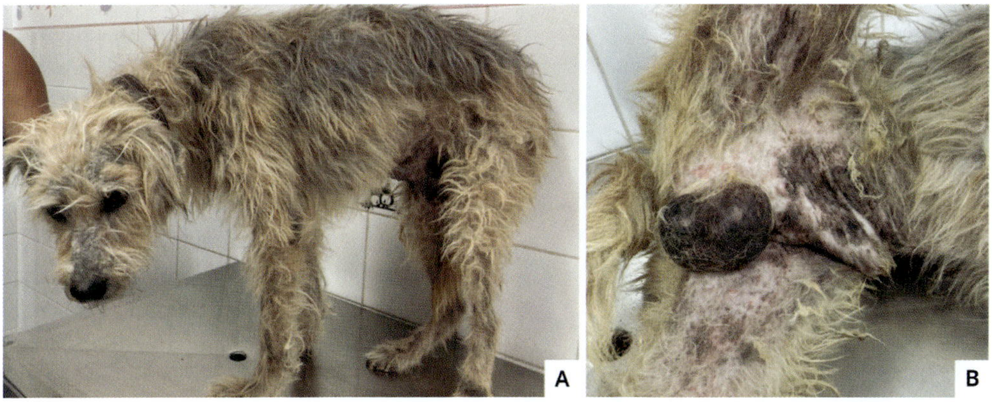

FIGURA 13 Cão SRD com sertolioma e tumor das células intersticiais (Leydigoma) apresentando síndrome de feminização. A: Áreas de alopecia, rarefação e opacidade do pelo e hiperqueratose. B: Notar o aumento e a assimetria testicular e o prepúcio penduloso.

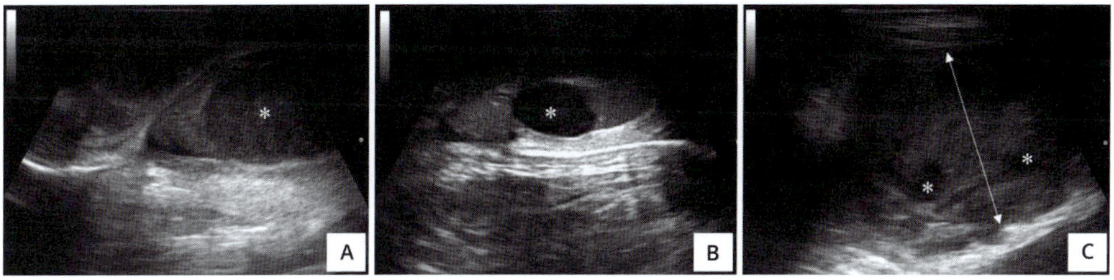

FIGURA 14 Ultrassonografia dos testículos e próstata de um cão. Notar a lesão circular intratesticular hipoecoica heterogênea em A (*) e anecoica em B (*) de um sertolioma. B: Próstata (seta) com metaplasia escamosa e vários cistos (*) intraparenquimais.

responde às elevadas concentrações de estrógenos, o que não é normal no macho, da mesma maneira que o epitélio da mucosa vaginal. Nestes casos, há uma alteração das características celulares, que passam de células arredondadas, pequenas e com núcleo grande em relação ao citoplasma, para células escamosas, como contorno irregular e núcleo picnótico ou sem núcleo (Figura 15).

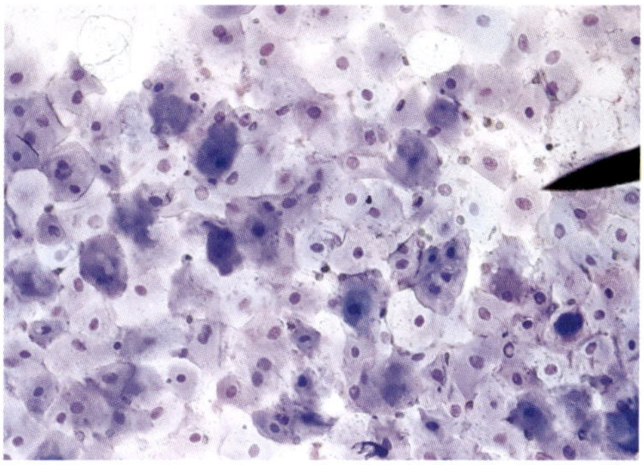

FIGURA 15 Células escamosas nucleadas encontradas na citologia prepucial de um cão com sertolioma.

Em raras ocasiões, os tumores são malignos e metastáticos, cujo local de predileção para metástases são os linfonodos sublombares e mesentéricos, e o baço. O tratamento de tumores metastáticos pode incluir a remoção dos linfonodos e baço e a quimioterapia, com sobrevida de 5 a 31 meses.[46] Em nossa rotina, a tomografia magnética (Figura 16) é utilizada para verificar a extensão das metástases e direcionar sua exérese cirúrgica, quando é necessária a retirada, nos casos que há o comprometimento do bem-estar animal.

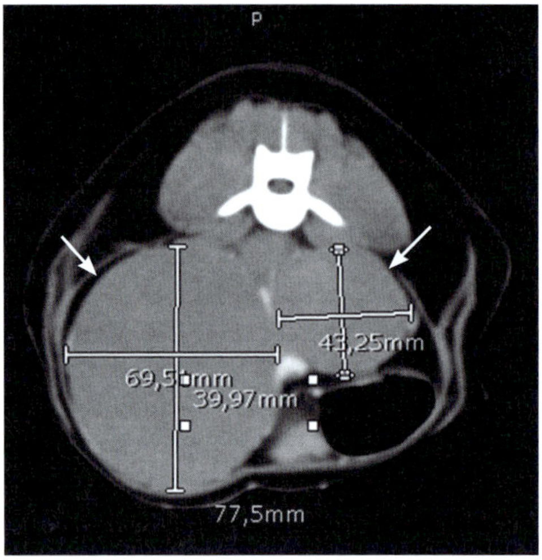

FIGURA 16 Tomografia computadorizada de um seminoma intrabdominal de testículo retido em um cão.

A elastografia por impulso de força de radiação acústica (ARFI), uma variação da ultrassonografia, considerada qualitativa e quantitativa, que caracteriza em uma escala de cinza a consistência dos tecidos, foi descrita como uma ferramenta para o diagnóstico das alterações testiculares. Na avaliação quantitativa e aplicada como técnica complementar, os valores encontrados para o tecido testicular de cães foram 1,30 ± 0,12 m/s sem alterações, 0,97 ± 0,08 m/s testículos degenerados, 2 ± 0,35 m/s atrofia, 0,82 ± 0,2 m/s hipoplasia, 1,32 ± 0,18 m/s cistos, 2,68 ± 0,42 m/s orquite, 3,32 ± 0,65 m/s tumor de células intersticiais, 2,99 ± 0,07 m/s sertolioma e 2,73 ± 0,37 tumor das células de Leydig.[49] Embora o número de estudos utilizando a elastografia ARFI seja crescente, ainda não é uma técnica utilizada com frequência na rotina clínica de pequenos animais.

O tratamento dos tumores testiculares é a orquiectomia. Nos animais com criptorquidismo as recomendações devem ser seguidas como discutido anteriormente. Nos casos de testículos escrotais a orquiectomia unilateral pode ser uma opção, a fim de manter a capacidade reprodutiva (se desejado), embora o testículo contralateral possa estar degenerado ou atrofiado.

Degeneração testicular

A degeneração testicular é caracterizada pela alteração dos túbulos seminíferos, levando ao comprometimento da função do testículos e à redução da qualidade espermática.

A hipoespermatogênese segmental bilateral foi um dos principais achados, encontrada em 30% (15/50) dos cães, com idade de 8 a 20 meses, em um estudo, associada a um processo degenerativo. Histologicamente, os testículos se apresentaram com redução do tamanho dos túbulos seminíferos e do número de células germinativas, incluindo espermátides redondas ou alongadas, com maior proporção de células de Sertoli. Alguns túbulos seminíferos estavam desprovidos de células germinativas, apresentavam células gigantes com debris celulares, e outros continham espermatócitos hiperplásicos. Em alguns animais com hipoespermatogênese também havia comprometimento da espermiação, com retenção de espermatozoides no lúmen dos túbulos seminíferos.[21]

A degeneração testicular foi a principal alteração encontrada em um levantamento conduzido em 318 cães, sendo mais comum em animais senis, com reduzidas concentrações de testosterona (0,7 ± 0,8 nmol), com volume e peso dos testículos reduzidos.[20] A degeneração testicular pode ocorrer por insulto térmico, o que não é muito mencionado na literatura em pequenos animais.

O diagnóstico pode ser conduzido pela análise do ejaculado, mensuração da fosfatase alcalina do plasma seminal (azoospermia não obstrutiva: > 5.000 UI/L) e se necessário uma punção biopsia aspirativa dos testículos a fim de verificar as células das linhagens espermatogênicas.

O tratamento é difícil e requer identificar a causa da degeneração. Nos animais idosos o prognóstico é ruim, com poucas chances de retorno à funcionalidade testicular. Se a causa é outra e não a senilidade, o tratamento com suplementos contendo ômegas e outros elementos pode ser tentado.[50]

Torção do cordão espermático

A torção do cordão espermático, também denominada torsão testicular, não é frequente em cães, e é a rotação do testículo em seu eixo longitudinal e pode ocorrer em diferentes graus. Quanto maior o grau da torção, maior a gravidade do caso. É considerada abdome agudo, nos casos de testículos retidos, e uma emergência, especialmente quando a torção é de maior grau (acima de 180 graus), podendo ser acompanhada por trombose e necrose de tecidos adjacentes e/ou peritonite. A torção é mais comum nos testículos retidos na cavidade abdominal e acometidos por neoplasias, mas pode ocorrer nos testículos localizados no escroto ou retidos no canal inguinal. Pode ocorrer em animais jovens (6 meses ou mais) ou idosos (casos de neoplasias testiculares).

O diagnóstico pode ser feito pela palpação testicular associada ao exame clínico, histórico, exames laboratoriais e ultrassonografia. Dor de aparecimento repentino é o principal sinal clínico encontrado, mas alterações da temperatura local (o tecido pode estar frio e desvitalizado), edema, alteração da cor e escurecimento do tecido também podem ser observados. Outros sinais clínicos, como anorexia, pirexia, vômito, diarreia e dificuldade na locomoção, podem ser encontrados. Nos casos de torção grave (720 graus) o aumento do tamanho do cordão espermático, testículos/epidídimos pode ser observado entre poucos minutos e 30 minutos, ecogenicidade diminuída entre 15 minutos e 1 hora e ausência de fluxo no Doppler 15 minutos após a torção.[51] Alterações de ecogenicidade testicular podem indicar a viabilidade do tecido, sendo menor a viabilidade em tecidos não homogêneos e hipoecoicos.[52] O aumento de volume escrotal também pode estar presente. O principal diagnóstico diferencial é a orquite/epididimite aguda. A orquiectomia unilateral para manutenção da capacidade reprodutiva pode ser conduzida quando há outras enfermidades associadas, já que o testículo não afetado pela torção não sofre alterações quando o tratamento é realizado rapidamente. Nos casos de torção de testículos abdominais (criptorquidismo) recomenda-se a remoção dos dois testículos, haja vista ser uma enfermidade com caráter hereditário. Laparoscopia pode ser usada para o tratamento.

Trauma

Os testículos podem ser acometidos por traumas e pode haver comprometimento da produção espermática, embora não sejam frequentemente relatados nos cães. Os principais sinais clínicos são a hematocele e a hidrocele, os quais são acúmulo de sangue e exsudato, respectivamente, na cavidade da túnica vaginal entre as lâminas parietal e visceral, os quais também podem estar presentes quando há neoplasias, dermatites e orquite/epididimite, e devem ser investigados para o diagnóstico diferencial. A causa do trauma deve ser estabelecida para que seja efetuado o tratamento. Traumas podem levar a uma orquite autoimune, culminando com a azoospermia.

Medicamentos anti-inflamatórios e banhos gelados podem auxiliar no restabelecimento das funções testiculares, contudo, se o animal não for um padreador, a orquiectomia é uma opção. Determinada a causa e realizado o tratamento, o restabelecimento da produção espermática só pode ser considerado, no mínimo, após o período de duração da espermatogênese, de 60 a 62 dias no cão,[9] contudo o período de restabelecimento da produção espermática pode levar mais de 5 meses.

Orquite/epididimite

A orquite e a epididimite, cuja definição é a inflamação do testículo e epidídimo, respectivamente, normalmente estão associadas, e podem ser uni ou bilateral. A principal causa de orquite é a infecção por *Brucella canis* ou outras espécies bacterianas do mesmo gênero, mas também podem estar envolvidas bactérias de outros gêneros. Os sinais clínicos associados à infecção por *Brucella* sp. incluem discoespondilites e alterações oftálmicas. Em vista do potencial zoonótico, o exame para determinar a infecção por espécies de *Brucella* deve ser sempre considerado nesses casos. A leishmaniose também já foi descrita como um agente causador da infecção, e, em regiões endêmicas, na presença de sinais clínicos, deve ser uma suspeita.[53] A *Leptospira* sp. também pode estar associada aos casos de orquite/epididimite.[54] A infecção pode ser secundária e ascendente do trato urinário.[55]

Pode ser confundida com a torção do cordão espermático, já que os principais sinais clínicos são dor e edema local, associado a elevação da temperatura escrotal. Outros sinais e achados clínicos presentes na torção também podem estar presentes na orquite/epididimite.

As orquites/epididimites autoimunes espontâneas ou pós-traumáticas podem também acometer os cães, embora sejam mais frequentes em outras espécies ou subdiagnosticadas. São caracterizadas por uma infiltração linfocitoplasmática no testículo/epidídimo, com > 33 células do sistema imunológico/mm^3 em biópsias de tecido testicular.[56]

O diagnóstico da orquite deve incluir os achados clínicos, ultrassonografia (diferencial para torção), a PCR para *Brucella* sp. e, nos casos de regiões endêmicas de leishmaniose e outros sinais clínicos, a PCR para *Leishmania*. A colheita do ejaculado para cultura e antibiograma pode ser tentada, contudo é controverso, já que o animal está com dor. A cultura e antibiograma do tecido acometido pode ser realizada após a orquiectomia para a identificação do agente e estabelecimento de terapia adequada.

O tratamento médico não é recomendado, e a orquiectomia é indicada, mas deve incluir antibióticos específicos e anti-inflamatórios. Caso seja uma opção manter a reprodução do macho e se apenas um dos testículos tiver sido acometido, a orquiectomia unilateral pode ser efetuada, desde que o agente não seja a *Brucella* ou a *Leishmania*, os quais têm potencial zoonótico e podem ser carreados pelo ejaculado. O restabelecimento das funções testiculares após a cirurgia é demorado, especialmente pela elevação da temperatura testicular durante a evolução clínica da doença.

Alterações do escroto

O escroto pode ser acometido por traumas, neoplasias e dermatites. Os traumas incluem a castração por práticos (Figura 17), exercício ilegal da profissão de médico-veterinário, mas que ainda ocorre no Brasil. Mordidas também podem ocorrer em casos de brigas entre cães e/ou gatos. As neoplasias descritas nesse órgão incluem as que acometem a pele, e são mais comumente encontrados os mastocitomas, hemangioma e hemangiossarcoma. As dermatites de contato também podem ocorrer, por produtos químicos, lambedura excessiva de outros animais contactantes ou *Brucella canis*,[57] e devem ser tratadas de acordo com o agente causador.

Traumas e tumores são tratados cirurgicamente, com orquiectomia e ablação escrotal. Nos casos de tumores, também pode ser

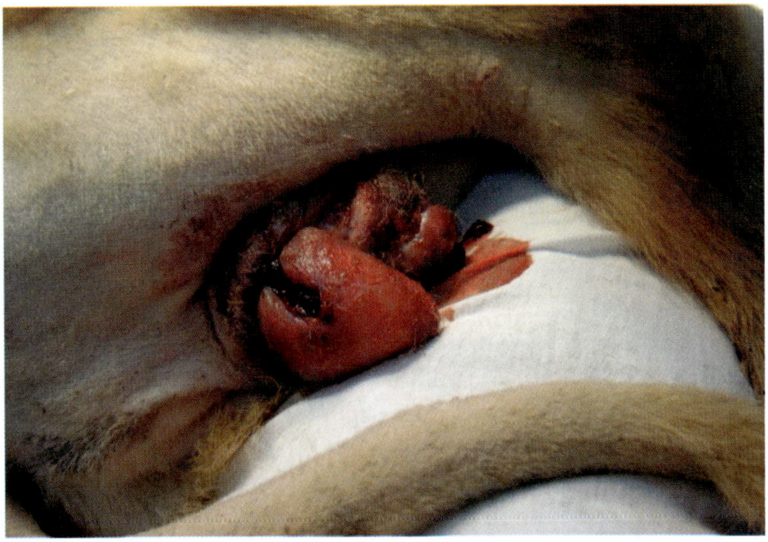

FIGURA 17 Trauma de bolsa testicular e testículos de um cão castrado por um prático (não veterinário).

indicada a quimioterapia, de acordo com o tipo e o estadiamento tumoral.

PRÓSTATA

As afecções prostáticas são comuns em cães não castrados, de meia-idade a idosos. No cão, a próstata é a única glândula sexual acessória e é responsável pela produção e secreção do líquido prostático que integra a primeira e terceira frações do ejaculado.

Principais afecções

Hiperplasia prostática

A hiperplasia prostática benigna, atualmente denominada hiperplasia prostática (HP), é a afecção da próstata mais comum nos cães, podendo acometer > 95% dos machos com idade superior a 9 anos.[58] Trata-se de um crescimento hiperplásico e hipertrófico da glândula prostática, andrógeno-dependente, sendo considerada uma alteração fisiológica do processo de envelhecimento; torna-se patológica quando o crescimento é exacerbado e acompanhado de sinais clínicos.

A patogênese da HP ainda não foi completamente elucidada, mas acredita-se que se inicie com uma alteração na razão andrógeno:estrógeno. Com o envelhecimento, há um aumento na sensibilidade da próstata à testosterona, a qual é convertida em 5-α-di-hidrotestosterona (DHT) pela enzima 5-α redutase. Esse metabólito ativo da testosterona regula o crescimento prostático por meio de ligação com receptores androgênicos, os quais são estimulados pelos estrógenos. Ademais, os estrógenos induzem transformações estruturais nas células prostáticas (metaplasia) e ocasionam danos celulares pela liberação de radicais livres (metabólitos estrogênicos). Inicialmente há uma hiperplasia glandular que com o tempo pode progredir para uma hiperplasia cística, sendo esta a mais observada em cães com mais de 5 anos de idade.

A HP é a causa subjacente mais comum de outras afecções prostáticas, portanto seu diagnóstico e tratamento precoce são primordiais para reduzir as chances de outros distúrbios no órgão.

Cistos prostáticos e paraprostáticos

Os cistos se formam pela obstrução dos canalículos, resultando em acúmulo de líquido prostático. Geralmente estão associados a outras afecções na glândula, principalmente HP. No início da alteração parenquimal, os cistos são pequenos e muitas vezes só identificados histologicamente, mas, à medida que coalescem, tornam-se evidentes e identificáveis macroscopicamente. Estes são denominados cistos de retenção e são descritos como lesão cavitária única ou múltipla no parênquima prostático, com fluido claro a túrgido, muitas vezes se comunicando com a uretra prostática. Acometem cães idosos, com idade média de 8 anos, e apresentam prevalência de aproximadamente 14%.[59]

Os cistos paraprostáticos são grandes estruturas cavitárias que se localizam fora da glândula prostática, não se comunicando estruturalmente com ela, mas ligados por meio de um pedúnculo ou aderências. Acredita-se que sejam remanescentes embrionários dos ductos paramesonéfricos (ductos de *Müller*) e crescem tanto cranial como caudalmente à glândula, resultando em deslocamento da bexiga cranialmente ou hérnia perineal, respectivamente.

Abscessos prostáticos

Os abscessos prostáticos são geralmente decorrentes de prostatites bacterianas crônicas. Trata-se de lesões cavitárias com conteúdo purulento dentro do parênquima prostático. O agente etiológico mais comumente isolado é a *Escherichia coli*, mas outros microrganismos envolvidos na prostatite também podem estar presentes.

Prostatite

A inflamação da glândula prostática em cães é majoritariamente infecciosa, sendo a segunda afecção mais comum do órgão. A prostatite pode ser causada por vírus, bactérias e fungos, sendo esta última rara. Os microrganismos podem migrar para a próstata por via ascendente por meio da uretra (mais comum), por contaminação hematógena ou por infecções do sistema urinário, testículos e epidídimos (menos comum). A *Escherichia coli* é o agente etiológico mais frequentemente isolado, mas outras bactérias podem causar a infecção, como *Pseudomonas* spp., *Proteus mirabilis*, *Staphylococcus* spp., *Streptococcus* spp., *Mycoplasma* e *Brucella canis*.

A prostatite bacteriana está quase sempre associada a outras alterações da glândula prostática, como hiperplasia prostática benigna, neoplasia e cistos, sendo a HP a mais prevalente. Essas condições predispõem a infecção por interferirem nos mecanismos de defesa normal da glândula ou por promoverem um ambiente ideal para o crescimento dos microrganismos.

A infecção pode ser aguda ou crônica, focal ou difusa. A prostatite aguda pode evoluir para crônica e esta, para a formação de abscessos. Como muitas vezes as prostatites agudas passam imperceptíveis pelos proprietários, é comum se tornarem crônicas, geralmente cursando com infecções recorrentes do sistema urinário e refratárias a tratamento.

Metaplasia escamosa

É a alteração do parênquima prostático de epitélio glandular para epitélio escamoso estratificado, sendo secundária ao hiperestrogenismo exógeno ou endógeno. Essa modificação predispõe principalmente à formação de cistos e abscessos.

Neoplasia

A neoplasia prostática no cão apresenta baixa incidência (< 1%),[60] acomete principalmente animais com idade superior a 9 anos e o tipo mais comum é o adenocarcinoma, seguido do carcinoma de células transicionais da uretra prostática. Como os tumores prostáticos só são diagnosticados quando o animal apresenta sinais clínicos, na maioria das vezes já há metástase local ou regional, o que contribui para o prognóstico desfavorável. Os principais órgãos alvo de metástase são os linfonodos regionais, pulmões, bexiga e ossos.

Sinais clínicos das afecções prostáticas

As afecções prostáticas podem cursar com sinais urinários, gastrointestinais, de locomoção, reprodutivos e/ou sistêmicos, constituindo a síndrome prostática.

Sinais urinários são os mais comumente reportados, sendo a hematúria (principalmente no final da micção) a queixa clínica principal. Diferentemente do homem, a disúria é esporadicamente observada nos animais acometidos, assim como a anúria, e geralmente estão relacionadas a alterações neoplásicas ou à presença de grandes lesões cavitárias (como cistos ou abscessos intraparenquimais).

Constipação com a presença de fezes finas e tenesmo são os sinais digestórios observados com mais frequência, sendo resultado do aumento prostático que comprime o cólon. Os sinais locomotores, por sua vez, incluem alteração da marcha com andar rígido, claudicação, paresia ou ainda edema dos membros pélvicos.

Hematospermia é o sinal reprodutivo mais comumente observado nas prostatites e hiperplasias. Se o processo se tornar crônico, pode comprometer a qualidade seminal, e nesses casos a queixa clínica, principalmente nos cães destinados à reprodução, pode ser infertilidade.

Os sinais sistêmicos estão geralmente associados a processos infecciosos (abscesso ou prostatite), sendo os mais comuns febre, apatia e anorexia.

Diagnóstico

O diagnóstico das afecções prostáticas é geralmente baseado nos sinais clínicos e nos achados do exame físico da glândula (toque transretal) e complementares, sendo os principais o exame ultrassonográfico, radiográfico simples e contrastado, citologia aspirativa e avaliação do fluido prostático.

Toque transretal

O toque transretal permite identificar alterações quanto ao tamanho, simetria, consistência, margens, mobilidade e presença de dor. Uma glândula normal deve ter suas margens regulares, apresentar simetria entre os lobos, consistência macia, ser móvel e não dolorosa. Uma glândula prostática aumentada pode se deslocar para a cavidade abdominal, razão pela qual o toque transretal deve ser realizado concomitantemente com a palpação caudal do abdome. Os principais achados desse exame estão elencados na Tabela 1.

Exame ultrassonográfico

A ultrassonografia ainda é o exame de imagem mais utilizado para avaliação da glândula prostática e permite mensurar suas dimensões, bem como identificar alterações no parênquima e a presença de lesões cavitárias e mineralizações. O aspecto ultrassonográfico da próstata normal é caracterizado por um formato simétrico, contornos regulares e definidos e ecogenicidade homogênea. Uma glândula hiperplásica, neoplásica ou inflamada (prostatite) pode apresentar parênquima heterogêneo, com área focal ou multifocal hiperecogênica e/ou hipoecogênica (Figura 18). Áreas anecoicas, por sua vez, representam lesões cavitárias, geralmente cistos, enquanto áreas hipoecoicas representam abscessos. Os principais achados desse exame estão descritos na Tabela 1.

TABELA 1 Principais afecções prostáticas no cão

Afecção prostática	Sinais clínicos mais comuns	Achados do exame físico (toque transretal)	Achados do exame ultrassonográfico	Tratamento
Hiperplasia prostática	Síndrome prostática: ▪ Sinais urinários: hematúria, incontinência, disúria (lesões cavitárias e neoplasia) ▪ Sinais gastrointestinais: coprostase, tenesmo com fezes em formato de fita ▪ Sinais genitais/ reprodutivos: secreção prepucial sanguinolenta a purulenta, infertilidade ▪ Sinais locomotores: claudicação, paresia, andar rígido ▪ Nos casos de infecção: sinais sistêmicos	▪ Aumento simétrico da glândula ▪ Superfície lisa ▪ Consistência pode estar mais macia ▪ Móvel ao toque ▪ Indolor	▪ Aumento prostático com ou sem a presença de parênquima homogêneo cístico ▪ Bordas regulares	▪ Orquiectomia ▪ Fármacos que bloqueiam a 5 alfarredutase ▪ Implante de deslorelina ▪ Acetato de osaterona (Ypozane®)* ▪ Tardak®
Prostatite		▪ Aumento simétrico da glândula ▪ Superfície lisa ▪ Móvel ao toque ▪ Animal pode apresentar dor	▪ Parênquima heterogênico e com áreas hiperecogênicas. A prostatomegalia pode ou não estar presente	▪ Antibioticoterapia sistêmica por 4 a 6 semanas, dependendo do caráter agudo ou crônico (ver Tabela 2)
Cisto prostático		▪ Aumento prostático simétrico, dependendo da localização da lesão ▪ Se cisto na porção dorsal, consistência flutuante ▪ Indolor	▪ Aumento prostático com presença de lesão cavitária única ou múltipla anecogênica	▪ Drenagem percutânea dos cistos guiada por ultrassonografia ▪ Omentalização prostática ▪ Ressecção ▪ Prostatectomia parcial (quando há comprometimento de boa parte do parênquima) ▪ Antibioticoterapia sistêmica por 4 a 6 semanas, dependendo do caráter agudo ou crônico (ver Tabela 2)
Abscesso prostático		▪ Aumento simétrico da glândula ▪ Dor à palpação	▪ Aumento prostático com presença de lesão cavitária única ou múltipla hipoecogênica e muitas vezes de aspecto disforme ▪ Parênquima heterogêneo	
Neoplasia		▪ Aumento assimétrico da glândula com presença de nodulações ▪ Consistência rígida ▪ Ausência de mobilidade	▪ Próstata de tamanho normal ou aumentado ▪ Parênquima bem heterogêneo, com ou sem a presença de lesões cavitárias ▪ Áreas focais de mineralização	▪ Prostatectomia total ▪ Quimioterapia e tratamento paliativo

* Não disponíveis no Brasil.

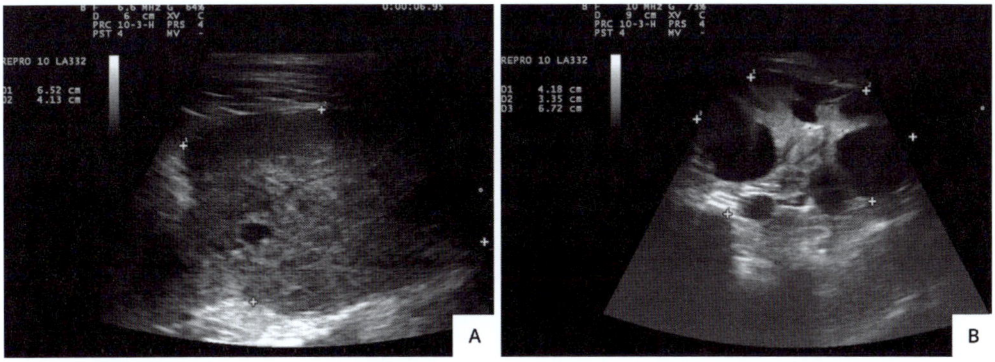

FIGURA 18 Imagens ultrassonográficas da próstata. A: Glândula com dimensões aumentadas, parênquima heterogêneo e presença de pequenas áreas císticas. B: Parênquima prostático hiperecogênico com grandes lesões cavitárias.

TABELA 2 Antimicrobianos que atravessam a barreira prostática, atingindo concentrações terapêuticas na glândula. O tratamento deve ser mantido por 4 a 6 semanas, dependendo do caráter agudo ou crônico da infecção

Classe dos antimicrobianos	Mais utilizados	Dose	Comentários
Fluoroquinolonas	Enrofloxacina Norfloxacina	5 mg/kg VO, BID	Atingem maiores concentrações na glândula São ineficientes contra anaeróbicos
Trimetoprima	Sulfadiazina- -trimetoprima ou sulfametoxazol- -trimetoprima	15-30 mg/kg VO, BID	Amplo espectro, mas ineficientes contra anaeróbicos Efeitos adversos
Cloranfenicol		30-50 mg/kg VO, TID	Boa atividade contra aneróbicos
Macrolídeos	Eritromicina	10-20 mg/kg VO, TID	Pouca ação em bactérias Gram- -negativas
	Tilosina	15 mg/kg VO, BID	

BID: duas vezes ao dia; TID: três vezes ao dia; VO: via oral.

Exame radiográfico

O exame radiográfico simples nas projeções laterolateral ou dorsolateral possui valor diagnóstico limitado na diferenciação das afecções prostáticas, mas permite avaliar o tamanho, contorno, localização e a presença de mineralização, nesse caso um forte indicativo de neoplasia prostática. Em condições não patológicas, a próstata deve ser simétrica e localizar-se na borda cranial do assoalho pélvico, não ultrapassando 70% da distância do promontório sacral ao púbis. O exame radiográfico laterolateral também é indicado quando há suspeita de neoplasia, principalmente para identificar metástases na coluna vertebral, linfonodos pélvicos e pulmões.

Exame radiográfico contrastado, como a uretrocistografia retrógrada (Figura 19), possibilita avaliar o diâmetro da uretra prostática, o qual pode variar tanto na glândula normal como na alterada, e de acordo com o grau de distensão da vesícula urinária. Ainda assim, permite a visualização de estenose da uretra prostática e muitas vezes facilita a delimitação da glândula, sendo uma ferramenta importante no planejamento cirúrgico, principalmente na prostatectomia total.

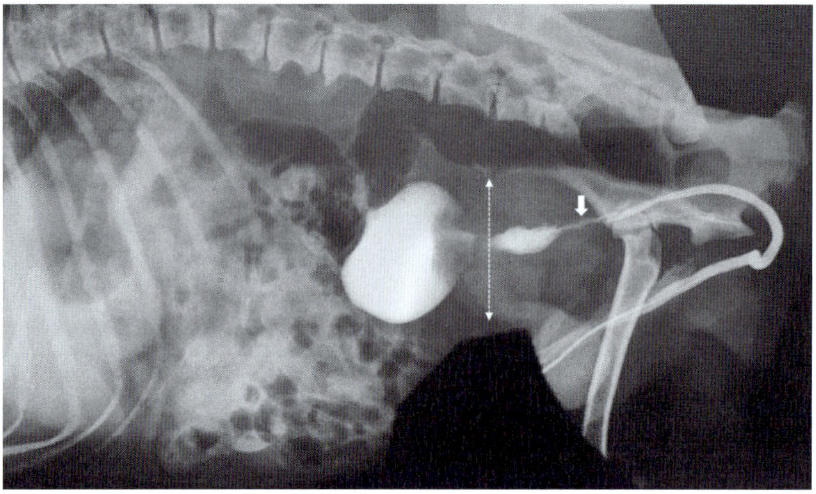

FIGURA 19 Uretrocistografia retrógrada para avaliação da uretra prostática. A seta tracejada aponta os limites da próstata. A seta pequena evidencia área de estenose uretral.

Avaliação do líquido prostático

O plasma seminal ou líquido prostático, produzido pela glândula prostática é eliminado durante a ejaculação, na primeira e terceira fração do ejaculado canino. Entretanto, para fins diagnósticos, somente a terceira fração é utilizada para exame citológico e microbiológico, uma vez que a primeira fração pode conter resíduos de urina e contaminantes. O líquido prostático pode ser obtido pela colheita de sêmen e, alternativamente, naqueles animais que não ejaculam (por dor, medo ou falta de condicionamento) pela massagem prostática seguida de lavagem com solução fisiológica de NaCl 0,9%. O líquido prostático normal tem aspecto incolor, possui pH de 6,5 a 6,8 e contém poucas ou nenhuma célula. Alteração no aspecto do líquido prostático (sanguinolento, purulento ou piossanguinolento) indica acometimento da glândula (Figura 20).

A cultura do líquido prostático é indicada quando há suspeita de prostatite ou abscesso, mas deve ser interpretada com cautela por conta da presença da microbiota normal do trato urinário distal. Em geral, a contagem bacteriana tem que ser inferior a 10.000 bactérias/mL.

Punção aspirativa por agulha fina

Esse exame permite a coleta tanto de fluido como de tecido, e a amostra pode ser submetida a citologia e cultura. Nos casos de abscesso, esse exame é contraindicado em razão do risco de disseminação de conteúdo na cavidade abdominal. O exame deve ser realizado com o auxílio de um ultrassom, selecionando-se a área de interesse de acordo com o aspecto ultrassonográfico. Para o exame, utiliza-se agulha 21 ou 20 G inserida via transabdominal até atingir a próstata, sendo o material aspirado transferido para lâminas de microscopia para realização do esfregaço. Se o material aspirado for líquido, pode ser utilizado também para exame microbiológico.

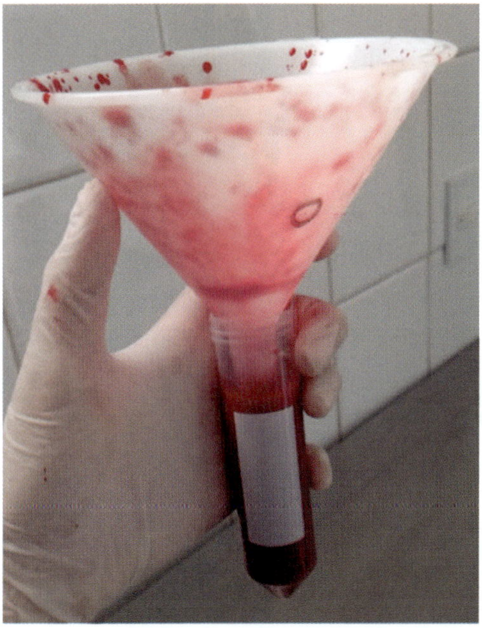

FIGURA 20 Líquido prostático sanguinolento obtido por manipulação digital em cão com suspeita de prostatite.

Exame histopatológico

O exame histológico da próstata é o padrão ouro para a diferenciação das afecções prostáticas. A amostra pode ser obtida durante o procedimento cirúrgico ou por biópsia transcutânea guiada pelo ultrassom.

A biópsia guiada pelo ultrassom deve ser realizada com o animal sedado ou anestesiado, e o material pode ser colhido com uma agulha Trucut, inserida em um ângulo de 45 graus em relação à probe. A área a ser biopsiada é escolhida de acordo com seu aspecto ultrassonográfico, podendo-se realizar a biópsia em mais de uma área. Os fragmentos colhidos devem ser transferidos para recipientes contendo formalina a 10% e encaminhados para avaliação histológica.

CPSE e outros marcadores prostáticos

A esterase específica prostática canina (CPSE) é o principal produto da glândula prostática canina, correspondendo a mais de 90% das proteínas dependentes de andrógeno presentes no plasma seminal. Quando há comprometimento do parênquima prostático, essa esterase é liberada no sangue e pode ser mensurada no soro ou plasma. Entretanto, até o momento apresenta valor diagnóstico limitado, uma vez que permite identificar cães com aumento prostático, mas não possibilita distinguir as afecções prostáticas. A CPSE pode ser quantificada por Elisa ou por *kits* rápidos já prontos para uso (Odelis® CPSE, Virbac), ainda indisponíveis no Brasil.

Recentemente, um grupo de pesquisa testou a possibilidade de se utilizar o CCL11 (eotaxin-1) e o fator de crescimento transformador (TGF) beta-1, biomarcadores utilizados na medicina humana, para o diagnóstico da hiperplasia prostática canina; entretanto, os marcadores apresentaram uso limitado no diagnóstico da afecção, bem como não tiveram correlação com a idade, peso corporal ou tamanho prostático.[61]

Tomografia computadorizada

Embora não seja um exame diagnóstico realizado rotineiramente (principalmente em virtude do custo elevado), permite identificar alterações antes mesmo que sejam visíveis no exame ultrassonográfico. Ainda assim, é indicado nos casos de neoplasia, para excluir metástases e identificar adesões para melhor planejamento cirúrgico (Figura 21).

Tratamento

O tratamento das afecções prostáticas depende do tipo e da presença ou não de mais de uma alteração. De maneira geral, a orquiectomia é indicada na maioria dos casos, pois remove o estímulo androgênico, responsável pelo crescimento hiperplásico da glândula. A conduta terapêutica será discutida para cada uma das afecções.

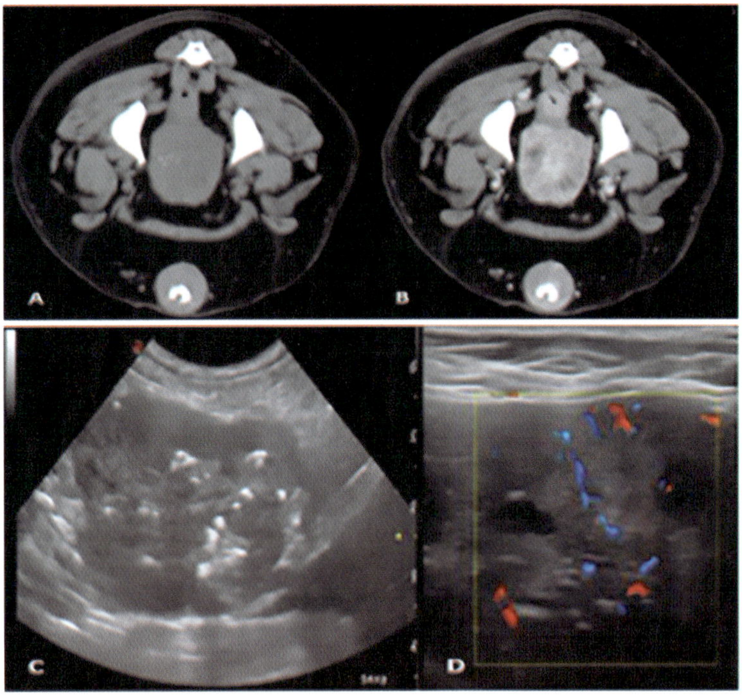

FIGURA 21 Exames de imagem de neoplasia prostática em paciente canino. A e B: Tomografia computadorizada de abdome caudal evidenciando a dimensão prostática e a aderência ao reto. C: Ultrassonografia abdominal na qual é possível visualizar vários pontos de mineralização no parênquima prostático. D: Ultrassonografia com Doppler para visualização da vascularização da glândula.

Hiperplasia prostática

O tratamento mais efetivo para a hiperplasia prostática (HP) é a orquiectomia, que reduz o tamanho prostático em até 70% nos primeiros 15 dias após a cirurgia, com involução completa ocorrendo até 4 meses após a intervenção.[62] Entretanto, diante de um animal destinado a reprodução e em idade reprodutiva, pode-se instituir o tratamento clínico com fármacos de ação antiandrogênica, dentre os quais se destacam inibidores da enzima 5-alfarredutase, inibidores dos receptores androgênicos, antagonistas androgênicos, agonistas de GnRH, inibidores da aromatase e outros antiestrogênicos.

O fármaco mais utilizado pelos autores é a finasterida, um azasteroide que inibe a ação da 5 alfarredutase, reduzindo assim a conversão de testosterona em DHT. Como resultado, tem-se a diminuição do estímulo androgênico na próstata, ocasionando redução no seu tamanho e dos sinais clínicos. A dose recomendada é de 0,1 a 0,5 mg/kg via oral, 1 vez ao dia (VO, SID), não excedendo 5 mg/cão/dia. A redução da glândula prostática não ocorre tão rapidamente como observado após a orquiectomia, mas estudo aponta diminuição de 43% nas primeiras 16 semanas após o início do tratamento.[63] Os sinais clínicos geralmente cessam após redução significativa no tamanho glandular, mas o tratamento precisa ser contínuo para que a glândula não aumente novamente de tamanho. Não há evidência científica de que a finasterida comprometa a fertilidade ou tenha efeitos teratogênicos, sendo considerado um fármaco de uso seguro em cães destinados à reprodução.

Os progestágenos também podem ser utilizados, pois reduzem as concentrações de testosterona via *feedback* negativo no nível do hipotálamo e/ou pela ligação competitiva aos receptores androgênicos. O progestágeno mais utilizado atualmente na medicina veterinária é o de acetato de delmadinona (Tardak®, Pfizer, na dose de 1 a 2 mg/kg subcutâneo ou intramuscular - SC ou IM; ainda não comercializado no Brasil), com ação antiandrogênica 17 vezes mais potente que a progesterona. Outro progestágeno descrito para uso em cães é o acetato de clormadinona (0,03 0,1 mg/kg VO), cujo efeito antiandrogênico se dá pela capacidade de deslocar os androgênios de seus receptores. Ambos os progestágenos citados podem apresentar efeitos adversos, como aumento do apetite, alterações comportamentais, vômito, diarreia, poliúria e polipsia.

O acetato de osaterona (Ypozane®, Virbac, não comercializado no Brasil) é um esteroide com forte atividade progestágena e antiandrogênica. Atua prevenindo a ligação dos androgênios a seus receptores prostáticos e bloqueia o transporte de testosterona para a próstata. A dose recomendada é de 0,25 a 0,5 mg/kg VO, SID, por 7 dias, e a resposta clínica ocasionada pela redução das dimensões prostáticas é alcançada aos 14 dias, mantendo-se por aproximadamente 5 meses. Após esse período, recomenda-se que o animal seja reavaliado para verificar a necessidade de novo tratamento. Os efeitos colaterais reportados incluem aumento temporário do apetite, alterações comportamentais, vômito, diarreia e polidipsia, os quais, por serem transitórios, não necessitam de tratamento específico. Não há evidência científica de comprometimento da fertilidade ou da qualidade seminal.

O tratamento da HP com antiestrogênico visa bloquear a ação dos estrógenos sobre o crescimento prostático. O fármaco testado em cães foi o citrato de tamoxifeno, na dose de 2,5 mg/cão SID, durante 28 dias.[64] Os resultados evidenciaram efeito positivo na redução do volume prostático e na reversão dos efeitos sobre o testículo e qualidade seminal após a interrupção do tratamento. É reputado como opção terapêutica futura, principalmente por seu efeito contraceptivo reversível.

Outra opção terapêutica descrita em cães é o uso do anastrazol, um potente inibidor não hormonal da aromatase, na dose de 0,25 a 1 mg/cão SID por 28 dias,[65] com resultados positivos e rápidos sobre o volume prostático, sem alterar a libido, a consistência testicular ou a qualidade seminal.

Os agonistas de GnRH, como o acetato de deslorelina (Suprelorin®, Virbac), são implantes de uso subcutâneo que dessensibilizam a hipófise à ação do GnRH, tendo como resultado o bloqueio da liberação de hormônio luteinizante (LH) e, consequentemente, da produção de testosterona. Por se tratar de um implante, o bloqueio da produção de testosterona é mantido até que o dispositivo perca sua eficácia, o que ocorre após 6 meses da implantação.

Cistos e abscessos prostáticos

O tratamento das lesões cavitárias consiste na drenagem do conteúdo, associada a orquiectomia e antibioticoterapia (no caso dos abscessos). A drenagem do fluido pode ser feita de forma percutânea com o auxílio de ultrassonografia e por intervenção cirúrgica (Figura 22), usando técnicas de drenagem contínua, como a marsupialização, a colocação do dreno de penrose e a omentalização, associado à antibioticoterapia.

O procedimento de escolha para drenagem cirúrgica de cistos e abscessos é a omentalização prostática. Por se tratar de uma estrutura móvel e com suprimento vascular e linfático, o omento atua como um dreno,

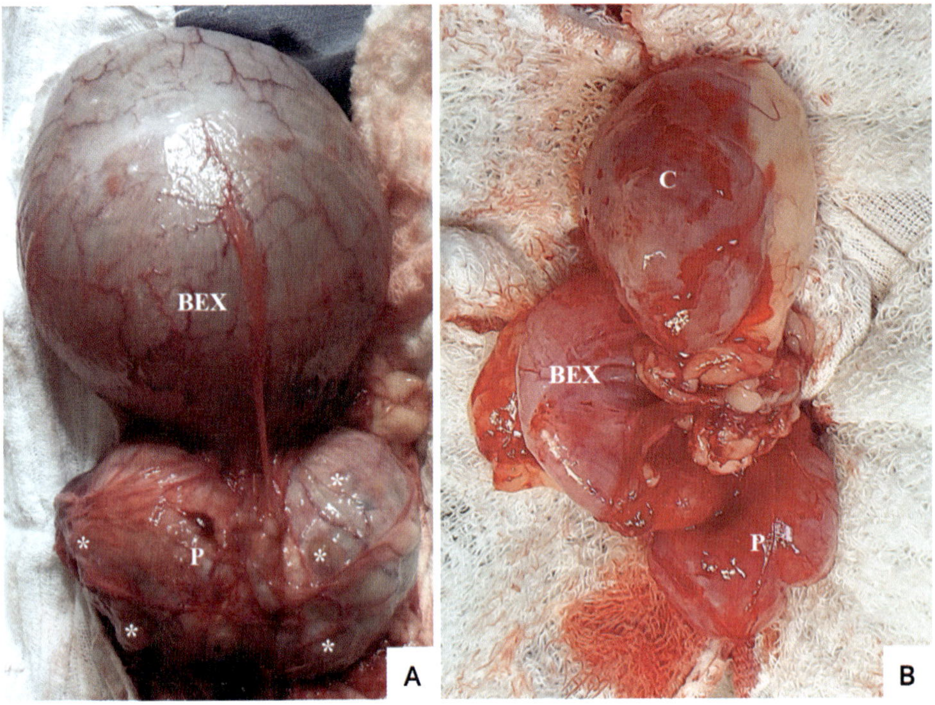

FIGURA 22 Transoperatório de cirurgia prostática. A: Próstata com múltiplos cístos intraparenquimais (*). B: Presença de grande cisto prostático extraparenquimal (C).
Bex: bexiga; P: próstata.

perfazendo uma drenagem contínua da cavidade na qual é inserido. A técnica utilizada pelos autores consiste na abordagem ventral da glândula próstata, seguida de drenagem do conteúdo com agulha e seringa (Figura 23) e, por fim, colocação do omento na cavidade intraparenquimal. O omento deve ser suturado às bordas da incisão do parênquima em padrão contínuo e utilizando fio absorvível 3-0.[66] A vantagem dessa técnica em detrimento das supracitadas reside no curto período pós-operatório (alta hospitalar em até 48 horas), baixo risco de complicações e cuidados rotineiros com a ferida cirúrgica. Comparativamente, a marsupialização e a colocação de drenos de penrose demandam cuidados pós-operatórios prolongados (4 meses e 21 dias, respectivamente), apresentando mais complicações pós-operatórias e necessitando de cuidados pós-operatórios intensivos.

Prostatite

O tratamento consiste no controle da infecção e na redução do tamanho prostático. Assim, associa-se a antibioticoterapia com a orquiectomia/antiandrogênio (ver tópico anterior sobre tratamento para hiperplasia prostática benigna para opções terapêuticas).

A antibioticoterapia deve considerar os antibióticos que atingem concentrações terapêuticas na próstata, os quais devem ter alto pKA e alta lipossolubilidade, propriedades que permitem que atravessem a barreira prostática. Outra particularidade do tratamento das prostatites é o período prolongado, que deve se estender por 4 semanas em casos agudos e 6 semanas nos casos crônicos ou

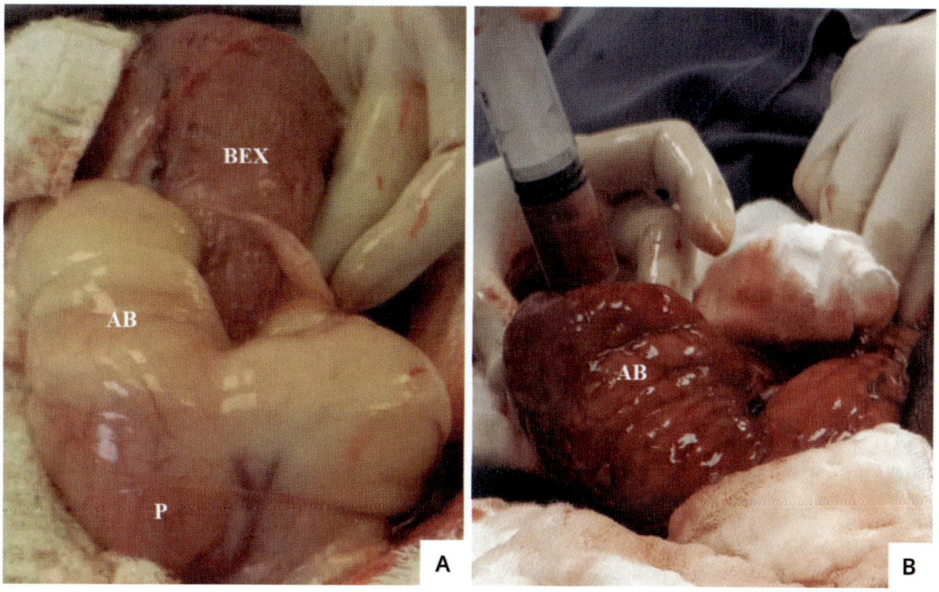

FIGURA 23 Transoperatório de cirurgia prostática. A: Próstata hiperplásica com abscesso (AB). B: Drenagem de grande abscesso prostático antes da realização da omentalização prostática.
Bex: bexiga; P: próstata.

com abscessos concomitantes, segundo recomendação recente da International Society for Companion Animal Infectious Diseases. Após o tratamento o animal deve ser avaliado, repetindo-se a cultura 7 dias após o término da antibioticoterapia. Um retardo na resposta terapêutica pode indicar resistência ao antibiótico empregado, situação que ratifica a importância de submeter o líquido prostático para cultura e antibiograma antes do início da terapia. Os antimicrobianos mais recomendados para o tratamento das prostatites estão elencados na Tabela 2.

Neoplasias

O tratamento das neoplasias prostáticas é muitas vezes frustrante, uma vez que não há terapia que possibilite prolongar o tempo de sobrevida dos animais acometidos, principalmente pelo fato de serem muitas vezes diagnosticados na fase tardia do curso da doença.

A prostatectomia total é indicada nos casos em que não há evidência de metástases, principalmente naqueles cães que apresentam disúria ou retenção urinária por estenose uretral, os quais se beneficiariam da retirada da glândula. Entretanto, cabe pontuar que o procedimento quase sempre ocasiona incontinência urinária, complicação pós-operatória que pode persistir até o fim da vida do animal. Por essa razão, deve-se sempre ponderar a viabilidade da técnica para a qualidade de vida do animal.

A radioterapia, muito empregada na medicina humana, também não apresentou resultados satisfatórios no tempo de sobrevida, além de apresentar efeitos adversos significativos e alto custo. De modo similar, a utilização da quimioterapia em neoplasias prostáticas carece de protocolos específicos e os resultados são pífios comparados a outros órgãos. Cisplatina, carboplatina e doxorrubicina, quimioterápicos empregados nos tumores epiteliais de bexiga, são os fármacos utilizados nos casos de neoplasia prostática.

Os inibidores da cicloxigenase (COX-2), como o piroxicam, possuem atividade antitumoral em vários tumores epiteliais em humanos e há alguns anos vêm sendo empregados como tratamento complementar das neoplasias prostáticas caninas. Todavia, até o momento, não há número expressivo de trabalhos que evidenciem melhora no tempo de sobrevida em cães.

REFERÊNCIAS

1. Pretzer SD. Canine embryonic and fetal development: a review. Theriogenology. 2008;70(3):300-3.
2. Amann RP, Veeramachaneni DN. Cryptorchidism in common eutherian mammals. Reproduction. 2007;3:541-61.
3. Ravaszova O, Mesaros P, Lukan M. Testicular descent in dogs and therapeutic measures: problems of abnormal descending testes. Folia Vet. 1995;39:45-7.
4. Scott MG, Scott PP. Some factors affecting the maturation of the reproductive organs of the cat. Proceedings of the Societal Study Fertility. 1957;9(1):72-89.
5. Baumans V, Dijkstra G, Wensing CJ. The role of a non--androgenic testicular factor in the process of testicular descent in the dog. Int J Androl. 1983;6(6):541-52.
6. Zimmermann S, Steding G, Emmen JM, Brinkmann AO, Nayernia K, Holstein AF, et al. Targeted disruption of the Insl3 gene causes bilateral cryptorchidism. Mol Endocrinol. 1999;13(5):681-91.
7. Pathirana IN, Yamasaki H, Kawate N, Tsuji M, Bullesbach EE, Takahashi Hatoya S, et al. Plasma insulin-like peptide 3 and testosterone concentrations in male dogs: changes with age and effects of cryptorchidism, Theriogenology. 2012;77:550-7.
8. Kutzler MA. Reproductive anatomy and puberty in the tom. In: Johnson A, Kutzler MA. Feline reproduction. CAB International; 2022. p.53-166.
9. Jonhston SD, Kustritz MVR, Olson PNS. Canine and feline. Theriogenology. Philadelphia: W. B. Saunders Company; 2001.
10. Konig HE, Liebich HG. Órgãos genitais masculinos. In: Konig HE, Liebich HG. Anatomia dos animais domésticos. 6.ed. Porto Alegre: Artmed; 2016,
11. Evans HE, De Lahunta A. The urogenital system. In: Evans HE, De Lahunta A. Miller's anatomy of the dog. St. Luis: Elsevier Saunders; 2012.
12. Macphail LCM. Cirurgia do trato reprodutivo do macho. In: Fossum TW. Cirurgia de pequenos animais. 4.ed. Rio de Janeiro: Elsevier; 2014.
13. Parra JC, Gallo GC, Leal LM. Fimose congênita em cão: relato de caso congenital [Phimosis in dog: case report]. Uningá Review. 2021;6:2-6.
14. Souza HDM, Franco GG, Corato GF, Gonçalves Neto JA, Oliveira LL. Recurrent canine paraphimosis: modified surgical approach. Acta Scientiae Veterinariae; 2021;49.
15. Switonski M, Dzimira S, Aleksiewicz R, Szczerbal I, Nowacka-Woszuk J, Krzeminska P, et al. hypospadias is not rare in dogs: five new cases, a retrospective study, and a review of the literature. Sex Dev. 2018;12:244-50.
16. Ingram AR, Stillings SA, Jenkins LC. An update on non-ischemic priapism. Sex Med Ver. 2020; p.140-9.
17. Shigehara K, Namiki M. Clinical management of priapism: a review. World J. Mens Health. 2016;34(1):1-8.
18. Roux FA, Breuil FL, Branchereau J, Deschamps JY. Hypospadias is not rare in dogs: five new cases, a retrospective study, and a review of the literature stuttering priapism in a dog – first report. Report Vet Sci. 2022;12(5):244-50.
19. Petrelli A, Longo M, Willems A, Liuti T. Medical management of a penile fracture with presumed pyelonephritis in a juvenile dog. Vet Record Case Reports. 2020;(8)3.
20. Ortega-Pacheco A, Rodríguez-Buenfil, JC, Segura-Correa JC, Bolio-Gonzalez ME, Jiménez-Coello M, Linde Forsberg C. Pathological conditions of the reproductive organs of male stray dogs in the tropics: prevalence, risk factors, morphological findings and testosterone concentrations. Reproduction in Domestic Animals. 2006;41(5):429-37.
21. Rehm S. Spontaneous testicular lesions in purpose-bred beagle dogs. Toxicologic Pathology. 2000;28(6):782-7.
22. Lyle SK. Disorders of sexual development in the dog and cat. Theriogenology. 2007;68(3):338-43.
23. Clough E, Pyle RL, Hare WCD, Kelly DF, Patterson DF. An XXY sex-chromosome constitution in a dog with testicular hypoplasia and congenital heart disease. Cytogenetic and Genome Research. 1970;9(1):71-7.
24. Kersten W, Molenaar GJ, Emmen JMA, Schoot PVD. Bilateral cryptorchidism in a dog with persistent cranial testis suspensory ligament and inverted gubernacula: report of a case with implications for understanding normal and aberrant testis descent. J Anat. 1996;189:171-6.
25. Memon MA, Sirinarumitr K. Semen evaluation, canine male infertility, and common disorders of the male. In: Ettinger SJ, Feldman EC (eds.). Textbook of veterinary internal medicine. 6.ed. St. Louis: Elsevier; 2005. p.1691-6.
26. Nielen AL, Janss LL, Knol BW. Heritability estimations for diseases, coat color, body weight, and height in a birth cohort of Boxers. Am J Vet Res. 2001;62:1198-206.
27. Zhao X, Du ZQ, Rothschild MF. An association study of 20 candidate genes with cryptorchidism in Siberian Husky dogs. Journal of Animal Breeding and Genetics. 2010;127(4):327-31.
28. Zhao X, Onteru S, Saatchi M, Garrick D, Rothschild M. A genome-wide association study for canine cryp-

torchidism in Siberian Huskies. Journal of Animal Breeding and Genetics. 2014;131(3):202-9.
29. Blades M, Freyer J, Donner J, Chodroff Foran R, Forman OP. Large scale across-breed genome-wide association study reveals a variant in HMGA2 associated with inguinal cryptorchidism risk in dogs. PLoS One. 2022;17(5):1-10.
30. Pathirana IN, Tanaka K, Kawate N, Tsuji M, Kida K, Hatoya S, et al. Analysis of single nucleotide polymorphisms in the 3' region of the estrogen receptor 1 gene in normal and cryptorchid Miniature Dachshunds and Chihuahuas. J Reprod Dev. 2010;56:405-10.
31. Nowacka-Woszuk J, Krzeminska P, Nowak T, Gogulski M, Switonski M, Stachowiak M. Analysis of transcript and methylation levels of INSL3 and RXFP2 in undescended and descended dog testes suggested promising biomarkers associated with cryptorchidism. Theriogenology. 2020;157:483-9.
32. Pendergrass TW, Hayes Jr HM. Cryptorchism and related defects in dogs: epidemiologic comparisons with man. Teratology. 1975;12(1):51-5.
33. Nappier M. Birchard SJ (ed.). Cryptorchidism. Compend Contin Educ Vet. 2008;30:325-36.
34. Memon M, Tibary A. Canine and feline cryptorchidism. In: Concannon PW, England G, Verstegen J (eds.). Recent advances in small animalreproduction. Ithaca: International Veterinary Information Services; 2001.
35. Richardson EF, Mullen H. Cryptorchidism in cats. Compend Contin Educ Vet. 1993;15:1342-69.
36. Felumlee AE, Reichle JK, Hecht S, Penninck D, Zekas L, Dietze Yeager, et al. Use of ultrasound to locate retained testes in dogs and cats. Veterinary Radiology & Ultrasound. 2012;53(5):581-5.
37. Scott KC, Levy JK, Crawford PC. Characteristics of free-roaming cats evaluated in a trap-neuter-return program. J Am Vet Med Assoc. 2002;221:1136-8.
38. Veronesi MC, Riccardi E, Rota A, Grieco V. Characteristics of cryptic/ectopic and contralateral scrotal testes in dogs between 1 and 2 years of age. Theriogenology. 2009;72(7):969-77.
39. Chiang C, Villaverde C, Chang WC, Fascetti AJ, Larsen JA. Prevalence, risk factors, and disease associations of overweight and obesity in dogs that visited the Veterinary Medical Teaching Hospital at the University of California, Davis from January 2006 to December 2015. Topics in Companion Animal Medicine. 2022;48:1-7.
40. Loftus JP, Wakshlag JJ. Canine and feline obesity: a review of pathophysiology, epidemiology, and clinical management. Vet Med (Auckl). 2014;30;6:49-60.
41. Divella R, Gadaleta GC, Mazzocca A. Chronic inflammation in obesity and cancer cachexia. Journal of Clinical Medicine. 2022;11(8):2191.
42. Warland J, Constantino-Casas F, Dobson J. Hyperoestrogenism and mammary adenosis associated with a metastatic Sertoli cell tumour in a male Pekingese dog. Veterinary Quarterly. 2011;31(4):211-4.
43. Tucker AR, Smith JR. Prostatic squamous metaplasia in a cat with interstitial cell neoplasia in a retained testis. Veterinary Pathology. 2008;45(6):905-9.
44. Fadok VA, Lothrop CD Jr, Coulson P. Hyperprogesteronemia associated with Sertoli cell tumor and alopecia in a dog. J Am Vet Med Assoc. 1986;188(9):1058-9.
45. Metzger FL, Hattel AL, White DG. Hematuria, hyperestrogenemia, and hyperprogesteronemia due to a Sertoli-cell tumor in a bilaterally cryptorchid dog. Canine Pract. 1993;18(3):32-5.
46. Dhaliwal RS, Kitchell BE, Knight BL, Schmidt BR. Treatment of aggressive testicular tumors in four dogs. Journal of the American Animal Hospital Association. 1999;35(4):311-8.
47. Santos RL, Silva CM, Ribeiro AFC, Serakides R. Testicular tumors in dogs: frequency and age distribution. Arquivo Brasileiro de Medicina Veterinária e Zootecnia. 2000;52:25-6.
48. Grieco V, Riccardi E, Greppi GF, Teruzzi F, Iermanò V, Finazzi M. Canine testicular tumours: a study on 232 dogs. Journal of Comparative Pathology. 2008;138:86-9.
49. Feliciano MAR, Maronezi MC, Simões APR, Maciel GS, Pavan L, Gasser B, et al. Acoustic radiation force impulse (ARFI) elastography of testicular disorders in dogs: preliminary results. Arquivo Brasileiro de Medicina Veterinária e Zootecnia. 2016;68:283-91.
50. Rodrigues AC, Ruiz CM, De Nardo CDD, Mothé GB, Rossi FM, De Sousa DB, et al. Effect of dietary supplementation with omega-3 and-6 on fresh and frozen/thawed sperm quality of dogs. Semina: Ciências Agrárias 2017;38(5):3069-76.
51. Hricak H, Lue T, Filly RA, Alpers CE, Zeineh SJ, Tanagho EA. Experimental study of the sonographic diagnosis of testicular torsion. Journal of Ultrasound in Medicine. 1983;2(8):349-56.
52. Middleton WD, Middleton MA, Dierks M, Keetch D, Dierks S. Sonographic prediction of viability in testicular torsion: preliminary observations. Journal of Ultrasound in Medicine. 1997;16(1):23-7.
53. Manna L, Paciello O, Morte RD, Gravino AE. Detection of Leishmania parasites in the testis of a dog affected by orchitis: case report. Parasites & Vectors. 2012;5(1):1-4.
54. Bonaparte A, Page C, Beeler E. Orchitis and balanoposthitis in a dog with Leptospira interrogans serovar Canicola in Southern California. Veterinary Record Case Reports. 2018;6(3):463.
55. Sigurðardóttir ÓG, Kolbjørnsen Ø, Lutz H. Orchitis in a cat associated with coronavirus infection. Journal of Comparative Pathology. 2011;124(2-3):219-22.
56. Pröbstl C, Umbach A, Beineke A, Körber H, Goericke-Pesch S. Immune cell characterization in spontaneous autoimmune orchitis in dogs. Theriogenology. 2022;87:219-26.
57. Mosalanezhad B, Ghorbanpour NM, Avizeh R, Mohammadian NEDA. A serological survey on Brucella canis in companion dogs in Ahvaz. Iranian Journal of Veterinary Research, Shiraz University. 2009;10(4).

58. Gobello C, Corrada Y. Noninfectious prostatic diseases in dogs. Compend Contin Educ Vet. 2002;24:99-107.
59. Black GM, Ling GV, Nyland TG, Baker T. Prevalence of prostatic cysts in adult, large-breed dogs. J Am Anim Hosp Assoc. 1998;34:177-80.
60. Schrank M, Romagnoli S. Prostatic neoplasia in the intact and castrated dog: how dangerous is castration? Animals (Basel). 2020;10(1):85-102.
61. Krakowski L, Wieszczeczynski M, Furmaga J, Krakowska I, Opielak G, Brodzki P. Assessment of the possibility of using biomarkers (CCL11 and TGF beta 1) in the diagnosis of prostate gland hyperplasia in dogs. Theriogenology. 2022;192:9-13.
62. Smith J. Canine prostatic disease: a review of anatomy, pathology, diagnosis, and treatment. Theriogenology. 2008;70:375-83.
63. Sirinarumitr K, Johnston SD, Kustritz MVR, Johnston GR, Sarkar DK, Memon MA. Effects of finasteride on size of the prostate gland and semen quality in dogs with benign prostatic hypertrophy. J Am Vet Med Assoc. 2001;218(8):1275-80.
64. Corrada Y, Arias D, Rodriguez R, Spaini E, Fava F, Gobello C. Effect of tamoxifen citrate on reproductive parameters of male dogs. Theriogenology. 2004;61(7-8):1327-41.
65. Gonzalez G, Guendulain C, Maffrand C, Gobello C. Comparison of the effect of the aromatase inhibitor, anastrazole, to the antioestrogen, tomaxifen citrate, on canine prostate and semen. Reprod Domest Anim. 2009;44(Suppl 2):316-9.
66. Apparicio M, Vicente WRR, Pires EA, Ribeiro APC, Covizzi GJ, Gadelha CRF, et al. Omentalisation as a treatment for prostatic cysts and abscesses. Australian Veterinary Practitioner. 2004;34(4):157-60.
67. Axnér E, Ström B, Linde-Forsberg, C, Gustavsson I, Lindblad K, Wallgren M. Reproductive disorders in 10 domestic male cats. Journal of Small Animal Practice. 1996;37(8):394-401.
68. Centerwall WR, Benirschke K. An animal model for the XXY Klinefelter's syndrome in man: tortoise-shell and calico male cats. Am J Vet Res. 1975;36:1275-80.
69. De Lorenzi L, Banco B, Previdere C, Bonacina S, Romagnoli S, Grieco V, et al. Testicular XX (SRY negative) disorder of sex development in cat. Sex Dev. 2017;11:210-6.
70. Foster RA. Disorders of sexual development in the cat: Current state of knowledge and diagnostic approach. Journal of Feline Medicine and Surgery. 2022;24(3):257-65.
71. Griffin B. Diagnostic usefulness of and clinical syndromes associated with reproductive hormones. In: August JR (ed.). Consultations in feline internal medicine. v.5. St. Louis: Elsevier Saunders; 2006.
72. Klein BG. Reproductive physiology od the male. In: Cunningham's textbook of veterinary physiology. 5.ed. St. Louis: Elsevier; 2013.
73. Lee JM, Sung AW, Lee HJ, Song JH, Song KH. Case report presumptive non-ischemic priapism in a cat. Vet Sci. 2022;9(1):9-29.
74. Miller MA, Hartnett SE, Ramos-Vara JA. Interstitial cell tumor and Sertoli cell tumor in the testis of a cat. Veterinary Pathology. 2007;44(3):394-7.
75. Senger PL. Pathways to pregnancy and parturition. 3.ed. Oregon: Current Conception; 2012.
76. Szczerbal I, Stachowiak M, Dzimira S, Sliwa K, Switonski M. The first case of 38, XX (SRY-positive) disorder of sex development in a cat. Mol Cytogenet. 2015;8:22.

CAPÍTULO **12**

Infertilidade na espécie canina

Alain Fontbonne
Lílian Rigatto Martins
Matteo Tesi

INTRODUÇÃO

A infertilidade da fêmea é definida pela incapacidade de estabelecer uma gestação e de produzir descendentes viáveis. Embora os termos "infertilidade" e "esterilidade" sejam frequentemente utilizados como sinônimos, existe na verdade uma linha tênue que os diferencia. Enquanto a definição de infertilidade depende de um período de tempo restrito, a esterilidade é um estado permanente de infertilidade.

Ainda assim, a maioria dos animais não pode ser totalmente classificada como fértil ou infértil. Tal classificação definitiva seria muito simples, e muitas fêmeas podem ser apenas definidas como "subférteis", quando as expectativas normais de fertilidade (especialmente em relação ao tamanho da ninhada) não são atendidas.

Para avaliar uma cadela infértil, é importante ter um entendimento da fisiologia normal para garantir um contexto apropriado para a investigação clínica. As taxas esperadas de ovulação e de prenhez para cadelas férteis são de 97% a 100% e 86% a 100%, respectivamente, enquanto a taxa de concepção é de aproximadamente 70% (porcentagem de corpus lúteos que resultaram em embriões identificados no dia +25).[1] As expectativas de fertilidade devem ser menores para as cadelas mais velhas. Os criadores frequentemente tentam reproduzir fêmeas de meia-idade que estão participando de exposições, acasalando-as com machos relativamente velhos que já produziram ninhadas valiosas e que, como tal, demonstraram ser de bom valor genético ou comercial. Frequentemente, essas fêmeas já ultrapassaram o potencial máximo de reprodução e têm suas taxas de prenhez reduzidas e ninhadas menores em comparação com as fêmeas mais jovens.

A infertilidade do macho é a segunda causa mais comum de falha de concepção em cadelas, após descartada a possibilidade de ocorrência do acasalamento em momento errado.[2] Nesses casos, é mandatória a verificação das causas que influenciam a baixa qualidade do sêmen do macho (ver tópicos adiante).

Diversos problemas podem levar à infertilidade, incluindo problemas hormonais, doenças infecciosas, defeitos do trato genital congênitos ou adquiridos. O diagnóstico de infertilidade pode se mostrar mais complicado quando se percebe que a infertilidade aparente pode ser devida a condições que se mostram difíceis de distinguir, como a não ocorrência de fertilização e a morte embrionária precoce.

O diagnóstico e o tratamento da infertilidade em cães têm se tornado cada vez mais constantes na rotina médico-veterinária, em decorrência, principalmente, do aumento da popularidade dos cães de raça pura, bem como por razões sentimentais ou financeiras. Entretanto, infelizmente, existem poucas técnicas que podem ser utilizadas na investigação das funções reprodutivas da cadela.

Este capítulo detalha uma abordagem clinicamente lógica e ordenada dos distúrbios de fertilidade. Ao investigar a causa da infertilidade, recomendamos que os médicos-veterinários utilizem uma avaliação progressiva muito rigorosa, começando com a causa mais frequente até a causa mais incomum.

INFERTILIDADE NA CADELA

Acasalamento no momento errado

De acordo com a grande maioria das publicações científicas, acasalamentos no momento errado representam a causa mais comum de infertilidade na cadela. A incidência pode variar entre 40% e 80% das cadelas inférteis.[3-6] Cadelas devem ser acasaladas idealmente 2 a 3 dias após a ovulação, a fim de se obter o tamanho máximo da ninhada. Acasalamentos bem-sucedidos com ninhadas frequentemente reduzidas podem ocorrer tão cedo como 3 dias antes e tão tarde quanto 5 ou 6 dias após a ovulação.

Informações sobre cruzamentos anteriores podem ajudar a identificar a causa do problema de fertilidade, como o uso de datas predeterminadas para acasalamentos. Embora essa crença tenha sido claramente comprovada como errada em aproximadamente 30% das cadelas,[5] muitos criadores ainda estão convencidos de que uma cadela conceberá quando acasalada por volta do "12º dia do período de cio". Na verdade, foi claramente demonstrado que uma cadela pode ovular alguns dias após o início do estro e tão tardiamente quanto no 30º dia do período de estro. Normalmente o início do comportamento de estro, ou seja, o aceitar a monta, começa perto do início do pico de hormônio luteinizante (LH), cerca de 48 horas antes da ovulação. Mas fortes evidências clínicas mostram que essa regra sofre algumas variações que certamente explicam que o aceite de uma cadela ao acasalamento não coincide automaticamente com o melhor período de fertilidade.

Aspectos clínicos como o aumento do edema de vulva e a diminuição do sangramento do trato genital no momento da ovulação podem ajudar os médicos-veterinários a determinar se as cadelas estão sendo acasaladas no momento errado. Mas esses critérios não são, de forma alguma, suficientemente precisos.

Atualmente, numerosas técnicas disponíveis podem ser utilizadas para investigar o "momento ideal para a reprodução": citologia vaginal, aparência endoscópica das pregas vaginais e dosagem de progesterona são os métodos mais comumente utilizados. A ultrassonografia ovariana é especialmente indicada em cadelas inférteis, pois é a maneira mais precisa de determinar a data precisa da ovulação. Esse método também ajuda a quantificar o número de folículos em crescimento, bem como de folículos que atingiram o diâmetro ovulatório, e, como tal, ajuda a avaliar o potencial de fertilidade da cadela.

Dados publicados[4] também mostram que o período ideal de acasalamento pode variar entre ciclos sucessivos na mesma cadela. Isso explica por que uma cadela infértil tem de ser cuidadosamente avaliada para determinar o melhor momento de acasalamento a cada novo período de estro.

CAUSAS DE INFERTILIDADE RELACIONADAS À FÊMEA

Como é frequentemente constatado em animais de grande porte, sugere-se que os médicos-veterinários inicialmente considerem se as cadelas inférteis apresentam intervalo interestro regular ou ciclos irregulares.

Infertilidade com intervalo interestro normal

Afecções uterinas

Como é o caso das éguas, a endometrite subclínica é agora reconhecida como uma condição comum que pode levar à infertilidade em cadelas, no entanto é difícil de diagnosticar. A etiologia da endometrite permanece pouco clara, e o papel das bactérias na patogênese é controverso.[7]

A persistência de fluido intrauterino de 1 a 2 semanas após um acasalamento é um elemento de suspeita. Idealmente, para confirmar o problema, biópsias incisionais cirúrgicas do útero devem ser realizadas em cadelas inférteis ou em cadelas que reabsorvem seus embriões. O diestro parece ser o momento ideal para isso. Dada a hesitação de muitos proprietários em aceitar esse procedimento invasivo, pode ser possível a lavagem uterina por cateterismo transcervical para realizar um exame citológico e bacteriológico do conteúdo uterino quando houver suspeita de endometrite subclínica (infusão e aspiração de 5 mL de solução salina estéril) ou realizar biópsias transcervicais endometriais.

O uso de ultrassonografia Doppler para avaliar o fluxo sanguíneo uterino e de biomarcadores sanguíneos da inflamação uterina, como a proteína C-reativa (PCR), metabólitos da prostaglandina 13,14-dihidro-15-ceto prostaglandina (PGFM) ou soro amiloide A (SAA), podem ser interessantes, mas o significado clínico ainda é incerto. Em um estudo que analisou biópsias incisionais realizadas em cadelas subférteis, a presença de fibrose endometrial parece ser também um achado comum associado à endometrite.[8]

As cadelas com hiperplasia endometrial cística (HEC) são frequentemente inférteis por falha de implantação após a concepção. Muitas vezes, nenhuma anormalidade é notada durante os períodos de estro e de ovulação, para ver se há cistos endometriais. A histerografia ou a biópsia uterina também podem ser utilizadas. A HEC é frequentemente considerada irreversível.

A HEC frequentemente leva à piometra, que em muitos casos pode ser tratada associando-se prostaglandinas e antiprogestágenos (aglepristone). Esses tratamentos parecem influenciar na capacidade de "cura" do endométrio, já que muitas cadelas podem ter uma gestação com sucesso no próximo estro.

Anormalidades uterinas congênitas ou adquiridas, incluindo a falta de um ou dois cornos, aplasia do oviduto e útero segmentado, podem acontecer, mas não estão bem documentadas na cadela. O diagnóstico requer histerografia e, muito frequentemente, celiotomia. Os tumores uterinos são muito raros nessa espécie, mas podem naturalmente causar infertilidade, além de outros sinais clínicos, como hemorragia persistente do sistema reprodutor.

A estenose cervical tem sido descrita na cadela.[6] Embora difícil de diagnosticar, a suspeita ocorre quando é impossível canular a cérvix.

Problemas hormonais

Problemas hormonais, tais como hipotireoidismo, hipoluteoidismo, anovulação, cistos foliculares e tumores ovarianos, nem sempre alteram a ciclicidade. Às vezes, os intervalos interestro permanecem inalterados pelo menos por certo período de tempo. Portanto, pode-se suspeitar de alterações hormonais também em cadelas com intervalos interestro regulares, e os médicos-veterinários devem controlar o perfil hormonal da cadela durante o período do estro e também durante a gestação.

Doenças infecciosas

Muitos agentes infecciosos têm sido suspeitos de induzir infertilidade em cadelas. No entanto, há escassez de estudos nessa área. Geralmente se acredita que a incidência de doenças infecciosas responsáveis pela infertilidade canina é maior em grandes canis de reprodução do que em pequenos canis familiares ou em cães de estimação. A superlotação e as más condições de higiene proporcionam e aumentam o risco de um ambiente com maior número e variedade de patógenos em potencial.

Agentes infecciosos podem promover a infertilidade de várias formas. Na vagina, eles poderiam ter atividade espermicida e agir sobre a motilidade espermática, criando estase espermática por exemplo,[9] ou penetrar no útero, em maior quantidade, durante o proestro e no estro.[10] A infecção uterina leva à infiltração linfocitária da parede uterina, criando um ambiente hostil para os espermatozoides e oócitos,[9] interferência no desenvolvimento do zigoto ou morte embrionária precoce.[2,9,10-18] Posteriormente, durante a gestação, pode ocorrer endometrite e/ou placentite ou infecção placentária, levando à reabsorção fetal.[10]

Vários vírus têm demonstrado um papel potencial na infertilidade canina. O herpes-vírus canino tipo 1 (CHV-1) pode causar abortamento e morte fetal em cadelas infectadas pela primeira vez, e tem sido associado a distúrbios reprodutivos, tais como baixa taxa de concepção, reabsorções embrionárias e ninhadas pequenas.[19] Ainda assim, o vírus é mais conhecido por ter uma ação patogênica em filhotes recém-nascidos.

Pesquisas epidemiológicas regularmente mostram que a prevalência sorológica desse vírus entre os canis aumentou significativamente durante os últimos 20 anos em todos os países europeus. Em um estudo realizado na Noruega em 2014, 85,5% das fêmeas reprodutoras em proestro ou estro foram classificadas como CHV-1-positivas.[20] Em um estudo recente realizado no norte da Itália em 33 canis (370 animais), a soroprevalência geral do CHV-1 foi de 50,3% e a porcentagem de cães soropositivos variou de 7,1% a 100% em canis positivos.[21] Na América Latina, a soroprevalência varia de 6% a 87%. A evidência sorológica e molecular para CHV-1 no Brasil ainda é pouco descrita e está centrada nas regiões Sudeste e Sul do país.[22]

Mesmo que o CHV-1 seja considerado enzoótico na população canina e esteja associado a distúrbios de fertilidade e mortalidade neonatal, o impacto clínico da presença do vírus nos canis é variável e é difícil saber se o CHV-1 tem um papel importante na infertilidade canina.[23] Em um estudo publicado em 2001, a taxa de prenhez melhorou muito nos canis infectados após o uso de uma vacina específica contra a CHV-1.[24]

Algumas observações clínicas tendem a mostrar que, em alguns casos, poderia haver um papel concomitante de outros agentes infecciosos, tais como micoplasmas, e que o CHV-1 pode atuar como um agente causador de imunossupressão local.

A infecção transplacentária pelo vírus da cinomose foi demonstrada em condições experimentais.[25] Esse vírus poderia atuar como agente imunossupressor em associação com outras causas, como a toxoplasmose, por exemplo.[26]

Ainda assim, ele certamente desempenha papel menor em relação à infertilidade. Alguns trabalhos têm alertado sobre o potencial do parvovírus canino tipo 1 (CPV-1) na reabsorção embrionária durante a primeira metade da gestação. Experimentalmente, a inoculação oronasal induziu à reabsorção em 3 de cada 8 cadelas gestantes.

A incidência de infecções bacterianas na infertilidade canina é mais bem documentada. A brucelose canina, que é bem conhecida como agente abortivo durante a gestação tardia, causa também morte embrionária ou fetal precoce por endometrite. Portanto, as cadelas inférteis devem ser sempre monitoradas para detecção de brucelose. A *Brucella canis* é a causa mais comum de brucelose canina, e a frequência de cães infectados na Europa varia entre 1,6% e 12,7%. Na América do Sul, a frequência da brucelose canina varia entre 7,3% e 15,5%.[27]

Há suspeitas de que outras doenças bacterianas possam atuar como agentes causadores da infertilidade canina. A literatura demonstra o papel potencial do *Campylobacter jejuni*,[28] *Salmonella* spp.,[29] *Listeria monocytogenes*,[30] *Leptospira interrogans*,[31] *Coxiella burnetii*, *Rickettsia rickettsia*[32] e *Chlamydia* sp.[33] Atualmente, ainda há uma evidente falta de estudos e dados para confirmar esses elementos de suspeita.

Entretanto, as bactérias pertencentes à flora do sistema reprodutor podem desempenhar um papel importante na infertilidade, quando esta flora está desequilibrada. A flora bacteriana fisiológica tem um papel protetor do trato geniturinário, e seu desequilíbrio leva ao desenvolvimento de bactérias patogênicas que podem gerar vaginite, endometrite e muitas vezes infertilidade.

Os micoplasmas e ureaplasmas caninos fazem parte da flora comensal, mas foi demonstrado que há maior incidência desses agentes na vagina das cadelas inférteis.[34] Tem sido sugerido que, como nas mulheres, seu papel patogênico pode depender da concentração bacteriana. Ainda assim, a incidência exata de micoplasmas e ureaplasmas na infertilidade não é clara. Ela pode muito bem ser subestimada pela falta de demanda por um isolamento específico. Esses agentes também podem agir como agentes oportunistas em cadelas imunodeprimidas, em associação com outras bactérias ou vírus.

Muitas bactérias são comumente isoladas do útero e da vagina de cadelas sem alteração de fertilidade. As bactérias encontradas no útero são geralmente encontradas também na porção cranial da vagina, sendo que 60% das cadelas normais abrigam bactérias.[5] Normalmente uma flora vaginal mista é encontrada em cadelas sem problemas reprodutivos,[10] pertencentes à flora aeróbica (*Streptococcus* spp., *E. coli*, *Pasteurella multocida*, *Staphylococcus* spp., *Proteus* spp., *Corynebacterium* spp.), mas também à flora anaeróbica (Microrganismos pertencentes à família *Bacteroidaceae* foram isolados em 55% dos esfregaços vaginais em cadelas normais). Normalmente, as culturas mistas são predominantes em cadelas normais férteis, e muito frequentemente 2 a 4 germes são cultivados após um esfregaço vaginal.[35]

Vários estudos demonstram não haver praticamente qualquer diferença na composição da flora vaginal entre cadelas férteis e inférteis. No entanto, foi demonstrado que, no caso da vaginite, há variações qualitativas e quantitativas significativas. *Streptococcus* spp., *E. coli* e *Pasteurella* spp. foram mais frequentemente isoladas, e muito frequentemente culturas puras (ou mostrando menos de 2 ou 3 germes) foram obtidas após o esfregaço vaginal.[35] Portanto, existe uma evidência de que bactérias causadoras de vaginite podem levar à infertilidade. A prevalência de vaginite em cadelas adultas foi estimada em torno de 0,7%,[5] mas pode ter sido subestimada em razão da falta de sinais clínicos específicos e da dificuldade do exame clínico da vagina da cadela.

As infecções fúngicas parecem ser extremamente raras na cadela, de acordo com as publicações. Por outro lado, o papel das infecções parasitárias na infertilidade está mais bem documentado. Foi demonstrado que o protozoário *Toxoplasma gondii* foi capaz de causar infecção placentária experimental durante a gestação,[5] muito provavelmente como um agente oportunista junto com bactérias ou infecções virais. Dados experimentais parecem demonstrar que o protozoário *Neospora caninum* pode causar morte fetal precoce na cadela e deve ser investigado em caso de infertilidade inexplicada em uma cadela.[5]

Infertilidade induzida por drogas

Na prática, muitas cadelas reprodutoras podem ser tratadas com drogas que podem contribuir para o declínio da fertilidade. Os hormônios esteroides e os compostos antifúngicos podem criar alterações hormonais em cadelas pré-púberes ou adultas. Drogas abortivas, como prostaglandinas, antiprogestágenos e substâncias antiprolactínicas, têm de ser evitadas durante a gestação.

Anormalidades anatômicas da vulva, do vestíbulo e da vagina

Algumas cadelas não conseguem acasalar por causa de anormalidades congênitas do trato genital posterior (vulva, vestíbulo ou vagina). Problemas comuns são as constrições circunferenciais ou a persistência de um septo vertical na vagina,[2,5] resultado de uma fusão incompleta dos ductos de Müller. Também podem ser encontradas estenoses vestibulares e vulvares. Algumas vezes, o hímen, que está localizado na junção entre a vagina e o vestíbulo, não desaparece, ou pode existir uma aplasia segmentar da vagina. Isso pode levar ao quadro clínico de cio silencioso, uma vez que esta cadela não apresentará qualquer sangramento pela vulva. Essas anomalias congênitas frequentemente levam a vaginites crônicas ou a infecções urogenitais.

A hiperplasia vaginal pode ocorrer durante o período de estro ou no final da gestação, quando a concentração de estradiol aumenta. Ocorre com mais frequência em raças braquicefálicas (Bullmastiffs, Boxers e Pugs, por exemplo). Muitas vezes, impede o pênis do macho de entrar no sistema reprodutor feminino e também aumenta a incidência de vaginite, o que também pode levar à infertilidade. Essa anormalidade é provavelmente de origem hereditária. Ela é frequentemente recorrente na mesma fêmea, mesmo após o tratamento cirúrgico.

Pseudo-hermafroditismo ou hermafroditismo verdadeiro podem causar infertilidade. Entretanto, são frequentemente fáceis de diagnosticar clinicamente, quando o trato genital não parece ser normal, como a presença de clitóris aumentado.[36]

Doenças adquiridas ou anormalidades do trato genital posterior causadas por estenoses decorrentes de cicatrizes originadas após parto distócico, episiotomia, acasalamento violento, dentre outras, também podem levar à falha ou à ausência de acasalamento.

Comportamento sexual anormal

Muitos fatores psicológicos podem influenciar a receptividade sexual em cadelas. Cadelas muito dominantes muitas vezes se recusam a ser acasaladas com machos subordinados.[5,6,11] A tranquilização de tais cadelas, bem como a imobilização da cadela para promover um acasalamento forçado não são recomendados, uma vez que pode ocorrer uma fratura do osso do pênis ou alguma outra lesão indesejável. Nestas situações, recomenda-se o uso da inseminação artificial.

Causas diversas

Algumas vezes, principalmente em raças de grande porte, a desproporção do tamanho e do peso faz com que a cadela não seja capaz de suportar o peso preponderante do macho durante o acasalamento. Neste caso, a inseminação artificial é o tratamento ideal.

A idade avançada é frequentemente responsável pela diminuição da taxa de concepção e do tamanho da ninhada, juntamente com intervalos interestro mais longos.[5,6] Ainda assim, o ciclo reprodutivo continua em cadelas idosas.

Doenças sistêmicas em cadelas como *diabetes mellitus*, hiperadrenocorticismo ou insuficiência renal podem levar à infertilidade.[5,6]

A infertilidade imunológica na cadela pode ser uma causa de falha na concepção. Ooforite linfocítica, possivelmente imunomediada, pode ser considerada causa de infertilidade.[37]

Finalmente, os criadores focam sua atenção na melhoria da nutrição quando há diminuição dos índices reprodutivos no canil, embora pouco se saiba a esse respeito. Sabe-se que a obesidade pode causar anestro ou falha na ovulação; em contrapartida, a deficiência de vitamina A ou a falta de suprimento energético pode, até certo ponto, alterar a fertilidade. Atualmente, o uso de ração industrializada para animais de estimação provavelmente resolveu problemas nutricionais que poderiam agir como causa potencial de infertilidade.

Infertilidade com intervalo interestro longo

A duração dos intervalos interestro pode ser em grande parte influenciada pela raça, com uma hereditariedade de 35%.[5] De acordo com ou experiência clínica pessoal, não é surpreendente testemunhar intervalos interestro superiores a 8 a 10 meses em raças como Labrador Retriever, Collie, Greyhounds ou outros cães de corrida. O cão Basenjii ou híbridos de lobo são bem conhecidos por exibirem apenas um período de cio por ano.

O aparente prolongamento do intervalo interestro ocorre em cães com cio silencioso, definido como atividade ovariana na ausência de mudanças físicas e comportamentais evidentes características do cio canino.[2,3,5] Algumas cadelas que apresentam cio uma vez por ano (a cada 12 meses ou mais) podem de fato passar por dois períodos de estro, um sendo clinicamente normal e o outro silencioso (dados pessoais não publicados).

A atenção dos médicos-veterinários deve aumentar quando uma cadela infértil que passou por intervalos interestro normais anteriormente começa a apresentar períodos de intervalo interestro prolongados. A causa subjacente é frequentemente hormonal e tem mais ou menos a mesma origem que a de cadelas em anestro.

Entre as causas incluem-se hipotireoidismo, hiperadrenocorticismo, hiperprolactinemia, ou cadelas tratadas com compostos hormonais como progestágenos, andrógenos (cães de corrida) ou compostos anabólicos esteroides.

Os cistos ovarianos que secretam progesterona podem causar intervalos interestro prolongados.[3] Em tal caso, a cadela permanece em um estado "diestro" prolongado, que não está associado a nenhum sinal clínico. O diagnóstico pode ser realizado pela ultrassonografia ovariana, mas também pela demonstração de uma secreção prolongada de progesterona sérica acima do basal (ou seja, > 2 a 5 ng/mL) durante 9 ou 10 semanas. Duas amostras de sangue em intervalos de 4 a 6 semanas são frequentemente necessárias para distinguir uma secreção luteal normal após um cio silencioso e uma disfunção luteal em razão de um cisto. A remoção cirúrgica do cisto é frequentemente a melhor solução. As tentativas hormonais usando prostaglandinas não são bem documentadas em cadelas.

Qualquer doença sistêmica significativa ou estresse nutricional podem interagir com a ciclicidade e podem resultar em falha na concepção ou morte fetal.[2,6] Cadelas alojadas em condições ambientais muito ruins, incluindo alta concentração de animais, baixa luminosidade, alimentos de baixa qualidade, podem passar por intervalos interestro prolongados. Surpreendentemente, em geral, observa-se atraso de 1 a 2 meses no cio subsequente a uma gestação, mas o motivo é desconhecido.[2,5]

Segundo alguns autores, o estresse emocional pode levar à infertilidade, mas sem evidência científica.[11] Uma viagem longa e estressante para o acasalamento pode potencialmente diminuir a fertilidade.[6]

Infertilidade com intervalo interestro curto

Como já foi dito a respeito dos casos de intervalo interestro longo, algumas raças são bem conhecidas por exibirem intervalos interestro curtos sem nenhuma consequência à fertilidade. Por exemplo, os Pastores-Alemães e os Rottweilers frequentemente apresentam curtos períodos de intervalo interestro, de 4,5 a 5 meses.[3,6]

Quando esses intervalos interestro curtos estão associados à infertilidade normalmente as cadelas são apresentadas a seus médicos-veterinários. Resumidamente, esse tipo de infertilidade pode ser dividido em duas causas principais: cadelas que sofrem de hiperestimulação ovariana (principalmente cistos foliculares ou tumor de células de granulosa) e/ou cadelas que apresentam declínio precoce da progesterona durante o diestro.

Cistos ou tumores do ovário

O excesso de secreção de estrógenos por cistos ou tumores ovarianos frequentemente leva a intervalos interestro curtos com cios prolongados e muitas vezes até mesmo a cios permanentes (persistentes). É importante diagnosticar e remover esses cistos ou tumores hormonalmente ativos o mais rápido possível por pelo menos duas razões. Primeiramente, é necessário curá-los para tentar restaurar a fertilidade. Em segundo lugar, a secreção de grande quantidade de estrógenos ou secreção por tempo anormalmente longo pode agir sobre o útero como um fator potencial para a hiperplasia endometrial cística, complexo piometra, mas também pode levar a várias doenças, como alopecia, seborreia, hiperpigmentação, aplasia de medula óssea e pancitopenia.[12]

Por essas razões, recomendamos fortemente aos criadores que observem cuidadosamente o momento do aparecimento de sucessivos períodos de estro na mesma cadela e que procurem rapidamente um médico-veterinário se os intervalos interestro mostrarem-se encurtados, mesmo antes que uma cadela apresente problemas de fertilidade.

Os cistos foliculares são estruturas de paredes finas contendo líquido transparente e seroso. Podem ser únicos ou múltiplos; se houver múltiplos cistos em um ovário, os cistos não se comunicam. Os cistos ovarianos na cadela podem estar presentes em apenas um ou em ambos os ovários. Em um estudo, a incidência de cistos foliculares ovarianos bilaterais foi de 32%.[5] A idade média das cadelas no momento do diagnóstico é de 8 anos.[13] Na cadela, não se sabe se há influência hereditária na incidência de cistos foliculares, como já foi demonstrado nas vacas.

A patogênese dos cistos foliculares não é clara. Acredita-se que os cistos foliculares surgem por falha na liberação do LH ou a resposta inadequada de um folículo terciário ao LH.[14] As células granulosas contidas na parede folicular podem produzir grande quantidade de estrógenos, levando à infertilidade com cio prolongado. Algumas vezes, certas células luteais também podem estar presentes.

Na ultrassonografia ovariana, os cistos foliculares aparecem como estruturas hipoecoicas a anecoicas focais. Nem sempre é fácil distinguir entre os folículos normais e os cistos foliculares patológicos. Normalmente, folículos totalmente maduros, pouco antes da ovulação, não excedem 0,9 cm de diâmetro. Muitos autores consideram que estruturas anecoicas maiores que 1 cm são supostamente estruturas císticas, o que não implica automaticamente que elas sejam hormonalmente ativas.[5]

O tratamento de escolha dos cistos foliculares ovarianos é a ovário-histerectomia. Em cadelas com potencial reprodutivo valioso, deve-se considerar a possibilidade de ovariectomia unilateral ou mesmo remoção dos cistos, apenas quando os cistos estão presentes apenas em um ovário e quando o útero não parece sofrer de hiperplasia endometrial cística.[6]

Alguns autores recomendam a indução da luteinização dos folículos císticos, utilizando análogos do hormônio liberador de gonadotrofinas (GnRH) ou gonadotropina coriônica humana (hCG).[14] Em uma série de casos, Knauf et al. (2013) trataram 30 cadelas com cistos ovarianos até três vezes com hCG e/ou buserelina com taxa de sucesso de 63%.[15] Nós pessoalmente não recomendamos tais protocolos, pois eles aumentam a concentração plasmática de progesterona após um período prolongado de secreção de estrógenos. Vários relatos de casos mostraram que esses tratamentos hormonais frequentemente levam à ocorrência de piometra nas semanas seguintes.[13]

É nossa opinião que tais tratamentos devem ser reservados somente para cadelas que serão esterilizadas imediatamente após o tratamento; nesse caso, esse tratamento não é realizado para curar os cistos, mas para cessar o período de cio a fim de diminuir a irrigação sanguínea do trato genital e de realizar a cirurgia em condições mais seguras.

A remoção cirúrgica de um cisto, ou aspiração de um cisto com uma agulha estéril fina sob laparotomia ou ultrassonografia, pode ser uma nova alternativa de tratamento. Em nosso departamento clínico, alguns ensaios têm sido bem-sucedidos, restaurando a fertilidade após o tratamento. Ainda assim, os dados são insuficientes para saber o sucesso exato que se poderia esperar de tal tratamento. Em todos os casos, os criadores devem ser informados de que a piometra ainda pode aparecer quando o cisto é apenas esvaziado e não removido, uma vez que nesses casos pode haver recidiva do cisto.

Regressão espontânea dos cistos foi relatada, embora não haja dados disponíveis sobre a porcentagem de regressão espontânea.

Os tumores de células granulosa (TCG) são as neoplasias ovarianas mais comuns na cadela, representando 50% de todas as neoplasias ovarianas.[13] Quanto maior a idade da cadela, maiores são as chances de ela ser diagnosticada, sendo a idade média de diagnóstico de 7,2 anos. Esses tumores são principalmente unilaterais, mas casos bilaterais foram publicados. As células da granulosa produzem estrógenos; portanto, não é surpreendente que os TCG muitas vezes levem à infertilidade com períodos prolongados de cio. Deve-se ressaltar que em alguns casos, eles também secretam grandes quantidades de progesterona, o que leva a um quadro clínico de anestro.

Outros tumores ovarianos, como cistoadenomas e adenocarcinomas, também podem secretar grandes quantidades de estradiol, levando ao mesmo tipo de infertilidade.[6]

Um bom exame clínico, incluindo palpação e ultrassonografia ovarianas e dosagem de estradiol, são os principais passos para o diagnóstico. O tratamento consiste sempre na remoção cirúrgica do tumor. A ovariectomia pode ser unilateral em fêmeas reprodutoras, mas, como dito anteriormente, uma evolução para a piometra é sempre possível. Os protocolos de quimioterapia para o tratamento de TCG metastáticos não são utilizados com frequência. Tratamento adicional de suporte para estimular a produção de neutrófilos e eritrócitos pode ser necessário em caso de falha da medula óssea e consequente pancitopenia em decorrência do hiperestrogenismo.[16]

Desordens hepáticas podem levar aos sinais clínicos similares de hiperestrogenismo porque os estrógenos são metabolizados e liberados no fígado.[2,6] A atividade estrogênica prolongada pode ser resultado de *clearance* metabólico inadequado secundário a doenças hepáticas. Com frequência, outros sinais clínicos serão observados. Cadelas expostas a estrógenos exógenos administrados às mulheres que recebem suplementação estrogênica (géis ou adesivos) após a menopausa podem apresentar sinais clínicos semelhantes aos do estro. Normalmente, o contato com o produto ocorre no momento em que os cães são acariciados.[8]

Declínio precoce da progesterona após a ovulação

Por razões pouco claras, frequentemente se observa que, quando o período de secreção de progesterona após a ovulação é reduzido, o período de estro subsequente ocorre mais cedo do que o esperado, isto é, o intervalo interestro desta cadela é menor.[5,6] Isso é claramente observado por médicos-veterinários após a realização de abortamento medicamentoso, por exemplo, com antiprogestágenos, como o aglepristone. Deve-se, pois, levar em que consideração que a infertilidade em cadelas que demonstram intervalos interestro reduzidos não é necessariamente causada por cistos ou tumores ovarianos.

Os cios entrecortados (*split heats*) são definidos como aqueles caracterizados pela manifestação de sinais de proestro curto sucessivos, em intervalos de 2 semanas a 2 meses, associados a intervalos interestro curtos.[3,6] Esse padrão é mais frequentemente observado em cadelas jovens e não leva a nenhuma infertilidade real ao longo da vida reprodutiva da cadela.

Os ciclos anovulatórios não são frequentes nas cadelas. Em um estudo, eles foram relatados em 11 de 1.152 cadelas (1%).[5] Cadelas que apresentam ciclos anovulatórios podem ter ciclos ovulatórios normais mais tarde em sua vida. Nos ciclos anovulatórios, a concentração sérica de progesterona nunca aumenta acima de 3,5 a 6 ng/mL.[3,5] Isso explica por que o período de estro seguinte ocorre frequentemente mais cedo do que o normal.

Em algumas cadelas, os ciclos anovulatórios ocorrem após uma fase proestro prolongada. Observa-se na citologia vaginal que as células epiteliais superficiais não sofrem completa queratinização, e na ultrassonografia ovariana, quando realizada antes do final do período de estro, observam-se pequenos folículos imaturos. Portanto, a utilização clínica do hCG (gonadotrofina coriônica humana) não terá valor no sentido de que, no máximo, induzirá a ovulação de oócitos imaturos que se degeneram rapidamente. Em alguns casos, usamos a gonadotrofina coriônica equina (eCG/PMSG), uma ou duas aplicações, por via intramuscular, em intervalos de 48 horas a fim de melhorar a maturação folicular. Tais tratamentos só devem ser usados quando houver certeza de que a anovulação é devida à falta de maturação folicular, pois o uso do eCG em cadelas normais pode induzir um aumento da concentração sérica de estradiol, podendo às vezes causar a piometra.

As cadelas também podem sofrer de hipoluteoidismo (ou insuficiência luteal), que se caracteriza por produção e secreção insuficientes de progesterona pelos corpos lúteos.[5]

Geralmente é considerado um problema de origem ovariana na cadela, mas outros fatores, como problemas hipofisários ou hipotireoidismo, podem promover essa afecção. Algumas raças são bem conhecidas por expressar o hipoluteoidismo, como Rottweilers e Pastores-Alemães. Tem sido observada a ocorrência desse problema em cadelas das raças Newfoundlands e Bernese Mountain Dog. As cadelas Pastoras-Alemãs não gestantes de ciclo curto (< 5 meses) apresentaram uma concentração significativamente menor de progesterona durante toda a fase luteal em comparação com as cadelas Pastoras-Alemãs não gestantes de ciclo normal (ciclos > 6 meses).[17]

As concentrações de prolactina e relaxina podem muito bem desempenhar um papel nessa afecção. A manutenção de uma gestação normal na cadela requer concentrações de progesterona sérica maiores que 2 a 5 ng/mL. Foi demonstrado que, se a concentração de progesterona sérica cair para menos de 2 ng/mL por mais de 48 horas, o abortamento certamente ocorrerá.

No dia a dia, médicos-veterinários e criadores suplementam a progesterona antes que as concentrações antijam níveis tão baixos. Em nossa prática, frequentemente fornecemos progesterona exógena quando a concentração sérica diminui abaixo de 10 ng/mL antes do final do primeiro mês de gestação.

Em cadelas inférteis, a dosagem de progesterona é fortemente recomendada quando realizamos o diagnóstico precoce da gestação, entre 21 e 30 dias de gestação. Se a cadela não estiver gestante, a concentração de progesterona plasmática ainda deve estar alta. Se a concentração progesterona nessa cadela for menor do que a esperada, significa que ocorreu uma falha luteal ou que ela foi submetida a um abortamento precoce (ou reabsorção embrionária). Durante a gestação seguinte, amostras de sangue devem ser colhidas pelo menos 1 vez por semana (ideal 2 vezes), a fim de detectar o distúrbio com antecedência. A deficiência de progesterona em cadelas gestantes pode ser tratada com uma variedade de progesteronas, incluindo acetato de medroxiprogesterona (MPA), trembolona e progesterona em veículo oleoso (2 mg/kg a cada 2 dias).[5] O fornecimento de progesterona também pode ser feito com progesterona micronizada oral, que atualmente é administrada a mulheres. Um estudo francês demonstrou que a melhor taxa de administração diária foi de 3 comprimidos orais na dose de 10 a 20 mg/kg/TID, a cada vez.[18]

Após iniciar o tratamento, a concentração sanguínea de progesterona deve ser avaliada regularmente e pelo menos 1 vez por semana após o início da suplementação. Normalmente, recomenda-se suspender a suplementação 58 a 61 dias após a ovulação, 56 a 59 dias após o acasalamento ou 55 dias após o primeiro esfregaço vaginal de diestro.[5,18] Caso contrário, a gestação pode ser prolongada e às vezes o parto não ocorre ou a incidência de natimortos pode ser maior. As cadelas que recebem trembolona podem ter uma produção de leite bem reduzida no período pós-parto precoce.[5] A suplementação com progesterona não deve ser realizada empiricamente durante a gestação, pois pode promover malformações no feto, como criptorquidismo.

Uma "síndrome do cio curto" (*short anestrus syndrome*) foi descrita em Rottweilers e Pastores-Alemães.[2,6] Essa síndrome não é bem definida e diz respeito aos animais que apresentam cio e ovulação normais, mas têm intervalo interestro curto. A base da infertilidade não é clara e pode envolver uma duração insuficiente do anestro necessária para que ocorra o devido reparo endometrial. Também poderia estar associada ao hipoludeoidismo.

A morte embrionária ou fetal precoce é na maioria das vezes difícil de ser detectada,[6] pois em geral não ocorre secreção vaginal. Possíveis causas incluem endometrite, hiperplasia endometrial cística, defeitos embrionários e possivelmente consanguinidade.[6] Muitas vezes está associada a um declínio na concentração de progesterona plasmática, que é claramente inferior à de uma cadela normal não gestante. Esse declínio pode estar relacionado à liberação de prostaglandinas pelo endométrio, que poderia induzir à luteólise.

INFERTILIDADE NO MACHO

Cães machos atingem a puberdade ao redor dos 9 meses de idade, entretanto se recomenda que as atividades reprodutivas se iniciem quando estes se encontrem sexualmente maduros, o que ocorre por volta dos 18 meses. A maturidade sexual é influenciada tanto pela nutrição adequada quanto pela socialização com outros indivíduos da mesma espécie. A descida dos testículos ocorre por volta das 8 semanas de vida, podendo, em alguns casos sendo tão tardia quanto os 6 meses de idade. Antes dessas fases de desenvolvimento reprodutivo, a avaliação de infertilidade no cão macho pode ser considerada precoce e uma reavaliação futura pode ser necessária.

A avaliação do cão macho deve começar por uma anamnese detalhada incluindo histórico de doenças prévias, nutrição, alterações reprodutivas anteriores, histórico de paternidade e medicações administradas previamente e no momento do exame. Deve ser seguida por exame clínico geral, incluindo membros locomotores e coluna, e, posteriormente, por um exame reprodutivo minucioso (ver Capítulo 10, "Exame andrológico e manejo reprodutivo em cães"). A próxima etapa deve se concentrar na avaliação da libido e das atitudes relacionadas à cobertura, seguida de colheita e avaliação do sêmen.

A infertilidade no macho pode ser definida como a incapacidade de o cão se reproduzir normalmente e apresenta vários graus. O animal estéril não apresenta nenhuma chance de se reproduzir, e, se classificado como subfértil, suas chances de se reproduzir são menores quando comparadas à média dos indivíduos da mesma raça.[38] A avaliação e o diagnóstico de infertilidade no cão macho são desafiadores. É importante salientar que a causa da infertilidade geralmente não ocorre simultaneamente à redução/ausência de fertilidade. Geralmente leva 62 dias para que os efeitos sobre a fertilidade sejam observados, tempo correspondente a pelo menos um ciclo espermático na espécie canina, embora alterações epididimárias possam refletir em infertilidade em menos de 2 semanas.[39]

Na maioria dos casos, o cão é levado para avaliação de infertilidade em razão do insucesso na obtenção de prenhez após um ou mais episódios de cobertura. Uma vez descartadas as possibilidades de erro no manejo do ciclo reprodutivo da fêmea e/ou alterações de fertilidade na fêmea, a abordagem do caso de infertilidade deve seguir um fluxograma partindo de alterações comuns para as mais complexas e raras. Ademais, o proprietário deve ser advertido de antemão de que, muitas vezes, um diagnóstico definitivo não é possível e o tratamento pode não ser viável ou não estar disponível.

As causas de infertilidade no cão macho podem ser divididas didaticamente em:

- Alterações relacionadas à não ocorrência de monta seguida de penetração, isto é, falha no ato de cobertura.
- Alterações na qualidade do ejaculado.

Falha no ato de cobertura

Tentativas de cobertura no momento inadequado do ciclo estral da cadela são a causa mais comum de aparente infertilidade em cães.[40] Após certificar-se de que a fêmea se encontra na fase ideal para cobertura e que se trata de uma fêmea fértil, alguns questionamentos relativos à saúde geral e reprodutiva do macho devem ser feitos.

Em algumas situações, a fêmea permite a cobertura, entretanto a monta, a intromissão do pênis ou até mesmo a ejaculação não acontecem ou são incompletas. Há quatro principais causas para a não ocorrência da cobertura relacionadas ao macho:

1. Alteração comportamental.
2. Componentes raciais.
3. Baixa libido.
4. Sensibilidade dolorosa.

Alterações comportamentais

Machos podem se mostrar submissos a fêmeas dominantes, não se aproximar da fêmea e/ou não realizar a monta. Fêmeas que se mostram agressivas no momento da cobertura também podem ser um motivo de não aproximação do macho. A inexperiência do macho, mesmo que ele apresente libido, pode ser considerada uma alteração comportamental temporária. Entretanto, episódios de agressividade ou de dominância de fêmeas, bem como machos que são constantemente repreendidos quando apresentam comportamento de cobertura em momentos inapropriados, podem ter sido treinados inadvertidamente para não demonstrarem esse comportamento mesmo na presença de uma fêmea no cio.[38]

Componentes raciais

Animais pertencentes a determinadas raças podem apresentar dificuldade no momento da monta e/ou da penetração, como por exemplo American Bully e Buldogue inglês. Ainda, dentro da mesma raça, a desproporção de tamanho entre macho e fêmea pode ser um fator limitante.

Baixa libido

O macho apresenta reduzido ou nenhum interesse sexual pela fêmea. Alguns machos chegam a realizar a monta, mas a ereção, a intromissão do pênis ou a ejaculação não ocorrem.

Sensibilidade dolorosa

O macho pode apresentar dor em articulações de membros posteriores ou em coluna vertebral, que pode estar relacionada à idade avançada[41] ou a certas raças.[42,43] A dor pode ainda ser de origem prostática em decorrência de prostatite, hiperplasia prostática benigna ou neoplasias. Nesse caso, há tentativas, porém não ocorre penetração do pênis na vagina da fêmea. Em algumas circunstâncias, ocorre a monta, a penetração, entretanto a cópula não é completa, ou seja, o macho não ejacula e/ou não permanece atado à cadela. Exames radiográficos e neurológicos devem ser realizados para determinar e diminuir a causa da dor. Para os casos de prostatite, HPB ou neoplasia prostáticas, exame do ejaculado, exames de imagem e citologia ou biopsia são recomendadas.

Outras causas de falha no ato de cobertura

Podem ainda ser consideradas causas de falha no ato de cobertura: ejaculação precoce; fatores ambientais, por exemplo, a presença de seres humanos no momento da cobertura, ou, ainda, a baixa produção de hormônios ligados diretamente a funções reprodutivas, como GnRH, FSH, LH e testosterona. Ainda, estresse calórico decorrente de temperatura ambiental elevada pode levar à termorregulação testicular inadequada, e esses animais podem apresentar oligospermia e azoospermia, bem como alterações na morfologia espermática.[44]

Para as situações descritas acima o prognóstico é reservado. Entretanto, uma vez que se possa realizar a coleta de sêmen e este seja de boa qualidade, a fêmea pode ser inseminada artificialmente. Nos casos em que se suspeita de baixa libido, se o macho não responder à estimulação manual para a coleta de sêmen, o prognóstico é desfavorável. Nesses casos, a recomendação é que a coleta seja realizada em um ambiente em que o macho se sinta confortável e que seja utilizada uma fêmea em estro a fim de obter uma amostra de sêmen de melhor qualidade. Na ausência de uma fêmea em estro no momento da coleta, pode-se ainda utilizar secreção vaginal de fêmea em estro previamente congelada ou feromônios como o p-hidroxibenzoato de metila.[45]

Alterações no ejaculado

As alterações no ejaculado podem ser devidas a alterações congênitas (p. ex., criptorquidismo, hipogonadismo, persistência de frênulo peniano, trissomia XXY, quimerismo), inflamatórias (orquite, prostatite, epididimite), degenerativas e neoplásicas (sertolioma, seminoma, adenocarcinoma prostático).

Oligozoospermia ou azoospermia

Estes termos definem uma baixa concentração espermática (< 300 x 10^6 espermatozoides/ejaculado) ou a ausência de espermatozoides no ejaculado, respectivamente. Nos casos de oligospermia, esta pode ser compensatória, ou seja, a despeito de a concentração espermática ser reduzida, a elevada motilidade e a baixa percentagem de patologias podem permitir que a prenhez ocorra.

As causas de oligospermia ou azoospermia podem ser de origem pré-testicular ou não obstrutiva, por exemplo, hipotireoidismo, tratamento com altas dosagens de glicocorticoides e uso de esteroides anabolizantes, agentes antineoplásicos e hérnias escrotal e inguinal – testicular, ou pós-testicular (obstrução epididimária, se unilateral, causa oligospermia; se bilateral, causa azoospermia – azoospermia obstrutiva – e retroejaculação vesical como causa de oligozoospermia). Um estudo recente[46] verificou que 9 dos 10 cães avaliados apresentavam azoospermia não obstrutiva e apenas um deles apresentava a forma obstrutiva. Ainda, concluiu que a principal causa de azoospermia não obstrutiva foi a orquite imunomediada. Foram observados infiltrados inflamatórios testicular de forma localizada em 3 cães e, generalizada em 6 dos 10 cães estudados.

A ejaculação retrógrada pode ser diagnosticada por meio de lavagem vesical com solução salina após a ejaculação. Se quantidade considerável de espermatozoides for encontrada no lavado, a ejaculação retrógrada pode ser dada como causa da oligozoospermia. A dosagem de fosfatase alcalina, enzima sintetizada pelos testículos e epidídimos, no sêmen pode ser uma ferramenta auxiliar no diagnóstico. Se as concentrações forem superiores a 5.000 UI/L há um indicativo de ausência de espermatogênese possivelmente em decorrência de degeneração ou atrofia e o prognóstico é reservado a ruim; se inferiores a 5.000 UI/L, há indicativo de obstrução em decorrência de epididimite ou de edema e o prognóstico pode ser considerado reservado.

Uma ferramenta de diagnóstico que pode ser utilizada nos casos de oligospermia e de azoospermia é a punção aspirativa por agulha fina.[47] Com relação à terapia hormonal, a utilização de andrógenos não é efetiva, uma vez que inibe a liberação de GnRH e de FSH. O uso de análogos de GnRH tem sido reportado com sucesso no tratamento de cães com baixa libido, azoospermia e oligospermia como a administração de acetato de buserelina (1 mg/kg/SC). Naqueles animais em que não houver melhora dos parâmetros seminais dentro de 4 semanas, pode ser administrado hCG (500 UI/animal/IM ou 1.000 UI/animal/IM se não responder à primeira dose de hCG em 4 semanas).[48]

Teratozoospermia e astenozoospermia

Menos de 80% do ejaculado morfologicamente normal e menos de 70% de motilidade progressiva do espermatozoide definem respectivamente esses dois termos. Geralmente ocorrem concomitantemente. Ambas ainda podem estar associadas à oligozoospermia. Podem ser causadas por alterações testiculares, prostáticas ou sistêmicas, por exemplo, o hipotireoidismo.

Hipotireoidismo

Está relacionado à baixa qualidade espermática no macho. O tratamento dessa alteração hormonal pode ou não recuperar a fertilidade. Considerar a possibilidade de hereditariedade dessa condição, como de origem autoimune. A mensuração de anticorpos é recomendada anualmente até os 4 anos de idade. Qualquer valor significativo de anticorpos é suficiente para o diagnóstico de hipotireoidismo de origem hereditária.

As raças mais comumente afetadas são: Setter Inglês, Dálmata, Basenji, Rhodesian Ridgeback, Old English Sheepdog, Boxer, Maltês, Chesapeake Bay Retriever, Beagle, Cocker Spaniel Inglês, Pastor de Shetland, Husky Siberiano, Border Collie, Akita e Golden Retriever.[49]

Brucelose

A doença infecciosa mais comumente associada à infertilidade em cães machos é a brucelose canina. Esses machos podem ser assintomáticos, portanto, é recomendado que animais destinados à reprodução sejam testados para brucelose. Vários animais do mesmo canil podem estar acometidos. Os testes sorológicos para brucelose canina são específicos para *Brucella canis* e são ferramentas úteis para uma primeira avaliação, pois cães infectados permanecem sorologicamente positivos por vários meses, mesmo na ausência de bacteremia. Entretanto, não se recomenda que sejam utilizados isoladamente.

O cultivo microbiológico do sêmen é uma opção, entretanto deve ser realizado entre 3 e 11 semanas após a infecção, uma vez que fora desse período podem ocorrer falso-negativos.[50] Diagnósticos moleculares têm sido utilizados nos últimos anos, e o PCR de sangue total[51] ou de sêmen[52] pode ser utilizado como um método de diagnóstico direto.

A brucelose canina é uma zoonose e não tem cura. Embora a eliminação bacteriana possa ser reduzida por meio da orquiectomia e da administração de antibióticos, não há vacina comercialmente disponível para a prevenção dessa doença. Se há suspeita de brucelose, o animal deve ser testado e a eliminação da bactéria presente no ambiente onde o macho vive deve ser feita. Nos casos em que a doença é confirmada, o tratamento ou a eutanásia do animal devem ser discutidos.[53-55]

O tratamento da infertilidade no cão macho é desafiador e em alguns casos apresenta prognóstico reservado, principalmente quando o diagnóstico é relativamente tardio. Deve-se procurar pela causa da infertilidade e buscar removê-la ou se não for possível limitar seus efeitos deletérios. Quando indicada, a inseminação artificial é, ainda, a biotecnologia reprodutiva mais eficaz nos casos de infertilidade canina.

CONSIDERAÇÕES FINAIS

Nos casos em que se suspeita de infertilidade canina, em ambos os sexos, é mandatória a obtenção de um histórico clínico completo por meio de minuciosa anamnese, bem como é imperativo a realização de um exame clínico aprofundado, sem excluir nenhum dos sistemas acompanhado da solicitação dos exames auxiliares necessários. O diagnóstico pode variar de uma simples verificação de que aquela fêmea não foi coberta no momento adequado ou em decorrência de alterações comportamentais no macho até aquelas mais complexas. A resolução de casos de infertilidade canina tende a ser gratificantes tanto para o médico-veterinário quanto para o tutor do animal; entretanto é importante ambos estarem cientes de que podem estar diante de um caso de infertilidade irreversível ou de um em que uma causa determinante não foi encontrada.

REFERÊNCIAS

1. England GCW, Russo M, Freeman SL. Follicular dynamics, ovulation and conception rates in bitches. Reproduction in Domestic Animals. 2009;44:53-8.
2. Freshman JL. Clinical approach to infertility in the cycling bitch. Vet Cl North Am Small An Pract. 1991;21(3):427-35.
3. Feldman EC, Nelson RW. Canine and feline endocrinology and reproduction. 2.ed. Philadelphia: WB Saunders; 1996.
4. Guerin C, Petit C, Badinand F. Fécondité chez la chienne après saillie ou insémination artificielle: étude sur 202 chiennes. Le Point Vétérinaire. 1996;28(180):799-804.
5. Johnston SD, Root-Kustritz MV, Olson PNS. Canine and feline theriogenology. Philadelphia: WB Saunders; 2001.
6. Wright P, Watts JR. The infertile female. In: Simpson GM, England GCW, Harvey MJ. BSAVA manual of small animal reproduction and neonatology. Gloucester: BSAVA; 1998.
7. Fontaine E, Levy X, Grellet A, Luc A, Bernex F, Boulouis HJ, et al. Diagnosis of endometritis in the bitch: a new approach. Reprod Domest Anim. 2009;44(2):196-9.
8. Ganz S, Wehrend A. Uptake of exogenous estrogen as a differential diagnosis of ovarian-remnant-syndrome in a bitch: a case report. BMC Vet Res. 2021;17:225.
9. Linde-Forsberg C, Bolske G. Canine genital mycoplasms and ureaplasms. In: Bonagura JD, Abbott JA, Abrams KL. Kirk's current veterinary therapy XII. Small An Pract. Philadelphia: WB Saunders; 1995. p.1090-4.
10. Van Duijkeren E. Significance of the vaginal bacterial flora in the bitch: a review. Vet Rec. 1992;131(16):367-9.
11. Bertrand M. Psychisme et infertilité dans l'espèce canine. Prat Med Chirg An Comp. 1989;24(3):243-51.
12. Gaunt SC, Pierce KR. Effects of estradiol on hematopoietic and marrow adherent cells of dogs. American Journal of Veterinary Research. 1986;47:906-9.
13. Arlt SP, Haimerl P. Cystic ovaries and ovarian neoplasia in the female dog: a systematic review. Reprod Domest Anim. 2016;51(1):3-11.
14. Lopate C, Foster R. Ovarian disease in the dog: perspectives and treatment options. Clinical Theriogenology. 2010;2:169-76.
15. Knauf Y, Failing K, Knauf, Wehrend A. Treatment of bitches with ovarian cysts using human chorionic gonadotropin-releasing hormone analogue: a case series of 30 bitches. Tierarztl Prax Kleintiere. 2013;41:93-100.
16. McEntee MC. Reproductive oncology. Clinical Techniques in Small Animal Practice. 2002;17:133-49.
17. Günzel-Apel AR, Zabel S, Bunck CF, Dieleman SJ, Einspanier A, Hoppen HO. Concentrations of progesterone, prolactin and relaxin in the luteal phase and pregnancy in normal and short-cycling German Shepherd dogs. Theriogenology. 2006;66(6-7):1431-5.
18. Szikola M. Insuffisance lutéale chez la chienne: étude de la cinétique de la progestérone micronisée administrée par voie orale. [Thèse de Doctorat Vétérinaire]. Lyon, France; 2001.
19. Dahlbom M, Johnsson M, Mylly V, Taponen J, Andersson M. Seroprevalence of canine herpesvirus-1 and Brucella canis in Finnish breeding kennels with and without reproductive problems. Reprod Domest Anim. 2009;44:128-31.
20. Krogenaes A, Rootwelt V, Larsen S, Renstrom L, Farstad W, Lund A. A serological study of canine herpesvirus-1 infection in a population of breeding bitches in Norway. Acta Vet Scand. 2014;56:19.
21. Rota A, Dogliero A, Biosa T, Messina M, Pregel P, Masoero L. Seroprevalence of Canine Herpesvirus-1 in breeding dogs with or without vaccination in Northwest Italy. Animals (Basel). 2020;10(7);1116.
22. Castro MDS, David MBM, Goncalves EC, Siqueira AS, Virgulino RR, Aguiar DCF. First molecular detection of canine herpesvirus 1 (CaHV-1) in the Eastern Brazilian Amazon. J Vet Sci. 2022;23(2):e18.
23. Ronsse V, Verstegen J, Onclin K, Farnir F, Poulet H. Risk factors and reproductive disorders associated with canine herpesvirus-1 (CHV-1). Theriogenology. 2004;61(4):619-36.
24. Poulet H, Guigal PM, Soulier M, Leroy V, Fayet G, Minke J, et al. Protection of puppies against canine Herpes virus by vaccination of the dams. Vet Rec. 2001;148(22):691-5.
25. Krakowka S. Transplacentally acquired microbial and parasitic diseases of dogs. JAVMA. 1977;171(8):750-3.
26. Dubey JP, Lappin MR. Toxoplasmosis and neosporosis. In: Greene: infectious diseases of the dog and cat. 2.ed. Philadelphia: WB Saunders; 1998. p.493-509.
27. Santos RL, Souza TD, Mol JPS, Eckstein C, PAíxão TA. Canine Brucellosis: an update. Front Vet Sci. 2021;8:594291.
28. Sahin O, Burrough ER, Pavlovic N, Frana TS, Madson DM, Zhang Q. Campylobacter jejuni as a cause of canine abortions in the United States. Journal of Veterinary Diagnostic Investigation. 2014;26(5):699-704.
29. Allen-Durrance A, Mazzaccari KM, Woliver CL. Bacteremia and late-term abortion secondary to salmonellosis in a dog. J Am Anim Hosp Assoc. 2022;58(5):262-4.
30. Sturgess CP. Listerial abortion in the bitch. Vet Rec. 1989;124(7):177.
31. Ellis WA. Leptospirosis. Journal of Small Animal Practice 1986;27:683-92.
32. Romagnoli S. Pregnancy failure in the bitch: a clinical case involving Rickettsia. EVSSAR Symposium, Milano, 1st March 2001.
33. Greene CE. Chlamydial infections in Greene |C|E. Infectious diseases of the dog and cat. 2.ed. Philadelphia: WB Saunders; 1998. p.172-4.
34. Doig PA, Ruhnke HL, Bosu WTK. The genital mycoplasma and ureaplasma flora in healthy and diseased dogs. Can J Comp Med. 1981;45:233-8.

35. Bjurstrom L. Aerobic bacteria occuring in the vagina of bitches with reproductive disorders Acta. Vet Scand 1993;34(1):29-34.
36. Meyers-Wallen VN. Gonadal and sex differentiation abnormalities of dogs and cats. Sex Dev. 2012;6(1-3):46-60.
37. Grundy SA, Feldman E, Davidson A. Evaluation of infertility in the bitch. Clin Tech Small Anim Pract. 2002;17(3):108-15.
38. Roos J, Fontbonne A. Infecondité du chien mâle. EMC Vétérinaire. 2019;16(1):1-13.
39. Amann RP. Detection of alterations in testicular and epididymal function in laboratory animals. Environmental Health Perspectives. 1986;170:149-58.
40. Kustritz MVR. Infertility in the dog and the cat. In: Kustritz MVR. The practical veterinarian. Small animal theriogenology. St. Louis: Butterworth Heinemann; 2003. p.561-98.
41. James RW, Heywood R. Age-related variations in the testes and prostate of beagle dogs. Toxicology. 1979;12:273-9.
42. Dahlbom M, Andersson M, Huszenicza G, Alanko M. Poor semen quality in Irish wolfhounds: a clinical and spermatological study. Journal of Small Animal Practice. 1995;36:547-52.
43. Fritz TE, Lombard LS, Tyler SA. Pathology and familial incidence of orchitis and its relation to thyroiditis in a closed beagle colony. Experimental and Molecular Pathology. 1976;24:142-58.
44. Günzel-Apel AR, Heilkenbrinker T, Heilkenbrinker M, Messow C, Krause D. Reproductive status of the dog after unilateral orchidectomy or unilateral abdominal testis reposition. Journal of Reproduction and Fertility. 1989;39:328-9.
45. Goodwin M, Gooding KM, Regnier F. Sex pheromone in the dog. Science. 1979;203(4380):559-61.
46. Goericke-Pesch S, Reifarth L, Behrens Mathiesen C, Schuler G, Umbach AK, Körber H. Chronic immune-mediated orchitis is the major cause of acquired non-obstructive azoospermia in dogs. Front Vet Sci. 2022;9:865967.
47. Romagnoli S, Majolino G. Aspermia/oligozoospermia caused by retrograde ejaculation in the dog. In: Bonagura JD, Twedt DC, Kirk RW (eds.). Kirk's current veterinary therapy XIV. St. Louis: Elsevier; 2009. p.1049-53.
48. Romagnoli S, Bonaccini P, Stelletta C, Garolla A, Menegazzo M, Foresta C et al. Clinical use of testicular fine needle aspiration cytology in oligozoospermic and azoospermic dogs. Reproduction in Domestic Animals. 2009;44(2):329-33.
49. Kawakami E, Hori T, Tsutsui T. Changes in plasma luteinizing hormone, testosterone and estradiol-17 beta levels and semen quality after injections of gonadotropin releasing hormone agonist and human chorionic gonadotropin in three dogs with oligozoospermia and two dogs with azoospermia. Animal Reproduction Science. 1997;47:157-67.
50. Bell JS. Hereditary hypothyroidism: understanding the disease process. Tuft's Canine and Feline Breeding and Genetics Conference; 2003.
51. Carmichael LE. Brucella canis. In: Nielsen K, Duncan JR. Animal brucellosis. Boca Raton: CRC Press; 1990. p.335-50.
52. Keid LB, Soares RM, Vasconcellos SA, Salgado VR, Megid J, Richtzenhain LJ. Comparison of PCR assay in whole blood and serum specimens for canine brucellosis diagnosis. Veterinary Record. 2010;167:96-9.
53. Greene CE, Carmichael LE. Canine brucellosis. In: Greene CE (ed.). Infectious diseases of the dog and cat. Philadelphia: WB Saunders Company; 2012. p.398-411.
54. Hollett RB. Canine brucellosis: outbreaks and compliance. Theriogenology. 2006;66:575-87.
55. Makloski CL. Canine brucellosis management. Veterinary Clinics of North America: Small Animal Practice. 2011;41:1209-19.
56. Gifford AT, Scarlett JM, Schlafer DH. Histopathologic findings in uterine biopsy samples from subfertile bitches: 399 cases (1990-2005). J Am Vet Med Assoc. 2014;244(2):180-6.

CAPÍTULO 13

Hormonioterapia na clínica reprodutiva canina

Emmanuel Fontaine
Marcelo Rezende Luz

INTRODUÇÃO

A prática em reprodução canina mostra que os hormônios são quase onipotentes. O que significa essa afirmação? Simplesmente que os hormônios estão realmente no centro de todos os mecanismos que orquestram o funcionamento normal da função reprodutiva. É um maquinário bonito, bem regulado, que tem tudo a ver com equilíbrio.

De fato, quando a concentração de um hormônio aumenta em um lugar, sempre há um *feedback* negativo em outro lugar que é ativado para evitar qualquer superestimulação. Como impedir que esse *feedback* aconteça? Então, abre-se a porta para o desenvolvimento de condições patológicas. Esta é, obviamente, uma explicação simplificada; mas isso não tira o fato de que a função reprodutiva canina é uma bela maquinaria orgânica – que, na verdade, tem tudo a ver com o equilíbrio hormonal.

É por isso que, ao longo dos anos, os médicos-veterinários adquiriram grande arsenal terapêutico hormonal, que pode ajudá-los a avaliar e controlar – em certa medida – a função reprodutiva canina; muitas vezes, também se usa a terapia hormonal para realmente curar algumas das inúmeras condições reprodutivas dependentes de hormônios.

Em clínicas, o uso de diversas moléculas dá acesso a diferentes protocolos terapêuticos que podem ser úteis em diversas ocasiões clínicas. Neste capítulo, portanto, serão descritas essas moléculas mencionadas, como elas agem, suas indicações, e o que os médicos-veterinários podem esperar ao utilizar os protocolos descritos na literatura científica. Os médicos-veterinários podem consultar essa informação quando procuram uma indicação específica; e com base no que está escrito a seguir, espera-se que uma decisão ponderada seja tomada. Será dado maior enfoque aos protocolos voltados à contracepção, à interrupção de gestação, à indução de estro, à inibição da lactação e ao tratamento conservativo da piometra. Serão abordados, neste capítulo, antiprogestágenos (aglepristone); agonistas dopaminérgicos e antagonistas da serotonina (cabergolina, bromocriptina e metergolina); esteroides sexuais (progestágenos, estrógenos e andrógenos); prostaglandinas F2α (cloprostenol e dinoprost); eCG e hCG; e agonistas de GnRH (deslorelina).

ANTIPROGESTÁGENOS

A progesterona é um hormônio-chave quando se trata de reprodução canina. No entanto, embora esse hormônio seja essencial para a manutenção da gestação, sua presença também predispõe a cadela a desenvolver certas afecções reprodutivas específicas, como piometra e hiperplasia endometrial cística (HEC).

Os protocolos médicos para a cura desses distúrbios em cadelas dependem, portanto, da remoção dessa impregnação de progesterona. Induzir luteólise em cadelas não é tarefa simples, o corpo lúteo canino é mais refratário à luteólise induzida por prostaglandinas (que é o tratamento de escolha em outras espécies) antes de 35 dias após a ovulação. Além disso, a abordagem com PGF2α pode requerer aplicações diárias e é acompanhada de efeitos colaterais (p. ex., vômitos, diarreia, broncoespasmo), que às vezes podem ser graves em certos indivíduos – como cães braquicefálicos[1] (mais detalhes adiante).

Os antiprogestágenos são esteroides sintéticos que competem com a progesterona endógena para se ligar com maior afinidade aos receptores de progesterona, impedindo que a progesterona exerça seus efeitos biológicos.[2] Atuam como verdadeiros antagonistas de receptores no nível uterino. A propósito, eles previnem os efeitos uterinos da progesterona sem inicialmente diminuir as concentrações séricas de progesterona. O uso no início da gestação leva à morte embrionária e, posteriormente, à reabsorção embrionária, enquanto no meio da gestação, leva à expulsão subsequente dos fetos.

O aglepristone é um antagonista da progesterona que tem maior afinidade que a progesterona por seus receptores. Foi comercializado pela primeira vez para interrupção da gestação em cadelas, mas em razão de seu efeito antagonista, tem sido um divisor de águas no tratamento de distúrbios relacionados à progesterona canina. A seguir, serão descritas suas indicações em cães e o que os médicos-veterinários podem esperar de seu uso.

Uso de aglepristone para interrupção da gestação em cadelas

O aglepristone pode ser administrado a qualquer momento durante a fase luteal. O protocolo envolve 2 aplicações subcutâneas de 10 mg/kg, em um intervalo de 24 horas. Seu uso leva à reabsorção embrionária e ao abortamento quando usado no início ou no meio da gestação, respectivamente. No entanto, o aglepristone provou ser eficiente em qualquer fase da gestação.[3] Se usado no final da gestação, após 45 dias, leva à expulsão dos fetos. No final da gestação, portanto, muitas vezes é recomendado o uso de aglepristone em associação com prostaglandinas F2α (p. ex., 5 dias de dinoprost ou cloprostenol).[1]

Além da reação local após a aplicação, em geral, pouquíssimos efeitos colaterais são relatados no uso do aglepristone nessa indicação – o que o torna atualmente o tratamento de escolha quando disponível. Também não há mais consequências sobre a função reprodutiva, e a fertilidade futura foi confirmada após esse tratamento.[4]

É bom notar que cadelas tratadas com aglepristone tendem a ter um intervalo interestro mais curto. O autor observou cadelas no estro 3 meses mais cedo após receberem o tratamento com aglepristone. Acredita-se que isso esteja relacionado a uma estimulação da produção de hormônio foliculoestimulante (FSH), embora ainda não tenha sido confirmado.

Uso de aglepristone no tratamento da HEC

A HEC é uma alteração do endométrio, inicialmente com hiperplasia e em seguida com destruição do endométrio. Nos casos mais graves, acomete também o miométrio e está associada ao aparecimento de cistos endometriais. Ocorre mais frequentemente em cadelas mais velhas, no entanto, por causa de uma anomalia reprodutiva (p. ex., hímen imperfurado, septo vaginal, cisto ovariano) ou em razão de administração de tratamento hormonal desnecessário (p. ex., abortamento com estrógenos, administração repetida de progestágenos), essa condição também pode ser encontrada em fêmeas mais jovens. A patogenia da HEC ainda é pouco conhecida. Acreditava-se que era a primeira fase no desenvolvimento de uma piometra; no entanto, sabe-se que ambas as doenças podem coexistir separadas e não estão necessariamente conectadas. O que se sabe, porém, é que a HEC só pode se desenvolver sob impregnação repetida ou prolongada de progesterona (progesterona natural ou progestágenos).

A HEC, em geral, é assintomática, e o diagnóstico é fortuito durante uma ultrassonografia para diagnóstico de gestação ou uma consulta para infertilidade. Seu diagnóstico definitivo só pode ser feito por ultrassonografia abdominal. A dilatação do lúmen uterino e a presença de cistos no endométrio serão visualizadas nos casos de HEC.

A ovário-histerectomia (OSH) é o tratamento de escolha se o estado geral do animal permitir uma anestesia geral. Já o tratamento clínico é de interesse em duas situações: quando a fêmea não pode ser anestesiada (insuficiência cardíaca/renal ou cão idoso) ou quando se destina à reprodução. O tratamento clínico só deve ser realizado depois de se certificar de que não há afecção do ovário (cisto, tumor), o que pode induzir a recidiva após o tratamento. A hospitalização do animal geralmente não é necessária. O tratamento de escolha consiste no uso da aglepristone na dose de 10 mg/kg. O protocolo descrito na Tabela 1 pode ser utilizado e, diferentemente da piometra, o uso de antimicrobiano em geral não é necessário.

Em D7, D14 e D21, se não houver mais sinal de HEC na ultrassonografia, as aplicações de aglepristone e o tratamento podem ser descontinuados. Desde que o útero se recupere e os proprietários façam tudo para otimizar a fertilidade no próximo ciclo (p. ex., monitoração das ovulações, verificação da qualidade do sêmen etc.), o prognóstico para fertilidade futura geralmente é bom.

TABELA 1 Tratamento clínico de HEC com aglepristone

Dia de tratamento	Ação
D0 (primeiro dia de tratamento)	Aglepristone 10 mg/kg/SC
D1	Aglepristone 10 mg/kg/SC
D7	Ultrassonografia ± aglepristone 10 mg/kg/SC
D14	Ultrassonografia ± aglepristone 10 mg/kg/SC
D21	Ultrassonografia ± aglepristone, 10 mg/kg/SC

HEC: hiperplasia endometrial cística; SC: subcutâneo.

Uso de aglepristone no tratamento de piometra

A piometra é o principal distúrbio uterino que os clínicos de pequenos animais encontram em sua atividade. Embora seja de fato uma infecção, é importante lembrar também que sua patogênese envolve uma impregnação hormonal de progesterona. Essa é a razão pela qual a piometra é geralmente diagnosticada em cadelas em diestro, pois a progesterona leva à proliferação endometrial, secreções glandulares uterinas, fechamento do colo do útero e diminuição das contrações do miométrio.

É importante ter em mente: ao lidar com piometra em clínica, a primeira opção terapêutica a considerar ainda é a OSH. Então, pode-se perguntar: por que é importante saber sobre as opções clínicas? Elas realmente nos oferecem alternativas valiosas a serem consideradas nas seguintes situações: a cadela é diagnosticada com piometra, mas há contraindicação para anestesia e cirurgia (p. ex., animais com doença cardíaca/renal associada); ou a cadela é diagnosticada com piometra, mas o animal é de alto valor genético e o proprietário quer preservar seu potencial reprodutivo.

Protocolo clínico com uso de aglepristone

A estratégia é baseada em dois pontos essenciais:

- Existe um componente bacteriano na doença, e o tratamento clínico inclui, portanto, antibióticos.
- Há um componente hormonal na doença, e o tratamento visará, portanto, suprimir a impregnação de progesterona, e isso pode ser obtido induzindo à luteólise com o uso do aglepristone, um bloqueador do receptor de progesterona.

Na Europa, a opção preferida é combinar as prostaglandinas com o aglepristone.[4] O protocolo recomendado está descrito na Figura 1.

Não é incomum ouvir que esses protocolos clínicos, embora eficazes, são principalmente para uso em animais que sofrem de piometra de cérvix aberta; e que eles são bastante inúteis quando se trata de útero com cérvix fechada. Há vários aspectos a se considerar. As cadelas que apresentam piometra de cérvix fechada estão muitas vezes em estado crítico; para elas, remover o mais rápido possível o conteúdo purulento que está causando o problema geralmente é a opção mais rápida e eficiente; a cérvix, estando fechada e com o uso de PGF2α, pode levar à ruptura uterina por causa das contrações uterinas que induzem.

Dito isso, mesmo no caso de piometra de cérvix fechada, vale a pena considerar os tratamentos clínicos, especialmente se o

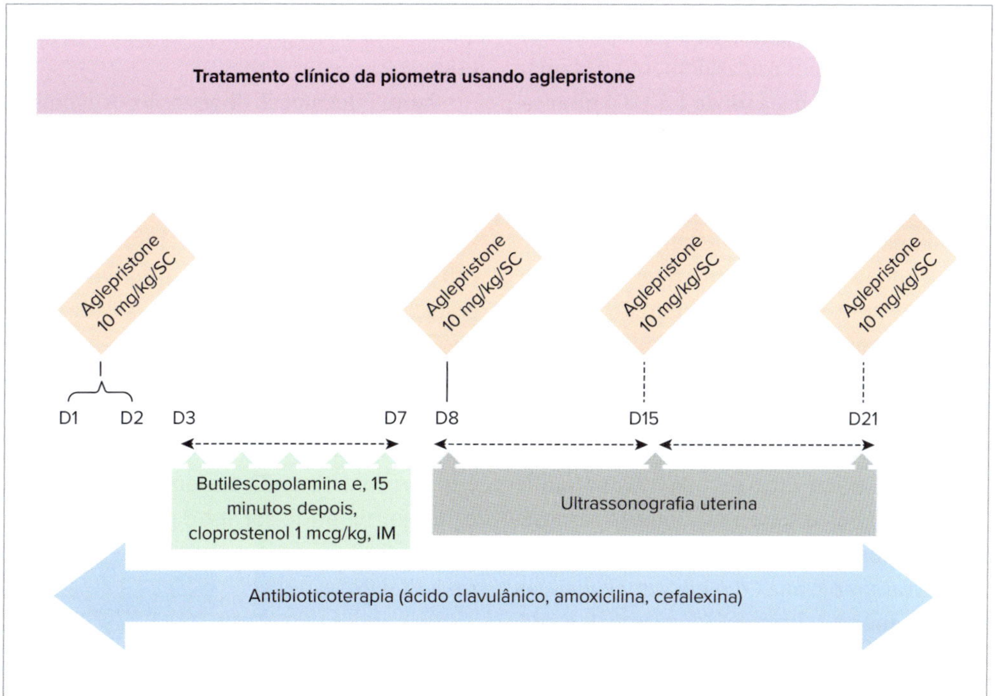

FIGURA 1 Tratamento clínico da piometra usando aglepristone e prostaglandina F2α.[1]
D: dia; IM: intramuscular; SC: subcutâneo.

animal estiver em condição tão crítica que a cirurgia deve ser adiada até a estabilização clínica. Nesse caso, a aglepristone será a primeira opção a se considerar. Em razão de seus efeitos antiprogesterona, ajuda a abrir o colo do útero (~36-48 horas) e, portanto, permite a eliminação do pus, aliviando os sintomas.

Eficácia do tratamento clínico da piometra

Como mencionado anteriormente, há dados que mostram que os protocolos clínicos para piometra são eficientes, sendo capazes de curar 90% ou mais dos animais.[4] No entanto, alguns profissionais ainda estão relutantes em utilizá-los para fins de reprodução, duvidando que a fertilidade volte ao normal depois. De fato, pode-se pensar que a doença uterina prévia pode ter levado a graves alterações do endométrio, prejudicando a função reprodutiva. Em um estudo anterior,[5] 19/24 (80,1%) cadelas tratadas clinicamente para piometra emprenharam após o acasalamento. O tamanho médio da ninhada foi de 4,5 ± 3,6 filhotes.

Importante notar também que, neste estudo, em 5/24 cadelas (20,8%), a recidiva da doença foi observada no primeiro cio após o acasalamento, o que é semelhante ao descrito em estudos anteriores sobre o tema.[4]

No entanto, uma informação importante é de que 5/6 cadelas que não estavam gestantes tiveram recidiva. Isso esclareceu o efeito protetor da gestação no útero e sugere um acompanhamento cuidadoso da fase luteal para evitar efeitos colaterais na saúde da cadela após o desenvolvimento de uma doença uterina.

Ultrassonografias devem ser realizadas com frequência durante a fase luteal, e cuidados especiais devem ser tomados quando as cadelas não se encontram gestantes. Além disso, um tratamento preventivo com aglepristone pode ser proposto nesses casos para evitar o desenvolvimento de piometra. Uma maneira de ajudar a prevenir a recidiva é acasalar a fêmea no próximo estro, com antibioticoterapia durante o proestro.

AGONISTAS DOPAMINÉRGICOS E ANTAGONISTA DA SEROTONINA

São substâncias capazes de inibir a secreção de prolactina, hormônio proteico produzido pelas células lactotróficas da adeno-hipófise. A prolactina possui efeito luteotrófico na segunda metade do diestro e da gestação canina e estimula a produção de leite.[6] Assim, os inibidores de prolactina estão indicados em todas as situações em que se deseja diminuir a secreção de prolactina e seus efeitos no organismo, por exemplo: pseudociese, mastite, lactação persistente, galactoestase, interrupção da gestação, tratamento conservativo da piometra e indução de estro. Há três substâncias que podem ser utilizadas em cadelas, sendo que a eficácia em inibir a prolactina é variável (Tabela 2).

Para a interrupção de gestação, os agonistas dopaminérgicos são comumente associados a PGF2α (ver a seguir) para aumentar a eficácia do tratamento. Pode-se associar, por exemplo, cabergolina com cloprostenol ou cabergolina com dinoprost, após o dia 25 da gestação, ou utilizar cabergolina isoladamente após o dia 40.[11,12]

Nos casos de pseudociese, mastite, lactação persistente e galactoestase, a cabergolina pode ser utilizada até que os sintomas relacionados à hiperprolactinemia cessem. Além disso, a cabergolina pode ser usada no tratamento clínico da piometra associada ao aglepristone ou a PGF2α.

Cabergolina

É um alcaloide de *ergot* com atividade agonista seletiva nos receptores D2 da do-

TABELA 2 Eficácia comparativa dos antiprolactínicos utilizados em cadelas

	Bromocriptina	Metergolina	Cabergolina
Duração do pico de atividade (horas)	4	2	6
Eficácia relativa (referência metergolina)	3,3	1	21
DE50 êmese (mg/kg)	0,013	0,93	0,019
Dose média eficaz (mg/kg)	0,02	0,02	0,005

Fonte: Fieni et al.[7]

pamina. Altamente potente, de longa ação e poucos efeitos colaterais. Sua meia-vida é relativamente longa, mínimo de 48 horas, e seu *clearance* é lento.[12] Sua eficácia relativa sobre a prolactina é 21 vezes superior à da metergolina e 7 vezes superior à da bromocriptina (Tabela 2). A dose recomendada é de 5 mcg/kg/oral/SID, independentemente da indicação terapêutica. A indução do estro com cabergolina geralmente apresenta excelentes resultados (80% a 100% de indução do estro com ovulação e 80% a 100% de gestação/parto), embora o tratamento seja demorado. A indução pode ser realizada nos casos de falhas reprodutivas, anestro primário ou anestro prolongado. A cabergolina deve ser fornecida no anestro (quanto mais avançado o anestro, melhor), diariamente, até o 2º dia após o início dos sinais de proestro ou por até 40 dias. Em geral, as cadelas apresentam sinais de proestro após 4 a 30 dias.[6-8] Recentemente, demonstrou-se que o *priming* com 0,01 mg/kg/IM de benzoato de estradiol, uma semana antes do início da cabergolina, diminui significativamente o tempo para o início do proestro, que também é mais curto.[9] Mas é importante lembrar que a reparação endometrial canina leva 12 semanas para ocorrer após o diestro/a gestação,[10] o que pode afetar a fertilidade do estro induzido.

Entretanto, especificamente para indução do estro, a dose de 0,6 mcg/kg/oral/SID também se mostrou eficaz.[13]

A grande capacidade inibitória sobre a prolactina e o uso apenas uma vez ao dia são as grandes vantagens dessa substância sobre as demais. Por não estar disponível no mercado veterinário brasileiro até a fim de 2022, solicita-se o encapsulamento da cabergolina de uso humano na dose desejada em uma farmácia de manipulação.

Bromocriptina

É um alcaloide de *ergot* com atividade agonista no receptor de dopamina. Possui meia-vida de 4 a 6 horas. Por possuir ação central, pode causar muitos efeitos colaterais, como hipotensão por vasodilatação, vômito, inapetência e anorexia. A dose recomendada é de 10 a 50 mcg/kg/oral/BID ou TID, administrada com o alimento.[14]

Metergolina

Possui efeito antagonista da serotonina com ação dopaminérgica indireta. Para supressão da lactação, a dose geralmente recomendada é de 0,1 a 0,2 mg/kg/oral/BID por 7 a 10 dias ou até cessarem os sintomas. Sua ação antisserotoninérgica central pode causar agressividade, depressão, agitação, fugas e mudanças no apetite (aumento ou diminuição).[14]

ESTEROIDES SEXUAIS

Os esteroides sexuais de uso terapêutico são hormônios similares aos esteroides gonadais, mas com potência e meia-vida distintas. Podem ser utilizados em cães os progestágenos, os estrógenos e os andrógenos.

Existe muito receio de profissionais médicos-veterinários com relação ao uso de contraceptivos esteroides em cadelas (e em gatas), especialmente em função do risco de desenvolvimento de piometra e de neoplasias mamárias. Isso decorre do uso indiscriminado ocorrido no século XX de esteroides em doses muito acima daquelas consideradas seguras e eficazes, o que gerou publicações enfatizando os efeitos colaterais desses produtos, que ainda são controversos.[15] Cães da raça Beagle foram muito utilizados como modelo experimental em pesquisas de contraceptivos hormonais para mulheres a partir da década de 1960. Nesses estudos, foram utilizadas doses muito elevadas (até 25 vezes a dose proposta para mulheres e até 37,5 vezes a dose recomendada para cães)[16,17] e por tempo excessivamente prolongado (1, 2 ou até 7 anos), o que gerou uma série de relatos de seus efeitos indesejáveis nos cães.[18-20] Outro fator que leva à condenação do uso de esteroides em cães e gatos no Brasil é a comercialização que dispensa a prescrição pelo médico-veterinário, possibilitando o uso indiscriminado e em doses altas.[21] Associado à repercussão negativa do uso de esteroides em pequenos animais, há ainda o fato de que a esterilização cirúrgica é um método contraceptivo eficaz e permanente. Além disso, a esterilização cirúrgica foi apontada, até recentemente, como sendo livre de efeitos indesejáveis à saúde canina, embora, hoje, já se saiba que essa afirmação é bastante discutível.[22] Apesar de os esteroides sexuais terem papel importante no desenvolvimento de piometra e de neoplasias mamárias, esses fármacos podem ser úteis se administrados de maneira correta, como descrito a seguir.[12]

Progestágenos (progestinas)

São hormônios sintéticos com atividade progestacional e podem ser usados como contraceptivos e suplemento em cadelas gestantes que apresentem hipoluteoidismo (ver Capítulo 6, "Manejo gestacional e distúrbios da cadela gestante"). Esses compostos agem por meio do bloqueio da função ovariana, impedindo o crescimento folicular, a ovulação e o desenvolvimento da fase luteal, embora a ação sobre as gonadotrofinas seja controversa.[15,23,12,24] Entre os efeitos colaterais, listam-se: HEC, piometra, neoplasia mamária, inibição adrenocortical, estímulo da secreção de hormônio do crescimento (GH), resistência à insulina/diabetes gestacional,[15] aumento de apetite e ganho de peso, alopecia e descoloração de pelos e supressão do sistema imune.[25] Recomenda-se um exame clínico completo associado a exames complementares antes do uso, especialmente para descartar distúrbios mamários, uterinos ou ovarianos. Apesar dos efeitos colaterais em potencial, os progestágenos podem ser utilizados com segurança, desde que com indicação do médico-veterinário, o qual deve considerar a saúde do animal, a idade, a raça, a fase do ciclo estral, a ausência de alterações endócrinas, mamárias, uterinas e ovarianas, a dose certa e o menor tempo possível de uso.[24] A seguir, serão apresentados os três progestágenos mais utilizados na reprodução canina.

Acetato de megestrol (MA)

É um progestágeno de curta ação, uso oral, rapidamente metabolizado e mais indicado para tratamentos de menor duração.[12] Para a supressão do estro, a dose recomendada é de 2,2 mg/kg/VO/SID/8 dias, iniciando até o 3º dia do proestro, com eficácia de 92% a 97%. O retorno ao estro ocorre em média após 4 a 6 meses (1 a 9 meses). Já para a prevenção de novo ciclo estral, a dose clássica é de 0,55 mg/kg/VO/SID, por 32 dias, durante o anestro, com eficácia de 98%. O retorno ao estro ocorre em média após 4 meses (1 a 9 meses). Embora nestas doses o risco de desenvolvimento de piometra (0,8%) e de demais efeitos colaterais seja mínimo,[26] doses de 0,01 e 0,05 mg/kg/VO/

SID por 32 dias também foram eficazes em prevenir um novo ciclo por 1 ano (n = 5).[12,27]

Acetato de medroxiprogesterona (MPA)

É um progestágeno potente, de longa ação e uso injetável (no Brasil não está disponível para uso oral). Sua principal indicação é a contracepção, prevenindo a ocorrência de ciclos estrais, mantendo a cadela em anestro. A dose de 1,5 a 3,0 mg/kg/IM a cada 3 a 6 meses pode ser utilizada no anestro,[12] embora a dose de 0,05 mg/kg também tenha sido capaz de manter cadelas em anestro por 1 ano.[27] Além disso, quanto menor a dose (< 2 mg/kg), menor o tempo de uso (máximo 3 ciclos sucessivos), mais jovem a fêmea, menor o risco de efeitos colaterais.[12] Entre os efeitos colaterais, têm-se principalmente as neoplasias mamárias e a piometra, embora mais comuns com o uso de doses mais altas e em maior frequência. Entre os progestágenos disponíveis, é o que possui maior efeito androgênico e imunossupressor.[25]

Proligestone

É um progestágeno injetável de 3ª geração, e foi desenvolvido com o intuito de ter ação progestacional mais fraca e agir menos sobre o eixo hipotalâmico-hipofisário-gonadal, causando assim menos efeitos colaterais que o MPA e MA.[12] Entretanto, isso não foi confirmado e estudos demonstraram que a proligestone pode causar os mesmos afeitos colaterais que o MPA e o MA.[28] Embora nas doses indicadas, a incidência de neoplasias mamárias e piometra seja baixa ou mesmo irrelevante,[29] a proligestone pode afetar as adrenais, alterar a homeostase da glicose e causar imunossupressão.[25] A dose recomendada é de 10 mg/kg/IM para cadelas de porte grande e 33 mg/kg/IM em fêmeas de porte pequeno, aplicada aos 0, 3 e 7 meses, e a cada 5 meses, com eficácia superior a 95%.[28,30] O retorno ao estro ocorre entre 3 e 9 meses após o tratamento.[28] Pode ser utilizada em matrizes.[15]

Estrógenos

São hormônios sintéticos, com potente ação estrogênica. Quando administrados por via exógena, podem causar um *feedback* negativo no eixo gonadotrófico, inibindo o pico de LH e a ovulação.[25] Os estrógenos possuem efeitos colaterais que variam conforme o estrógeno utilizado, a dose e a duração do tratamento. Os principais efeitos colaterais são aplasia de medula óssea, causando anemia, leucopenia, trombocitopenia, alopecia, hiperpigmentação de pele, piometra, alterações comportamentais (como sinais de cio prolongado e ninfomania), abortamentos, além de poderem causar distúrbios de fertilidade.[12] Por essa razão, são contraindicados em matrizes, bem como em fêmeas com distúrbios uterinos, mamários ou ovarianos. As principais indicações para o uso de estrógenos são: acasalamentos indesejáveis e incontinência urinária.

Acasalamentos indesejáveis

Os estrógenos interferem negativamente no transporte oocitário e embrionário, causam edema na junção uterotubárica, modificam a bioquímica uterina e possuem efeitos tóxicos sobre os embriões. Por essas razões, podem ser usados como contraceptivos, prevenindo a fertilização ou implantação embrionária.[12] Podem ser usados:

- O cipionato de estradiol (CE), na dose de 44 mcg/kg/IM/dose única (proestro) ou 75 mcg/kg/SID/7 dias (proestro ou estro),[31] sem exceder 1 mg no total.
- O benzoato de estradiol (BE), utilizado em baixa dose, 0,01 mg/kg/SC ou IM, nos dias 3, 5 e 7 após o acasalamento, apresentou

95% de eficácia, mas 7,8% de cadelas apresentaram secreção vaginal e 7,3% piometra (Sutton et al., 1997). Todavia, nenhum animal apresentou aplasia de medula óssea (n = 358). Em contrapartida, em dose única de 0,2 mg/kg/IM, no 2º dia após o acasalamento, ou seja, 5º dia após a ovulação, não houve relatos da ocorrência de piometra, porém o número de animais estudados foi pequeno.

Há relatos de indução de abortamento quando usados em cadelas com gestação avançada. Entretanto, considerando-se que há medicamentos quase isentos de efeitos colaterais, como o aglepristone, os estrógenos não são mais a primeira escolha para essa finalidade e vários profissionais condenam seu uso como abortivos há mais de 20 anos.[10]

Incontinência urinária

Os estrógenos são capazes de controlar a incontinência urinária desenvolvida por algumas cadelas após a castração, o que ocorre em média em 20% das fêmeas (60% na raça Boxer), com 60% de eficácia. Utiliza-se o estriol, um estrógeno de curta ação e sem efeitos no útero, na dose de 0,5 a 2,0 mg/animal/oral/SID. O tratamento deve ser diário até que se controle os sintomas, momento em que a medicação deve ser suspensa, mas deve ser retomada caso os sintomas voltem. Outros medicamentos não estrogênicos normalmente utilizados para essa finalidade são fármacos α-adrenérgicos (85% a 98% de eficácia), como a fenilpropanolamina, na dose 1,5 mg/kg/SID-TID/oral (não disponível no Brasil) ou a efedrina, na dose 1 a 2 mg/kg/BID/oral.[33] Além disso, o estriol pode ser associado ao α-adrenérgico. As cadelas tratadas com estriol devem ser acompanhadas periodicamente com exame ultrassonográfico para piometra de coto.[34] Edema de vulva e atração de machos são observados ocasionalmente em cadelas tratadas com doses acima de 1,5 mg/dia, e sinais de estro podem ocorrer em algumas fêmeas tratadas com doses maiores. Já as alterações hematológicas não são observadas quando a dose utilizada é de 0,5 a 1,0 mg/dia, mesmo após anos de uso.[12]

Andrógenos

São hormônios sintéticos que podem ser utilizados como contraceptivos em cadelas pela capacidade de inibir o pico de LH e a ovulação, e assim prevenir a ocorrência de novos ciclos, com manutenção da cadela em anestro. Possivelmente, a grande vantagem em relação aos progestágenos seja a ausência de ação no útero e nos ovários,[24] mas um aspecto negativo é a duração prolongada do anestro após o final do tratamento, que pode durar de 1 a 2 anos,[35] mas, em geral, o retorno ao estro ocorre em 1 a 7 meses após o término do tratamento.[36] Uma possibilidade é, após o tratamento, realizar a indução do estro (ver adiante).[35] Outro ponto importante é que os andrógenos devem ser evitados em cães com disfunções hepáticas e em raças com predisposição a hepatopatias, como Bedlington Terrier.[37] A seguir são abordados os principais andrógenos utilizados na reprodução de cães.

Mibolerone

Andrógeno utilizado nos EUA (não disponível no Brasil), cuja dose é dependente do peso (Tabela 3).

TABELA 3 Dose de andrógenos utilizados nos EUA em até 2 anos de acordo com o peso do animal

Peso (kg)	Dose (mcg/dia/oral)
< 12	30
Entre 12 e 23	60
Entre 24 e 45	120
> 45	180

O tratamento deve ser iniciado no mínimo 30 dias antes do proestro. Cães da raça Pastor Alemão, Bedlington Terrier e de raças asiáticas ou mestiços dessas raças não devem receber dose superior à de cães com mais de 45 kg. Os efeitos colaterais observados são masculinização, hipertrofia de clitóris, comportamento de monta, demarcação de território, vaginite, incontinência urinária, aumento de latidos, agressividade, espessamento da derme cervical e epífora.[12,38]

Outros andrógenos

Também podem ser utilizados como contraceptivos:

- Propionato de testosterona: 110 mg/animal/semana/IM/4 a 6 semanas.[39]
- Metiltestosterona: 0,25 a 0,5 mg/kg/IM/SID ou 25 mg/IM/semana.
- Cipionato de testosterona *depot*: 2 mg/kg/IM/aplicação única.[12]

Todavia, já foram relatadas manifestações de estro em cadelas suprimidas com cipionato de testosterona, além disso, acredita-se que a raça pode afetar a eficiência do tratamento.[35] Esses andrógenos são bastante utilizados em cães de corrida da raça Greyhound.

PROSTAGLANDINAS F2α

Diferentemente dos animais de produção, especialmente ruminantes e equinos, o uso de prostaglandinas F2α (PGF2α) não é tão rotineiro na reprodução canina, pois múltiplas doses são necessárias para a luteólise completa.[40] Além disso, a progesterona pode voltar a aumentar se ocorrer luteólise incompleta. Quando a PGF2α é administrada na primeira metade da gestação, a luteólise completa requer em média 7 dias, mas quando utilizada após o 30º dia, aproximadamente 4 dias.[12] Há duas PGF2α disponíveis para uso em cadelas, o cloprostenol (sintético) e o dinoprost (natural), em que o cloprostenol tem meia-vida maior que o dinoprost. Além de serem luteolíticos, eles possuem ação uterotônica, promovendo contração da musculatura uterina.

Independentemente da PGF2α de escolha, é importante que as cadelas a serem tratadas passem por um exame físico completo e não possuam alterações cardiopulmonares, já que esses fármacos causam efeitos colaterais, como bradicardia, taquipneia, broncoconstricção, sialorreia, vômitos, diarreia e incoordenação motora. Esses efeitos são causados por contração inespecífica da musculatura lisa,[11] e há mais efeitos indesejáveis com o uso da PGF2α natural em comparação com a sintética.[40] As prostaglandinas não devem ser utilizadas em raças braquicefálicas e em cadelas idosas. Os efeitos colaterais iniciam-se poucos minutos após a aplicação, com duração de até 1 hora, e podem ser minimizados quando são usadas doses baixas, já que são dose-dependentes. Além disso, os efeitos diminuem com o passar dos dias.[12] As principais indicações para uso são: interrupção terapêutica de gestação indesejada e esvaziamento de conteúdo purulento uterino.

Interrupção terapêutica de gestação indesejada

Para essa finalidade, a PGF2α pode ser utilizada de forma preventiva, após acasalamento não programado, a partir do dia 8 a 10 do diestro citológico, mas nesse momento ainda não se tem confirmação da gestação.[12] Há diversos protocolos de uso, como:

- Cloprostenol, na dose de 1 a 2,5 mcg/kg/cada 1 a 2 dias/IM, 3 ou 4 aplicações.
- Dinoprost, na dose de 10 a 50 mcg/kg/BID ou TID/SC ou IM, por 5 a 7 dias.

O tratamento deve ser realizado por 5 a 7 dias, e o abortamento normalmente se encerra até o 10º dia. Esse tratamento deve ser acompanhado com exames ultrassonográficos até que não haja embriões/fetos viáveis no interior do útero e/ou com dosagens de progesterona até que a concentração esteja inferior a 2 ng/mL (da mesma forma se a escolha for por outros fármacos, como aglepristone, cabergolina, etc.). [11] Além disso, a PGF2α deve ser aplicada antes das refeições para minimizar vômitos, e o animal deve permanecer sob supervisão médico-veterinária até cessarem os efeitos colaterais ou mesmo hospitalizado durante todo o tratamento (o autor é favorável à hospitalização). O uso de sulfato de atropina na dose de 0,025 mg/kg/SC, 15 minutos antes da aplicação da PGF2α, é eficaz em controlar os vômitos.[40] Entretanto, há relato de cadela de raça braquicefálica que necessitou de tratamento intensivo por angústia respiratória após o uso de PGF2α.[11] É recomendado o uso de antibiótico durante o tratamento.[41]

Alguns animais apresentam sinais de pseudociese após o tratamento, já que a diminuição da progesterona causa elevação da prolactina, assim como ocorre após a OSH da cadela em diestro. A grande vantagem das prostaglandinas é o baixíssimo custo, mas há medicamentos praticamente isentos de efeitos colaterais com a mesma finalidade terapêutica (ver antiprogestágenos), embora com a desvantagem do alto custo.

Esvaziamento de conteúdo purulento uterino

Nos casos de piometra aberta ou metrite pós-parto, em que há acúmulo de secreção purulenta no interior do útero, o uso de PGF2α é eficaz em causar contração miometrial e promover o esvaziamento uterino.

Mas é importante lembrar que as prostaglandinas **não** podem ser utilizadas em cadelas com piometra fechada ou com risco de ruptura uterina por fragilidade, pois podem causar ruptura uterina e peritonite, em razão de passagem forçada de secreção purulenta pelas tubas uterinas e bursa ovariana, atingindo o peritônio.[42]

eCG E hCG

As gonadotrofinas FSH e hormônio luteinizante (LH) são produzidas pela hipófise e controlam o funcionamento das gônadas tanto em machos como em fêmeas. Moléculas que mimetizam seus efeitos têm sido usadas na medicina veterinária por décadas. A gonadotrofina coriônica equina (eCG) e a gonadotrofina coriônica humana (hCG) são as duas moléculas que se encontram nessa categoria. O efeito do eCG é frequentemente descrito como 2/3 FSH e 1/3 LH – enquanto o hCG é o oposto, sendo descrito como 1/3 FSH e 2/3 LH. Seus usos foram descritos para algumas indicações terapêuticas na reprodução canina.

Indução de estro

Como mencionado anteriormente, o médico-veterinário pode induzir o estro em uma cadela apresentando anestro primário ou secundário, após nenhuma causa subjacente ter sido identificada.

Historicamente, protocolos baseados em eCG e hCG foram descritos com essa indicação. De fato, pelo menos teoricamente, o eCG estimularia o crescimento folicular e o hCG poderia ajudar a desencadear a ovulação, pois essas são as funções fisiológicas do FSH e do LH. Um protocolo comum usado nessa indicação é o seguinte:[43] 20 a 30 UI/kg de eCG diariamente por 5 a 9 dias e 50 UI/kg de hCG no início do estro para induzir a ovulação. A cadela deve ser confirmada em anestro para que o tratamento seja tentado.

No entanto, conforme apresentado na Tabela 4, esses protocolos com eCG e hCG levam a uma baixa taxa de gestação, especialmente quando comparados aos que utilizam implantes de agonista de GnRH e cabergolina. Quando essas outras opções estão disponíveis, elas representam hoje o tratamento de escolha em cadelas candidatas à indução de estro.

Testículos ectópicos

O LH desempenha papel na descida testicular em filhotes, e é por isso que o hCG foi descrito como um potencial tratamento médico para testículos ectópicos em cães. O protocolo descrito é o seguinte:[45] 50 UI/kg de hCG/IM/a cada 2 dias por 10 dias. Em seguida, pausar as aplicações por 10 dias e, em seguida, realizar outra série de 5 aplicações de hCG durante 10 dias, conforme descrito anteriormente. É importante notar que esse protocolo é baseado apenas em evidências empíricas e é considerado ineficiente após os 4 meses de idade. Além disso, caso tenha sucesso, ainda é recomendado não acasalar o animal que recebeu o tratamento, pois isso favorecerá a disseminação desse defeito genético na população canina. Idealmente, esse tratamento só deve ser oferecido se o animal estiver programado para uma vasectomia posterior.

AGONISTAS DE GnRH

Sintetizado principalmente em certos neurônios do hipotálamo, o hormônio liberador de gonadotrofinas (GnRH) é um decapeptídeo que foi por muito tempo considerado o marca-passo da função reprodutiva. Quando foi descoberto pela primeira vez no início dos anos 1970, os pesquisadores perceberam que haviam descoberto a chave para controlar totalmente a função reprodutiva.[46] Sabe-se hoje que os processos são realmente mais complexos – a própria produção de GnRH é regulada por neuromoduladores como a kisspeptina[47] –, mas isso não muda o fato de que o GnRH ainda desempenha papel importante na reprodução animal. O GnRH é secretado de forma pulsátil, e seu pulso atua como verdadeiro marca-passo da função reprodutiva, levando à secreção das gonadotrofinas hormônio FSH e LH, que desempenham papel essencial no sexo masculino e feminino.

Para capitalizar os efeitos do GnRH na clínica, compostos análogos (agonistas ou antagonistas) foram desenvolvidos e rapidamente implantados na reprodução canina. O uso de antagonistas do GnRH (especialmente o chamado acilina) tem sido descrito em cães para indicações como controle de estro,[48] interrupção da gestação[49] e tratamento de piometra.[50] Esses estudos, no entanto, foram realizados em um ambiente experimental e até agora nenhuma

TABELA 4 O que esperar da indução de estro com protocolos usando eCG/hCG,[43] cabergolina[44] e deslorelina[54]

	Indução do estro	Taxa de ovulação	Taxa de gestação	Sucesso geral
eCG/hCG	0%-60%	40%-60%	0%-50%	0%-18%
Cabergolina	80%	100%	80%	64%
Deslorelina	100%	80%	60%-70%	56%

alternativa comercial foi viabilizada para uso veterinário em cães.

Ao contrário, os agonistas de GnRH são mais comuns e estão disponíveis para uso em medicina veterinária em muitos países do mundo. Mais de 3 mil compostos diferentes estão disponíveis no mercado, e vários têm sido usados em cães, sendo os mais famosos azagly-nafarelina,[51] buserelina[52] e deslorelina.[53] Esses agonistas diferem do GnRH nativo por uma modificação de 2 ou 3 aminoácidos, o que aumenta sua estabilidade e sua potência: azagly-nafarelina é, portanto, 50 a 100 vezes mais potente que o GnRH endógeno; esse número é 150 para deslorelina e 15 a 30 para buserelina.[54]

Agonista de GnRH: como funciona?

Como mencionado anteriormente, a secreção pulsátil do GnRH modula a secreção das gonadotrofinas hipofisárias FSH e LH, ambas atuando diretamente nas gônadas de machos e fêmeas. Quando tal tratamento é iniciado, os agonistas de GnRH atuarão em um processo de duas etapas: a princípio, ocorrerá uma estimulação do eixo gonadal hipofisário, como consequência direta do efeito agonista da molécula. Isso levará a um aumento da secreção de FSH e LH, que levará a um aumento subsequente na secreção de hormônios sexuais esteroides. Então, seu uso crônico levará a uma dessensibilização da hipófise e provocará uma parada da secreção de gonadotrofinas.

O desaparecimento da secreção de gonadotrofinas levará subsequentemente a uma interrupção da produção de esteroides sexuais, levando a um silenciamento da função reprodutiva e a uma castração química progressiva, mas eficaz.

A biodisponibilidade do agonista de GnRH via oral é, entretanto, praticamente nula, em aproximadamente 0,1%.[55] Sua utilização requer, portanto, administração parenteral. Os primeiros estudos realizados usavam principalmente soluções para injeção intravenosa ou subcutânea, mas essas formas tinham meia-vida curta, e as administrações diárias do produto eram necessárias para obter um efeito clínico, o que as tornava inutilizáveis fora do contexto relacionado à pesquisa.[54]

Para usar as propriedades desses compostos em um contexto clínico, formas de liberação sustentada como injeções de depósito (leuprolida,[56] deslorelina[57]), com duração média de 1 mês de ação, e implantes, liberando doses constantes de agonista de GnRH por períodos de 3 a 12 meses (por exemplo, implantes biocompatíveis de deslorelina disponíveis hoje para carnívoros domésticos).[51]

Atualmente, os implantes agonistas de GnRH (Suprelorin® 4,7 e 9,4 mg, Virbac, Carros, França) são a forma mais amplamente disponível usada em cães na medicina veterinária. Esses implantes permitem a liberação do agonista de GnRH deslorelina: essa inovação técnica permite que os veterinários capitalizem os efeitos de um tratamento com agonista de GnRH, o impulso inicial (também conhecido como *flare-up*) e o efeito crônico (levando à supressão da secreção de gonadotrofinas).

É importante saber que os efeitos terapêuticos do agonista de GnRH não podem ser limitados às modificações induzidas no nível hipotalâmico-hipofisário. De fato, os receptores de GnRH também foram encontrados no sistema reprodutor (glândulas mamárias, ovários, ovidutos, endométrio, próstata), mas também na bexiga e na uretra, nos vasos sanguíneos, na pele e nos intestinos.[54] Acredita-se que os agonistas de GnRH também possam ter ação terapêutica por meio desses receptores, e esses implantes também são utilizados em protocolos terapêuticos para tratamento de incontinência urinária na cadela[58] e em ratas, inclusive como adjuvantes contra tumores mamários.[58,59]

Contracepção em cães com implantes de deslorelina

A castração em cães machos é a primeira indicação para a qual os implantes agonistas de GnRH foram desenvolvidos, capitalizando a dessensibilização hipofisária que ocorre progressivamente ao usar um implante de agonista de GnRH de liberação sustentada. Essa indicação é, portanto, a que está descrita principalmente na literatura científica veterinária. Os implantes são inseridos via subcutânea; nos machos, o fabricante recomenda administrá-los entre as escápulas. É bom saber que, nas clínicas, às vezes também são implantados na região umbilical. Essa localização permite fácil remoção caso seja necessária.

No macho

O primeiro efeito estimulante do implante dura cerca de 1 a 2 semanas, durante as quais os machos podem ficar mais agitados. Isso está associado ao aumento subsequente na produção de testosterona. Entretanto, 17 dias após o implante, as concentrações de gonadotrofinas e de testosterona chegarão a valores basais em 80% dos cães machos.[60] Depois de 4 a 5 semanas, a consistência dos testículos diminuirá (estarão mais macios), assim como o volume (1/3 do volume original), e a qualidade do sêmen diminui progressivamente. Quando a testosterona se torna basal, cerca de 70% dos espermatozoides apresentam anormalidades que alteram sua capacidade fertilizante.[60] Portanto, os cães machos podem tipicamente ser considerados castrados 5 semanas após o implante. Embora uma diminuição da libido seja geralmente relatada, é importante ter em mente que alguns machos ainda tentarão montar em fêmeas, apesar de estarem quimicamente castrados. É bom ter em mente que esse tipo de comportamento também pode ser encontrado em cães machos castrados cirurgicamente.

Na fêmea

A situação é bastante diferente na cadela. De fato, o efeito estimulante primário pode levar a uma indução de estro em alguns casos.[61] Dois fatores principais e importantes irão modular a resposta ao implante:

- Idade da cadela – cadelas pré-púberes implantadas entre 4 e 6 meses geralmente não expressam estro induzido, enquanto em fêmeas pré-púberes com mais de 7 meses de idade, a indução de estro quase sempre ocorre.[62]
- Fase do ciclo – uma cadela implantada em anestro terá sempre uma indução de estro; no entanto, se a cadela estiver em diestro, com P4 superior a 5 ng/mL, é menos provável que ocorra (embora não seja impossível!).[63]

A indução do estro geralmente ocorre de 3 a 8 dias após o implante e leva à ovulação em quase 80% dos casos.[63] No entanto, a supressão da secreção de gonadotrofinas pode não permitir a manutenção dos corpos lúteos. O LH é de fato um dos fatores luteotróficos mais importantes, portanto, em sua ausência, uma diminuição de P4 para valores basais pode ser observada 35 a 40 dias após a ovulação. Essa falha luteal induzida geralmente não permite a manutenção da gestação, mesmo que a cadela tenha sido acasalada e fertilizada. É bom notar, no entanto, que houve relatos de casos de cadelas que mantiveram a gestação nessas condições – por isso, é sempre recomendável monitorar essas cadelas e tratá-las adequadamente se a gestação for confirmada.

Vários estudos têm sido feitos para tentar prevenir esse estro induzido, utilizando diferentes abordagens terapêuticas com o progestágeno acetato de megestrol[64] ou o antagonista do GnRH acilina.[65] O acetato de megestrol foi usado para recriar um efeito progestacional, como o que acontece durante o diestro, a fim de evitar a indução de cio após o implante, enquanto a acilina foi usada para antagonizar o *flare-up* induzido pelo GnRH. Nenhum foi inteiramente satisfatório. Até o momento, nenhum dos protocolos publicados para prevenir o estro induzido após o uso de um implante de agonista de GnRH em cadela em anestro provou ser 100% eficiente. A única solução eficaz continua sendo o implante de cadelas pré-púberes.

Por quanto tempo funciona?

Após o uso desses implantes, há uma grande variabilidade individual sobre quando as secreções hipofisárias realmente voltarão ao normal. Com um implante de 4,7 mg, alguns machos apresentam testosterona basal por mais de 16 meses após o implante.[60] O peso pode desempenhar papel importante:

- Em cães com menos de 10 kg, a testosterona permanece basal por cerca de 13 meses.
- Em machos entre 10 e 25 kg, isso ocorre por aproximadamente 10 meses.[61]

No entanto, em ambas as categorias, em alguns animais, a testosterona volta a aumentar 6 meses após o implante. É por isso que agora é aconselhável reimplantar os cães a cada 6 meses para manter o efeito de castração.

No macho, um ciclo completo de espermatogênese leva cerca de dois meses. É por isso que o cão não voltará a ser fértil antes de dois meses após a testosterona aumentar novamente. A melhor maneira de confirmar que a fertilidade foi restabelecida após o uso desses implantes é monitorar o tamanho testicular (que aumentará após o retorno da espermatogênese) e realizar um espermograma para confirmar a presença de sêmen e se é compatível com a fertilidade.

Pouquíssimos dados estão disponíveis na cadela até o momento. O uso de implantes de 4,7 mg de deslorelina em cadelas adultas levou a um aumento do intervalo interestro em torno de 13,9 ± 1,9 meses após o estro induzido quando as cadelas foram implantadas em anestro, e 14,6 ± 3,5 meses quando foram implantadas em diestro.

Quais as vantagens em relação à cirurgia?

O uso do implante de deslorelina para contracepção em caninos oferece aos médicos-veterinários uma alternativa à cirurgia, seja para fins convenientes, seja, terapêuticos. O principal interesse desses implantes reside em seu efeito transitório. Observações clínicas mostraram que machos e fêmeas que foram implantados ainda são férteis e tiveram ninhadas normais quando os efeitos do implante cessaram.[60,62]

Essa alternativa pode ser de grande interesse para os proprietários, principalmente criadores de cães que desejam reproduzir mais seu animal e "planejar" a carreira reprodutiva de seus indivíduos de alto valor genético. Essa alternativa também é de grande interesse quando a cirurgia é contraindicada, por exemplo, quando o risco anestésico é muito importante. Alguns donos de cães mais velhos apreciarão esta solução em vez da cirurgia.

Indução de estro na cadela

Conforme descrito anteriormente, o efeito estimulante primário dos implantes de deslorelina leva à indução do estro fértil na cadela em anestro. Esses implantes agonistas de GnRH são, portanto, interessantes para serem considerados em cadelas apresentando anestro primário ou secundário, se nenhuma causa primária subjacente tiver sido identificada.

Normalmente os cios induzidos levam a uma ovulação normal 12 ± 2 dias após o implante.[63] No entanto, como também foi dito anteriormente, se o implante permanecer no local após a ovulação, pode-se observar em certos casos uma falha luteal induzida após a privação de gonadotrofinas. Para evitar esse fenômeno, recomenda-se a retirada do implante logo após a ovulação.[63]

A retirada do implante só pode ser realizada se estiver localizado em posição que o permita: a inserção do implante no nível da vulva ou no umbigo está descrita na literatura científica. De fato, esses locais evitam a migração do implante e facilitam sua remoção.[66] A área umbilical continua sendo o local preferido deste autor ao utilizar esses implantes.

Quando o implante deve ser removido? Se o momento ideal de remoção não foi claramente definido, a remoção entre o pico de LH (progesteronemia em torno de 2 a 3 ng/mL) e o dia em que a ovulação é confirmada parece ser bom o suficiente para induzir cios férteis.[63] Um estudo demonstrou, no entanto, que a quantidade de deslorelina que foi absorvida após o implante pode levar à falha luteal induzida em algumas cadelas por dessensibilização da hipófise. Portanto, é necessário um acompanhamento cauteloso da fase luteal após esses cios induzidos e, se as concentrações de progesterona estiverem diminuindo, a suplementação de progesterona deve ser necessária usando progesterona micronizada, 10 mg/kg/TID até 58 dias após a ovulação, por exemplo.[63]

Até o momento, não há estudos publicados comparando a indução de estro com implantes de agonistas de GnRH *versus* os demais protocolos descritos na literatura, baseados no uso do agonista dopaminérgico cabergolina ou eCG/hCG. Alguns elementos de resposta podem, no entanto, ser encontrados nas diferentes publicações sobre esses tópicos.

A Tabela 4 compara o que esperar entre essas três alternativas e pode ajudar os veterinários a decidir qual opção terapêutica hormonal escolher ao tentar induzir estro em uma cadela em anestro.

Uso terapêutico de implantes agonistas de GnRH: condições relacionadas aos hormônios esteroides sexuais

A esterilização para fins terapêuticos pode ser recomendada em muitas condições relacionadas aos hormônios sexuais. Em cães machos que sofrem de afecção prostática, a esterilização resulta na redução do tamanho do órgão, necessária para a cura clínica. Isso também é obtido após o uso de agonistas de GnRH, com redução do volume prostático em 4 a 6 semanas após o implante de deslorelina. Após a descontinuação do tratamento, a próstata volta ao tamanho normal, aproximadamente 1 ano depois.[67] Em outras condições andrógeno-dependentes, como tumores perianais, o implante de agonista de GnRH pode ser uma alternativa à esterilização cirúrgica conforme discutido anteriormente.

Outras aplicações terapêuticas

Uma alternativa no tratamento da incontinência urinária

A incontinência urinária em cadelas é uma complicação que pode ocorrer após a esterilização e pode afetar até 20% dos indivíduos, após diminuição da competência do esfíncter urinário. Já foi demonstrado que essa predisposição não está relacionada à deficiência de estrógenos que se desenvolve após a castração.[58] De fato, cadelas tratadas com progestágenos apresentam acentuada atrofia ovariana e concentração de E2 basal, mas sem maior risco de incontinência; as concentrações de E2 circulantes na cadela esterilizada e na cadela em anestro são substancialmente as mesmas. Além disso, apenas 61% a 65% das cadelas com incontinência respondem ao tratamento com estradiol (mais detalhes no tópico "Estrógenos").

A hipótese avançada hoje é que essa incompetência do esfíncter está ligada, após a remoção das gônadas, ao aumento das concentrações séricas das gonadotrofinas FSH e LH, resultante da perda de *feedback* gonadal na hipófise. Receptores para essas duas gonadotrofinas foram encontrados na bexiga e uretra de cães e cadelas, sugerindo um papel no metabolismo da bexiga. No entanto, seu modo de ação permanece pouco conhecido, e um efeito indireto por meio de uma diminuição no número de seus receptores após a castração, no nível da bexiga e da uretra está sendo considerado. O FSH e o LH participam do metabolismo da degradação do colágeno no nível da bexiga, e essa diminuição no número de seus receptores seria acompanhada por aumento do colágeno na bexiga, o que reduziria sua capacidade de contração. A hipótese é baseada na diminuição da secreção hipofisária pelo uso de agonistas do GnRH.

Além disso, algumas observações sugerem que os agonistas de GnRH podem ter efeito terapêutico direto ao aumentar a complacência da bexiga. O uso de implantes de deslorelina leva a uma melhora clínica da continência em cerca de 70% das pacientes. É importante notar, no entanto, que os resultados obtidos com tratamentos α-agonistas como a fenilpropanolamina (não disponível no Brasil), usados como produtos de primeira linha em cães hoje, são muito melhores (91,8% das cadelas respondem em geral).[58]

Os agonistas de GnRH são, portanto, uma alternativa para cadelas com contraindicações a esse tratamento, como agressividade, problema cardíaco ou dificuldade de administração, garantindo o implante uma boa adesão ao tratamento.

Além disso, em alguns casos que respondem mal aos α-agonistas, a associação com agonista de GnRH pode ajudar a restaurar a continência. Em um estudo recente, enquanto 7 de 12 cadelas apresentaram melhora na continência após o uso de agonistas de GnRH, o uso conjunto com um α-agonista restaurou a continência em todas as cadelas.[53]

Aplicação em dermatologia: a "síndrome da pelagem de filhote"

O aumento nas concentrações plasmáticas de gonadotrofinas após a esterilização cirúrgica leva a uma mudança na relação fase anágeno-telógena dos folículos pilosos. Consequentemente, 20% dos cães desenvolvem alterações na pelagem conhecidas como "síndrome da pelagem de filhote".[68]

O uso de agonista de GnRH resulta em melhora da qualidade da pelagem em 79% dos casos tratados. Se estivesse associada a um aumento da fase catagênica do pelo, sem modificação da relação anágeno-telógena, o mecanismo fisiopatológico que leva a essa mudança de pelagem não poderia ser elucidado.

É importante lembrar que alguns dos fármacos citados neste capítulo não estão licenciados para os usos aqui descritos, portanto, é necessário solicitar a autorização do proprietário para o uso na espécie canina.

CONSIDERAÇÕES FINAIS

A terapia hormonal é definitivamente parte importante da reprodução canina, pois muitos distúrbios e condições reprodutivas encontradas nessa espécie são de fato hormônio-dependentes. Embora o uso terapêutico de eCG/hCG seja mencionado na literatura, não parece relevante nos dias de hoje. Essas moléculas são ótimas para usar em cães para realizar testes de estimulação hormonal, mas seu uso terapêutico é definitivamente limitado e, quando disponíveis, definitivamente existem opções mais interessantes e eficientes. Em contrapartida, implantes de agonista de GnRH e aglepristone são certamente alguns dos maiores avanços no campo da reprodução canina. Eles oferecem alternativas médicas para condições que no passado pensava-se que só poderiam ser tratadas por meio de contracepção cirúrgica. É claro que essas moléculas ainda não estão disponíveis em todo o mundo, apesar do fato de que ambas as medicações já existam há quase 30 anos. Em um país onde não são comercializadas, é importante procurar outras opções. Em todos os lugares em que o aglepristone e os agonistas de GnRH se tornaram disponíveis, eles mudaram o jogo para os médicos-veterinários na reprodução canina. Portanto, é importante que os veterinários conheçam essas possibilidades terapêuticas hormonais para que possam conhecer as potenciais limitações e orientar melhor seus clientes.

REFERÊNCIAS

1. Fontbonne A, Lévy X, Fontaine E, Gilson C. Guide Pratique de reproduction clinique canine et féline. Paris: Med'Com; 2007. 280p.
2. Hoffman B, Schuler H. Receptor blockers – general aspects with respect to their use in domesticated animal reproduction. Anim Reprod Sci. 2000;2(60-1):295-312.
3. Fieni F, Martal J, Marnet PG, Siliart B, Bernard F, Riou M et al. Hormonal variation in bitches after early or mid-pregnancy termination with aglepristone (RU534). J Reprod Fertil Suppl. 2001;57:243-8.
4. Gogny A, Fieni F. Aglepristone: a review on its clinical use in animals. Theriogenology. 2016;85(4):555-66.
5. Fontaine E, Bassu G, Levy X, Grellet A, Fontbonne A. Fertility after medical treatment of uterine diseases in the bitch: a retrospective study on 24 cases. In Proceedings of 2008 EVSSAR Congress, Wroclaw, Polland; 2008.
6. Verstegen JP, Onclin K, Silva LD, Concannon PW. Effect of stage of anestrus on the induction of estrus by the dopamine agonist cabergoline in dogs. Theriogenology. 1999;51(3):597-611.
7. Fieni F, Heraud Bruyas JF, Battu I, Taullturier D. Prolactines et antiprolaquitiniques chez la chienne. In: I EVSSAR Congress. Proceedings book, communications and posters; 1998. p.125-34.
8. Kutzler MA. Induction and synchronization of estrus in dogs. Theriogenology. 2005;64(3):766-75.
9. Mogheiseh A, Ghiri MJM, Bandarian E. The clinical follow-up of estradiol benzoate priming during induction of estrus with cabergoline in dogs. Top Comp Anim Med. 2017;32(1):16-9.
10. Johnston SD, Kustritz MVR, Olson PS. Canine and feline theriogenology. Philadelphia: Saunders; 2001.
11. Fraser NS. Mismating diagnosis and protocols. Vet Clin North Am Small Anim Pract. 2018;48(4):605-15.
12. Romagnoli S. Practical use of hormones in small animal reproduction. Rev Bras Reprod Anim. 2017;41(1):59-67.
13. Cirit U, Bacinoglu S, Cangul IT, Kaya HH, Taş M, Ak K. The effects of a low dose of cabergoline on induction of estrus and pregnancy rates in anestrous bitches. Anim Reprod Sci. 2007;101(1-2):134-44.
14. Gobello C. Revisiting canine pseudocyesis. Theriogenology. 2021;167:94-8.
15. Romagnoli S, Concannon PW. Clinical use of progestins in bitches and queens: a review. In: Concannon PW, England G, Verstegen J, Forsberg L. Recent advances in small animal reproduction. Ivis; 2003. p.1-36.
16. Sokolowski JH, Zimbelman RG. Canine reproduction: effects of a single injection of medroxyprogesterone acetate on the reproductive organs of the bitch. Am J Vet Res. 1973;34(12):1493-9.
17. Concannon P, Altszuler N, Hampshire J, Butler WR, Hansel W. Growth hormone, prolactin, and cortisol in dogs developing mammary nodules and an acromegaly-like appearance during treatment with medroxyprogesterone acetate. Endocrinology. 1980;106(4):1173-7.
18. Geil RG, Lamar JK. FDA studies of estrogen, progestogens, and estrogen/progestogen combinations in the dog and monkey. J Toxicol Environ Health. 1977;3:(1-2):179-93.
19. Giles RC, Kwapien RP, Geil RG, Casey HW. Mammary nodules in beagle dogs administered investigational oral contraceptive steroids. J Natl Cancer Inst. 1978;60(6):1351-64.
20. Johnson AN. Comparative aspects of contraceptive steroids – effects observed in beagle dogs. Toxicol Pathol. 1989;17(2):389-95.
21. Melo EH, Câmara DR, Notomi MK, Jabour FF, Garrido RA, Nogueira AC et al. Effectiveness of ovariohysterectomy on feline mammary fibroepithelial hyperplasia treatment. J Feline Med Surg. 2021;23(4):351-6.
22. Hart BL, Hart LA, Thigpen AP, Willits NH. Assisting decision-making on age of neutering for 35 breeds of dogs: associated joint disorders, cancers, and urinary incontinence. Front Vet Sci. 2020;7;7:388.
23. Beijerink NJ, Bhatti SF, Okkens AC, Dieleman SJ, Mol JA, Duchateau L et al. Adenohypophyseal function in bitches treated with medroxyprogesterone acetate. Domest Anim Endocrinol. 2007;32(2):63-78.
24. Maenhoudt C, Santos NR, Fontbonne A. Suppression of fertility in adult dogs. Reprod Domest Anim. 2014;49(Suppl 2):58-63.
25. Asa CS. Contraception in dogs and cats. Vet Clin North Am Small Anim Pract. 2018;48(4):733-42.
26. Burke TJ, Reynolds HA. Megestrol acetate for estrus postponement in the bitch. J Am Vet Med Assoc. 1975;167(15):285-7.

27. Harris TW, Wolchuk N. The suppression of estrus in the dog and cat with long-term administration of synthetic progestational steroids. Am J Vet Res. 1963;24(102):1003-6.
28. Evans JM, Sutton DJ. The use of hormones, especially progestagens, to control oestrus in bitches. J Reprod Fertil Suppl. 1989;39:163-73.
29. Van Os JL, van Laar PH, Oldenkamp EP, Verschoor JS. Oestrus control and the incidence of mammary nodules in bitches, a clinical study with two progestogens. Vet Q. 1981;3(1):46-56.
30. Picavet S, Le Bobinnec G. Utilisation de la proligestérone chez la chienne: à propos de 160 cas. Prat Med Chir Anim Cie. 1994;29:313-20.
31. Bowen RA, Olson PN, Behrendt MD, Wheeler SL, Husted PW, Nett TM. Efficacy and toxicity of estrogens commonly used to terminate canine pregnancy. J Am Vet Med Assoc. 1985;186:783-8.
32. Tsutsui T, Mizutani W, Hori T, Oishi K, Sugi Y, Kawakami E. Estradiol benzoate for preventing pregnancy in mismated dogs. Theriogenology. 2006;66(6-7):1568-72.
33. Reichler I. Urinary incontinence – work-up for practioners and specialists. In: Goericke-Pesch S. Free small animal reproduction webinars. Fundraising for Ukranian Children with Unicef; 2022.
34. Schotanus BA, de Gier J, van der Lugt JJ, Okkens AC. Estriolum treatment in the bitch: a risk for uterine infection? Reprod Domest Anim. 2008;43(2):176-80.
35. Phillips TC, Larsen RE, Hernandez J, Strachan L, Samuelson D, Shille VM et al. Selective control of the estrous cycle of the dog through suppression of estrus and reduction of the length of anestrous. Theriogenology. 2003;59(5-6):1441-8.
36. Olson PN, Nett TM, Bowen RA, Amann RP, Sawyer HR, Gorell TA et al. A need for sterilization, contraceptives, and abortifacients: Abandoned and unwanted pets part III abortifacients. Compendium on Continuing Education for the Practicing Veterinarian. 1986;8:235-40.
37. Root Kustritz MV. Managing the reproductive cycle in the bitch. Vet Clin North Am Small Anim Pract. 2012;42:423-37.
38. Concannon PW, Meyers-Wallen VN. Current and proposed methods for contraception and termination of pregnancy in dogs and cats. J Am Vet Med Assoc. 1991;198:1214-25.
39. Gannon J. Clinical aspects of the oestrus cycle in the greyhound. Racing Greyhound 1976;1:12-22.
40. Eilts B. Pregnancy termination in the bitch and queen. Clin Tech Small Anim Pract. 2002;17(3):116-23.
41. Günzel-Apel AR. Cafereprod. Cornell University. Available in: https://onlinelibrary.wiley.com/doi/full/10.1111/rda.13352. (Acesso em: nov. 2023.)
42. Fieni F, Topie E, Gogny A. Medical treatment for pyometra in dogs. Reprod Domest Anim. 2014;49:28-32.
43. Kutzler MA. Estrus induction and synchronization in canids and felids. Theriogenology. 2007;68(3):354-74.
44. Verstegen JP, Onclin K, Silva LD, Concannon PW. Effect of stage of anestrus on the induction of estrus by the dopamine agonist cabergoline in dogs. Theriogenology. 1999;51(3):597-611.
45. Junaidi A, Williamson PE, Trigg TE, Cummins JM, Martin GB. Morphological study of the effects of the GnRH superagonist deslorelin on the canine testis and prostate gland. Reprod Domest Anim. 2009;44(5):757-63.
46. Plotnikoff NP, White WF, Kastin AJ, Schally AV. Gonadotropin releasing hormone (GnRH): Neuropharmalogical studies. Life Science. 1975;17(11):1685-91.
47. Skorupskaite K, George JT, Anderson RA. The kisspeptin-GnRH pathway in human reproductive health and disease. Human Reproduction Update. 2017;20(4):485-500.
48. Valiente C, Romero GG, Chorrada Y, de la Sota PE, Hermo G. Gobello C. Interruption of the canine estrous cycle with a low and a high dose of the GnRH antagonist acyline. Theriogenology. 2009;71(3):408-11.
49. Valiente C, Chorrada Y, de la Sota PE, Blanco PG, Arias D, Gobello C. Comparison of two doses of the GnRH antagonist acyline for pregnancy termination in bitches. Reprod Domest Anim. 2009;44(s2):156-9.
50. Batista PR, Blanco PG, Gobello C. Treatment of canine pyometra with the gonadotropin-releasing hormone antagonist acyline: A case series. Top Companion Anim Med. 2015;30(1):25-7.
51. Driancourt MA, Briggs JR. Gonadotropin-releasing hormone (GnRH) agonist implants for male dog fertility suppression: A review of mode of action, efficacy, safety and uses. Front Vet Sci. 2020;14(7):843.
52. Piepenbrink A, Falling K, Riesenbeck A, Schmid P, Hoffman B. Downregulation of LH in the bitch after application of the GnRH-agonist buserelin as a slow-release implant. Tierarztl Prax Ausg K Kleintiere Heimtiere. 2017;45(3):147-52.
53. Lucas X. Clinical use of deslorelin (GnRH agonist) in companion animals: a review. Reprod Domest Anim. 2014;49(s4):64-71.
54. Fontaine E, Fontbonne A. Clinical use of GnRH agonists in canine and feline species. Reprod Domest Anim. 2011;46(2):344-53.
55. Padula AM. GnRH analogues – agonists and antagonists. Anim Reprod Sci. 2005;88(1-2):115-26.
56. Inaba T, Tani H, Gonda M, Nakagawa A, Ohmura M, Mori J et al. Induction of fertile estrus in bitches using a sustained-release formulation of a GnRH agonist (leuprolide acetate). Theriogenology. 1998;48(5):975-82.
57. Reichler IM, Hubler M, Jöchle W, Trigg TE, Piché CA, Arnold S. The effect of GnRH analogs on urinary incontinence after ablation of the ovaries in dogs. Theriogenology. 2003;60(7):1207-16.
58. Vergneau-Grosset C, Peña L, Cluzel C, Hawkins MG, Maccolini E, Graham J et al. Evaluation of deslorelin implant on subsequent mammary tumors of rats (Rattus norvegicus). J Exotic Pet Med. 2019;31:108-16.

59. Goericke-Pesch S. Long-term effects of GnRH agonists on fertility and behaviour. Reprod Domest Anim. 2017;52(S2):336-47.
60. Maenhoudt C, Santos NR, Fontbonne A. Suppression of fertility in adult dogs. Reprod Domest Anim. 2014;49(S2):58-63.
61. Kaya D, Schäfer-Somi S, Kurt B, Kuru M, Kaya S, Kaçar C et al. Clinical use of deslorelin implants for the long-term contraception in prepubertal bitches: effects on epiphyseal closure, body development and time to puberty. Theriogenology. 2015;83(7):1147-53.
62. Fontaine E, Mir F, Vannier F, Gérardin A, Albouy M, Navarro C, Fontbonne A. Induction of fertile oestrus in the bitch using deslorelin, a GnRH agonist. Theriogenology. 2011;76(8):1561-6.
63. Wright PJ, Verstegen JP, Onclin K, Jöchle W, Armour AF, Martin GB et al. Suppresion of the oestrous response of bitches to the GnRH analogue deslorelin by progestin. J Reprod Fertil Suppl. 2001;57:263-8.
64. Valiente C, Diaz JD, Rosa DE, Mattioni G, Garcia Romero G, Gobello C. Effect of a GnRH antagonist on GnRH agonist-implanted anoestrous bitches. Theriogenology. 2009;72(7):926-9.
65. Borges P, Fontaine E, Maenhoudt C, Payan-Carreira R, Santos N, Leblond E et al. Fertility in adult bitches previously treated with a 4.7 mg subcutaneous deslorelin implant. Reprod Domest Anim. 2015;50(6):965-71.
66. Kutzler M, Lamb SV, Volkmann D. Comparison between vestibular and subcutaneous insertion of deslorelin implants for oestrus induction in bitches. Reprod Domest Anim. 2009;44(S2):83-6.
67. Junaidi A, Williamson PE, Trigg TE, Cummins JM, Martin GB. Morphological study of the effects of the GnRH superagonist deslorelin on the canine testis and prostate gland. Reprod Domest Anim. 2009;44(5): 757-63.
68. Albanese F, Malerba E, Abramo F, Miragliotta V, Fracassi F. Deslorelin for the treatment of hair cycle arrest in intact male dogs. Vet Dermatol. 2014;25(6):519-e88.
69. Albanese F, Malerba E, Abramo F, Miragliotta V, Fracassi F. Deslorelin for the treatment of hair cycle arrest in intact male dogs. Vet Dermatol. 2014;25(6):519-e88.

CAPÍTULO **14**

Tecnologia de sêmen e inseminação artificial em cães

Alexandre Rodrigues Silva
Herlon Victor Rodrigues Silva
Marcelo Rezende Luz

INTRODUÇÃO

Embora a primeira inseminação artificial (IA) cientificamente notificada por Spalazanni no século XVIII tenha já sido realizada na espécie canina, apenas a partir dos anos 1980 observou-se intenso desenvolvimento de estudos voltados para o aperfeiçoamento da técnica para os cães. De fato, os avanços nessa área têm sido bastante relacionados à importante posição do cão como membro efetivo na sociedade humana, cada vez mais presente nos ambientes familiares. Aliado a esse fato, a criação profissional de cães fomenta o interesse do homem por ferramentas que permitam o rápido intercâmbio de material de alto valor genético, possibilitando o melhoramento das raças caninas para melhor desempenho de suas funções.

Neste sentido, o uso da IA, quando associado às diferentes técnicas de processamento e armazenamento de sêmen, permite a difusão do material genético para regiões distantes, bem como sua manutenção por um período indefinido, levando à preservação de características desejáveis de uma raça ao longo de gerações. Assim, o propósito do presente capítulo é versar sobre os conceitos básicos e recentes avanços relativos ao aprimoramento e aplicação da tecnologia de sêmen e IA na espécie canina.

TECNOLOGIA DE SÊMEN

Uma vez que o sêmen consiste em um material biológico, são necessários alguns cuidados em sua obtenção e processamento, para que assim a IA seja realizada de maneira segura e eficaz, visando-se obter os resultados esperados na reprodução dos cães. A princípio, deve-se ressaltar que o cão doador de sêmen deve ser submetido à avaliação andrológica completa, conforme descrito no Capítulo 10, "Exame andrológico e manejo reprodutivo em cães".

A priori, a técnica de eleição para obtenção do sêmen canino destinado a IA é a manipulação digital do bulbo peniano, embora outros métodos como a vagina artificial e a eletroejaculação deles possam ser utilizados para definir se a amostra pode ou não ser utilizada para procedimentos de armazenamento e IA. Dentre os parâmetros usuais, destacam-se a motilidade e o vigor espermáticos, que devem apresentar valores iguais ou superiores a 70% e 3, respectivamente. Além disso, uma concentração mínima de 200 milhões de espermatozoides, aliada a um mínimo de 70% de espermatozoides com morfologia normal, têm sido parâmetros sugeridos para uso de uma amostra de sêmen em procedimentos de IA para a espécie canina, em especial por via intravaginal.[1]

Aplicações do sêmen canino a fresco

O uso de sêmen a fresco tem sido mundialmente difundido como importante ferramenta de reprodução assistida na criação de cães. De modo geral, o procedimento tem promovido taxas de gestação similares ou, muitas vezes, superiores àquelas obtidas por monta natural. A IA com sêmen a fresco tem sido indicada como meio alternativo quando da impossibilidade de realização de monta natural, seja em razão de problemas anatômicos não hereditários, seja para evitar a possível transmissão de doenças infectocontagiosas. Outra aplicação é a possibilidade de fragmentar ejaculados de boa qualidade, quando da ocorrência simultânea de estro em várias cadelas destinadas ao mesmo reprodutor.

Mediante a necessidade de aumento do volume para realização da IA, ou mesmo na necessidade de fragmentação das amostras, pode-se diluir a fração espermática dos cães em seu próprio líquido prostático autólogo, ou ainda fazer uso de diluentes como aqueles à base de Tris, ou os comercialmente disponíveis, podendo inclusive ser utilizado o diluente à base de água de coco em pó.[2] Embora o sêmen fresco seja aquele que promove, geralmente, as melhores taxas de gestação, quando comparado às amostras refrigeradas ou congeladas, ele seria também o que oferece a menor flexibilidade, requerendo seu uso a curto prazo.

Refrigeração de sêmen canino

Até o final do século passado, os acasalamentos de cães eram mais restritos, sendo realizados apenas com a utilização de reprodutores locais dentro de uma mesma cidade ou estado e, principalmente, utilizando apenas o sêmen fresco ou a monta natural. Isso ocorria em virtude das marcadas distâncias entre os grandes centros de criação, por exemplo, em países de dimensões continentais como o Brasil, e da falta de técnicas disponíveis no mercado para facilitar os métodos de reprodução assistida. Atualmente, tanto a criação de cães evoluiu no tocante aos cuidados e seleção de animais como também as técnicas para reprodução assistida se desenvolveram, permitindo assim maior dinâmica no uso de material genético de indivíduos de alto valor zootécnico.

Um dos principais avanços ocorridos foi relativo ao uso do material genético de cães que logisticamente estão distantes, pela inviabilidade da monta e do uso do sêmen fresco. Esse procedimento é possível por meio da técnica de refrigeração do sêmen desses animais e posterior envio à localidade onde se encontra a fêmea, uma vez que os protocolos de refrigeração têm permitido a manutenção da viabilidade do sêmen por períodos entre 2 e 5 dias. No entanto, o uso do sêmen refrigerado requer algumas especificações diferentes das que são utilizadas em procedimentos com o sêmen fresco, uma vez que fatores como o tempo e a temperatura de armazenamento das amostras de sêmen podem ser limitantes à técnica. Necessário salientar a importância da avaliação andrológica prévia do animal (Capítulo 10, "Exame andrológico e manejo reprodutivo em cães"), principalmente porque, no caso das amostras refrigeradas, doenças de caráter infeccioso podem ser disseminadas rapidamente entre localidades distantes.

Independentemente do método de obtenção do sêmen, é importante ressaltar que, para procedimentos que envolvem seu armazenamento, é geralmente utilizada apenas a segunda fração (espermática), obtida conforme detalhamento no Capítulo 10, "Exame andrológico e manejo reprodutivo em cães". Há tempos, tem-se acreditado que o plasma seminal pode ter efeitos deletérios sobre as amostras armazenadas por longo prazo.[3]

Recentemente, porém, foi demonstrado que a presença desse fluido não influencia os parâmetros espermáticos durante procedimentos de refrigeração.[4] Em todo caso, pode-se preconizar a separação das frações do ejaculado durante a colheita por manipulação digital, ou, tanto por essa técnica quanto por qualquer outra, pode-se optar pela realização de centrifugação da amostra (700 G por 5 minutos), de modo a recuperar os espermatozoides que se precipitam.

Vale ressaltar que nem todos os cães possuem o sêmen capaz de resistir ao processamento de refrigeração, mesmo que sejam usadas substâncias capazes de promover maior resistência aos espermatozoides. Assim, seria interessante a realização de testes para determinar a resistência intrínseca do sêmen do cão doador ao choque térmico, no intuito de verificar quanto tempo sua amostra poderia permanecer viável sob refrigeração, como também qual seria o diluente mais apropriado para promover a máxima conservação da referida amostra.

Os diluentes têm as funções de ajustar o pH da amostra e regular a pressão osmótica dentro de padrões adequados para as funções da célula espermática, bem como manter as concentrações de eletrólitos dentro dos padrões fisiológicos e, por fim, proteger os espermatozoides do choque térmico durante o processamento. Em adição, o diluente pode desacelerar a atividade metabólica dos espermatozoides durante a refrigeração, sem fazer com que a célula fique danificada, levando assim à economia energética para quando essa célula necessitar restabelecer seus padrões de motilidade no sistema reprodutor da fêmea.[5] Esses importantes meios passaram e ainda passam por constantes melhorias, a fim de otimizar cada vez mais os resultados na reprodução. Desde o início de seu uso, vários componentes-base já foram utilizados, por exemplo, o leite desnatado e a água de coco, porém os diluentes mais comumente descritos pela obtenção de excelentes resultados na espécie canina são aqueles à base de Tris (Tris-hidroximetil-aminometano) associados a ácido cítrico ou citrato e suplementados com uma fonte de energia como a frutose ou a glicose.[6] Inclusive, essa solução à base de Tris está presente na formulação de muitas versões comerciais de diluentes para o sêmen canino, utilizados em escala mundial.

Outro constituinte importante no diluente é algo que proteja a membrana plasmática dos espermatozoides, restaurando os fosfolipídios perdidos nas mudanças de temperatura durante a refrigeração. A gema de ovo é um dos melhores provedores dessa restauração para a célula, e sua proporção varia de acordo com o diluente utilizado; no entanto, por se tratar de um produto de origem animal, existe a possibilidade da veiculação de doenças. Desse modo, o uso de seu principal componente isolado, que é a lipoproteína de baixa densidade (LDL), tem sido aventado experimentalmente. Em adição, outros componentes podem apresentar funcionalidade similar à da gema de ovo, evitando o uso de produtos de origem animal, por exemplo, a lecitina de soja. Além disso, o uso de antibióticos no diluente é também necessário, no intuito de impedir a proliferação de agentes microbianos, que tanto poderiam ser deletérios à qualidade espermática como veicular contaminações para o sistema reprodutor da fêmea.[7]

Merece destaque a sugestão de uso de diluentes à base de lipossomos para a conservação do sêmen canino sob refrigeração,[8] bem como a adaptação de diluentes primariamente utilizados para outras espécies, como o diluente à base de proteínas do leite utilizado primariamente para o sêmen equino, cuja eficiência foi recentemente comprovada para os cães.[9]

A inclusão do diluente deve ser realizada com base na concentração espermática da amostra, evitando a diluição excessiva, que poderia ter como consequência um refluxo acentuado durante a IA, ou a necessidade de centrifugar a amostra após sua chegada ao destino. O sêmen deve ser acondicionado em recipientes seguros e que evitem o derramamento da amostra ao longo do trajeto, por isso é sugerido o uso de tubos de plástico. Esses tubos devem ser mantidos em caixas térmicas que possam manter a temperatura estável (2-8 °C), sendo recomendado o uso de baterias de gelo biológico reutilizável. As caixas térmicas mais usadas são aquelas constituídas de poliestireno expandido, facilmente disponíveis no comércio (Figura 1). Além delas, existem caixas manufaturadas com materiais mais reforçados e que parecem oferecer maior proteção contra oscilações de temperatura durante o translado do sêmen; nesse caso, porém, os custos operacionais se elevam significativamente.

Os dados observados de motilidade, vigor, concentração e demais parâmetros seminais aferidos devem ser descritos em um laudo veterinário, assim como informações a respeito do diluente utilizado e das condições sanitárias do doador. Além disso, esses documentos devem ser enviados juntamente com a amostra, como requisito das agências de fiscalização sanitária presentes em aeroportos e rodoviárias a respeito do tipo de material biológico transportado.

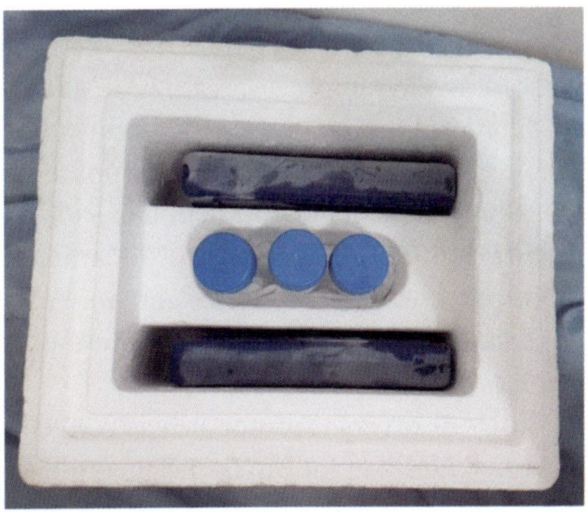

FIGURA 1 Amostras refrigeradas de sêmen canino armazenadas em caixa comercial de poliestireno expandido contendo gelo biológico, preparadas para transporte.

Na prática de utilização do sêmen refrigerado, é importante salientar a necessidade de rigorosa sincronia relacionada tanto aos procedimentos de colheita e armazenamento das amostras de sêmen como ao monitoramento do estro (Capítulo 2, "Exame ginecológico e determinação do período fértil em cadelas"), no intuito de identificar corretamente a ovulação e, consequentemente, o momento ideal para a realização do procedimento na cadela a ser inseminada. Ademais, a logística do envio da amostra de sêmen é fundamental para o sucesso no serviço, por exemplo, o horário do despacho deve ser determinado previamente para que a colheita do sêmen seja o mais próximo possível do momento do envio. Também é importante contar com empresas experientes no transporte desse tipo de material e priorizar as rotas mais curtas, evitando conexões que ocasionem perda ou extravio da amostra. Outro fator importante são os dias de funcionamento das empresas, evitando-se finais de semana ou feriados, de modo que a amostra não fique retida nas empresas por um tempo superior ao de manutenção de sua viabilidade.

Após a chegada do material a seu destino, a amostra deve ser aquecida (37 °C) e avaliada quanto aos parâmetros descritos no laudo, informando-se o local de origem a respeito da qualidade do material. Com a amostra apresentando boa qualidade, é interessante que já seja realizada uma inseminação de imediato, porém, dependendo do meio utilizado, é possível a manutenção do material em refrigerador por um período aproximado de 48 horas, conforme sua viabilidade possa ser mantida, permitindo uma inseminação posterior.

Congelação do sêmen canino

A difusão dos chamados biobancos tem se tornado cada vez mais comum entre os criadores de diferentes espécies animais no intuito da conservação de material biológico de alto valor genético ou zootécnico. Apesar de o primeiro nascimento de filhotes provenientes de IA utilizando sêmen canino congelado ter sido notificado há quase meio século,[10] apenas nas últimas décadas essa biotecnologia tem sido difundida na prática da criação de cães de raça, sendo importante porque possibilita o intercâmbio de amostras de sêmen e permite o armazenamento de material genético valioso por períodos indeterminados, podendo ele ser utilizado mesmo após a morte do cão doador.

Na formação de um biobanco de sêmen canino, é importante atentar para a adoção de medidas que reduzam o risco de contaminação. Assim, a triagem do doador por meio de uma avaliação andrológica rigorosa é essencial para o sucesso do procedimento (Capítulo 10, "Exame andrológico e manejo reprodutivo em cães"), aliando-se à adoção de boas práticas sanitárias durante a colheita, transporte e armazenamento do sêmen. Necessário salientar que as pesquisas relativas ao desenvolvimento de protocolos para a estocagem a longo prazo em temperaturas criogênicas de espermatozoides oriundos de cães domésticos servem como base de extrapolação para a formação de biobancos voltados para a conservação do germoplasma de canídeos selvagens.

Sob o ponto de vista técnico, existem algumas similaridades entre os procedimentos de refrigeração e congelação de sêmen, especialmente no que se refere aos diluentes. De modo geral, os diluentes utilizados para a congelação são similares aos já citados para a refrigeração, destacando-se aqueles à base de Tris por apresentarem os resultados mais cientificamente confiáveis e divulgados. Nos meios de congelação devem estar incorporados agentes protetores de refrigeração, sendo o mais utilizado a gema de ovo, cujas vantagens e desvantagens foram citadas anteriormente, mas podem-se também utilizar substitutos como a também mencionada lecitina de soja.

Com o propósito de solubilizar as lipoproteínas da gema de ovo e, desse modo, aumentar seu potencial de proteção à célula espermática durante a criopreservação, é sugerida a suplementação com detergentes derivados do dodecil sulfato de sódio (SDS) aos diluentes. Além disso, é imprescindível a adição de um crioprotetor intracelular que atua por diferentes mecanismos, entre eles a redução da formação de cristais de gelo intracelulares. Embora alguns trabalhos de pesquisa demonstrem uma ação eficiente de outras substâncias crioprotetoras como o dimetil sulfóxido, o glicerol ($CH_3H_8O_3$), um álcool poli-hídrico altamente permeável, permanece como o crioprotetor mais amplamente empregado para a congelação do sêmen do cão, variando em concentrações de 2% a 8%.

Importante salientar que existem inúmeros protocolos diferentes de congelação, preconizando o uso de diferentes curvas de congelação e descongelação, bem como diferentes composições para o meio de congelação, sendo sempre necessário considerar os diferentes momentos e temperaturas nos quais o crioprotetor deva ser incorporado a tal meio.[11] Ressalta-se também a existência de alternativas comerciais quimicamente definidas, dotadas de todos os componentes necessários à proteção e conservação espermáticas durante a congelação.

Entre os diversos protocolos de congelação existentes, a grande maioria tem por base o método originalmente descrito por Andersen (1975), no qual foi realizada a diluição do sêmen a 37 °C em Tris acrescido de gema de ovo e glicerol. Em seguida foi procedido um período de equilíbrio de 3 horas, seguido do envase em palhetas plásticas e da exposição aos vapores de nitrogênio para congelação.[11] Atualmente, os protocolos de congelação têm reduzido o período de equilíbrio para em torno de 1 hora, em temperatura de geladeira, procedendo-se ao envase em palhetas (0,25 ou 0,50 mL) e à congelação em caixas de poliestireno expandido associadas a rampas metálicas de congelação, com as palhetas dispostas em uma altura que varia entre 5 e 20 cm acima do nitrogênio líquido, por 5 a 20 minutos, para posterior armazenagem em botijão criogênico a −196 °C (Figura 2). No entanto, a adoção de equipamentos como os *ultrafreezers* e as máquinas computadorizadas de congelação tem sido destacada, principalmente por impedir a ocorrência de oscilações térmicas durante a congelação, possibilitando melhora nos resultados após a descongelação.

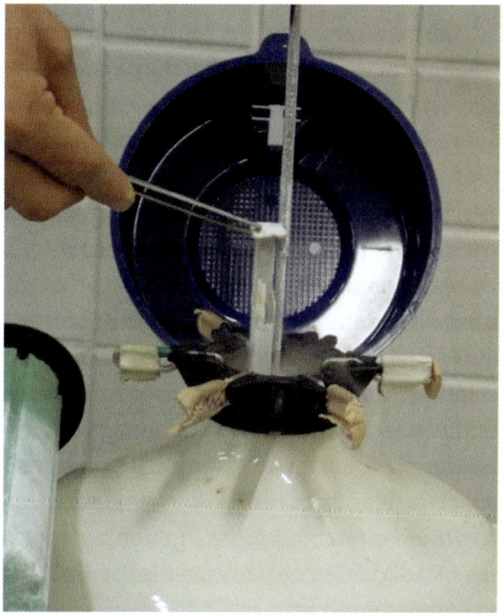

FIGURA 2 Palhetas de sêmen canino organizadas em raque de um botijão criogênico. Foto meramente ilustrativa, uma vez que na hora da retirada das palhetas a raque deve permanecer abaixo da boca do botijão.

Em adição, enfatiza-se a importância da temperatura de descongelação, que deve ser intrinsecamente relacionada à curva adotada durante a congelação, e realizada imediatamente antes da realização da IA. Para o sêmen do cão, diferentes protocolos preconizam o uso de temperaturas que variam desde 37 °C por um minuto a 72 °C por 8 segundos.[11]

De modo geral, existe uma escassez de biobancos oficiais para processamento e armazenamento de sêmen canino no Brasil, embora o número de profissionais habilitados permaneça crescente, o que aumenta a perspectiva para utilização da tecnologia em território nacional em um futuro próximo. Ademais, existe ainda uma extensa burocracia relativa à importação do sêmen canino, sendo necessária a contratação de um despachante aduaneiro para facilitar o processo, que é ainda confuso e demorado. Assim, recomenda-se que o criador interessado na importação, em consonância com o médico-veterinário, inicie o processo com uma margem de aproximadamente 1 ano previamente ao período previsto para a utilização do sêmen em um procedimento de IA.[12]

Novos conceitos na conservação de espermatozoides caninos

Muitos avanços tecnológicos permanecem sendo incorporados ao processamento dos gametas masculinos oriundos de cães. Um importante avanço relativo à refrigeração e à criopreservação reside no uso de protocolos de microencapsulamento espermático. Nesse procedimento, a célula é envolta por uma membrana semipermeável, por exemplo, constituída por um gel de poli L-Lisina e alginato, o qual permite a troca de nutrientes e metabólitos e proporciona uma extensão da viabilidade espermática durante procedimentos de preservação, visando à posterior utilização em IA.[13]

Outra importante inovação se configura nos protocolos de liofilização para a conservação de espermatozoides caninos. A técnica consiste em retirar a água do sistema biológico para um nível no qual inexistem reações bioquímicas ou biológicas, tendo como princípio a congelação da célula seguida da dissecação por sublimação. Esse procedimento apresenta inúmeras vantagens por não necessitar do uso de nitrogênio líquido ou crioprotetores, reduzindo custos operacionais do processamento, bem como possibilitando maior facilidade de transporte das amostras espermáticas armazenadas; este poderia ser realizado em temperatura ambiente e sem a necessidade de contêineres especializados. Porém, a liofilização pode resultar em dano ao DNA espermático, sendo necessário um aperfeiçoamento dos protocolos existentes. Além disso, o uso de espermatozoides processados por essa técnica fica praticamente limitado à produção embrionária por injeção intracitoplasmática (ICSI), técnica ainda não aplicada aos cães, haja vista as limitações relativas à maturação *in vitro* dos oócitos caninos.[14]

Importantes alternativas têm surgido também para viabilizar o aproveitamento do germoplasma masculino de cães a partir de outras fontes além da ejaculação. Assim, a recuperação e o armazenamento de espermatozoides oriundos do epidídimo se configuram em opções para salvaguardar o material genético, principalmente de animais que venham a óbito subitamente. As opções de processamento dos gametas epididimários incluem tanto a refrigeração quanto a congelação, utilizando protocolos e diluentes bastante similares àqueles descritos para os espermatozoides ejaculados, sendo proporcionada uma viabilidade espermática aceitável para posterior uso em procedimentos de IA.[15]

Paralelamente, a criopreservação de tecido testicular surge como mais uma alternativa para o processamento e conservação do germoplasma masculino, em especial de animais que tenham de ser submetidos à castração ou que tenham vindo subitamente a óbito. A técnica apresenta a vantagem de fornecer um estoque renovável de espermatogônias passíveis de serem cultivadas visando à produção ilimitada de espermatozoides.[16] Em cães, no entanto, há ainda uma escassez de pesquisas, merecendo destaque o trabalho de Lee et al.,[17] que criopreservaram espermatogônias-tronco caninas em meio Stem-Pro® acrescido de dimetilsulfóxido e, em seguida, cultivaram e obtiveram o desenvolvimento dessas células tanto em procedimentos *in vitro* como por xenotransplante. Necessário salientar que a perspectiva de uso do material produzido a partir dessa tecnologia reside, principalmente, em procedimentos de fertilização *in vitro* ou ICSI. De modo similar, é válido ressaltar as possibilidades de obtenção de espermatozoides caninos a partir das tecnologias de transplante de células-tronco,[18] ou mesmo a partir de células pluripotentes induzidas *in vitro*.[19] No momento, entretanto, tais ferramentas permanecem apenas no âmbito experimental.

INSEMINAÇÃO ARTIFICIAL EM CÃES

As principais situações em que a realização do procedimento de IA se aplica incluem questões comportamentais (euforia, agressividade ou timidez), anatômicas (incompatibilidade de tamanhos) ou referentes à distância (animais que estejam em localidades distantes). Salienta-se que, qualquer que seja a origem dos espermatozoides utilizados, é essencial o correto monitoramento do estro e a identificação da ovulação (Capítulo 2, "Exame ginecológico e determinação do período fértil em cadelas"), a partir da qual é possível inferir o momento ideal para a realização dos procedimentos de IA. Além disso, a execução de pelo menos dois procedimentos de IA em um intervalo de 48 horas costuma aumentar as chances de concepção, independentemente da técnica utilizada.[21]

Em contrapartida, há alguns protocolos fixos de IA que vêm sendo adotados por associações internacionais de cães-guia de cegos. A associação Guiding Dogs for the Blind realiza os acasalamentos principalmente nos dias 3 e 4 ou 5 e 6 após o pico de hormônio luteinizante (LH) (pico de LH = P4 entre 1,5-2 ng/mL); a The Seeing Eye acasala nos dias 3 e 5 após o pico de LH, e a Auburn Canine Performance Sciences Breeding Program AUCPS estabeleceu um protocolo desde 2018 em que acasala por 3 dias consecutivos, iniciando no 2º dia após a ovulação, combinando IA transcervical e monta natural ou inseminação artificial intravaginal (IAIV). Esta última associação relata taxa de gestação de 100% com sêmen fresco ou refrigerado, e aumento da média de 6 para 7 filhotes/ninhada em comparação com quando não utilizava protocolo fixo, em cães Retriever do Labrador e Golden Retriever.[20]

Inseminação artificial intravaginal

Entre as técnicas disponíveis, a IAIV é a mais amplamente utilizada, principalmente quando do uso de sêmen fresco ou refrigerado. É pouco ou não recomendada para o sêmen congelado, dada a redução nas taxas de gestação obtidas. De modo geral, a técnica pode ser aplicada em todas as raças de cães e em qualquer porte. Em algumas raças, tais como o Basset Hound e os Buldogues Ingleses ou Franceses, tendo em vista que suas características anatômicas dificultam o acasalamento de forma natural, o sucesso reprodutivo é mais frequentemente alcançado por meio da IA.

Em termos técnicos, o objetivo da IAIV é depositar o sêmen na região cranial da vagina, próximo à entrada da cérvix, mimetizando o que ocorreria na monta natural. Para tanto, podem ser utilizadas diferentes sondas específicas disponíveis comercialmente:

- Sonda de Osíris: manufaturada pelo laboratório IMV Technologies (França), consiste em um cateter flexível, com um manguito inflável próximo à abertura distal (Figura 3). Seu material de plástico siliconado possui uma maleabilidade passível de se adaptar a qualquer canal vaginal e contornar suas curvaturas internas. O tamanho do cateter é único, sendo de aproximadamente 25 cm de comprimento e 5 mm de diâmetro. Uma vez devidamente posicionado, o manguito é inflado por meio da válvula externa, o que resulta em distensão vaginal, mimetizando a presença do bulbo peniano e evitando um refluxo acentuado do sêmen em torno do cateter. O sêmen é depositado no cateter, e a seringa deve ser deixada conectada para evitar refluxo.[22]
- Sonda Mavic: os cateteres Mavic (Minitube, Alemanha) são de plástico flexível similar ao da sonda de Osíris. São também dotados de um balão inflável na extremidade distal, e o tubo interno no qual o sêmen passa contém uma válvula unidirecional para evitar extravasamento através do cateter enquanto a seringa pode ser removida ou trocada. São comercializados em três diferentes tamanhos.
- Pipeta Provar: estas sondas são versões adaptadas de outras espécies, por exemplo, de bovinos e pequenos ruminantes, para a espécie canina. A grande diferença entre esse material e as sondas anteriores se dá principalmente por sua alta rigidez, menor diâmetro e ausência do balão inflável; porém, os resultados obtidos com o sêmen fresco são geralmente similares. São disponibilizadas comercialmente em três tamanhos: 14, 22 ou 40 cm (Figura 4).

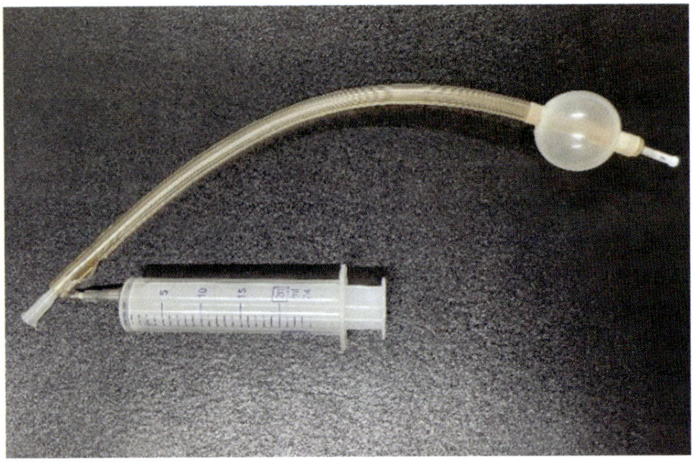

FIGURA 3 Sonda de Osíris (IMV Technologies, França) com o balão inflável distendido.

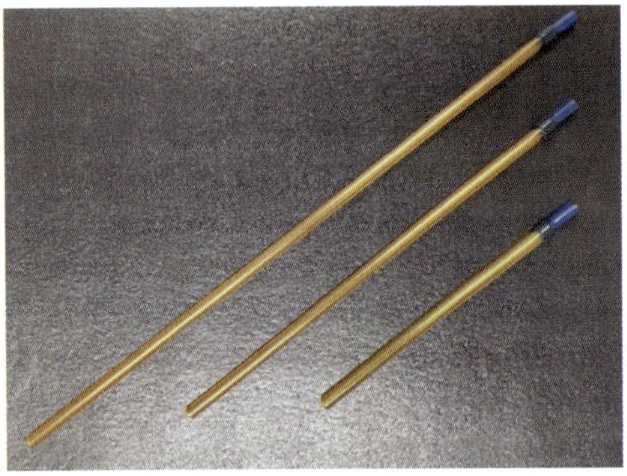

FIGURA 4 Pipetas Provar (Provar®, Brasil), em diferentes tamanhos (14, 22 e 40 cm).

Outros tipos de cateteres podem ser utilizados, porém os fatores relacionados a diâmetro, comprimento e flexibilidade devem ser os principais a serem observados na hora de escolher o material adequado. Independentemente da sonda ou cateter utilizado, o dispositivo deve permitir a passagem do sêmen por todo o canal vaginal até seu local de deposição. Em todas as situações, recomenda-se promover sua lubrificação, podendo ser utilizada a solução fisiológica de NaCl a 0,9%. Posteriormente, o dispositivo deve ser introduzido via vulva da cadela, seguindo-se um ângulo de aproximadamente 45 graus da horizontal, em direção à coluna lombar. Esse posicionamento evita a introdução do dispositivo tanto na fossa clitoriana quanto no orifício uretral externo. Durante o procedimento de introdução do dispositivo, é possível determinar o quanto o canal vaginal é tortuoso, o que irá variar de indivíduo para indivíduo. Uma vez que a resistência é sentida, o ângulo da sonda é alterado para ficar paralelo à coluna lombar, sendo então suavemente avançado cranialmente até ser novamente percebida resistência. A sonda deve sempre estar no nível do colo do útero, no entanto muitas vezes pode estar apenas ao nível do tubérculo caudal da prega dorsomedial, devendo o profissional corrigir o posicionamento.

O médico-veterinário deve ficar atento a algumas situações peculiares durante o procedimento de IAIV (Figura 5). Por exemplo, em raças molossoides e *bulls* (p. ex., Buldogue Francês, Buldogue Inglês, Buldogue Campeiro, American Pitbull, American Bully), a região clitoriana pode sofrer exacerbada hiperplasia, exclusivamente durante o período estral, lembrando até mesmo uma formação nodular. Tal situação se dá pela reação do tecido à ação estrogênica, portanto essa estrutura pode

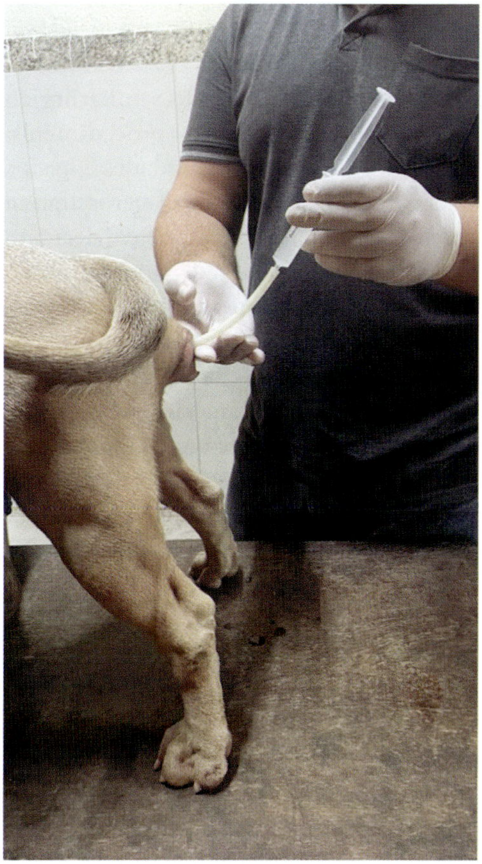

FIGURA 5 Procedimento de inseminação artificial intravaginal em cadela.

comprometer a passagem da sonda, sendo necessário ao profissional posicionar da melhor maneira o equipamento para contornar essa estrutura e chegar ao fundo vaginal. Outro fator importante é a quantidade de sangue que as fêmeas liberam durante o período estral, o que pode prejudicar o procedimento de IAIV. Raças de grande porte, principalmente, e buldogues, por suas questões anatômicas, tendem a acumular a secreção sanguinolenta no fundo vaginal, a qual, em grande quantidade, pode tanto inviabilizar o sêmen quanto predispor a cadela a quadros infecciosos. Portanto, quando esse conteúdo for verificado, é importante que seja realizada sua remoção; em alguns casos, recomenda-se realizar também uma "lavagem" com solução fisiológica de NaCl a 0,9%, sendo esse procedimento realizado com o auxílio de uma sonda.

Embora haja discordância quanto à real necessidade, alguns autores defendem a elevação dos membros posteriores da cadela, durante e após a inseminação, por aproximadamente 10 minutos, no intuito de auxiliar o fluxo de sêmen no útero.[23] Durante essa ocasião, sugere-se a massagem da região vulvar e clitoriana da cadela, induzindo-a a emitir contrações da musculatura genital, que podem auxiliar no transporte do sêmen. Entretanto, em cadelas agitadas, agressivas, ou mesmo naquelas de grande porte e muito pesadas, a execução da massagem pode ser dificultada.

Caso o acompanhamento da ovulação da cadela seja realizado adequadamente, as taxas de sucesso obtidas com a IAIV utilizando o sêmen fresco são similares ou superiores àquelas alcançadas com a monta natural, com valores superiores a 80% de gestação. No uso do sêmen refrigerado, é imprescindível uma sincronia entre o monitoramento da cadela e o envio das amostras de sêmen, de modo que a IAIV seja realizada no momento mais apropriado, garantindo também altas taxas de fecundidade e prolificidade. Apesar de a IAIV proporcionar alta probabilidade de sucesso, certas situações podem levar ao fracasso em atingir a tão desejada gestação, como a demora em iniciar o procedimento, falhas no acompanhamento da cadela, uso de sêmen de má qualidade ou não avaliado e, principalmente, inabilidade do executor sem o conhecimento técnico e clínico do procedimento, associado ao uso de material inadequado, o que pode resultar em complicações, como infecções ou perfurações do canal vaginal.

Inseminação artificial intrauterina

Naquelas ocasiões em que se utiliza sêmen de qualidade inferior, por exemplo, de animais idosos ou com oligozoospermia, ou mesmo na utilização de sêmen congelado, cuja viabilidade geralmente decresce após os procedimentos de congelação/descongelação, preconiza-se a deposição dos espermatozoides diretamente dentro do ambiente uterino, por meio de diferentes técnicas de inseminação artificial intrauterina (IAIU).

Um dos principais métodos preconizados para a IAIU envolve uma abordagem cirúrgica, similar à celiotomia (Figura 6), com exposição do corno uterino e deposição direta do sêmen na luz uterina. Por ser invasivo, esse método envolve todos os procedimentos inerentes à realização de uma cirurgia, incluindo os riscos anestésicos e cirúrgicos. Porém, a técnica apresenta a vantagem de possibilitar a obtenção de gestações com doses inseminantes bastante reduzidas.[24]

Para minimizar os riscos associados à celiotomia, na década de 1990 instituiu-se o uso de um procedimento semicirúrgico denominado laparoscopia, procedimento que alberga algumas dificuldades e custos associados. Na realização da laparoscopia, a cadela é anestesiada e colocada em decúbito dorsal, de modo que seu abdome seja insuflado com CO_2 (3-5 L) para permitir sua expansão, facilitando a inserção de trocânteres pelos quais são inseridos o laparoscópio rígido para visualização do interior da cavidade abdominal e o fórceps endoscópico para manipulação dos cornos uterinos. Um dos cornos é pinçado e trazido até a superfície para possibilitar a inserção de um cateter (18 G) próximo à bifurcação uterina, proporcionando a deposição do sêmen no lúmen uterino. Além disso, pode-se optar pela deposição de

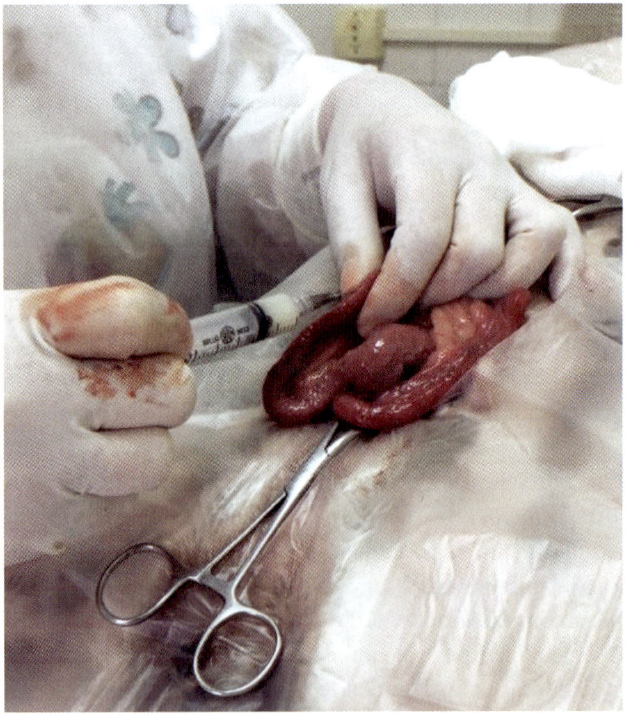

FIGURA 6 Procedimento de inseminação artificial intrauterina em cadela por meio de celiotomia, sendo evidenciada a exposição do útero com a deposição da dose inseminante na luz uterina.

metade da dose inseminante em cada corno uterino, próximo à junção uterotubárica. Finalmente, os equipamentos são retirados, sendo procedidas as suturas nos locais de sua inserção, sem necessidade de suturas no útero. De modo geral, as taxas de sucesso obtidas com a laparoscopia são bem similares àquelas obtidas com a celiotomia, variando entre 60% e 100%, a depender da qualidade do sêmen utilizado e do correto monitoramento da ovulação da fêmea.[25]

Importante citar que, principalmente na Europa, tem existido uma forte corrente contrária ao uso de procedimentos invasivos como a celiotomia e a laparoscopia para a IAIU em cães, por questões relativas ao bem-estar dos animais.[26] Em outras regiões como a América do Norte e a Austrália, porém, os procedimentos, em especial a celiotomia, têm sido eficientemente realizados em estros consecutivos, sem maiores restrições.[12]

Para contornar as discussões e os riscos inerentes aos procedimentos cirúrgicos, existe a possibilidade de realização da IAIU por via transcervical. Para tanto, equipes escandinavas sugerem o uso do cateter metálico norueguês (Figura 7), o qual inclusive é apresentado em tamanhos diferentes (20, 30 ou 40 cm), apropriado a raças caninas de portes distintos. Sem a necessidade de sedação do animal, o cateter é inserido via vagina, sendo transpassado através da cérvix, que deve ser palpada por via transabdominal, possibilitando a deposição do sêmen diretamente no útero. A técnica requer grande destreza do manipulador e, muitas vezes, enfrenta dificuldades para ser realizada em cadelas obesas ou de porte muito elevado.[27]

Nas últimas décadas, a execução de IAIU transcervical com o auxílio de um endoscópio tem se popularizado entre os veterinários de todo o mundo. Nesse procedimento são utilizados endoscópios de marcas e tamanhos variados, associados a uma fonte luminosa e conectados a um cabo de fibra óptica que permite a visualização das imagens diretamente em um monitor de vídeo (Figura 8). O endoscópio é inserido via vagina, possibilitando diretamente a visualização do óstio cervical da cadela, que é transpassado por um cateter acoplado ao equipamento, permitindo a deposição intrauterina da dose inseminante. Apesar do custo do equipamento, sua segurança para a fêmea, aliada à eficiência, refletida em uma taxa de concepção superior a 80%, têm enconrajado médicos-veterinários a adotarem o referido procedimento para IAIU, em especial na utilização de sêmen congelado.[24]

Finalmente, deve-se ressaltar a descrição experimental de um procedimento cirúrgico de IA intratubárica, no qual o sêmen é depositado diretamente na luz da tuba uterina. A

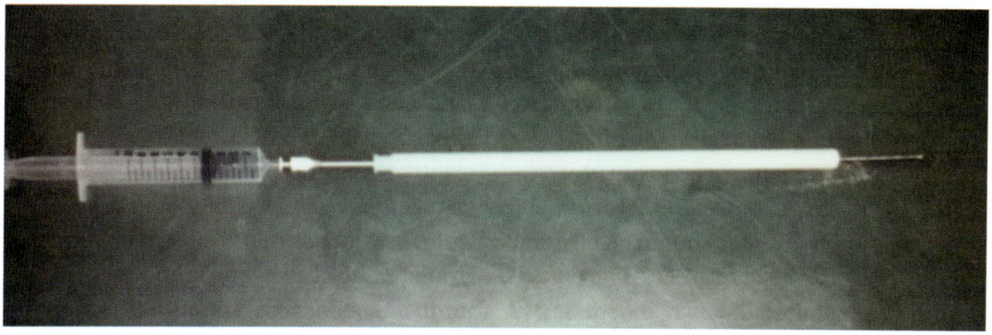

FIGURA 7 Seringa acoplada a cateter metálico norueguês utilizado para inseminação artificial intrauterina via transcervical em cadela.

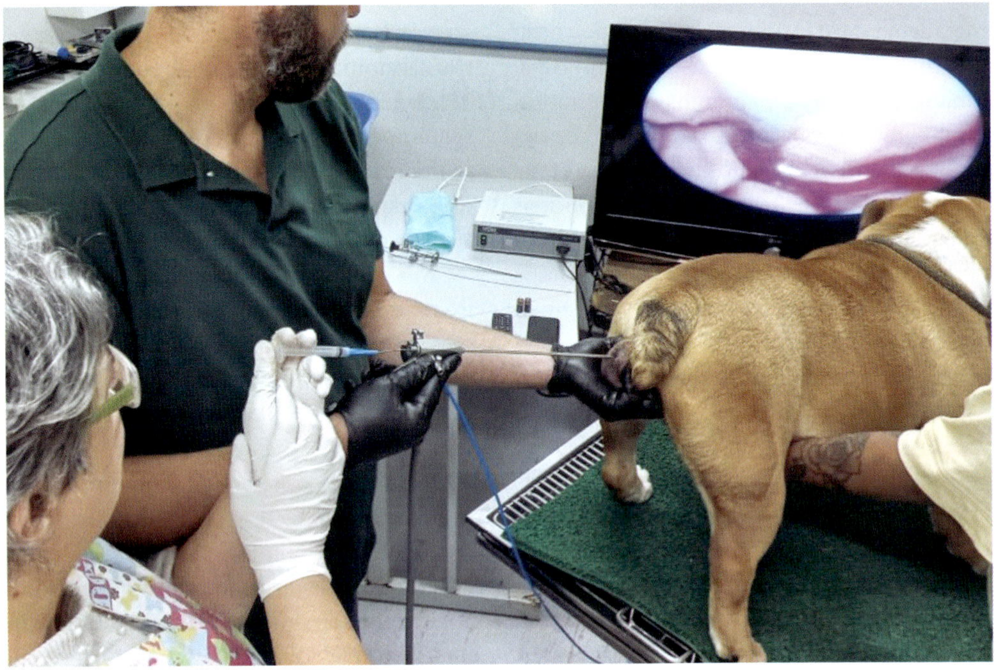

FIGURA 8 Procedimento de inseminação artificial intrauterina por via transcervical com auxílio de videoendoscopia em cadela.
Fonte: Profa. Dra. Silvia Edelweiss Crusco e Dr. Antonio "Caco" Donato (Canil Fortland Bulldogs).

técnica é considerada menos invasiva que a celiotomia convencional e requer um uso mínimo de espermatozoides Entretanto, requer a realização de celiotomia e abertura da bursa ovárica, podendo ocasionar hemorragias e aderências. Além disso, seus resultados quanto à taxa de gestação obtida parecem ser inferiores aos alcançados pelos métodos supracitados de deposição intrauterina do sêmen.[28]

CONSIDERAÇÕES FINAIS

É inegável o avanço que tem sido observado quanto aos procedimentos de tecnologia de sêmen e inseminação artificial aplicados à espécie canina. Tais avanços têm proporcionado saltos significativos no melhoramento genético das raças caninas, impulsionando o desenvolvimento da cinofilia em vários países. Inclusive, um promissor aspecto relativo à IA em cães se suporta na possibilidade de sexagem dos espermatozoides, possibilitando o nascimento de crias de acordo com o gênero desejado pelo criador.[29]

No âmbito da medicina veterinária, a especialidade da teriogenologia vem crescendo amplamente, e, em uma via de mão dupla, a popularização da reprodução assistida tem auxiliado a criação de cães. Isso tudo é fruto do alto patamar atingido pela pesquisa científica desenvolvida ao longo de décadas, permitindo hoje alta eficiência tanto nos protocolos de refrigeração e congelação de sêmen como na execução da inseminação artificial na referida espécie.

REFERÊNCIAS

1. Tesi M, Chiara S, Iacoppo V, Di Petta G, Panzani D, Camillo F, et al. Variables affecting semen quality and its relation to fertility in the dog: a retrospective study. Theriogenology. 2018;118:34-9.
2. Uchoa DC, Silva TFP, Cardoso JFS, Mota Filho A, Jucá RP, Silva AR, et al. Favoring the birth of female puppies after artificial insemination using chilled semen diluted with powdered coconut water (ACP-106c). Theriogenology. 2012;77:1959-63.
3. England GCW, Allen WE. Factors affecting the viability of canine spermatozoa. II. Effects of seminal plasma and blood. Theriogenology. 1992;37:373-81.
4. Araujo MS, de Oliveira Henriques Paulo OL, Paulini F, de Souza Ramos Angrimani D, Tsunemi MH, de Paula Freitas Dell'Aqua C, et al. Seminal plasma does not influence canine semen stored at 5°C for long-term conservation. Biopreserv Biobank. 2022;20(2):149-62.
5. Concannon PW, Battista M. Canine semen freezing and artificial insemination. In: Current veterinary therapy X. Philadelphia: WB Mosby; 1989. p.1247-59.
6. Beccaglia M, Anastasi P, Chigioni S, Luvoni GC. Tris--lecithin extender supplemented with antioxidant catalase for chilling of canine semen. Reprod Dom Anim. 2009;44:345-9.
7. Hermansson U, Johannisson A, Axner E. Cryopreservation of dog semen in a Tris extender with two different 1% soybean preparations compared with a Tris egg yolk extender. Vet Med Sci. 2021;7:812-9.
8. Belala R, Delay J, Amirat L, Ropers M-H, Le Guillou J, Anton M, et al. The benefits of liposomes for chilling canine sperm for 4 days at 4C. Anim Reprod Sci. 2016;168:100-9.
9. Cavalcanti TP, Pereira AG, Bezerra LGP, Moreira SSJ, da Silva AM, Matos YG, et al. Short-term preservation of canine sperm-binding ability and other metrics using the INRA-96 in comparison to Tris-egg yolk extender. Reprod Domest Anim. 2023;58(9):1320-9.
10. Seager SWJ. Successful pregnancies utilizing frozen dog semen. AI Dig. 1969;17-26.
11. Silva AR. Atualidades sobre a criopreservação do sêmen de cães. Rev Bras Reprod Anim. 2007;31:119-27.
12. Silva AR, Luz MR, Neuls M. Inseminação artificial: avanços para o criador. In: Luz MR, Silva AR. Reprodução de cães. Barueri: Manole; 2019. p.115-29.
13. Shah S, Otsuki T, Fujimura C, Yamamoto N, Yamashita Y, Higaki S, et al. Cryopreservation of microencapsulated canine sperm. Theriogenology. 2011;75:679-86.
14. Olaciregui M, Luño V, Gonzalez N, De Blas I, Gil L. Freeze-dried dog sperm: dynamics of DNA integrity. Cryobiology. 2015;71:286-90.
15. Luvoni GC, Morselli MG. Canine epididymal spermatozoa: a hidden treasure with great potential. Reprod Dom Anim. 2016;51(Suppl. 3):1-5.
16. Lee KH, Lee WY, Kim DH, Lee SH, Do JT, Park C, et al. Vitrified canine testicular cells allow the formation of spermatogonial stem cells and seminiferous tubules following their xenotransplantation into nude mice. Sci Rep. 2016;6:21919.
17. Silva AM, Pereira AF, Comizzoli P, Silva AR. Cryopreservation and culture of testicular tissues: an essential tool for biodiversity preservation. Biopreserv Biobank. 2020;18:235-44.
18. Kim Y, Turner D, Nelson J, Dobrinski I, McEntee M, Travis AJ. Production of donor-derived sperm after spermatogonial stem cell transplantation in the dog. Reproduction. 2008;136:823-31.
19. Shimada H, Nakada A, Hashimoto Y, Shigeno K, Shionoya Y, Nakamura T. Generation of canine induced pluripotent stem cells by retroviral transduction and chemical inhibitors. Mol Reprod Dev. 2010;77: 2.
20. Wilborn RR, Haney PS. Production and reproductive medicine. Vet Clin of North America. Small Animal. 2021;51:905-19.
21. Steckler D, Nothling JO, Harper C. Prediction of the optimal time for insemination using frozen-thawed semen in a multi-sire insemination trial in bitches. Anim Reprod Sci. 2013;142:191-7.
22. Mialot JP, Dumon C, Cassou B. Insémination artificielle chez la chienne: mise en place de sémence fraîche avec le pistolet souple "Osiris". Pratique Médicale et Chirurgicale de l'Animal de Compagnie. 1985;20:213-220.
23. Pinto CR, Eilts BE, Paccamonti DL. The effect of reducing hindquarter elevation time after artificial insemination in bitches. Theriogenology. 1998;50:301-5.
24. Mason SJ, Rous NR. Comparison of endoscopic-assisted transcervical and laparotomy insemination with frozen-thawed dog semen: a retrospective clinical study. Theriogenology. 2014;82:844-5.
25. Silva LDM, Onclin K, Snaps F, Verstegen J. Laparoscopic intrauterine insemination in the bitch. Theriogenology. 1995;43:615-23.
26. Loeb J. Canine surgical AI now a prohibited procedure. Veterinary Record. 2019;184:206.
27. Andersen K. Insemination with frozen dog semen based on a new insemination technique. Zuchthyg. 1975;10:1.
28. Tsutsui T, Hori T, Yamada A, Kirihara N, Kawakami E. Intratubal insemination with fresh semen in dogs. J Vet Med Sci. 2003;65:659-61.
29. Wei YF, Cheng FL, Tang SS, Mao AG, Li LG, Cheng LG, et al. Birth of puppies of predetermined sex after artificial insemination with a low number of sex-sorted, frozen–thawed spermatozoa in field conditions. Anim Sci J. 2017;88:1233-8.

CAPÍTULO **15**

Fisiologia e endocrinologia do ciclo estral de gatas

Camila Louise Ackermann

INTRODUÇÃO

A reprodução dos gatos domésticos começou a ser investigada nos anos 1970, e, desde então, diversos artigos foram publicados trazendo à luz dados importantes sobre a endocrinologia reprodutiva dessa espécie, os quais têm sido utilizados até hoje como referência.[1-4] Após esse período, a maioria dos estudos sobre a reprodução dessa espécie trouxe dados referentes ao uso de biotécnicas reprodutivas[5] e, ainda, técnicas contraceptivas.[6]

Em razão da prolificidade das gatas, muitos acreditam que não é necessário compreender a fisiologia reprodutiva dessas fêmeas, porém essa espécie possui particularidades importantes e esse conhecimento é a base indispensável para o diagnóstico e o tratamento de diversas afecções reprodutivas, sendo também a chave para o sucesso reprodutivo, seja utilizando biotécnicas avançadas seja na monta natural.

As gatas são consideradas poliéstricas sazonais (ou estacionais), ou seja, apresentam múltiplos ciclos estrais durante sua estação reprodutiva, que ocorre durante a época do ano em que a quantidade de horas de luz por dia é maior, a primavera e o verão, sendo consideradas fotoperiódicas positivas.

A exposição a 14 horas de luz contínua induz à ciclicidade reprodutiva e a mantém, enquanto a redução para 8 horas de luminosidade cessa a ciclicidade e a fêmea entra em uma fase de quiescência reprodutiva (anestro), por causa da diminuição do número de horas de luz por dia, ou seja, isso ocorre durante o inverno e o outono. As gatas permanecem em anestro até que os estímulos luminosos retornem, na próxima estação reprodutiva.[4]

É importante compreender que o fotoperiodismo das gatas só é observado de maneira clara em locais cujas estações do ano são bem definidas. Em locais muito próximos à linha do Equador, o anestro estacional não ocorre, e essas fêmeas ciclam continuamente durante o ano inteiro.[7] Já foi demonstrado também que a manipulação do fotoperíodo utilizando a iluminação artificial é possível e, por isso, é igualmente plausível que fêmeas domiciliadas que permanecem sob iluminação artificial por muitas horas também apresentem ciclicidade contínua; ou até mesmo períodos de luminosidade adicionais durante a noite, a despeito de morarem em uma localidade cujas estações do ano são bem definidas.

É possível mensurar a intensidade da luz ambiente com o auxílio de um aparelho chamado luxímetro, que possui uma fotocélula responsável por captar e quantificar a iluminação local. São necessários pelo menos 150 lux durante 14 horas por dia para que o ciclo reprodutivo seja desencadeado.[8] É importante ressaltar que raças de pelo longo recebem maior influência do fotoperíodo e, consequentemente, possuem uma estação reprodutiva mais marcada, quando comparadas a raças de pelo curto.[9]

O desencadeamento da puberdade nas gatas é multifatorial. O primeiro ciclo ocorre após as gatas atingirem pelo menos 80% do peso adulto (pelo menos 2 a 3 kg), isso acontece entre 6 e 12 meses de idade,[10] porém, variações entre raças já foram descritas. Gatas persas, por exemplo, são mais tardias, e a média de idade no primeiro cio é de 16 meses.[11] A puberdade também depende da época do ano e da localidade em que a gata nasceu, já que é necessário haver pelo menos 14 horas de luz por dia para o ciclo ser desencadeado. Se uma gata atinge o peso mínimo durante o outono ou o inverno, ela provavelmente só entrará na puberdade na próxima primavera ou verão, em uma idade mais avançada.

A senescência reprodutiva nas gatas não é muito estudada, essa é uma espécie cujo controle reprodutivo tem sido intensamente utilizado por causa de sua alta prolificidade e as fêmeas mantidas em gatis de criação normalmente são aposentadas, isto é, castradas antes dos 8 anos de idade.

CICLO ESTRAL

Diferentemente das cadelas, o ciclo estral das gatas é dividido em cinco fases: proestro, estro, diestro, interestro e anestro (Figura 1). Durante cada fase, ocorrem variações hormonais e comportamentais que serão descritas em detalhes a seguir.

Proestro

Esta é a fase de preparação para o estro e comumente passa sem ser percebida pelos tutores, a menos que sejam pessoas bastan-

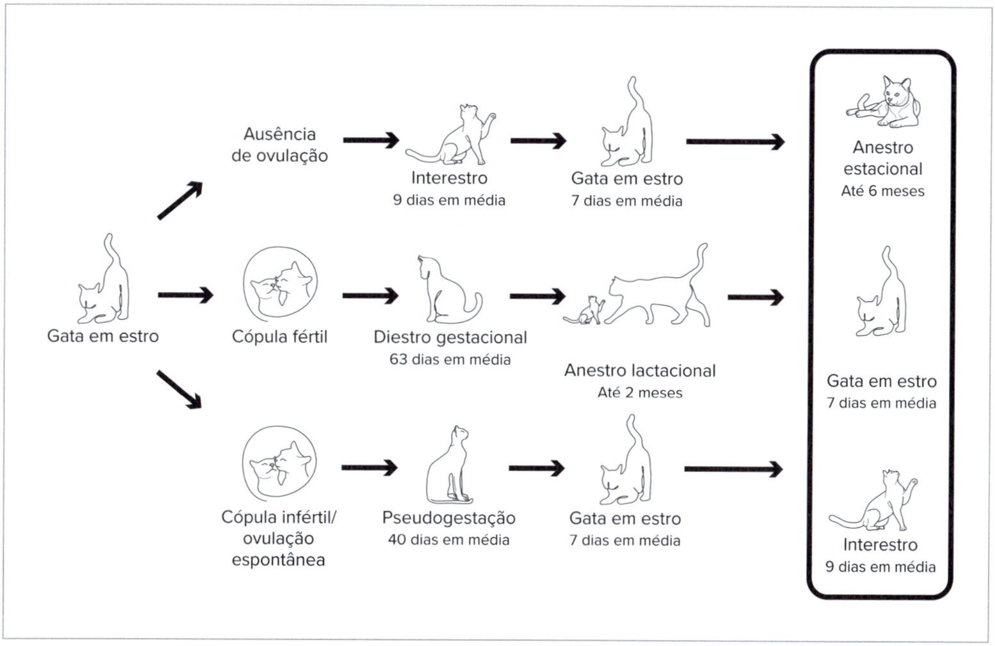

FIGURA 1 Progressão entre as fases do ciclo estral da gata doméstica.
Fonte: acervo pessoal da autora.

te observadoras, por ser uma fase que dura pouco mais de 24 horas. Diferentemente das cadelas, as gatas não apresentam secreção vaginal serossanguinolenta durante o proestro, e, inclusive, sempre que se observa sangramento vaginal em gatas deve-se investigar a causa primária. O edema vulvar que é característico das cadelas em proestro não é observado em gatas durante essa fase do ciclo.

O primeiro proestro da estação ou da puberdade ocorre quando o número de horas de luz diária aumenta, gerando diminuição da síntese e da secreção de melatonina e consequentemente aumentando a síntese e a liberação do hormônio liberador de gonadotrofinas (GnRH) pelo hipotálamo. Por sua vez, o GnRH atua nas células gonadotróficas existentes na pituitária anterior e estimula a síntese e a liberação do hormônio foliculoestimulante (FSH) e em menor concentração o hormônio luteinizante (LH).

Esse aumento das concentrações de FSH é responsável pela estimulação do crescimento folicular e, consequentemente, pela síntese e pela secreção de estrógenos. O aumento de estrógenos circulantes gera a multiplicação das células do epitélio vaginal e, como consequência, aumenta a espessura da parede vaginal. Essas mudanças podem ser acompanhadas por exames de citologia vaginal,[12] em que se nota aumento do número de células superficiais queratinizadas.

Por causa do aumento dos estrógenos circulantes, as fêmeas apresentam alterações comportamentais, como se esfregar nos móveis e em outros animais, miar com maior frequência, rolar, podem começar a apresentar lordose e movimentam os membros posteriores como se estivessem patinando. Apesar de já atraírem o macho nesses primeiros dias, essas fêmeas não permitem a cópula.

Estro

É popularmente conhecido como cio. Nesta fase o crescimento folicular já é o suficiente para que as concentrações de estrógenos atinjam pelo menos 20 pg/mL, e, assim, as fêmeas começam a apresentar-se receptivas aos machos, permitindo a monta e a penetração. O comportamento sexual inicialmente observado durante o proestro, como a vocalização, o rolamento, a patinação e a lordose, intensifica-se, e essas fêmeas passam a lateralizar sua cauda, além de apresentarem tremor e rigidez de corpo e cauda, sendo estes últimos considerados fortes indicativos de que a fêmea está no estro (Figura 2). Nas gatas, não se observam entumecimento ou edemas vulvares durante o estro (Figura 3). Uma alteração sutil, mas que pode ser observada, é a presença de secreção vaginal transparente, com aspecto similar ao da saliva. Essa secreção é normal e esperada para essa fase do ciclo. Nessa fase, a citologia vaginal tem mais de 75% de células superficiais queratinizadas, nucleadas ou não.

O estro dura em média 7 dias, mas existe grande variação individual (2 a 21 dias). Fatores como fotoperíodo, ocorrência de cópulas e ovulações podem influenciar a duração do estro, e há relatos de tutores que afirmam que suas gatas estão apresentando sinais de estro há semanas sem intervalo. Na maioria das vezes, esses "cios ininterruptos" são uma falsa observação, e, na verdade, essas fêmeas apresentam um intervalo entre estros tão curto que dá a impressão de nunca saírem do estro.

Uma particularidade do ciclo estral das gatas é o fato dessa espécie ser ovuladora induzida, ou seja, elas precisam de um estímulo mecânico em sua parede vaginal para que a ovulação aconteça. Esse estímulo mecânico é

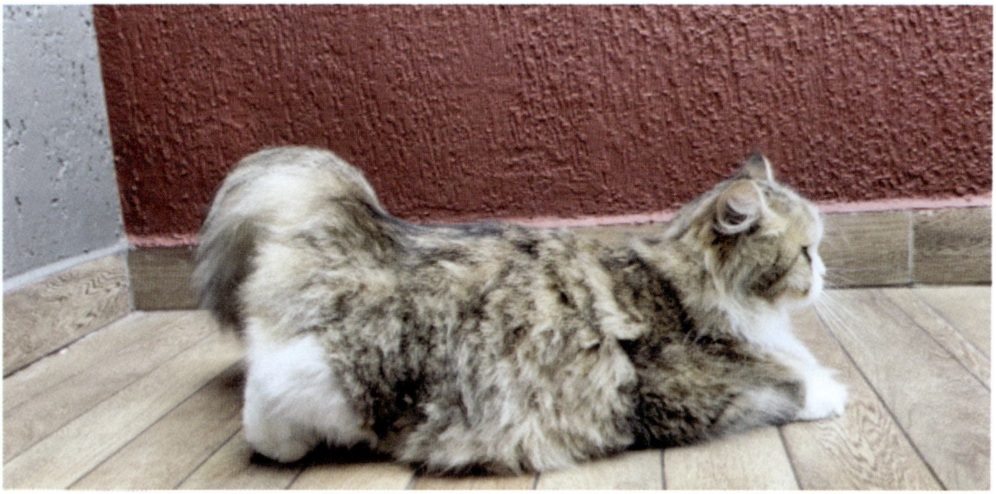

FIGURA 2 Gata apresentando sinais comportamentais de estro: lateralização da cauda, lordose e patinação.
Fonte: Gatil Blacktie Siberianos.

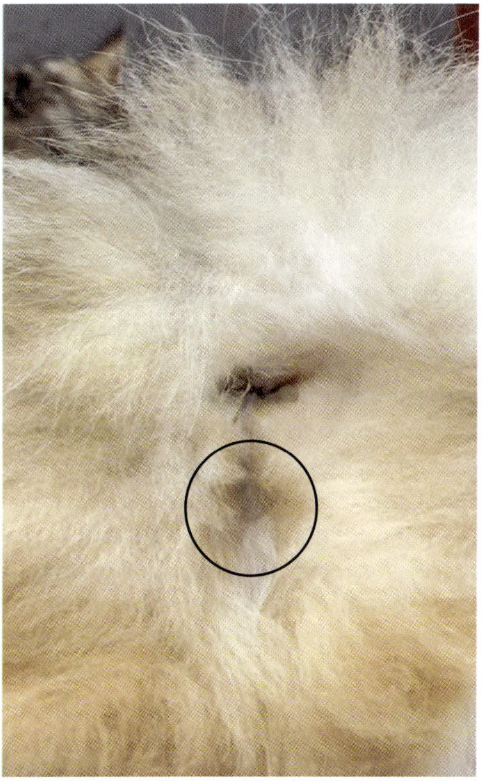

FIGURA 3 Região perianal de uma gata doméstica durante o estro, evidenciando a vulva (círculo preto), sem a ocorrência de edema vulvar.
Fonte: Gatil Blacktie Siberianos.

realizado pelas espículas penianas, presentes no pênis do gato, porém, ao contrário do que muitos acreditam esse estímulo é apenas mecânico e não é doloroso. As espículas penianas, apesar de cornificadas, não apresentam textura áspera, portanto não causam lesões, lacerações ou sangramentos vaginais.

Acredita-se que a cópula estimule os nervos sensoriais na vagina e na cérvix, gerando impulsos nervosos no cordão espinhal que são levados até o hipotálamo, estimulando a liberação de uma quantidade de GnRH, que por sua vez é responsável pelo pico de LH e consequentes ovulações.

Para que as ovulações ocorram, dois fatores são necessários:

- Ocorrência de múltiplas cópulas para que as concentrações de LH sejam suficientes para desencadear a ovulação.
- Maturação dos folículos ovarianos, suficiente para responderem ao pico de LH.

Um estudo relatou que menos de 10% das fêmeas que copularam uma única vez em seu primeiro dia de estro chegaram a ovular, enquanto cerca de 30% ovularam após uma única cópula no 4º dia do estro. Ainda, cerca de 83% das fêmeas submetidas a múltiplas cópulas ovularam, demonstrando a influência do número de cópulas na ocorrência da ovulação.[13] Todavia, ovulações espontâneas, ou seja, sem que existam cópulas prévias também podem ocorrer, sendo mais comuns em gatas jovens e que vivem em colônias.[14]

Um outro estudo avaliou as concentrações séricas de LH em gatas no estro que não foram submetidas a monta, encontrando em média 1 ng/mL, enquanto ao serem submetidas à monta, porém sem que houvesse penetração e ovulação, a média foi de 4,1 ng/mL. Quando ocorreu uma única penetração, as concentrações de LH chegaram, em média, a 23,9 ng/mL, em que apenas 50% dessas fêmeas ovularam. E quando montaram *ad libitum* a concentração média foi de 120 ng/mL.[3]

É comum se imaginar que, logo após as ovulações começarem a ocorrer, as gatas cessam seu comportamento sexual de estro, e, inclusive, a tentativa de induzir a ovulação das gatas para encerrar o estro é uma prática comum. Porém já foi demonstrado que não há diferenças significativas na duração de estros de gatas submetidas à cópula daquelas que não copularam. Provavelmente isso se deve ao GnRH liberado após as cópulas e consequentemente há aumento no tempo em que essas fêmeas apresentam comportamento de estro.

Como nas demais espécies, após o estro as gatas entram em fase luteal, que inclui o metaestro e o diestro, caso ovulem. Por sua vez, se não ovularem, as gatas apresentam interestro ou anestro, a depender da época do ano.

Diestro

Os corpos lúteos são formados pelas células luteais grandes (provenientes das células da granulosa) e as células luteais pequenas (originadas pelas células da teca), e sua principal função é produzir a progesterona. A progesterona é responsável por estimular a secreção endometrial, inibir a liberação do GnRH e, consequentemente, inibir o comportamento reprodutivo, diminuir a motilidade uterina e promover a manutenção da gestação.

Ao entrar em diestro, a predominância celular da citologia vaginal é de células intermediárias e parabasais, porém, durante o interestro e anestro, a predominância celular é similar e, portanto, não é possível distinguir essas três fases utilizando apenas a citologia vaginal, sendo necessário realizar a dosagem de progesterona e associar ao histórico reprodutivo e época do ano em que a avaliação está sendo realizada.

A duração do diestro varia entre 35 e 65 dias, o que define se esse diestro será mais curto ou mais longo será a confirmação da gestação. O período gestacional das gatas pode variar entre 52 e 74 dias, com duração média de 65 dias. Já foi pesquisado se o tempo de gestação pode ser influenciado pela raça e pelo tamanho de ninhada, porém não foram observadas diferenças significativas.

No diestro gestacional, a progesterona atinge sua concentração máxima (20 a 25 ng/mL) cerca de 20 dias após a cópula e, apesar de gradualmente diminuir, só volta às suas concentrações basais no parto. A formação de corpos lúteos acessórios em algumas gatas gestantes já foi sugerida, bem como a participação da placenta na produção de progesterona após o 40º dia de gestação.[15] Dosagens de progesterona acima de 2 ng/mL são indicativas de que a ovulação ocorreu, porém não devem ser utilizadas como diagnóstico gestacional.

Como dito anteriormente, gatas que ovularam mas não se tornaram gestantes entram em diestro não gestacional, também conhecido como pseudogestação. Nessas fêmeas, a concentração de progesterona também atinge seu pico em aproximadamente 20 dias, mas voltam aos níveis basais cerca de 40 dias após a ovulação, ou seja, a pseudogestação possui duração mais curta que o diestro gestacional. Após a luteólise, as fêmeas retornam ao estro em cerca de 17 dias, a menos que esse tenha sido o último estro da estação.

Pseudogestações recorrentes geram uma exposição contínua a altas concentrações de progesterona e podem gerar consequências negativas para a saúde reprodutiva dessa fêmea, predispondo a ocorrência de hiperplasia endometrial cística, piometra e neoplasias mamárias.

Interestro

Quando a ovulação não ocorre, os folículos dominantes entram em atresia, e a gata entra na fase chamada interestro. Durante essa fase, as concentrações de estradiol diminuem e não há aumento das concentrações de progesterona. A fêmea já não apresenta comportamento sexual de estro, e, à citologia vaginal, nota-se predominância de células intermediárias e parabasais, porém células superficiais queratinizadas podem ser observadas (< 50%).

O interestro dura de 1 a 3 semanas, após esse período, a fêmea apresenta um novo proestro e, posteriormente, estro. A duração do interestro é a característica utilizada para distingui-lo do diestro e do anestro. O ciclo proestro-estro-interestro só é interrompido se a fêmea ovular ou se ela entrar em anestro, o que ocorre quando a estação reprodutiva acaba, com a chegada do outono e do inverno. Fêmeas que vivem nos trópicos, próximo à linha do Equador, ou que vivem em ambientes iluminados (acima de 150 lux) por um período mínimo de 12 horas por dia, não apresentam anestro estacional.

Anestro

Com a diminuição da intensidade e quantidade de horas luz com a chegada do outono, as gatas entram em um período de inatividade sexual que pode durar até seis meses, dependendo da localização geográfica. Nesse período, há predominância de células parabasais e intermediárias na citologia vaginal. As concentrações dos hormônios sexuais se mantêm basais. Durante essa fase, as gatas não apresentam comportamento sexual, e os machos não são atraídos. Eventualmente, algumas fêmeas permitem a monta mesmo durante essa fase, porém esse comportamento é muito mais relacionado à submissão do que a um comportamento de cunho sexual, desencadeado por hormônios. No Brasil, em virtude das características climáticas, o anestro estacional tende a ser curto ou até mesmo inexistente, especialmente nas regiões Norte e Nordeste.

CONSIDERAÇÕES FINAIS

Compreender a fisiologia reprodutiva, bem como saber identificar corretamente as fases do ciclo estral é essencial para o sucesso reprodutivo, adequada utilização das biotécnicas reprodutivas e durante os atendimentos clínico-reprodutivos.

REFERÊNCIAS

1. Wildt DE, Chan SYW, Seager SWJ, Chakraborty PK. Ovarian activity, circulating hormones, and sexual behavior in the cat. I. Relationships during the coitus-induced luteal phase and the estrous period without mating. Biol Reprod. 1981;25:15-28.
2. Schmidt PM, Chakraborty PK, Wildt DE. Ovarian activity, circulating hormones and sexual behavior in the cat. II. Relationships during pregnancy, parturition, lactation and the postpartum estrus. Biol Reprod. 1983;28:657-71.
3. Concannon P, Hodgson B, Lein D. Reflex LH release in estrous cats following single and multiple copulations. Biol Reprod. 1980;23:111-7.
4. Leyva H, Madley T, Stabenfeldt GH. Effect of light manipulation on ovarian activity and melatonin and prolactin secretion in the domestic cat. J Reprod Fertil. 1989;39:125-33.

5. Pope E. Aspects of in vivo oocyte production, blastocyst development, and embryo transfer in the cat. Theriogenology. 2014;81:126-37.
6. Lopes MD, Ackermann, CL. Contracepção em felinos domésticos: novas abordagens. Rev Bras Reprod Anim. 2017;41:270-7.
7. Silva TF, Silva LD, Uchoa DC, Monteiro CL, Aguiar Thomaz L. Sexual characteristics of domestic queens kept in a natural equatorial photoperiod. Theriogenology. 2006;66:1476-81.
8. Michel C. Induction of oestrus in cats by photoperiodic manipulations and social stimuli. Lab Anim. 1993;27:278-80.
9. Beaver BV. Female feline sexual behavior. In: Beaver BV (ed.). Feline behavior: a guide for veterinarians. Philadelphia: WB Saunders; 1992. p.141-69.
10. Johnson AK. Normal feline reproduction: the queen. J Fel Medic Surg. 2022;24:204-11.
11. Romagnoli S, Bensaia C, Ferré-Dolcet L, Sontas HB, Stellett C. Fertility parameters and reproductive management of Norwegian Forest Cats, Maine Coon, Persian and Bengal cats raised in Italy: a questionnaire-based study. J Feline Med Surg. 2019;21:1188-97.
12. Mills JN, Valii VE, Lumsden JH. Cyclical changes of vaginal cytology in the cat. Can Vet J. 1979;20:95-101.
13. Wildt DE, Seager SW, Chakraborty PK. Effect of copulatory stimuli on incidence of ovulation and on serum luteinizing hormone in the cat. Endocrinology. 1980;107:1212-7.
14. Gudermuth DF, Newton L, Daels P, Concannon P. Incidence of spontaneous ovulation in young, group--housed cats based on serum and faecal concentrations of progesterone. J Reprod Fertil Suppl. 1997;51:177-84.
15. Tsutsui T, Suzuki Y, Toyonaga M, Oba H, Mizutani T, Hori T. The role of the ovary for the maintenance of pregnancy in cats. Reprod Domest Anim. 2009;44:120-4.

CAPÍTULO 16

Gestação, parto e puerpério em gatas

Aracelle Alves de Avila Fagundes

INTRODUÇÃO

A criação de gatos representa considerável parcela no crescimento do mercado *pet*. Assim, é de suma importância que o médico-veterinário tenha bom conhecimento da medicina felina, sobretudo sobre a gestação, o parto e o puerpério, para o reconhecimento de quando sua intervenção é necessária.

GESTAÇÃO

Fisiologia e endocrinologia da gestação

Após a ovulação, ocorre a formação do corpo lúteo, responsável pela secreção e síntese de progesterona, independentemente de o oócito ter sido ou não fecundado. De acordo com a literatura, a gestação na gata tem duração média de 65 a 66 dias (52-74 dias),[1] 66 a 67 dias, com variação de 62 a 71 dias contados do primeiro dia de acasalamento até o início do parto;[2] 65,7 (52-74).[3] Esses diferentes números se devem provavelmente ao referencial de início de contagem: alguns autores assumem o primeiro dia de acasalamento e outros o último dia de acasalamento.

A autora deste capítulo, bem como a rotina da maioria dos gatis, realiza a contagem do tempo de gestação a partir do último dia de acasalamento ou de inseminação artificial para que o tempo gestacional seja mais assertivo e considera a duração de 65 dias.

Oito dias após a fertilização, o embrião atinge a fase de blastocisto e realiza migração transuterina, o que permite a distribuição uniforme do número de fetos nos cornos uterinos. Aos 10 dias após a cobertura ocorre a eclosão do blastocisto, e a implantação acontece entre o 13º e o 14º dia após a ovulação, dando início à placentação, que na gata tem classificação endoteliocorial e zonária.[4]

A duração da gestação pode ser influenciada por vários fatores, como o tamanho da ninhada. Em ninhadas pequenas, a duração é mais prolongada,[5] e nas maiores é mais curta; além da raça, com duração média de 63 dias para Siamesas e de 65 dias para Persas.[6] Gatas Oriental Shorthair e Siamesas podem apresentar uma gestação mais longa do que outras raças, como a Korat, com 63 dias.[7] Em felinos, gestações inferiores a 60 dias foram associadas com menor viabilidade da prole, e o tamanho médio das ninhadas em gatos é de 4 filhotes, podendo variar de acordo com a raça.[3]

O hormônio responsável pela manutenção da gestação é a progesterona, e a maior parte de sua produção é realizada pelo corpo lúteo e, secundariamente, pela placenta.[8] As concentrações séricas de progesterona aumentam de < 1 ng/mL para mais de 2 ng/mL entre 1 e 2 dias após a ovulação, ou de 2 a 3 dias após o acasalamento, atingindo concentrações máximas de 15 a 30 ng/mL entre 25 e 30 dias de gestação, iniciando lento declínio após esse período. A progesterona atinge 4 a 5 ng/mL imediatamente antes do parto (dias 63 a 65), chegando a 2 ng/mL no dia do parto, e menos de 1 ng/mL imediatamente após o parto. Entretanto, concentrações basais (< 1 ng/mL) não são um pré-requisito para o início do parto nessa espécie.[1]

A concentração de estrógenos atinge concentrações máximas no momento da cópula, e diminui para 8 a 12 pg/mL durante os primeiros 5 dias após o acasalamento, permanecendo assim até 58 a 62 dias de gestação, quando aumenta para 20 a 30 pg/mL, e logo declina imediatamente antes do parto. Ondas de crescimento e regressão folicular têm sido observadas continuamente durante a fase lútea na gata. A atividade do estro durante a gestação tem sido uma causa sugerida para superfetação e abortamento.[1]

A prolactina plasmática aumenta por volta do 35º dia de gestação, estabiliza por volta do 50º dia e aumenta subitamente poucos dias antes do parto, com maior elevação durante a lactação. Após o desmame, as concentrações retornam aos basal dentro de 1 a 2 semanas.[1] A unidade fetoplacentária felina e o endométrio secretam prostaglandina F2-α (PGF2-α), e as concentrações começam a aumentar por volta do dia 30, estabilizam por volta do dia 45 e apresentam discreto aumento antes do parto.[1]

Alterações físicas e comportamentais na gata gestante

Poucas alterações comportamentais podem ser verificadas nas gatas em início de gestação, sendo mais evidentes no terço final. Durante o período de implantação embrionária (3 semanas de gestação), muitas gatas passam por um curto período de anorexia parcial com duração de 3 a 10 dias, que pode ser acompanhada por vômitos e uma discreta perda de peso. Os tetos adquirem cor rosada, somado ou não a discreto aumento das glândulas mamárias, e este pode ser o primeiro indício físico de gestação, mas o diagnóstico diferencial de afecções mamárias é imprescindível.

O desenvolvimento mamário se intensifica no último terço da gestação, e o colostro aparece nas mamas cerca de 24 horas antes do nascimento. Durante a gestação, o peso da gata aumenta de forma contínua, diferentemente da cadela, em que o aumento de peso exponencial ocorre a partir dos 40 dias de gestação. Entretanto, na gata, a menos que se acompanhe o peso do animal, é difícil constatar esse aumento a olho nu, podendo ser percebido somente após 50 dias de gestação, já que as alterações físicas não são tão evidentes na gata como na cadela.

Gatas prenhes começam a exibir comportamento de ninho cerca de 1 semana antes do parto, procurando uma área isolada, escura e seca, onde possam permanecer tranquilas.

Alterações fisiológicas na gata gestante

Uma série de alterações fisiológicas ocorre na gata gestante, que incluem alterações hematológicas com anemia normocítica normocrômica, a qual se desenvolve no final da gestação e resulta na diminuição do hematócrito, assim como na espécie humana e na canina. A reticulocitose se desenvolve em resposta à anemia, e curiosamente, ao contrário da cadela, raramente se observa leucocitose. Outras alterações fisiológicas incluem aumento do volume sanguíneo e do débito cardíaco em aproximadamente 40%

para compensar o volume da placenta e a pressão de perfusão. Além disso, há aumento da frequência respiratória para compensar as necessidades metabólicas do feto, já que o consumo é aumentado em 20%.[9]

Diagnóstico de gestação

O diagnóstico precoce da gestação é importante para o manejo correto da fêmea gestante. A determinação da idade gestacional (IG) relaciona-se à necessidade de planejar e prever a data do parto, permitindo o preparo do médico-veterinário obstetra e do tutor para eventuais complicações durante o pré-parto e o parto. Diferentes métodos podem ser usados para o diagnóstico de gestação na gata, incluindo palpação abdominal, ultrassonografia, radiografia e dosagens hormonais.

Palpação abdominal

A palpação cuidadosa do útero gravídico por meio da parede abdominal é um método prático e rápido de diagnóstico da gestação, mas não é seguro e fidedigno. A confirmação de gestação por esse método é definitiva entre os dias 26 e 30 de gestação, podendo os conceptos ser facilmente palpados como estruturas esféricas e cheias de líquido. No entanto, a partir do 35º dia, a palpação dos fetos é dificultada pois os conceptos tornam-se estruturas alongadas e tendem a perder sua tensão; após o 45º dia, os cornos uterinos tendem a dobrar-se dificultando ainda mais o diagnóstico por esse método, mas a partir do 55º dia os fetos podem ser facilmente identificados, especialmente as cabeças fetais.[1] Para contagem dos fetos recomenda-se o exame radiográfico, uma vez que a contagem por palpação é imprecisa (detalhes a seguir). Além disso, a taxa de sucesso do diagnóstico gestacional por meio da palpação depende de alguns fatores, tais como escore corporal, tamanho e temperamento do animal, tamanho da ninhada e habilidade do médico-veterinário.

Exame ultrassonográfico

A ultrassonografia abdominal é o método de diagnóstico de gestação mais recomendado e seguro, já que não oferece nenhum risco para a mãe, os fetos e o médico-veterinário. É um exame que permite o diagnóstico de gestação mais precoce (a partir de 10 dias após o acasalamento, com uso de transdutores setoriais de 7,5 a 10 MHz). Além disso, é possível avaliar também a viabilidade fetal, movimentos, frequência cardíaca, seus anexos e a presença de algumas anomalias do desenvolvimento.[4,10]

Para facilitar a visualização das imagens, o animal deve ser submetido, previamente, ao jejum alimentar de 6 horas, e recomenda-se que os animais não urinem antes do procedimento.[10]

Um pequeno grau de aumento uterino ocorre na fase lútea, na gata prenhe ou não, portanto isso não é diagnóstico de gestação. A primeira observação de gestação é uma vesícula gestacional visível no 10º dia após o acasalamento como uma pequena estrutura circular anecoica com aproximadamente 6,9 mm, sem identificação do embrião ainda.[4]

Aos 17 dias, o embrião pode ser identificado como uma massa homogênea em um polo da bolsa de líquido anecoica, e no dia seguinte tende a assumir a forma característica "C", com os brotos da cabeça, tronco e membros torácicos visíveis. É possível identificar a atividade cardíaca entre o 16º e o 17º dia, o que confirma a viabilidade do embrião, que tem aproximadamente 3 mm de comprimento. A visualização do contorno do coração com suas câmaras só é possível após o 50º dia, quando também é possível avaliar os vasos maiores.[4]

No 16º dia de gestação, a placenta pode ser reconhecida dentro da vesícula gestacional como duas linhas hiperecogênicas separadas por uma linha hipoecogênica.[1] A partir do 30º dia, é possível reconhecer diferentes órgãos fetais. Por exemplo, entre os dias 29 e 30 é possível identificar a bexiga urinária e o estômago cheio de líquido próximo ao fígado. Os olhos são reconhecidos aproximadamente a partir do 35º dia. Os vasos umbilicais só podem ser observados a partir do 42º dia.[1,4,5]

A partir do 49º dia, o estômago pode ser visualizado caudalmente ao fígado. Os rins são observados no 39º dia, mas com diferenciação entre cortical e medular a partir do 50º dia. Os intestinos delgado e grosso são pouco visíveis até o 40º dia pelo grande tamanho do fígado, que ocupa quase toda a cavidade abdominal. O contraste na ecogenicidade entre o fígado e os pulmões é possível entre o 40º e o 50º dias. Somente após o 54º dia é possível observar a estratificação da parede intestinal e a presença de mecônio.[1]

O feto mede aproximadamente 35,7 mm no 30º dia de gestação. Movimentos fetais são frequentemente observados a partir do 33º dia e tornam-se mais evidentes no 37º dia. As estruturas esqueléticas podem ser identificadas a partir do 42º dia, e a sombra acústica torna-se visível a partir do 50º dia.[4] A determinação do sexo fetal pode ser realizada entre o 38º e o 43º dia, depois disso se torna mais difícil de avaliar, porque a cauda fetal posiciona-se entre os membros posteriores e a quantidade de âmnio perto do períneo diminui.[11] Importante ressaltar que a reabsorção fetal pode produzir uma disparidade entre o número de conceptos visibilizados na ultrassonografia e o número de animais nascidos.

A previsão precisa da data do parto permite seu melhor manejo, reduzindo a perda de neonatos. Os métodos mais comuns adotados para estimativa da data do parto são: determinação da data da ovulação e testes hormonais, desenvolvimento de estruturas embrionárias/fetais usando ultrassonografia ou radiografia, aferição ecográfica de estruturas extrafetais e fetais ou avaliação de fluxo fetal e frequência cardíaca,[5] e estes serão discutidos posteriormente.

A determinação precisa da IG por ultrassonografia abdominal em gatas é importante quando se quer planejar uma cesariana eletiva, tendo a segurança de que o desenvolvimento fetal está realmente concluído. Durante a primeira metade da gestação da gata é possível estimar a IG e/ou a data provável do parto com as seguintes mensurações: diâmetros interno e externo dos sacos gestacionais, do comprimento do embrião, do diâmetro biparietal (Figura 1), do diâmetro abdominal, do comprimento do corpo, do diâmetro gástrico.[11]

Foi observada a existência de uma correlação linear altamente significativa entre o comprimento embrionário/fetal, o diâmetro interno do saco gestacional, o diâmetro externo do saco gestacional e a IG durante a primeira metade da gestação.[11,12] Durante a segunda metade da gestação, os autores correlacionaram os diâmetros biparietal, abdominal e gástrico fetais com a IG e obtiveram melhores resultados.[9] Também na segunda metade da gestação as medidas fetais do diâmetro biparietal (DB) e do diâmetro corporal (DC) podem ser usadas para determinar a IG e prever a data do parto.[13] Dos 35 aos 58 dias, a porção profunda da vesícula diencéfalo-telencefálica fetal pode ser reconhecida como uma área anecoica simétrica visualizada na linha média sagital da cabeça fetal.

Existem inúmeras equações utilizando os resultados dessas aferições. A previsão da data do parto em gatas foi descrita por meio de diversas equações,[14] e dentre elas se destaca uma com maior acurácia para a espécie felina,[15] sendo:

Cálculo da IG antes de 40 dias de gestação:

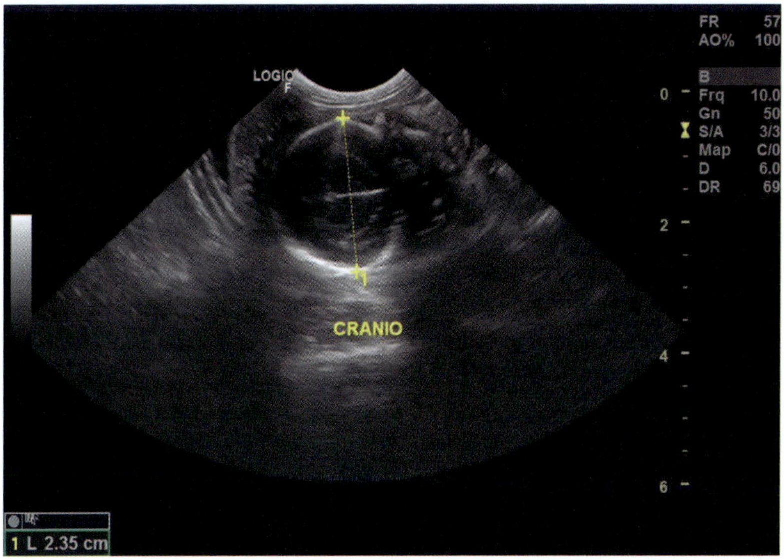

FIGURA 1 Mensuração ultrassonográfica do diâmetro biparietal de feto felino.
Fonte: Setor de Diagnóstico por Imagem HVET-UFU.

- IG = 2,0087x – 31,43, em que x = comprimento do embrião/feto em mm*.
- IG = 1,602x – 12,13, em que x = diâmetro uterino externo em mm.
- IG = 1,368x – 11,566, em que x = circunferência coriônica interna em mm.

Cálculo da IG após 40 dias de gestação:

- DB: diâmetro biparietal.
- IG: 25 × DB + 3.
- Quantidade de dias que precede o parto = 61 – IG.

Na espécie felina, o uso dessas medidas prevê o parto dentro de 1 a 2 dias. O diâmetro biparietal fornece a maior precisão; 64,3% de gatas têm parição dentro de 1 dia da data prevista para o parto e 85,7% das gatas dentro de 2 dias da data prevista para o parto.[15] Há outras fórmulas descritas utilizando medidas diferentes, mas é preciso avaliar a acurácia de cada uma delas. O diâmetro da vesícula diencéfalo-telencefálica pode ser identificado após o 34º dia de gestação e tem sido utilizado; no entanto, tem baixa precisão em termos de previsão da data de parto (1 dia: 38,5%; 2 dias: 61,5%).[15]

Recentemente, uma fórmula foi proposta para prever o dia do parto em gatas com base na medida do comprimento do fêmur fetal ou do diâmetro biparietal, levando em consideração também o tamanho da ninhada, peso corporal e idade materna. O estudo demonstrou que os seguintes parâmetros podem afetar a duração gestacional: ninhadas maiores, fêmures mais longos e gatas mais velhas estão associados a menor duração da gestação. Além disso, o peso da gata antes do acasalamento afeta a duração da gestação, com gatas mais pesadas tendo uma gestação mais longa.[16]

* O comprimento do embrião/fetal é medido do ponto mais rostral do crânio até a base da cauda entre 17 e 30 dias de gestação.

Embora essas medições funcionem bem, algumas etapas do desenvolvimento atuam como ferramentas para a estimativa da IG e estão descritas na Tabela 1.

Normalmente, a frequência cardíaca fetal (FCF) é duas a três vezes maior que a frequência materna fetal, ou aproximadamente 220 a 240 batimentos por minuto (bpm).[17] É geralmente aceito que a FCF maior que 200 bpm é normal se subsequente de aceleração e desaceleração. Todavia, se a FCF persiste e se sustenta entre 180 e 199 bpm por mais de 3 minutos, isso deve ser considerado sofrimento fetal.[18]

Por ultrassonografia acredita-se que entre o 28º e o 35º dias de gestação seja o período mais indicado para determinar o número de fetos. Entretanto, esse método não é preciso, sendo recomendado o exame radiográfico no terço final da gestação para esse fim.

Exame radiográfico

Um aumento do útero é um achado radiográfico inespecífico em gatas, pois pode ser confundido com útero não gestante acometido por alguma afecção. O diagnóstico radiográfico definitivo de gestação só é possível a partir do momento em que se obtenham imagens da calcificação do esqueleto fetal, visível entre o 36º e o 45º dia de gestação.[1]

Existe preocupação com a exposição dos fetos à radiação. Entretanto, após 45 dias de

TABELA 1 Período de observação em dias (média e variação) do aparecimento ultrassonográfico e subsequente desenvolvimento de algumas estruturas embrionárias/fetais e extrafetais durante a gestação em gatas

Estruturas fetais	Dias de gestação (após acasalamento)	Tempo médio (dias)
Vesícula gestacional	10	10-11
Placenta zonária	25	24-26
Saco vitelínico	10	10-11
Alantoide	18	17-19
Âmnio	20	20-21
Frequência cardíaca	17	16-18
Cabeça e tronco diferenciados	26	24-27
Vesícula urinária	29-30	29-32
Cordão umbilical	30	30-32
Pulmões e fígado	30	
Esqueleto hiperecogênico (ossos longos dos membros anteriores e cabeça)	30	30-33
Movimentos fetais	30	30-34
Intestinos	40	
Estômago	30	30-32
Olhos	35	35-39
Esqueleto total	40	35-50
Rins (cortical e medular)	50	38-50
Diafragma	50	50-56
Câmaras cardíacas	50	48-50

Fonte: adaptada Monteiro et al.[10] e Gatel et al.[16]

gestação, acredita-se que não haja nenhum risco ao feto, uma vez que nessa fase a organogênese já se completou, e ainda nesse período o método tem alta precisão.[19] É indicado serem realizadas radiografias nas projeções laterolateral e ventrodorsal. Para a contagem precisa do número de fetos, o exame radiográfico é o método de escolha.[4] O número de fetos corresponde à contagem do número de crânios visualizados na radiografia. Além disso, a identificação dos graus de mineralização fetal e do primeiro aparecimento de diferentes estruturas esqueléticas fetais tem sido sugerida para avaliar a IG e predizer a data do parto.[19] A mineralização das estruturas ocorre mais cedo em gatos do que em cães, mas, de acordo com a literatura, as radiografias podem fornecer uma estimativa grosseira da IG, e não são adequadas para determinar a maturidade fetal.[5]

Por meio desse exame, também é possível verificar indícios de morte fetal ocorrida com 24 horas ou mais, ao observar sinais tais como a presença de gases dentro ou ao redor do feto, colapso do esqueleto axial ou sobreposição de ossos cranianos.[20]

Dosagens hormonais

- Progesterona: as gatas são caracterizadas como indutoras da ovulação, pois esta é induzida pelo coito e são necessários vários acasalamentos para induzir o pico de hormônio luteinizante (LH); a progesterona se eleva somente após a ocorrência da ovulação. A concentração de progesterona declina consideravelmente somente após o parto. Por essas razões, em gatas, a mensuração das concentrações de progesterona não pode ser usada nem durante o estro e nem próximo ao parto para prever o dia das ovulações e a data do parto, respectivamente.[1]
- Relaxina: a dosagem de relaxina plasmática é um método precoce e acurado de diagnóstico da gestação pelo fato de ser produzida pelas células trofoblásticas das vilosidades da placenta felina. Assim, tem grande valor para o diagnóstico de gestação na gata, já que é específica da gestação. Discreto aumento de relaxina plasmática ocorre a partir do 25º dia de gestação, logo aumenta rapidamente, estabilizando entre o 30º e o 35º dia, e depois diminui ligeiramente nos 10 a 15 dias pré-parto. Em contrapartida, a relaxina é indetectável durante o estro, a pseudogestação e 24 horas após o pós-parto, após a reabsorção de fetos e após abortamento com expulsão das placentas.[1] Embora os testes de relaxina não sejam capazes de confirmar a gestação tão precocemente quanto a ultrassonografia abdominal, nem de fornecer dados sobre a viabilidade e estimativa do número fetal, e do tempo gestacional preciso, podem ser úteis nos casos em que não se tem fácil acesso à ultrassonografia, além de requerer um volume reduzido de plasma e de proporcionar resultados após 10 minutos.[10,21]

Aumento de glândula mamária

Um aumento das glândulas mamárias observado a partir de 21 dias de gestação pode ser sugestivo de gestação, mas é preciso um diagnóstico diferencial de pseudogestação, ou de hiperplasia mamária, principalmente em fêmeas que receberam progestágenos.

Cuidados com a gata prenhe

As gatas prenhes devem ser isoladas de outros animais para evitar o contato com animais portadores de doenças contagiosas, e mantidas em ambiente seguro, seco e aquecido. Casinhas ou caixas cobertas com material lavável (cobertores ou toalhas) para melhor controle de higiene e limpeza devem ser providenciadas.

A alimentação com dietas comerciais balanceadas e apropriadas para gatas gestantes e lactantes deve ser iniciada durante o estro e mantida até o final da lactação, sendo essa a melhor opção, pois não requer nenhum tipo de suplementação. Durante a gestação, a demanda dietética por carboidratos e proteínas aumenta. As dietas devem conter 32% de proteína e 18% de gordura, no mínimo.[3] Uma dieta contendo pelo menos 4.000 kcal EM (energia metabolizável)/kg de matéria seca (MS), ou 90 kcal/kg/dia com aumento de 10% a cada semana, é recomendada durante toda a gestação em gatas.[22] No final da gestação, a gata deve receber 25 a 50% mais energia do que suas necessidades de manutenção.[23]

Como citado anteriormente, nas gatas, diferentemente das cadelas, o ganho de peso é linear desde a concepção até a parição, e é desejável que o ganho de peso até o parto seja em torno de 40% do peso anterior. Esse ganho de peso não deve ser inferior a 30% para a gestante não destinar reservas corporais para a gestação e ao terminar a lactação estar 20% a 30% abaixo do peso ideal, o que consequentemente aumenta seu tempo de recuperação. Em contrapartida, o ganho de peso não deve ser maior que 45%, pois pode levar ao acúmulo de gordura nas paredes uterinas, o que pode dificultar a contração uterina e causar distocia, além de mortalidade neonatal e prejudicar a lactação.[24,25]

No último terço da gestação, a gata tende a reduzir a ingestão de alimentos, pois ocorre redução gradativa do espaço abdominal disponível para expansão do trato digestório após as refeições. Assim, é aconselhável distribuir o volume em várias refeições ao dia.

Na época do parto, a gata perde 40% do peso ganho durante a gestação, e os outros 60% se mantêm destinados à lactação.[26]

A falta de nutrição adequada durante a gestação pode resultar em diminuição do peso ao nascimento e aumento da mortalidade neonatal.[25,26] Durante o desenvolvimento fetal, ocorre elevado requerimento de ácido fólico, que participa da divisão celular. A insuficiência de ácido fólico está relacionada ao aumento da incidência de fenda palatina e/ou lábio leporino, e em caninos a ingestão de ácido fólico diminui a ocorrência de fenda palatina em raças braquicefálicas.[27] A suplementação diária em gatas gestantes com 5 mg de ácido fólico desde o cio até o 38º ou 40º dia de gestação (quando o tubo neural se fecha) reduz a incidência de fenda palatina em filhotes.[22] A suplementação é facilitada com o oferecimento de alimento comercial específico para gata gestante e em lactação, uma vez que já contém os níveis adequados de ácido fólico para essa espécie.

Nos gatos, a deficiência de taurina resulta em reabsorções embrionárias precoces (antes do 25º dia de gestação). Quando os níveis na dieta estão baixos, entre 0,02% e 0,05%, resultam em menor captação de taurina pela placenta durante a gestação.[23]

Alimentos comerciais para gatos apresentam níveis suficientes de taurina, entretanto em dietas caseiras o nível de taurina deve ser avaliado. A suplementação da dieta de gatas gestantes e lactantes com ácido eicosapentaenoico (EPA) e ácido docosa-hexaenoico (DHA) provou ser benéfica aos gatinhos, os quais nasceram com melhor capacidade de aprendizagem, memória e visão.[23] Suplementos de cálcio, vitamina D e quaisquer outros nutrientes são contraindicados e podem causar calcificação, deformidades fetais e tetania puerperal.[25,28]

A necessidade de administração de fármacos na fêmea gestante é um desafio para o médico-veterinário. Durante a gestação, ocorrem alterações fisiológicas que afetam a farmacocinética das drogas, aumentando sua disponibilidade e a chance de toxicidade para a mãe e o feto.[29]

Quando a prescrição é realmente indispensável, deve-se preferencialmente realizá-la no terço final da gestação. Durante a escolha criteriosa do fármaco, considerar o melhor tratamento para a mãe e o menor risco para o feto.[29] Diante da necessidade de antibioticoterapia, a classificação de risco de uso em cadelas e em gatas gestantes está descrita no Capítulo 6, "Manejo gestacional e distúrbios da cadela gestante", para a melhor escolha do fármaco.

Os analgésicos de escolha durante a gestação devem ser aqueles que causem analgesia adequada na mãe, e mínimo efeito hipotensor no feto, curta duração e mínima absorção sistêmica, associado à menor dose possível. Atualmente, os opioides são os analgésicos de escolha com uso em curta duração. Considerar opioides hidrossolúveis por terem menor capacidade de passagem pela placenta e alcançar a circulação fetal, sendo os mais indicados: metadona, meperidina, fentanil, sufentanil. A morfina, apesar de hidrossolúvel e de possuir baixa capacidade de passagem pela placenta, não é recomendada por seu alto potencial de depressão cardiorrespiratória.

O uso de corticoides na gestante é contraindicado, assim como aspirina e dimetilsulfóxido (DMSO). Entretanto, caso seja de extrema necessidade, deve-se optar pela administração de anti-inflamatórios não esteroidais (AINES) em curto intervalo de uso. Os Aines mais recomendados em sua respectiva ordem de indicação para gatas prenhes são: carprofeno, cetoprofeno, meloxicam. A administração de fungicidas em gestantes tem originado malformação fetal. Entretanto, o miconazol se revelou seguro quando utilizado de forma tópica em mulheres, e não apresentou efeitos adversos em animais. Os antieméticos são provavelmente seguros quando administrados por curtos períodos em gestantes.[29]

O controle de endoparasitas antes do cio é essencial para evitar transmissão aos filhotes. Há poucos dados na literatura sobre terapêutica com antiparasitários em gatas gestantes, sendo a maioria deles contraindicada ou de segurança desconhecida. De acordo com a experiência de médicos-veterinários especializados em felinos e proprietários de gatis, em casos de extrema necessidade de tratamento e desverminação da gata gestante, recomenda-se pesquisa criteriosa nas recomendações dos fabricantes de produtos disponíveis no mercado no qual se encontra a paciente.

O quadro de vacinas deve ser atualizado antes da reprodução, objetivando assegurar níveis apropriados de anticorpos durante a gestação e a lactação.

Afecções durante a gestação

Gestação ectópica

A gestação ectópica refere-se ao desenvolvimento extrauterino de um ou mais fetos. Em uma gestação ectópica primária, o desenvolvimento do embrião/feto ocorre fora do útero, enquanto na gestação ectópica secundária ocorre o desenvolvimento do feto na cavidade abdominal após a ruptura da parede uterina, geralmente associada a histórico de trauma. Apesar de raras, gestações ectópicas em duas gatas foram descritas; uma delas diagnosticada com gestação ectópica em tuba uterina e outra abdominal.[30] Não há relatos de fetos viáveis após gestação ectópica, mas em geral há ocorrência de fetos mumificados ou macerados na cavidade abdominal, com ou sem membranas de suporte aparentes. A maioria dos fetos ectópicos é asséptica, embora os gatos afetados possam ser sintomáticos.[3] Os sintomas clínicos incluem anorexia, vômitos, hematúria, polaciúria, depressão e letargia. O diagnóstico é feito por radiografia abdominal ou ultrassonografia. A realização de ovário-histerectomia (OSH), para remoção cirúrgica dos tecidos e estruturas fetais, é o tratamento indicado.

Ruptura uterina e mumificação fetal

A ocorrência de fetos mumificados intrauterinos na gata pode estar relacionada a agentes virais (leucemia felina, peritonite infecciosa felina e rinotraqueíte felina). Já a presença de fetos mumificados extrauterinos geralmente ocorre em consequência de ruptura uterina decorrente de traumas, administração de ocitocina em partos distócicos com mau posicionamento do feto, ou tamanho exacerbado do feto.[31]

Fetos mumificados são bacteriologicamente estéreis, e é comum serem encontrados acidentalmente durante a OSH ou a laparotomia, podendo estar aderidos ao omento e a órgãos abdominais. Os sinais clínicos estão ausentes em gatas com fetos mumificados extrauterinos, a menos que ocorra hemorragia ou infecção decorrente da ruptura uterina; neste último caso incluem-se depressão, anorexia, vocalização fraca, tempo de preenchimento capilar prolongado, taquicardia e, às vezes, colapso. O tratamento consiste na remoção cirúrgica do feto isolado e OSH.

Torção uterina

A torção uterina unilateral é a mais comum em gatas, ocorrendo em 93% dos casos.[3] As causas incluem alta atividade fetal ou movimento da gestante que faz com que o corno uterino gire em torno de seu eixo longitudinal para produzir afrouxamento excessivo do ligamento largo. O grau de torção pode variar e os sinais clínicos são proporcionais ao grau de torção. Os sintomas incluem início agudo de secreção vulvar mucoide, serossanguinolenta ou hemorrágica; dor e/ou distensão abdominal; hipotermia; taquicardia e palidez; e distocia. O diagnóstico é baseado na presença desses sinais clínicos. A ultrassonografia abdominal é recomendada para avaliar a viabilidade dos fetos. O tratamento é emergencial, sendo indicado o tratamento clínico associado ao cirúrgico por meio da realização de laparotomia exploratória. Foi relatado um caso de torção uterina em gata prenhe com histórico de administração de progestágeno, e todos os fetos estavam mortos no momento do diagnóstico.

Eclâmpsia/hipocalcemia

A eclâmpsia é uma doença metabólica associada a hipocalcemia, e pode ocorrer antes do parto e/ou durante o pico da lactação em gatas que amamentam grandes ninhadas. Os sinais clínicos incluem início agudo de letargia e anorexia, tremores e fasciculações musculares, desidratação, fraqueza, palidez, hipotermia, dispneia e/ou taquipneia e bradicardia. O diagnóstico é confirmado por níveis de cálcio no soro abaixo de 6 mg/dL.[32] A administração imediata de cálcio (0,5 a 1,5 mL/kg, IV) realizada forma lenta – em tempo superior a 10 minutos, pois a administração rápida pode causar bradicardia – com subsequentes suplementos orais até a regularização de seus níveis demonstra bons resultados.[3,33]

Perdas gestacionais

As perdas gestacionais são comuns e geralmente são consequência de fatores não infecciosos ou infecciosos. As causas não infecciosas de abortamentos em gatas incluem: hipoluteoidismo, erros cromossômicos, dieta inadequada e administração de drogas ou nutrientes embriotóxicos à gata.[3]

O hipoluteoidismo é a incapacidade de produzir progesterona suficiente para manter a gestação. Uma possível razão pode ser que a progesterona seja produzida não apenas pelo corpo lúteo, mas também pela placenta no final da gestação. O hipoluteoidismo é mais comum em gatas reprodutoras, especialmente na raça Maine Coon. Mensurações semanais dos níveis de progesterona são métodos de diagnóstico. A terapia com progesterona pode ser considerada se a progesterona sérica se apresentar abaixo de 2 ng/mL ou declinar rapidamente em um curto período de tempo. A administração de progesterona exógena é indicada emergencialmente, sendo sugerido acetato de medroxiprogesterona (0,1 mg/kg por via oral 1 vez ao dia, até o dia 62 ou 63).[34] Essas terapias devem ser descontinuadas 2 dias antes da data prevista para o parto para permitir o parto sem distocias.[32] A suplementação não deve ser instituída até o final do desenvolvimento dos órgãos (aproximadamente 45 dias de gestação), uma vez que o uso precoce está associado ao risco de masculinização na prole feminina e possivelmente criptorquidia na prole masculina. O hipoluteoidismo pode ser uma condição hereditária, e esse fato contraindica gatas reprodutoras afetadas.[34]

Anormalidades cromossômicas em gatinhos natimortos ou em desenvolvimento foram relatadas como causa de subfertilidade em gatas. A cariotipagem de fetos abortados é necessária para o diagnóstico. As causas dietéticas de baixo desempenho reprodutivo no gato incluem desnutrição grave e deficiência de taurina já descrita anteriormente.

As causas mais comuns de abortamentos na gata geralmente estão associadas com causas infecciosas que podem ser virais, bacterianas ou por protozoários. Dentre as causas virais destacam-se a infecção pelo herpes-vírus felino ou rinotraqueíte viral felina, a imunodeficiência felina (FIV), o vírus da leucemia felina (FeLV), o vírus da peritonite infecciosa felina (FIPV) e a infecção pelo vírus da panleucopenia felina (FPLV). As causas bacterianas de abortamento em gatas incluem *Brucella*, *Salmonella*, *Cholerae* ou bactérias aeróbicas e micoplasma, que compõem a flora vaginal de gata sadia (*Escherichia coli*, *Staphylococcus* sp., *Streptococcus* sp. e outros) e que ascendem da vagina para o útero, causando infecção uterina, infecção fetal ou piometra. Infecção pelo protozoário *Toxoplasma gondii* e causas idiopáticas também são relatadas como causa de perda gestacional na gata.

O diagnóstico das perdas gestacionais é baseado em exames que incluem cultura de tecidos de fetos abortados, histologia e avaliação citogenética, se disponível. Hemograma materno, sorologia (p. ex., FHV, FIV, FIPV, FPLV, FeLV, toxoplasmose) e citologia e cultura da secreção vaginal (se houver) devem ser monitorados e a mãe tratada com suporte, se necessário.

Em geral, a perda da gestação não é uma ameaça à vida da gata gestante, e o prognóstico para as próximas gestações é reservado para bom. A terapia com progesterona (1 a 2 mg/kg de progesterona intramuscular – IM) a cada 7 dias, começando 5 a 7 dias antes do período do abortamento anterior e continuando até 7 dias antes do parto, deve ser instituída somente após perdas gestacionais recorrentes, quando causas infecciosas de abortamento foram descartadas.[1]

PARTO

Geralmente, o parto na gata progride sem ajuda, entretanto os tutores devem ser informados sobre o que deve ser observado durante o trabalho de parto para que consigam reconhecer e detectar a necessidade de assistência veterinária. Importante ressaltar que a intervenção humana excessiva deve ser evitada, pois pode perturbar a fêmea ou até mesmo promover o canibalismo dos gatinhos.

Os tutores devem ser informados sobre a necessidade de preparação de ambiente silencioso, aquecido e de fácil limpeza. Deve haver a preparação de uma caixa-maternidade, forrada com material absorvente e com laterais altas o suficiente para conter os gatinhos.

Endocrinologia do parto

Na gata, assim como em outros mamíferos, o parto ocorre em consequência da interação de inúmeros fatores, principalmente de origem neuroendócrina, que acarretam na gestante modificações de ordens morfológica, bioquímica, biofísica e de fisiologia muscular.

Acredita-se que o parto se inicie por meio de uma cascata de eventos a partir do estresse fetal, o qual estimula o eixo hipotálamo-hipófise-adrenal e promove a liberação de cortisol fetal. O aumento do cortisol fetal resulta no aumento da produção de estrógenos e relaxina, que promovem o relaxamento da cérvix, do canal do parto e das estruturas pélvicas. Simultaneamente, ocorre a produção de prostaglandina (PGF2α), hormônio que promove a lise do corpo lúteo e consequentemente a redução da concentração de progesterona, além de promover contrações miometriais. As contrações uterinas são provenientes da combinação de PGF2α e ocitocina, que provocam o direcionamento do feto para o canal do parto. Sua presença nessa área desencadeia o reflexo de Ferguson, um reflexo neuro-hormonal que estimula (através do núcleo paraventricular) a liberação de ocitocina, que se eleva ainda mais, e origina as contrações abdominais que, somadas às contrações uterinas, resultam na expulsão do feto. O parto é dividido em três fases ou estágios de acordo com a classificação clássica, sendo: fase preparatória (dilatação cervical); fase de expulsão do feto; e fase de expulsão da placenta. Entretanto, em fêmeas multíparas, as fases de expulsão do feto e da placenta podem se confundir, já que a fêmea pode eliminar dois ou mais fetos e só depois eliminar as respectivas placentas.[2,36] Sendo assim, surgiu uma classificação das fases do parto mais moderna, sendo: fase prodrômica ou de preparação do parto; fase de dilatação da via fetal; fase de expulsão do feto e placenta;[37] classificação adotada pela autora deste capítulo.

Fase de preparação

A fase de preparação do parto na gata pode ocorrer sem declínio na concentração de progesterona, permanecendo em torno de 3 a 5 ng/mL.[2] Decréscimo na temperatura é observado nos felinos nas 12 horas que antecedem o parto, entretanto não é tão evidente quanto nas cadelas. A presença de leite nas mamas não é um sinal preciso do início do parto. As mudanças no comportamento variam muito de gata para gata e incluem inquietude, muitas vezes apatia e a procura de um lugar isolado e tranquilo para o nascimento dos filhotes.

Anorexia pode ocorrer nas 12 a 24 horas que precedem o parto. Para a manutenção da energia, uma alternativa é oferecer alimento seco misturado a alimento úmido. Quando se iniciam as contrações uterinas, as fêmeas miam com frequência, podem apresentar taquipneia, andar em círculos e olhar constante para o posterior. A dissolução do tampão mucoso é observada por meio de uma descarga de líquido claro pela vulva.

Fase de dilatação da via fetal

Marcada pela presença do feto no canal e consequentemente pela dilatação do canal do parto, esta fase tem início concomitantemente com as contrações uterinas e se prolonga até o rompimento das membranas fetais. A gata pode parecer fazer um "ninho" no ambiente em que se encontra, normalmente se apresenta inquieta, ofegante e pode vocalizar e lamber a região genital compulsivamente e assumir a posição agachada (Figura 2). Com o relaxamento das fibras musculares lisas de cérvix, útero e vagina, o útero é impulsio-

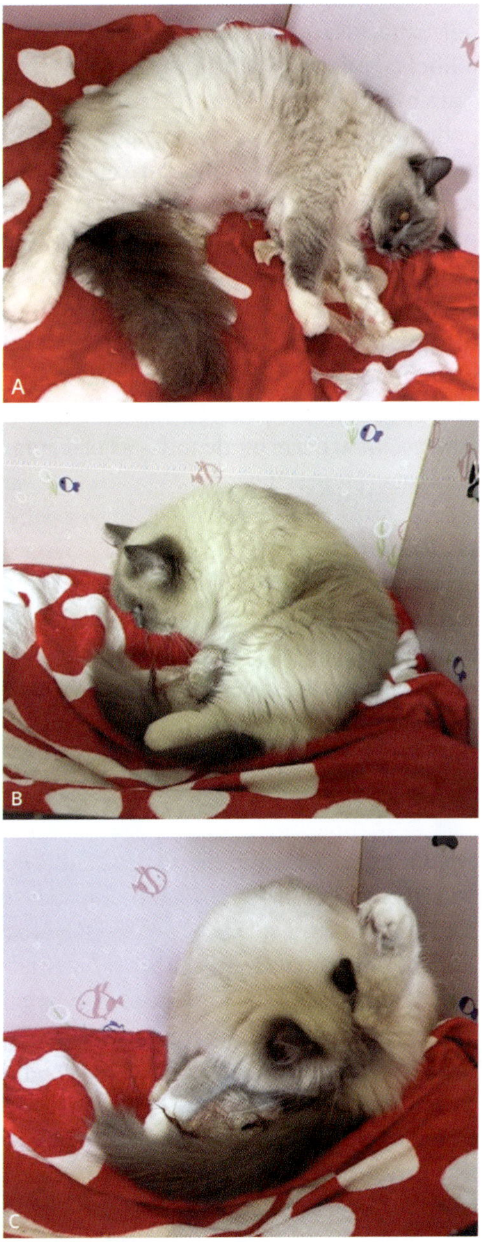

FIGURA 2 Gata em trabalho de parto durante a fase de dilatação. A: início da fase de dilatação. Notam-se o animal em decúbito lateral e a presença de vocalização. B: gata na posição agachada durante contrações abdominais, anteriormente ao nascimento do segundo gatinho. C: lambedura de vulva durante a fase de dilatação e anteriormente ao nascimento do segundo filhote.

Fonte: cortesia do Gatil RagBurt (Médica-Veterinária Júlia Torello).

nado no sentido cranioventral do abdome e aumenta a dilatação da cérvix, que continua com o aparecimento das contrações uterinas.

Os fetos se movimentam dos cornos uterinos em direção ao canal do parto, e nesse momento há insinuação das bolsas fetais, dilatando completamente a via fetal mole. Na fase de dilatação, não se observam contrações musculares da parede abdominal evidentes, e muitas vezes essa fase só é reconhecida quando as bolsas fetais já são visíveis na vulva.

Uma secreção vulvar marrom-avermelhada às vezes é observada momentos antes da expulsão do primeiro feto. Essa descarga tem origem no hematoma marginal e é distintamente diferente do observado na cadela (que é de cor esverdeada). A duração da fase de dilatação é normalmente de 6 a 12 horas, embora possa durar mais na gata primípara.

Fase de expulsão do feto e anexos

Esta fase se inicia com o rompimento das bolsas fetais e termina com o nascimento do feto ou fetos. A presença do feto no interior do canal do parto estimula receptores nervosos localizados na porção dorsal da vagina, cujos neurônios levam o estímulo aos centros motores da medula espinal, dando origem ao reflexo de contração da musculatura abdominal, reconhecido como reflexo de Ferguson. Na fase de expulsão ocorre a associação de contrações uterinas e abdominais. Quando as contrações abdominais começam, a gata normalmente assume a posição agachada, com membros bastante afastados. Quando as contrações diminuem, a gata pode deitar-se de lado e ronronar. A entrada de um feto no canal do parto resulta em maior duração da contração abdominal.

As contrações podem estar associadas à ruptura da membrana alantoide e amniótica e expulsão do fluido alantoideano translúcido, minutos antes do aparecimento do primeiro feto pelos lábios vulvares. A maioria dos filhotes nasce dentro do âmnio, embora este também possa se romper durante o parto. Quando intacto, é rasgado pela gata, e isso é seguido por lambidas intensivas no neonato, até que a respiração ocorra espontaneamente (Figura 3A e B). A expulsão completa de cada feto pode levar até 3 a 5 minutos. Como a maioria das gatas pare vários filhotes, o parto pode durar várias horas, e um período de 2 horas entre o nascimento dos filhotes é considerado normal.

Os filhotes normalmente nascem em apresentação longitudinal anterior, posição dorsal e atitude estendida. Entretanto, a ocorrência de fetos em apresentação longitudinal posterior, posição dorsal e atitude estendida não predispõe a distocia. Em média, o nascimento do primeiro filhote ocorre 1 hora após o início da segunda fase do parto. Esta fase normalmente é curta, com duração média de 6 horas, podendo variar entre 4 e 16 horas, e até mais se a gata sofrer perturbação; ela pode inclusive suspender o trabalho de parto por 2 ou 3 dias sem complicação aparente.[35] A assistência veterinária é indispensável em partos prolongados.

Na gata, a placenta pode ser expelida após cada expulsão fetal (geralmente 10 a 15 minutos após o nascimento), embora seja possível vários filhotes nascerem sem as placentas, que são expulsas juntas posteriormente. É normal a ingestão de parte ou de todas as placentas pela gata (Figura 3C).

Parto distócico

A distocia é definida como a dificuldade ou incapacidade de expulsão dos fetos durante o parto e pode resultar de fatores maternos

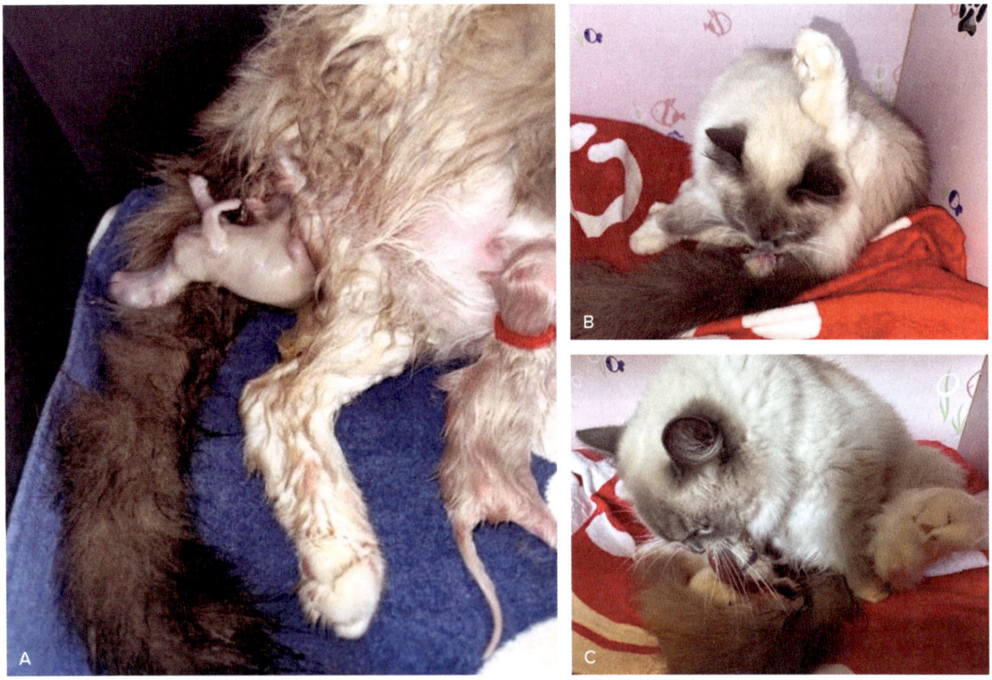

FIGURA 3 Gata durante o trabalho de parto, na fase de expulsão. A: gatinho recém-nascido expulso após o rompimento do âmnio e do alantoide, ainda conectado à mãe pelo cordão umbilical. B: lambedura e primeiros cuidados com o recém-nascido. C: ingestão da placenta após o nascimento dos gatinhos.
Fonte: cortesia do Gatil RagBurt (médica-veterinária Júlia Torello).

e/ou fetais e ocorre entre 3,3% e 5% dos partos felinos.[35]

O principal indicativo de distocia é o esforço abdominal visível sem insinuação e apresentação de feto e/ou membranas fetais. Um intervalo de mais de 2 horas entre o nascimento dos filhotes também pode ser um indicativo de distocia.

As distocias de origem materna incluem pelve pequena ou com histórico de fratura prévia, anormalidades do trato reprodutivo, inércia uterina primária ou secundária, desnutrição, parasitismo, outras anormalidades do útero e expulsão anormal por causas não uterinas. A desproporção entre o tamanho da cabeça do feto e a dilatação do canal do parto pode causar distocia em gatas dolicocefálicas e braquicefálicas.[35,36] Já as distocias de origem fetal incluem fetos de tamanho exagerado, com malformações ou com estática fetal incorreta, que se não tratadas podem resultar em torção uterina e/ou ruptura uterina.

Esses fatores reforçam a importância do acompanhamento gestacional com imagens radiográficas ou ultrassonográficas da mãe, para que esse tipo de problema possa ser tratado com antecedência. A predisposição à distocia está correlacionada à raça em felinos, e foram demonstrados altos índices nas raças British Shorthair, Oriental, Birman, Ragdoll e Abissínio. Uma correlação significativamente mais baixa foi observada nas raças Norwegian Forest Cat, Maine Coon, Persa/Exótico e Cornish Rex,[37] e esses dados podem ser observados na Figura 4.

A inércia uterina é a principal causa de distocia em gatas e é considerada primária quando ocorre a falha em iniciar as contrações uterinas a despeito de todo o preparo para o parto, sendo esta mais comum na espécie

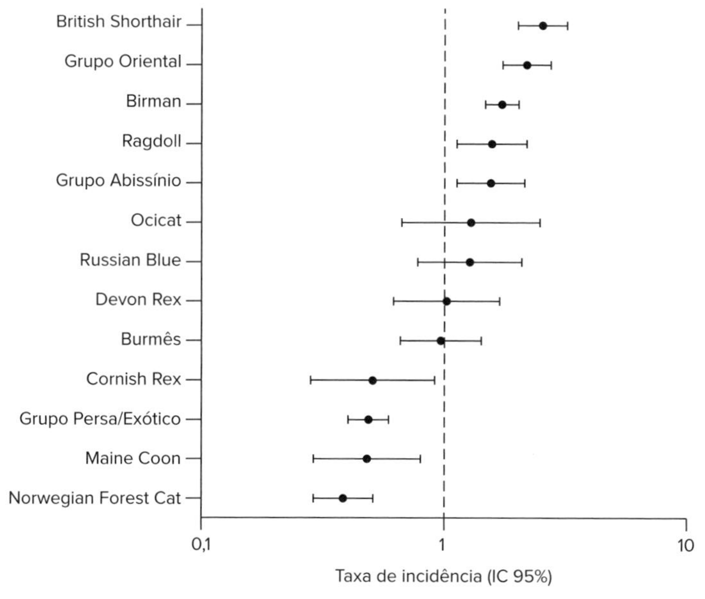

FIGURA 4 Taxas de incidência de risco de distocia para diferentes raças em comparação com raças puras. As barras de erro representam o intervalo de confiança de 95%.

Fonte: Holst et al.[37]

felina. As causas da inércia uterina primária na gata têm sido associadas tanto a ninhadas pequenas, por estimulação uterina inadequada, quanto a ninhadas grandes, por estiramento excessivo do miométrio, hipocalcemia, obesidade, infecção uterina, torção uterina e trauma. O diagnóstico da inércia uterina primária baseia-se na duração da gestação superior a 71 dias a partir do primeiro dia de acasalamento/inseminação.[2] Já a inércia uterina secundária ocorre quando a musculatura uterina entra em estado de exaustão e é verificada principalmente nas distocias de origem fetal. O tratamento para inércia uterina será apresentado posteriormente, no manejo do parto distócico

Manejo do parto distócico

A intervenção do médico-veterinário é recomendada quando:

- O trabalho de parto não começa com base na data de estimada.
- A segunda fase do trabalho de parto dura mais de 4 horas sem insinuação do feto.
- Há mais de 2 horas de intervalo entre o nascimento dos gatinhos.
- A mãe mostra sinais de doença ou sofrimento.
- Há mais de 30 minutos de fortes contrações abdominais sem o nascimento de um feto.
- Há eliminação de quantidade substancial de secreção avermelhada antes do nascimento do primeiro feto ou
- É observada uma secreção sanguinolenta proeminente a qualquer momento durante o trabalho de parto.

O atendimento deve iniciar com o exame físico geral, que deve incluir a palpação abdominal para avaliar o tamanho uterino e a presença de feto(s) remanescente(s). A presença de secreção vaginal amarronzada indica o descolamento de placenta, e a expulsão dos fetos deve ocorrer em um prazo de poucas horas.

Se não houver feto presente no canal vaginal, o próximo passo é avaliar a viabilidade fetal intrauterina por meio de ultrassonografia abdominal para determinar o tratamento adequado.

A FCF em felinos é estável durante a gestação, em média 228,2 ± 35,5 batimentos/minuto.[35] Atualmente, para ser considerado sofrimento fetal, a FCF deve se manter abaixo de 200 bpm por mais de 3 minutos. A identificação da aceleração e desaceleração da FCF não deve ser confundida com sofrimento fetal. A desaceleração ocorre em razão da pressão da contração uterina e da pressão sobre o feto no canal vaginal. Os sinais de aceleração e desaceleração iniciam-se 48 a 72 horas pré-parto. Assim, é importante avaliar os fetos individualmente, sua respectiva FCF, por pelo menos 3 minutos contínuos, nesta fase pré-parto. Se durante o acompanhamento da gestante acontecer de a FCF de algum feto se manter em 200 bpm ou menos, isso deve ser considerado sofrimento fetal, e a fêmea deve ser encaminhada para a realização de cesariana o mais breve possível.[18] Em casos em que não seja confirmado o sofrimento fetal, o manejo conservador pode ser instituído.

Manejo conservador: terapia ecbólica

O manejo conservador consiste na assistência cuidadosa ao parto. O exame radiográfico é viável para determinar o número, o tamanho e a localização dos fetos, além da morfologia pélvica materna e o estado geral do abdome. Possíveis sinais de morte fetal incluem a presença de gás dentro das cavidades do corpo ou ao redor do esqueleto fetal, sobreposição ou colapso dos ossos fetais.

A avaliação laboratorial deve incluir hemograma, mensuração de cálcio sérico e da glicose plasmática, exames bioquímicos e hemogasometria para monitoramento da saúde materna.

A terapia ecbólica é indicada para o tratamento do parto distócico se a mãe estiver em boas condições de saúde, o trabalho de parto não tiver sido prolongado, a cérvix estiver dilatada, o tamanho fetal for compatível para o parto vaginal e nenhum estresse fetal for evidente no exame de ultrassonografia. Essa conduta é contraindicada em casos de obstrução do canal de parto e quando a fêmea se torna irresponsiva ao tratamento prévio. Esse tratamento causa aumento de contrações uterinas, e a ruptura uterina pode ocorrer se essa conduta for realizada de forma inadequada.

O manejo conservador geralmente envolve um ou mais agentes ecbólicos, juntamente com manipulação e extração assistida do(s) feto(s), uma vez apresentados no canal vaginal. É plausível que enquanto a ocitocina aumenta a frequência das contrações uterinas, a administração de cálcio aumenta sua força. Entretanto, o uso de cálcio intravenoso em distocias felinas é contraindicado, pois as gatas podem apresentar contrações uterinas exacerbadas após o tratamento.[2]

O conhecimento do tamanho do feto, dilatação do canal do parto e estática fetal é imprescindível. A administração de ocitocina na gata sem dilatação do canal do parto confirmada é arriscada, pois pode causar descolamento da placenta, comprometimento fetal e morte antes do parto. Quando adequada, é indicada a administração de 3 a 5 UI de ocitocina/IM, e as aplicações podem ser repetidas em intervalos de 20 a 30 minutos.[2] Outro protocolo relatado inclui administração inicial de 2 a 4 UI de ocitocina por via IV para induzir contrações uterinas. Se falhar, a ocitocina pode ser repetida 20 minutos após a administração de uma infusão intravenosa lenta de 1 a 2 mL de gluconato de cálcio a 10%. Se não ocorrer expulsão fetal, a ocitocina pode ser repetida após administração de 2 mL de dextrose a 50% por infusão IV lenta.[36,41] Recentemente, um autor relatou que em sua experiência a terapia com ocitocina melhora drasticamente se o cálcio da gata for normalizado primeiro. A dosagem relatada é de 0,5 a 1,0 mL de solução de gluconato de cálcio a 10% por animal, e 0,25 a 2 UI de ocitocina com intervalos de 30 minutos.[42]

Importante destacar que os dois últimos protocolos possuem doses inferiores de ocitocina e incluem a administração de gluconato de cálcio, cujo uso é contraditório na espécie de acordo com a literatura. A autora utiliza em sua rotina o primeiro protocolo citado, ou seja, apenas com a administração de ocitocina.

A realização de episiotomia deve ser considerada em casos de fetos grandes ou com a cabeça grande, como no caso de filhotes de raças braquiocefálicas. Devem-se administrar no máximo 2 a 3 doses de ocitocina e, caso não haja evolução, deve-se considerar a cesariana.

Na gata, o manejo conservador da distocia tem menores taxas de sucesso quando comparado à cadela, com menos de um terço das gatas respondendo ao tratamento.[43] A intervenção cirúrgica é necessária em aproximadamente 60% a 80% dos casos de distocia em gatas.

Tratamento cirúrgico

As indicações de cesariana incluem anormalidades maternas do canal de parto, distocia obstrutiva que não pode ser corrigida manualmente, suspeita de ruptura ou torção uterina, ineficácia do tratamento conservador ou sofrimento fetal confirmado em ultrassonografia. Como citado anteriormente, quando há FCF mantida abaixo de 200 batimentos/minuto por mais de 3 minutos, é considerado sofrimento fetal e a parturiente deve ser encaminhada para cesariana o mais rápido possível.

A fêmea deve ser estabilizada prévia e simultaneamente ao procedimento, quanto aos possíveis sinais de choque, desidratação, desequilíbrios eletrolíticos e quaisquer outras anormalidades bioquímicas ou hematológicas.

O procedimento de cesariana deve ser realizado como de rotina,[40] e alguns detalhes têm sido adicionados à técnica recentemente para maior bem-estar da mãe e dos filhotes:

- Colocar a fêmea em decúbito dorsal, levemente inclinada para a esquerda, para que a veia cava caudal seja menos comprimida e o retorno venoso seja facilitado (Figura 5).
- Ao remover o filhote, não realizar o clampeamento do cordão umbilical e promover a remoção conjunta de sua respectiva placenta (Figura 6); isso promove maior aporte de oxigênio presente na circulação sanguínea do cordão umbilical ao neonato e oferece melhores resultados no processo de reanimação do neonato, como descrito para cães.[41]

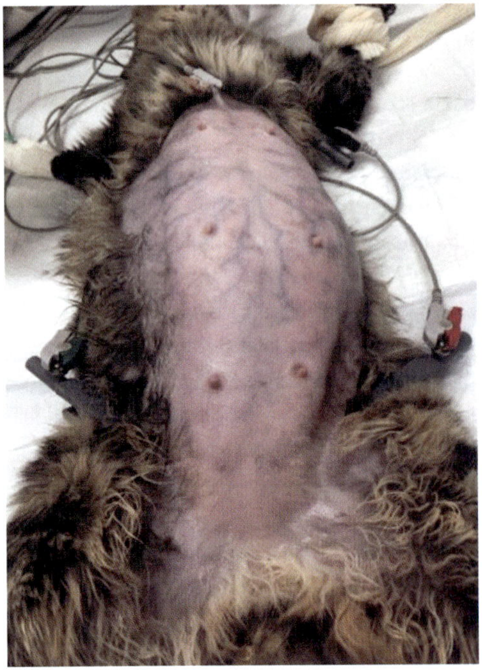

FIGURA 5 Posicionamento da gata gestante em decúbito dorsal levemente lateralizado à esquerda anteriormente à cesariana.

Fonte: Setor de Clínica Cirúrgica de Pequenos Animais do HVET UFU.

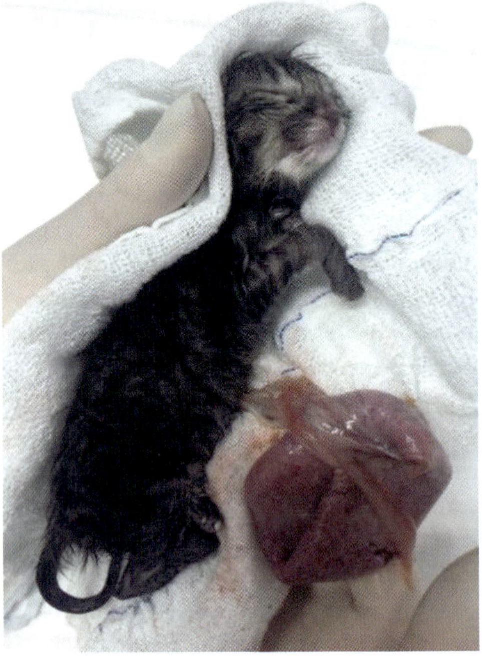

FIGURA 6 Neonato felino durante ressuscitação após ser retirado do útero com a placenta e o cordão umbilical sem clampeamento.

Fonte: Setor de Clínica Cirúrgica de Pequenos Animais do HVET UFU.

Não há relatos sobre essa conduta na espécie felina, entretanto a autora tem realizado em sua rotina e obtido bons resultados na reanimação dos gatinhos nascidos de cesariana.

A OSH no momento da cirurgia pode ser proposta ao tutor se não houver interesse em outras crias. No entanto, deve-se mencionar que existem riscos adicionais associados à OSH nesse momento, incluindo aumento do risco de hemorragia e gravidade da hipovolemia (em razão da remoção do útero e dos fluidos associados).[40] A OSH durante a cesariana não deve diminuir a produção de leite, desde que a ingestão de líquidos e a dor sejam controladas adequadamente.

A OSH em bloco é ideal quando a mãe deve ser esterilizada e há suspeita de material infeccioso no útero, a mãe está em estado crítico e a cirurgia deve ser realizada o mais rapidamente possível, ou quando a ninhada está morta. Se essa cirurgia for realizada em um útero contendo fetos vivos, o período de tempo desde o primeiro clampeamento dos vasos até o ponto em que todos os filhotes são extraídos do útero removido deve ser idealmente inferior a 60 segundos.[42]

O prognóstico do tratamento cirúrgico depende da causa da distocia, do tratamento utilizado e do tempo desde o início do parto até a intervenção cirúrgica.

PUERPÉRIO

O parto é seguido pelo puerpério, durante o qual o trato reprodutivo se reorganiza para um próximo ciclo, e uma possível gestação. O comportamento materno no pós-parto resulta de características individuais, embora isso dependa do ambiente, interferência humana, estado geral da gata, alterações hormonais, experiência anterior como mãe e o estímulo dos gatinhos.

As gatas primíparas podem negligenciar limpeza, secagem e estimulação aos gatinhos adequadamente no intervalo entre os nascimentos, e isso pode ser uma causa de perda perinatal, a menos que seja dada atenção imediata. Durante as primeiras 24 horas após o parto, a gata deixa seus filhotes poucas vezes, apenas para comer, beber, defecar ou urinar. Comida, água e uma caixa de areia devem ser fornecidas ao lado da caixa dos filhotes.

Se o comportamento materno não for observado, atenção cuidadosa deve ser dada e deve-se sempre considerar a possível presença de hipocalcemia, principalmente em grandes ninhadas.

Com o início da lactação, o primeiro leite produzido por 24 a 72 horas após o parto é o colostro, que contém cerca de 88% de água, 4% de proteína e 3,4% de gordura.[43]

Além de fonte de nutrientes e energia, o colostro é fonte de imunoglobulinas necessárias para suplementar a transferência de imunoglobulinas maternas, porque a placentação endoteliocorial permite a passagem de apenas 5% para os fetos.[44] O colostro também contribui para a maturação do trato digestivo, e se diferencia do leite principalmente por sua concentração em imunoglobulinas G: 20 a 30 g/L no colostro de cães, 40 a 50 g/L em gatos *vs.* < 1 g/L no leite. A concentração de IgG diminui rapidamente após o parto (–50% em 24 horas).[45]

Durante as primeiras 24 horas de vida, baixas concentrações de enzimas são produzidas a partir dos enterócitos, permitindo a transferência de imunoglobulinas diretamente para o sangue do gatinho. Em seguida, com os enterócitos maduros, ocorre o "fechamento do intestino" e os anticorpos não podem mais ser absorvidos diretamente. Após esse prazo, a lactação muda gradualmente de colostro para leite, que contém cerca de 82% de água, 6,6% de proteína e 5,5% de gordura. Uma vez que a produção de leite é iniciada, a continuação da lactação é mantida pela atividade de sucção dos gatinhos.[43] Durante toda a lactação, o leite continua a ser produzido, e o ato de sugar resulta em um reflexo neuroendócrino, ocasionando a liberação de ocitocina, e maior descida de leite.

Dentro de 24 horas após o parto, o apetite da gata retorna e seu consumo de alimentos aumenta para que exista energia suficiente e destinada à lactação. Água fresca e alimento seco devem ser oferecidos à vontade também durante a lactação. A demanda de consumo energético aumenta para níveis entre 120 e 180 kcal/kg/dia durante essa fase. Alimento comercial específico para gatas gestantes e lactantes deve ser mantido, já que possui balanço energético adequado para essa espécie e período. A demanda de leite pelos filhotes em amamentação aumenta por 20 a 30 dias, e esse é considerado o pico do período de lactação, depois disso o consumo de alimentos tende a diminuir.

Quando os gatinhos atingem 3 a 4 semanas de idade, a atividade de sucção diminui e, somado ao nascimento dos dentes dos gatinhos e incômodo ao amamentar, a gata começa então a se distanciar, o desmame inicia e a ingestão de alimentos da gata deve ser gradualmente reduzida.

Com relação à involução uterina, o puerpério é marcado por uma continuidade de contrações do útero, seguida de diminuição da espessura e do volume de tecido uterino. Durante essa fase, células fagocitárias invadem a cavidade uterina a fim de remover restos de envoltórios fetais, placenta e outros resíduos; isso está associado à presença no pós-parto de secreção na vulva, denominada lóquio. A verificação da descarga de lóquio durante o pós-parto da gata é escassa e muitas vezes não é notada pelo tutor, pois a fêmea tem o hábito de se lamber e se limpar com frequência. A gata não lactante apresenta atividade folicular ovariana, que está associada ao retorno ao tamanho e tônus uterinos normais (pré-parto) na quarta semana pós-parto.

No início da fase da lactação, as gatas estão em anestro, provavelmente porque há supressão da secreção das gonadotrofinas. No entanto, muitas gatas manifestam estro 2 a 4 semanas após o parto, enquanto ainda estão em lactação. Em contrapartida, algumas gatas não retornam ao estro até 2 a 8 semanas após o desmame.[43]

Afecções do puerpério

A gata no pós-parto deve ser monitorada frequentemente quanto a sinais de secreção vaginal ou mamária purulenta, febre, inapetência ou negligência com os filhotes, prolapso vaginal e/ou uterino, dentre outras anormalidades que podem estar presentes. A temperatura elevada pode ser um sinal precoce de mastite e/ou metrite. Assim, os tutores devem ser orientados a monitorar a temperatura retal em caso de se observarem sinais de relutância em cuidar dos gatinhos, depressão e anorexia, para que, se diagnosticadas, sejam tratados o mais rápido possível.

A lactação insuficiente pode incluir diferentes causas, como cesariana realizada precocemente, inadequado manejo da dor pós-operatória e ingestão inadequada de energia no pós-parto. A administração de metoclopramida (0,2 mg/kg por via oral, a cada 6 horas) pode ser usada para induzir a descida e aumentar a produção do leite.

O prolapso uterino é mais comum em gatas do que em cadelas e pode ocorrer após o primeiro parto ou múltiplos partos. O tratamento depende da condição do tecido prolapsado, sendo indicada a amputação em caso de necrose, e redução manual se viável. A OSH é recomendada para evitar recidiva de prolapso uterino.

A metrite é rara em gatas e quando ocorre geralmente é causada pela ascensão de bactérias vaginais até o útero. O comprometimento uterino pode ser causado por parto prolongado, trauma no parto, retenção de tecido placentário ou imunidade comprometida da paciente. Os sinais de metrite incluem depressão, anorexia, febre, polidipsia, vômito, negligência com os filhotes e presença de secreção vulvar sanguinolenta ou purulenta. Fetos retidos ou membranas fetais estão associados a secreção verde-escura. O aumento uterino pode ser confirmado por ultrassonografia. O hemograma geralmente revela a presença de leucocitose, e a cultura e a citologia da secreção vulvar geralmente revelam a presença de *Escherichia coli*, *Staphylococcus* sp. ou *Streptococcus* sp. e leucócitos polimorfonucleares.

O tratamento consiste em esvaziar o útero e em antibioticoterapia. O esvaziamento uterino pode ser realizado com 0,25 mg/kg de PGF2-α/IM; por 2 a 3 dias;[43] ou prostaglandina natural F2-α (10 a 25 μg/kg, via subcutânea) deve ser administrada diariamente até o esvaziamento do útero.[44] Todavia, essa terapia é contraindicada se houver suspeita de útero com paredes finas diagnosticado previamente em ultrassonografia. Nesse caso, a OSH é recomendada. Antibioticoterapia deve ser associada ao tratamento, assim como a terapia de suporte de acordo com os sintomas da paciente. O prognóstico do tratamento conservador de metrite é bom, com completa recuperação da paciente e gestação futura.

A mastite, inflamação das glândulas mamárias, é causada por infecção bacteriana da glândula lactante no pós-parto ou durante a pseudogestação, e acredita-se que a via de infecção seja ascendente ou hematógena. Os sinais clínicos incluem uma ou mais glândulas mamárias quentes e dolorosas, temperatura retal elevada, anorexia, vômito ou letargia e/ou doença aguda nos gatinhos lactantes. No hemograma se observa leucocitose, na citologia do leite das glândulas afetadas a presença de neutrófilos e bactérias degenerativas, enquanto a cultura do leite mastítico geralmente revela enterobactérias, *Staphylococcus* sp. ou *Streptococcus* sp. O tratamento consiste em antibioticoterapia de amplo espectro e terapia de suporte adequada. Deve-se administrar antibioticoterapia parenteral específica e remover os gatinhos da amamentação na fêmea acometida.[43]

A hipocalcemia durante a lactação geralmente ocorre em gatas que amamentam grandes ninhadas. Os sinais clínicos incluem incoordenação, marcha rígida e vômitos, podendo evoluir para fasciculação muscular, convulsões tônico/clônicas com rigidez extensora, hipertermia, hiperpneia e pupilas fixas dilatadas. O diagnóstico é baseado nos sinais clínicos e na presença de cálcio sérico total inferior a 8 mg/dL. O tratamento consiste na administração lenta de 2 a 5 mL de solução de gluconato de cálcio 10%, IV, administrados durante 3 a 5 minutos, e repetido conforme necessário até que ocorra a remissão dos sintomas.[43] A suplementação com cálcio oral deve ser questionada, já que o desbalanço após a finalização do tratamento pode causar problemas, mas, se for estritamente necessária, a dose recomendada é de 250 a 500 mg de gluconato de cálcio/dia. A necessidade de desmamar os gatinhos deve ser determinada pela resposta da mãe à terapia; a recorrência é uma indicação para o desmame.

O período neonatal, do nascimento aos 21 dias de vida, é de grande risco para os recém-nascidos, pois em média 20% dos filhotes nascidos vivos morrem antes dos 21 dias de idade; 70% a 90% das mortes ocorrem durante a primeira semana pós-parto.[45,46] A maior incidência de natimortos ocorre em ninhadas grandes, e pode haver influência da raça, sendo maior nas raças Persas e Exotic Shorthair.[43]

CONSIDERAÇÕES FINAIS

O conhecimento das particularidades da espécie felina sobre a fisiologia da gestação, parto e puerpério é imprescindível para o reconhecimento da necessidade de intervenção pelo médico-veterinário. A conduta adequada é fator determinante para o sucesso do tratamento e o bem-estar da mãe e do filhote.

REFERÊNCIAS

1. Johnston SD, Root Kustritz MV, Olson PNS. Feline pregnancy. In: Johnston SD, Root Kustritz MV, Olson PNS (eds.). Canine and feline theriogenology. Philadelphia: WB Saunder, 2001. p. 414-30.
2. Johnston SD, Root Kustritz MV, Olson PNS. Feline parturition. In: Johnston SD, Root Kustritz MV, Olson PNS (eds.). Canine and feline theriogenology. Philadelphia: WB Saunder. 2001. p. 431-7.

3. Kustritz MVR. Clinical management of pregnancy in cats. Theriogenology. 2006;66:145-50.
4. Zambelli D, Prati F. Ultrasonography for pregnancy diagnosis and evaluation in queens. Theriogenology. 2006;66:135-44.
5. Beccaglia M, Alonge S, Trovo C, Luvoni GC. Determination of gestational time and prediction of parturition in dogs and cats: an update. Reprod Dom Anim. 2016;51(1):12-7.
6. Munday HS, Davidson HPB. Normal gestation lengths in the domestic shorthair cat (Felis domesticus). J Reprod Fertil. 1993;47:559.
7. Sparkes AH, Rogers K, Henley WE, Gunn-Moore DA, May JM, Gruffydd-Jones TJ, et al. A questionnaire-based study of gestation, parturition and neonatal mortality in pedigree breeding cats in the UK. J. Feline Med Surg. 2006;8:145-57.
8. Tsutsui T, Suzuki Y, Toyonaga M, Oba H, Mizutani T, Hori T. The role of the ovary for the maintenance of pregnancy in cats. Reprod Dom Anim. 2009;44(2):120-4.
9. Levy X, England GCW. Pregnancy diagnosis, normal pregnancy and rationition in the queen. In: England, GCW, Heimendahl AV. BSAVA Manual of canine and feline reproduction and neonatology. British Small Animal Association. 2010. p.98-105.
10. Monteiro CLB, Madeira VLH, Silva LDM. Diagnóstico da gestação em gatas. Rev Bras Reprod Anim. 2011;35(4):385-92.
11. Zambelli D, Castagnetti S, Belluzzi SB, Paladini C. Correlation between fetal age and ultrassonographic measurements during the second half of pregnancy in domestic cat (Felis catus). Theriogenology. 2004;62:1430-7.
12. Zambelli D, Caneppele B, Bassi S, Paladini C. Ultrasound aspects of fetal and extrafetal structures in pregnant cats. J Feline Med Surg. 2002;4:95-106.
13. Beccaglia M, Luvoni GC. Comparison of the accuracy of two ultrasonographic measurements in predicting the parturition date in the bitch. J Small Anim Pract. 2006;47:670-3.
14. Roos J, Fontbonne A. Pregnancy Diagnosis and Management. In: Johnson AK, Kutzler MA. Feline reproduction. CAB International. 2022;56-73.
15. Lopate C. Gestational aging and determination of parturition date in the bitch and queen using ultrasonography and radiography. Clin North Am Small Anim Pract. 2018; 48(4):617-38.
16. Gatel L, Rault D, Chalvet-Monfray K, Saunders J, Buff S. Prediction of parturition time in queens using radiography and ultrasonography. Anat Histol Embryol. 2015;44:241-6.
17. Nyland TG, Matton JS. Pregnancy diagnosis and fetal development; fetal measurements and estimation of fetal age. In: Nyland TG, Matton JS (eds.). Veterinary diagnostic ultrasound. Philadelphia: Saunders; 2005. p.146-51.
18. Gil EM, Garcia DA, Giannico AT, Froes TR. Canine fetal heart rate: do accelerations or decelerations predict the parturition day in bitches? Theriogenology. 2014;82:933-41.
19. Wanke MM, Gobello C. Reproduccion en caninos y felinos domesticos. Buenos Aires: Inter Medica; 2006. 328p.
20. Kustritz MVR. Reproductive behavior of small animals. Theriogenology. 2005;64:734-46.
21. Kustritz MVR. Practical matters: canine pregnancy diagnosis: serum relaxine or ultrasonography. dvm360 magazine. Disponível em: https://www.dvm360.com/view/practical-matters-canine-pregnancy-diagnosis-serum-relaxin-or-ultrasonography; acessado em: 29 nov. 2023.
22. Dehnhard M, Finkenwirth C, Crosier A, Penfold L, Ringleb J, Jewgenow K. Using PGFM (13,14-dihydro-15-keto-prostaglan din f2α) as a non-invasive pregnancy marker for felids. Theriogenology. 2012;77:1088-99.
23. Malandain E. Nutrition and reproduction in bitches and queens. 5th Biannual Congress, European Veterinary Society for Small Animal Reproduction (EVSSAR). Budapest, Hungary, 7-9 Apr; 2006. p.180-4.
24. Fontaine E. Food intake and nutrition during pregnancy, lactation and weaning in the dam and offspring. Reprod Dom Anim. 2012;47(6):326-30.
25. Case L, Danistotle L, Hayek M, Raasch M. Pregnancy and lactation. In: Pohlman H (ed.). Canine and feline nutrition a resource for companion animal professionals (3 ed) Mosby Elsevier; 2011. p. 204.
26. Junior et al. Nutritional approach of pregnant queens and neonate cats: A review. Rev Bras Hig San Anim. 2016;10(4):798-808.
27. Monteiro CLB. Avaliação da gestação em gatas domésticas: parâmetros ultrassonográficos, reprodutivos e perfil biométrico dos filhotes ao nascimento [Dissertação]. Fortaleza – Universidade Estadual do Ceará; 2008.
28. Elwood J, Colquhoum T. Observations on the prevention of cleft palate in dogs by folic acid and potential relevance to humans. N Z Vet J. 1997;45:254-6.
29. Puttock C. Pregnancy and lactation nutrition in bitches and queens. Vet Nurs J. 2020;35:9-12, 378-81.
30. Alves AE, Martins CN, Fujimoto, TAS, Mota FCD, Teixeira RM, Santos BSJ. Terapêutica aplicada à cadelas e gatas gestantes e lactantes. Revista V&Z Em Minas. 2020;39(145):22-8.
31. Zheng JS, Zheng W, Zhang JR, Qiu S, Wei RY, Nie J, Zhu TT. Ectopic pregnancy in two cats. Act Scien Vet. 2018;46(1):257.
32. Schiotet F, Beck CAC, Pinto V, Stedile R, Contesini E, Alievi MM, Yamazaki PH, Jurinitz DF, Bernardes SBL. Ovário-histerectomia laparoscópica em uma gata com fetos mumificados: relato de caso. Rev Port Cien Vet. 2007;102(563-564):361-4.
33. Lamm CG, Makloski CL. Current advances in gestation and parturition in cats and dogs. Vet Clin Small Anim. 2012;42:445-56.

34. Holowaychuk MK. Hypocalcemia of critical illness in dogs and cats. Vet Clin North Am: Small Anim Pract. 2013;43(6):1299-317.
35. Goericke-Pesch S. Clinical Approach to Infertility In: Johnson AK, Kutzler MA. Feline Reproduction. CAB International. 2022;231-50.
36. Toniolo GH, Vicente WRR. Fisiologia do parto nas espécies domésticas. In: Toniolo GH, Vicente WRR. Manual de obstetrícia veterinária. São Paulo: Varela; 2003. p.65-72.
37. Landim-Alvarenga FC. Parto normal. In: Prestes NC, Landim-Alvarenga FC. Obstetrícia veterinária. 2.ed. Rio de Janeiro: Guanabara-Koogan; 2017. p. 69-80.
38. Pretzer SD. Medical management of canine and feline dystocia. Theriogenology. 2008;70:332-6.
39. Fulton RM. Focused ultrasound of the fetus, female and male reproductive tracts, pregnancy, and dystocia in dogs and cats. Vet Clin Small Anim. 2021;51:1249-65.
40. Holst BS, Axnér E, Öhlund M, Möller L, Egenvall A. Dystocia in the cat evaluated using an insurance database. J Feline Med Surg. 2017;19(1):42-7.
41. Feldman EC, Nelson RW. Feline reproduction. In: Kersey R (ed.). Canine and feline endocrinology and reproduction. Philadelphia: WB Saunders; 2004. p.1016-45.
42. Maticka NS. Management of parturition. In: Johnson AK, Kutzler MA. Feline reproduction. CAB International; 2022. p.91-7.
43. Ekstrand C, Linde-Forsberg C. Dystocia in the cat: a retrospective study of 155 cases. J Small Anim Pract. 1994;35:459-64.
44. Traas AM. Surgical management of canine and feline dystocia Theriogenology. 2008;70:337-42.
45. Pereira KHNP, Correia LCES; Oliveira ELR, Boueres CS, Cyrino MA, et al. Effects of clamping umbilical cord on the neonatal viability of puppies delivered by cesarean section. J Vet Med Scie. 2020;14:247-53.
46. Fossum TW, Hedlund CS. Surgery of the reproductive and genital systems. In: Fossum TW (ed.). Small animal surgery. St. Louis, MO: Mosby Elsevier; 2007. p.702-44.
47. Johnston SD, Root Kustritz MV, Olson PNS. The postpartum period in the cat. In: Johnston SD, Root Kustritz MV, Olson PNS (eds.). Canine and feline theriogenology. Philadelphia: WB Saunders; 2001. p.438-46.
48. Zambelli, D. Reproductive physiology of feline pregnancy and parturition and conditions of the periparturient period. In: Lopate C. Management of pregnant and neonatal dogs, cats, and exotic pets. John Wiley & Sons Inc; 2012. p.43-54.
49. Day MJ. Immune system development in the dog and cat. J. Comp. Path. 2007;137(1):10-5.
50. Chastant Maillard S, Aggouni C, Albaret A, Fournier A, Mila H. Canine and feline colostrum. Reprod Dom Anim. 2017;52(2):148-52

CAPÍTULO 17

Afecções do sistema reprodutor de gatos

María Alejandra Stornelli
María Cecilia Stornelli

AFECÇÕES DAS GLÂNDULAS MAMÁRIAS

As glândulas mamárias desenvolvem-se como brotos epiteliais por meio de espessamentos ectodérmicos lineares, as cristas mamárias, que se estendem da região axilar até a inguinal. Durante o desenvolvimento embrionário, podem aparecer mais brotos que aqueles que persistem no adulto, que regridem ou, às vezes, permanecem, dando origem a tetos supranumerários.

A gata possui quatro pares de glândulas mamárias que, de acordo com sua localização anatômica, são chamadas torácica cranial, torácica caudal, abdominal e inguinal. Eles também são classificados de cranial para caudal, sendo assim, o 1º, 2º, 3º e 4º. Ocasionalmente, pode aparecer um par de mamas, o par torácico caudal, embora sua existência não seja muito frequente. Nos dois pares craniais, a drenagem linfática ocorre para o linfonodo axilar, e os dois pares caudais drenam para o linfonodo inguinal superficial. Geralmente, não há comunicação entre as glândulas mamárias craniais e as caudais, assim como entre os pares da cadeia direita e da cadeia esquerda. As conexões linfáticas da mama afetada com as adjacentes determinam quais glândulas devem ser removidas.

As glândulas mamárias possuem em seu interior 4 a 8 glândulas tubuloalveolares compostas, cujos ductos excretores (galactóforos), abertos independentemente nos tetos, podem se fundir e desembocar vários juntos.

Neoplasias mamárias

Características gerais das neoplasias mamárias felinas

Em relação à frequência de aparecimento, os tumores mamários em gatas ocupam o primeiro lugar após as neoplasias de pele e tecido linfático. No entanto, sua incidência é inferior à relatada em humanos e em cães, nos quais atinge 50% de todos os tumores. Esses tumores foram relatados como responsáveis por 14% de todos os tumores e 76% dos tumores do sistema reprodutor no gato. São muito raros no sexo masculino e representam menos de 2% de todos os tumores.[1]

As fêmeas intactas apresentam maior risco de câncer de mama quando comparadas às fêmeas submetidas à ovariectomia ou ovário-histectomia antes de 1 ano de idade. Embora a castração precoce não elimine completamente o risco de tumores mamários, a castração antes do primeiro estro reduz significativamente sua incidência. Nenhuma evidência de associação entre parto e risco de desenvolver tumores de mama foi encontrada. As neoplasias mamárias têm sido relatadas em gatas de 9 meses a 23 anos, a incidência aumenta significativamente após os 6 anos de idade, com pico entre 10 e 11 anos, e diminui posteriormente. Alguns autores sugerem que gatos domésticos de pelagem curta e siameses têm maior incidência que outras raças, sendo relatado que os gatos siameses têm o dobro do risco de desenvolver tumores mamários e que os tumores aparecem em idade mais precoce em comparação com outros.[1]

Os tumores mamários felinos são geralmente malignos e muito agressivos, com alta probabilidade de recidiva e metástase. Aproximadamente 80% das neoplasias apresentam sinais de malignidade, muitas vezes desenvolvendo comportamento altamente agressivo. A expressão reduzida de claudina 2 tem sido associada à presença de carcinoma e doença metastática.[2]

Os tipos morfológicos mais frequentes nos carcinomas mamários na gata são: carcinomas tubulopapilares cribriformes e sólidos. O carcinoma mucinoso e o anaplásico também aparecem com relativa frequência. Baixos níveis de receptores de progesterona foram encontrados no citoplasma de células tumorais, nenhum receptor para di-hidrotestosterona foi detectado, e apenas 10% dos tumores estudados apresentavam receptores de estrógeno. E comparado aos tumores mamários humanos, uma baixa porcentagem de tumores mamários felinos possui receptores de estrógeno. Isso reflete a maior porcentagem de tumores malignos observada em felinos, uma vez que a taxa de células que se coram positivas para receptores de esteroides diminui com o aumento da malignidade. Há alguns anos, observou-se a presença de receptores anti-HER2 e anticitoqueratina basal (CK5/6 e CK/14). O HER2 é um proto-oncogene que codifica um receptor tirosina-quinase, uma glicoproteína semelhante em estrutura ao receptor do fator de crescimento epidérmico (proteína HER2) que está presente em diferentes tumores. O HER2 é expresso em adenocarcinomas ovarianos, gastrointestinais e de mama, e em carcinomas de células transicionais do sistema urinário. No gato, a superexpressão de HER2 em tumores mamários varia entre 36% e 90%, sendo a expressão em adenocarcinomas de 40%. O carcinoma de mama em gatas com superexpressão de HER2 tem características sugestivas de alta malignidade: tamanho grande, alto grau histológico e ausência de receptores hormonais.[1,2]

Comportamento tumoral

Tumores mamários malignos são frequentes em felinos, entre 80% e 90% dos tumores mamários felinos são malignos. Em geral, essas neoplasias são grandes, invasivas, aderentes à pele, ulceradas e com envolvimento linfático. Em um estudo com 129 gatas com tumores mamários malignos, observou-se que 83,6% apresentavam metástases pulmonares, 82,8% apresentavam metástases em linfonodos regionais e 23,6% apresentavam metástases hepáticas. E as metástases também podem ocorrer no baço, no pâncreas, nas glândulas adrenais, nos rins, nos ovários, no pericárdio, no coração, no sistema nervoso central e nos ossos. Além disso, tumores mamários de diferentes tipos histológicos podem coexistir no mesmo animal. No entanto, aproximadamente 80% são classificados como adenocarcinoma, sendo a maioria tubular, papilar e sólido. O carcinoma mucinoso e o carcinoma anaplásico também aparecem com relativa frequência.[1]

Etiologia

Os hormônios reprodutivos têm sido associados à ocorrência desses tumores há muito tempo. A castração precoce diminui significativamente o risco de sofrer com eles. Muitos trabalhos documentam a presença de adenocarcinoma, como em fêmeas castradas quanto como em fêmeas intactas tratadas com progestágenos, e tem sido sugerido que há maior risco de neoplasias mamárias com o uso de progestágenos. Um estudo em gatas que receberam tratamento prolongado com acetato de medroxiprogesterona de depósito ou proligestona, encontrou concentrações plasmáticas aumentadas de hormônio do crescimento (GH), fator de crescimento semelhante à insulina (IGF) e IGF ligado a proteínas, com o desenvolvimento de tumores mamários felinos. No entanto, não existem estudos que permitam associar a ovariectomia realizada no momento da exérese do tumor mamário com o tempo de sobrevida.[2,3]

Sinais clínicos

As fêmeas afetadas apresentam uma ou múltiplas massas, mais de 50% das gatas apresentam várias mamas envolvidas e muitas delas apresentam envolvimento de ambas as cadeias mamárias. Os tumores de mama são geralmente nódulos firmes, embora às vezes possam ser macios, envolver ou não tecidos profundos ou pele, e seu diâmetro varia entre alguns milímetros e 10 cm (Figuras 1 a 3). Aproximadamente 25% dos pacientes apresentam massas ulceradas. Os tetos das mamas afetadas podem apresentar fluido aquoso amarelado ou acastanhado. O envolvimento linfático é evidenciado como finos cordões localizados no tecido subcutâneo, e linfedema pode ocorrer em um ou mais membros. À palpação, os linfonodos afetados parecem firmes e aumentados. A taxa metastática é alta, sendo o pulmão e os linfonodos os locais mais frequentes de metástase. Vários sinais clínicos podem aparecer relacionados à ocorrência de metástases em diferentes locais (pulmões, pleura, tecido linfático, fígado, esqueleto, rins, baço).[2] Quando as metástases

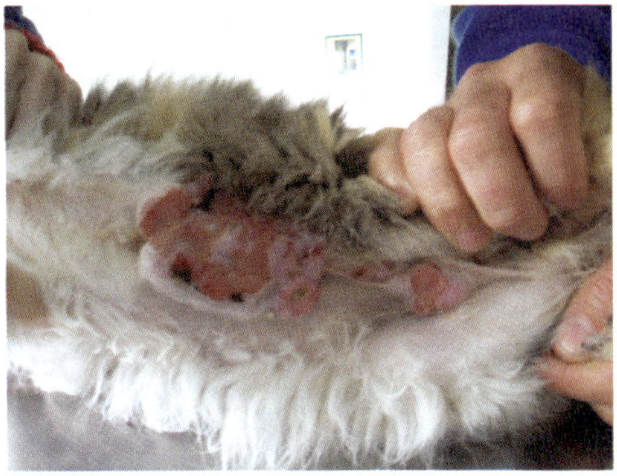

FIGURA 1 Tumor de mama ulcerado afetando a cadeia mamária esquerda.

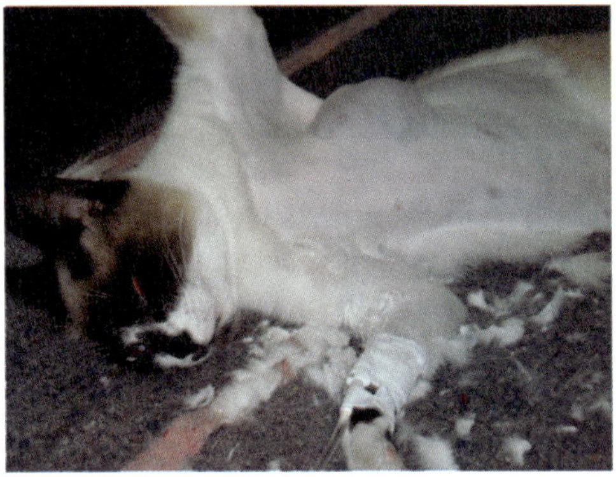

FIGURA 2 Tumor mamário não ulcerado comprometendo as mamas torácica e abdominal cranial esquerda.

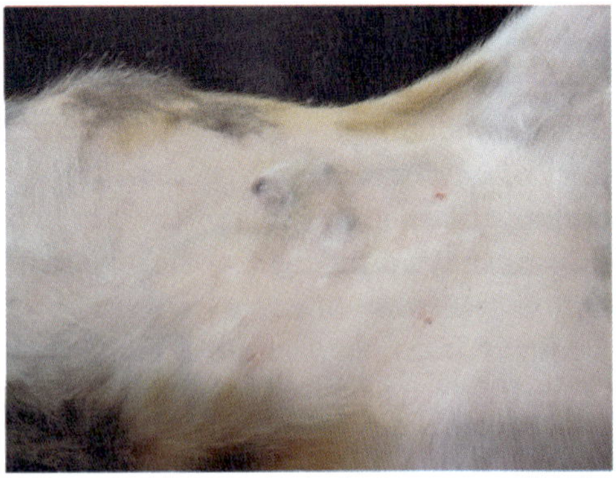

FIGURA 3 Tumor mamário não ulcerado, irregular, comprometendo a mama abdominal caudal esquerda.

pulmonares e torácicas são extensas, estão associadas à insuficiência respiratória, assim como a magreza está associada às metástases generalizadas (Figura 4).

Diagnóstico

O diagnóstico das neoplasias mamárias é feito pela identificação das massas pela palpação da glândula e pelo estudo histopatológico do tumor. Estudos citológicos realizados com base em impressões das regiões ulceradas ou em secreção do teto podem se aproximar do diagnóstico, porém, a ausência de células neoplásicas não descarta a presença de um tumor. Uma biópsia excisional e o estudo histopatológico correspondente são necessários para chegar a um diagnóstico definitivo. A biópsia incisional não é indicada porque a manobra pode promover disseminação linfática ou hemática de células neoplásicas. Tumores de pequeno diâmetro (< 2 cm), com poucas figuras mitóticas, núcleo de tamanho e formas regulares estão geralmente associados a um prognóstico mais favorável.

O sistema de classificação Elston e Ellis (EE), originalmente validado para câncer de mama humano e adaptado por Castagnaro et al. pode ser usado com sucesso para carcinomas mamários invasivos felinos. A

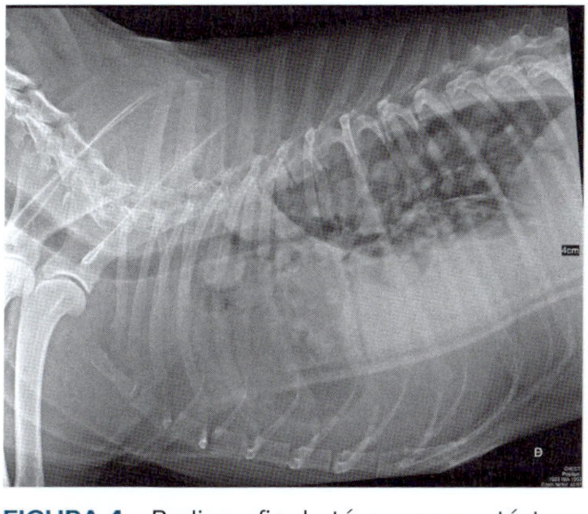

FIGURA 4 Radiografia de tórax com metástase pulmonar de neoplasia mamária.

invasão linfovascular é um importante fator prognóstico em carcinomas mamários felinos, mas seu uso como fator prognóstico deve ser independente de qualquer sistema de pontuação. A melhor estratégia pode ser adaptar o número de mitoses para categorizar mamas altamente proliferativas. Assim, o sistema de pontuação EE parece ser uma boa maneira de melhorar a avaliação diagnóstica e prognóstica em gatas com carcinoma mamário invasivo.

Métodos complementares de diagnóstico incluem radiografia torácica para investigar a presença de metástases pulmonares (Figura 3). Essas metástases são visualizadas como áreas radiodensas circulares bem definidas ou difusas com padrão intersticial. As metástases ósseas são visualizadas radiologicamente como focos osteolíticos irregulares. Os estudos ultrassonográficos do abdome revelam metástases em órgãos e tecidos abdominais. Os diagnósticos diferenciais das neoplasias mamárias felinas incluem cistos de retenção pós-lactação e fibroadenomatose mamária. Estudos hematológicos de bioquímica sérica e urinálise permitem a identificação de alterações sistêmicas associadas ao tumor.[2,3]

Tratamento

As opções terapêuticas dependem do estado da doença. A excisão cirúrgica, a quimioterapia, a imunoterapia, bem como a terapia com bloqueadores de receptores hormonais, têm sido utilizadas. A sobrevida média de um animal entre a detecção do tumor e o óbito é estimada em 12 meses quando não é estabelecido um plano terapêutico. A mastectomia radical é recomendada na maioria dos casos. Isso se deve à natureza invasiva dos tumores malignos e sua tendência a produzir metástases precoces. Após a cirurgia, a incidência de recidiva e metástase é alta.

Diferentes tipos de cirurgias têm sido relatadas no tratamento de neoplasias mamárias: estimulação tumoral; remoção da glândula comprometida; remoção da glândula afetada e linfonodos relacionados; remoção de linfonodos regionais, metade da cadeia ou toda a cadeia, dependendo da mama afetada; mastectomia unilateral e linfonodos regionais; mastectomia bilateral e remoção de linfonodos axilares e inguinais.

A mastectomia bilateral com retirada dos linfonodos axilares e inguinais, realizada em duas etapas, uma cadeia por vez com intervalo de 15 dias entre cada cirurgia, é a opção mais aconselhável por três motivos:

1. A remoção e a histopatologia dos linfonodos fornecem informações prognósticas.
2. A cirurgia radical está associada à maior sobrevida em relação aos animais em que apenas a glândula afetada e as glândulas adjacentes são ressecadas.
3. Glândulas mamárias clinicamente normais podem conter células neoplásicas, e o mesmo pode ocorrer com linfonodos.

Não há evidências de que a radioterapia melhore a sobrevida e/ou a qualidade de vida em casos de tumores mamários felinos. Embora o uso de protocolos de quimioterapia tenha sido relatado, a resposta ao tratamento tem sido pobre,[4] embora alguns animais tratados tenham tido sobrevida mais longa em comparação com os animais não tratados. Um protocolo combinado de doxorrubicina (25-30 mg/m^2/IV) e ciclofosfamida (5-100 mg/m^2/VO), administrado nos dias 3, 4, 5 e 6 após a administração de doxorrubicina, foi relatado como bem sucedido. Esse protocolo é repetido com um intervalo de 21 dias, produzindo uma remoção parcial ou completa em 50% das pacientes com metástase ou neoformação mamária irressecável. Os efeitos adversos do tratamento incluem anorexia leve e mielossupressão. Esses efeitos colaterais podem ser reduzidos, diminuindo-se a dose de doxorrubicina (20 mg/m^2) e aumentando o intervalo entre os tratamentos para 5 semanas. Um estudo de 67 gatos com adenocarcinomas mamários histologicamente confirmados, tratados com doxorrubicina (1 mg/kg, IV) a cada 3 semanas usando um máximo de 5 tratamentos, mostrou aumento significativo na sobrevida do paciente.

Diferentes estudos demonstraram que os tratamentos baseados em imunoterapia não têm sido eficazes. Da mesma maneira, a terapia antiestrogênica (por exemplo, tamoxifeno) não foi associada à regressão. Além disso, não há evidências de que a ovário-histerectomia seja benéfica em gatas intactas com tumores mamários.[1]

Prognóstico

Apesar dos estudos realizados, pouco se avançou em relação ao aumento do tempo de sobrevida dos pacientes acometidos. A sobrevida desde a detecção do tumor até o óbito não ultrapassa 12 meses, quando o diagnóstico precoce da massa tumoral não é realizado. Sete fatores estão relacionados ao prognóstico das neoplasias mamárias felinas:

- Idade da gata no momento do diagnóstico. A sobrevivência é menor em gatas idosas.
- Diâmetro do tumor primário. Tumores menores têm prognóstico melhor que os maiores. A sobrevida é maior quando o tumor tem diâmetro menor que 2 cm (2 a 3 anos). Tumores com diâmetro maior que 3 cm estão associados à sobrevida curta (4 a 6 meses).
- Envolvimento do linfonodo regional. A sobrevivência é maior se o linfonodo regional não estiver comprometido. Um estudo evidenciou que 49% dos pacientes envolvidos tinham metástases em linfonodos regionais, mas apenas 10% eram clinicamente palpáveis. Esse fato é moti-

vo suficiente para a realização da mastectomia radical incluindo os linfonodos inguinais em todos os pacientes. Em relação aos linfonodos axilares, por causa de sua localização, só é indicado removê-los naqueles pacientes que apresentam aumento de tamanho ou citologia positiva.

- Presença de metástases no momento do primeiro exame físico. A presença de metástases está associada à menor sobrevida.
- Número de figuras mitóticas no tecido tumoral, com longa sobrevida quando há menos de duas figuras mitóticas por campo microscópico em maior aumento.
- Necrose do tumor primário. Sobrevida mais longa com necrose mínima.
- Classificação histopatológica da massa ressecada. O fator prognóstico para tumores malignos é o grau de diferenciação nuclear. Tumores bem diferenciados e com poucas figuras mitóticas indicam períodos mais longos de sobrevida.

Os fatores prognósticos mais significativos para recidiva e sobrevida são o tamanho do tumor e a classificação histopatológica. Outros fatores, como raça, múltiplas localizações, tamanho tumoral, ulceração, crescimento infiltrativo, pleomorfismo, infiltração inflamatória crônica e tipo de cirurgia realizada (em bloco ou localizada), podem estar relacionados ao diagnóstico da doença. Os gatos de pelagem comprida apresentam menor sobrevida, pois apresentam com maior frequência tumores com envolvimento linfático e de grande porte. Um estudo realizado mostrou que existe correlação positiva entre o fator de crescimento endotelial vascular e mau prognóstico.[5]

A incidência de tumores mamários em felinos, bem como a alta frequência de malignidade, torna necessária a realização de um exame mamário completo nos exames clínicos de rotina. Fêmeas intactas apresentam maior risco de tumores mamários quando comparadas às fêmeas que foram submetidas à ovariectomia ou à ovário-histerectomia antes da puberdade, por isso é importante orientar o tutor quanto à castração precoce não apenas para prevenir permanentemente a reprodução das fêmeas, mas também como forma de prevenção de tumores de mama. Como aproximadamente 80% das neoplasias mamárias felinas apresentam sinais de malignidade, elas devem ser diagnosticadas precocemente, e a terapia agressiva implementada em conjunto. Os *check-ups* regulares permitem o diagnóstico precoce das lesões neoplásicas e o estabelecimento de tratamento adequado para melhorar o prognóstico da doença.[1-3]

Fibroadenomatose mamária

A fibroadenomatose mamária, também chamada de hipertrofia ou hiperplasia fibroepitelial mamária, é uma alteração no crescimento das glândulas em detrimento do epitélio ductal e do estroma. Foi descrita pela primeira vez em 1973 e posteriormente associada ao uso de progestágenos tanto em fêmeas como em machos.[1] Embora a patogênese dessa doença não seja totalmente compreendida, sabe-se que a progesterona e o fator de crescimento semelhante à insulina (IGF) são os principais moduladores dessa condição. A expressão do receptor de progesterona mostrou-se significativamente maior nas glândulas fibroadenomáticas que no tecido mamário normal; com maior expressão de receptores nos núcleos das células epiteliais ductais, em comparação com as células estromais. O aumento do número de receptores, seja por progestágenos endógenos seja exógenos, aumenta o comportamento hiperplásico.[5] A progesterona ou seus análogos sintéticos estimulam a liberação do hormônio do crescimento (GH) da hipófise, e a ação mitogênica do GH é mediada pelo

IGF1. Esse mecanismo também é responsável pelo desenvolvimento de outras doenças caracterizadas pela proliferação celular nas glândulas mamárias, como as neoplasias. A fibroadenomatose ocorre em gatas jovens, intactas, gestantes ou com pseudogestação, em relação à ação da progesterona luteal. Também ocorre em fêmeas e machos que recebem progestágenos. Essa condição é caracterizada pelo aumento rápido e difuso das glândulas mamárias que regride rapidamente após a luteólise, mas demora mais para se resolver após a interrupção dos progestágenos (Figura 5). As alterações histológicas associadas a essa condição são hiperplasia fibroepitelial, bem como hiperplasia ductal e ectasia. A maioria dos pacientes não apresenta necrose ou inflamação, exceto na superfície epitelial, embora possa ocorrer ulceração extensa em alguns casos.[5] O exame clínico permite chegar a um diagnóstico presuntivo, que é confirmado por biópsia. A interrupção do estímulo da progesterona ou de progestágenos nas mamas permite a remissão do quadro. Assim, a luteólise (cloprostenol 5 μg/kg/dia/SC), ovariectomia/ovário-histerectomia, suspensão da administração de progestágenos e uso de antiprogestágenos (aglepristone – 20 mg/kg/SIC/SC/semanal ou 10 mg/kg/SIC por 2 dias seguidos/SC/semanal) são usados como tratamento, dependendo do caso.[7]

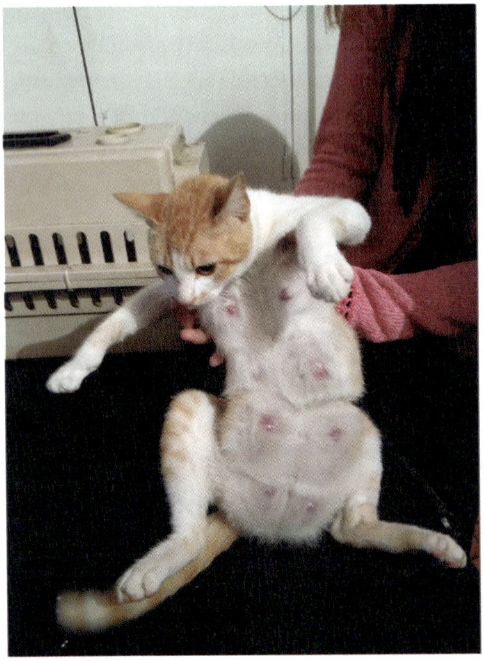

FIGURA 5 Fibroadenomatose mamária não ulcerada.

Mastite

A mastite é uma condição pouco frequente em gatas e que ocorre principalmente durante o período de lactação, embora também possa ser observada em gatas com fibroadenomatose. É secundária a traumas ou más condições de higiene do ambiente, de modo que os microrganismos que a causam são provenientes do ambiente e da microbiota da pele. Os microrganismos mais frequentemente isolados incluem *Escherichia coli*, *Staphylococcus* sp. e *Streptococcus* sp.[8]

Uma ou mais glândulas podem ser acometidas, que apresentam sinais de inflamação, ficando avermelhadas, quentes, muito doloridas e com presença de secreção amarelada. Em casos muito graves, as mamas afetadas podem formar abscessos e até se tornar necróticas. A gata pode apresentar febre, fraqueza e perda de apetite, bem como pode negligenciar os filhotes se estiver amamentando.

O diagnóstico é feito pela inspeção e pela palpação das glândulas afetadas além da avaliação da secreção obtida pela ordenha; a qual pode apresentar neutrófilos tóxicos e bactérias. O diagnóstico definitivo do microrganismo responsável pela infecção é alcançado por meio de cultura e antibiograma da secreção colhida.

Ao iniciar o tratamento, deve-se considerar que os antibióticos selecionados devem atingir a mama, portanto, precisam ser lipossolúveis. Além disso, o antibiótico selecionado será excretado no leite, portanto devem ser selecionados aqueles que não causam efeitos adversos nos recém-nascidos. Entre os antibióticos selecionados empíricamente, pode-se citar a amoxicilina com ácido clavulânico (20 mg/kg/BID ou TID/IM por 7 dias). Nos casos que apresentarem necrose, os filhotes devem ser separados da fêmea e ser realizada a remoção cirúrgica do tecido necrótico. Alguns autores mencionam que as glândulas afetadas devem ser protegidas de possíveis escoriações, razão pela qual aconselham cobri-las.[9]

AFECÇÕES OVARIANAS

Síndrome do ovário remanescente

A síndrome do ovário remanescente é caracterizada pela presença de tecido ovariano abdominal em uma fêmea previamente castrada. Esse tecido pode tornar-se funcionalmente ativo imediatamente após a ovariectomia/ovário-histerectomia ou semanas ou meses depois. Em ambos os casos, a produção de estradiol causa comportamento sexual de estro.[3]

A presença de tecido ovariano remanescente nem sempre é um erro cirúrgico e pode acontecer por várias causas, como falha na remoção do tecido ovariano na castração, presença de um ovário acessório que não é detectado no momento da cirurgia, mas também a revascularização do tecido ovariano que se desprende do ovário excisado e que permanece alojado na cavidade abdominal pode ser a origem do tecido ovariano remanescente. Também, embora com menor frequência, foram descritos casos em que as glândulas adrenais produzem certa quantidade de hormônios sexuais capazes de induzir ao comportamento sexual sem a necessidade de gônadas, como ocorre em fêmeas castradas.

A síndrome do ovário remanescente geralmente não está associada à afecção ovariana ou uterina prévia e tem sido relatado que é mais frequente no ovário direito, provavelmente por causa de sua localização mais cranial.[10] Os sinais clínicos incluem comportamento de estro, como vocalizações, posição de lordose, vulva tornando-se mais edemaciada e aproximação de machos. Intervalos interestro normais de algumas semanas a vários meses podem ser observados. O diagnóstico diferencial inclui outras afecções reprodutivas como vaginite, neoplasia vaginal, e doença do trato urinário inferior. O diagnóstico é feito com base na história clínica e citologia vaginal que inclui aumento de células epiteliais cornificadas (células superficiais).[11] Também é possível coletar uma amostra de sangue para determinar a concentração sérica de estradiol. A ultrassonografia não provou ser um método confiável, pois o tecido ovariano nessa síndrome geralmente é tão pequeno que é difícil de identificar.

O tratamento de escolha é a remoção cirúrgica do tecido remanescente enquanto a gata apresenta comportamento sexual de estro, pois geralmente há aumento da vascularização e o aumento dos folículos pode facilitar a visualização[1,10] (Figura 6). Cada lado do abdome deve ser explorado, geralmente os ovários remanescentes estão localizados na região dos pedículos ovarianos e devem ser submetidos à análise histopatológica para confirmação do tipo de tecido retirado. Se nenhum tecido ovariano visível for localizado, recomenda-se que qualquer tecido de granulação na área dos pedículos ovarianos seja removido.

Neoplasias ovarianas

As neoplasias ovarianas são de baixa incidência na gata e geralmente ocorrem em

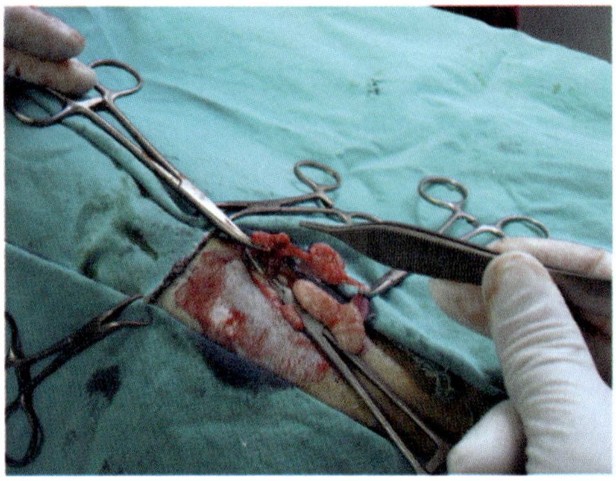

FIGURA 6 Remoção cirúrgica de tecido ovariano remanescente.

idades avançadas. Os tumores que podem se desenvolver no ovário da gata incluem tumores epiteliais, tumores de cordão sexual (a apresentação mais frequente) e tumores de células germinativas. Entre os tumores de origem epitelial, foram descritos adenomas e adenocarcinomas, enquanto os tumores de células germinativas mais comuns são os disgerminomas. Os teratomas são neoplasias de células germinativas que apresentam diferenciação somática, formando massas com três camadas germinativas (ectoderme, mesoderme e endoderme). Eles também têm sido chamados de cistos dermoides, porque essas massas são geralmente cistos revestidos com epitélio e pelos queratinizados, e contêm cartilagem, gordura, tecido conjuntivo, fibras musculares, osso e epitélio glandular. Esses cistos foram relatados em gatas entre 2 e 6 anos de idade.[2,3]

Os sinais podem variam dependendo do tipo de tumor. Alguns são produtores de hormônios, como os tumores de células da granulosa que produzem estrógenos, de modo que a fêmea pode apresentar sinais de estro (proestro-estro persistente). Da mesma forma, pode levar ao desenvolvimento de HEC-piometra, razão pela qual muitas vezes é um achado durante a ovário-histerectomia. Entre os sinais clínicos, podem-se observar massa abdominal palpável, distensão abdominal e ascite. Os disgerminomas constituem 20% dos tumores ovarianos em gatas, podem apresentar distensão abdominal, pois, embora seu crescimento seja lento, atingem um tamanho grande.[3]

O diagnóstico é realizado com base no histórico, nos sinais clínicos, no exame físico e nos exames complementares de imagen e confirmado pela realização de biópsia excisional e histopatologia do tumor. Durante o exame clínico, pode-se encontrar uma massa abdominal palpável na região ovariana. A abordagem diagnóstica se completa com a realização da ultrassonografia abdominal na qual será observada uma massa caudal ao rim.

O tratamento de escolha é a remoção da massa tumoral e do útero, se o quadro clínico assim o exigir.[2,10]

Cisto folicular

Os cistos foliculares são estruturas ovarianas que contêm fluido seroso e são limitadas por uma parede (Figura 7). Eles se desenvolvem como resultado de um folículo ovariano que não ovula, continua a crescer e a produzir estrógenos. Altas concentrações de estrógenos séricos estão associadas à ocorrência de estro persistente e aos sinais clínicos associados. Da mesma forma, a presença de cistos foliculares predispõe ao desenvolvimento de certas entidades, como hiperplasia endometrial cística-piometra, anemia regenerativa e coagulopatias.

Os sinais clínicos estão associados a sinais de proestro e estro (vocalizações, lordose, etc.) por períodos prolongados (estro persistente). Podem ocorrer sinais associados aos efeitos adversos dos estrógenos (HEC-piometra, hipoplasia ou aplasia da medula óssea, dermatopatias estrogênicas).

O diagnóstico é baseado no histórico, em sinais clínicos e na citologia vaginal em que se

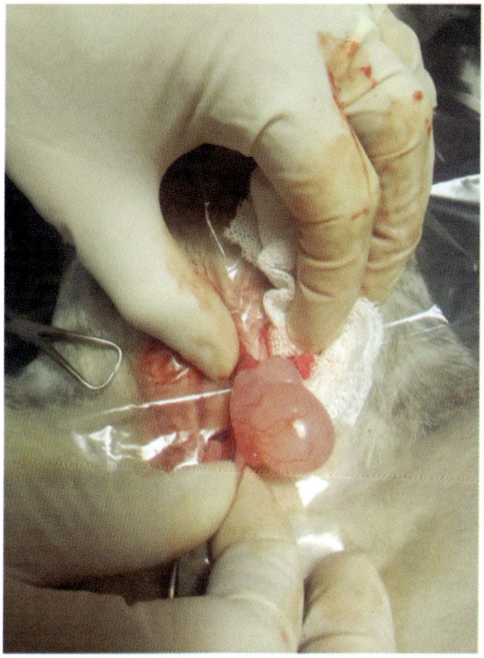

FIGURA 7 Cisto folicular.

observa alto percentual de células superficiais (80%-90%). A ultrassonografia abdominal pode demonstrar uma ou mais estruturas císticas anecoicas em um ou ambos os ovários. A ovário-histerectomia é o tratamento de escolha em animais de companhia. Nas fêmeas destinadas à reprodução, o cisto pode ser removido cirurgicamente.[1,3]

AFECÇÕES UTERINAS

Complexo hiperplasia endometrial cística – piometra

O complexo hiperplasia endometrial cística-piometra é a condição uterina mais comum em gatas, e os hormônios ovarianos, principalmente a progesterona, são componentes essenciais para seu desenvolvimento. A progesterona causa hiperplasia do endométrio e das glândulas endometriais, aumento da atividade secretora das glândulas, bem como fechamento do colo do útero, diminuição da contratilidade do miométrio e diminuição da resposta leucocitária no útero. Embora a progesterona seja considerada o principal hormônio envolvido na patogênese da doença, o 17-β-estradiol também está envolvido, pois causa hiperplasia do endométrio e dilatação cística das glândulas endometriais.

As alterações endometriais que ocorrem na HEC sempre precedem a ocorrência da piometra (PI). No complexo HEC-PI, as alterações que ocorrem no endométrio, principalmente o acúmulo de fluido mucoide, predispõem à colonização bacteriana por microrganismos que ascendem da microbiota vaginal. Os estrógenos causam dilatação do colo do útero durante o estro e isso favorece a ascensão de bactérias da vagina, o que resulta em uma coleção uterina purulenta. Embora a bactéria mais frequentemente isolada do fluido uterino de gatas com piometra seja a *Escherichia coli*, também foram isoladas *Streptococcus* sp., *Staphylococcus* sp., *Pasteurella* sp., *Klebsiella* sp., *Moraxella* sp. e *Pseudomonas* sp.[5,8]

Os sinais clínicos mais observados são anorexia, letargia, polidipsia, poliúria, depressão, febre, emagrecimento, distensão abdominal e secreção vaginal purulenta nos casos de piometra de cérvix aberta.

Para chegar ao diagnóstico, o exame clínico pode ser complementado com a avaliação ultrassonográfica, citologia vaginal, hemograma e bioquímica sanguínea. Os achados ultrassonográficos incluem aumento no tamanho do corpo e dos cornos uterinos, e o diâmetro pode ser de alguns milímetros a vários centímetros. O conteúdo uterino geralmente é homogêneo e anecoico ou pode ser hipoecoico. A parede uterina pode ter aparência variável, de lisa a irregular, delgada a espessa, ou apresentar variações segmentares de espessura.[11] Ao realizar a citologia vaginal, observa-se predominância de células intermediárias, com abundantes neutrófilos polimorfonucleares, neutrófilos com alterações tóxicas e bactérias. Os estudos hematológicos podem mostrar leucocitose neutrofílica com desvio à esquerda e, às vezes, azotemia.[13]

Embora a ocorrência dessa condição seja mais frequente na cadela, na gata também é uma condição grave que compromete a vida da paciente. A maioria das gatas apresenta ovulação induzida pelo coito, no entanto, algumas gatas ovulam espontaneamente. As gatas que têm ovulação induzida e não emprenham ou aquelas que ovulam espontaneamente, apresentam corpos lúteos persistentes e concentrações séricas elevadas de P4 por aproximadamente 45 dias, pois, como ocorre na cadela, não há um mecanismo luteolítico. Assim, tanto a presença de corpo lúteo sem a ocorrência de gestação, como a administração de progestágenos exógenos em doses repetidas ou prolongadas, com o objetivo de suprimir os ciclos estrais, são fatores predisponentes para HEC-PI. A HEC-PI deve ser tratada assim que diagnosticada, pois a velocidade de resolução do problema está diretamente relacionada ao prognóstico da doença.

O tratamento pode ser cirúrgico ou clínico. O tratamento cirúrgico consiste na ovário-histerectomia[10] (Figura 8), acompanhada de tratamento de suporte que inclui antibioticoterapia sistêmica e fluidoterapia. No entanto, naquelas gatas que fazem parte de um grupo reprodutivo e surge a necessidade de preservar a fertilidade, o tratamento clínico pode ser implementado. Os protocolos utilizados para tratar essa condição consistem na administração de análogos sintéticos da prostaglandina F2α (PGF2α), ou antiprogestágenos (aglepristone).

Os análogos sintéticos de PGF2α produzem diminuição nas concentrações de P4 induzindo a lise do corpo lúteo. Ao mesmo tempo, têm a particularidade de estimular as contrações uterinas e relaxar o colo do

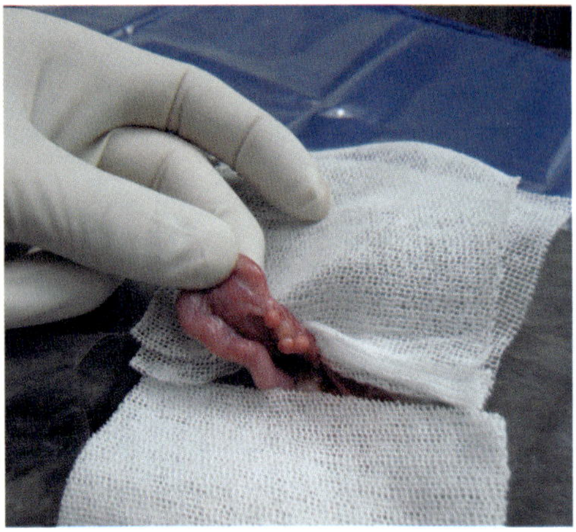

FIGURA 8 Ovário-histerectomia em uma gata com hiperplasia endometrial cística.

útero, permitindo que o conteúdo do útero seja expelido. Efeitos adversos podem ser observados minutos após a administração, incluindo respiração ofegante, lordose, salivação, vocalização, diarreia, vômito e agitação. Deve-se considerar que a sensibilidade do corpo lúteo à prostaglandina é dependente da idade do corpo lúteo e que em seus estágios iniciais não terá efeitos luteolíticos.

O uso de PGF2α sintética tem sido pouco documentado na gata. Dados publicados sobre o uso do cloprostenol em gatas sugerem que pode ser uma alternativa eficaz para o tratamento da piometra. García Mitacek et al. administraram cloprostenol (5 μg/kg/dia/SC por 3 dias), acompanhado de antibioticoterapia sistêmica (amoxicilina 20 mg/kg/BID ou TID/IM por 7 dias) em gatas com piometra de cérvix aberta. Todas as gatas tratadas apresentaram remissão completa dos sinais clínicos após 15 dias do início do tratamento, a ciclicidade retornou e 40% das gatas estavam gestantes no primeiro atendimento pós-tratamento. Todas as gatas permaneceram clinicamente saudáveis desde o tratamento até o final do estudo (entre 7 e 10 meses após o tratamento). Os efeitos colaterais observados após a administração do cloprostenol foram:

diarreia, vômito e vocalizações. Portanto, o cloprostenol é uma alternativa de tratamento clínico para aquelas gatas que apresentam piometra de cérvix aberta, uma vez que nos animais tratados os sintomas da doença regrediram, os sinais clínicos desapareceram e a ciclicidade retornou.[12]

Outra opção terapêutica utilizada tem sido o uso de antiprogestágenos, que bloqueiam os receptores P4 presentes no útero, interferindo nas ações do hormônio. Deniz Nak et al. administraram aglepristone (10 mg/kg/SC) em gatas com piometra nos dias 1, 2, 7 e 14 após o diagnóstico de piometra. Foi administrado conjuntamente sulfa/trimetoprim (15 mg/kg/dia/SC por 7 dias). Das 10 gatas tratadas, 9 responderam ao tratamento, apresentando um estado geral e reprodutivo normal durante os 2 anos após o tratamento, enquanto a gata restante necessitou de ovário-histerectomia. Nenhum efeito colateral foi observado nos animais tratados.

Os agonistas dopaminérgicos podem ser usados isoladamente ou em combinação com prostaglandinas sintéticas ou antiprogestágenos, pois, sendo antagonistas da prolactina, atuam como agentes anti-luteotróficos. A cabergolina tem poucos efeitos colaterais e pode ser usada na dose de 5 μg/kg/dia.[5]

Após a realização do tratamento clínico, devem ser realizados controles ultrassonográficos para garantir o desaparecimento da doença.

Hidrometra e mucometra

Hidrometra ou mucometra é o acúmulo intraluminal de líquido seroso ou mucóide estéeril, pode estar relacionado a HEC e preceder a ocorrência de piometra. Pode também ser observada a distensão das paredes uterinas tornando-se mais finas e a atrofia do endométrio. Os sinais clínicos podem estar ausentes ou a distensão pode ser observada quando o acúmulo de líquido é grande. O tratamento de escolha é a ovário-histerectomia (Figura 9).[5]

Metrite

A metrite é uma infecção causada por bactérias que ascendem da vagina durante o período pós-parto. Pode ocorrer secundariamente à ocorrência de distocia, trauma durante o parto, retenção de placenta ou de fetos. Os sinais clínicos são geralmente graves e incluem febre, depressão, anorexia, secreção vulvar purulenta e sanguinolenta, e negligência com os filhotes.

O diagnóstico pode ser realizado com a observação ultrassonográfica da coleção uterina e com os achados do hemograma em que se observa leucocitose neutrofílica com desvio à esquerda.[1]

O tratamento de escolha em fêmeas não destinadas à reprodução é a ovário-histerectomia; em animais de valor reprodutivo, o tratamento com PGF2α e antibioticoterapia pode ser implementado (mais detalhes no item "Complexo hiperplasia endometrial cística – piometra" já visto neste capítulo).

Neoplasias uterinas

Neoplasias uterinas são raras em gatas (Figura 10). Sua prevalência é de 1% a 2%

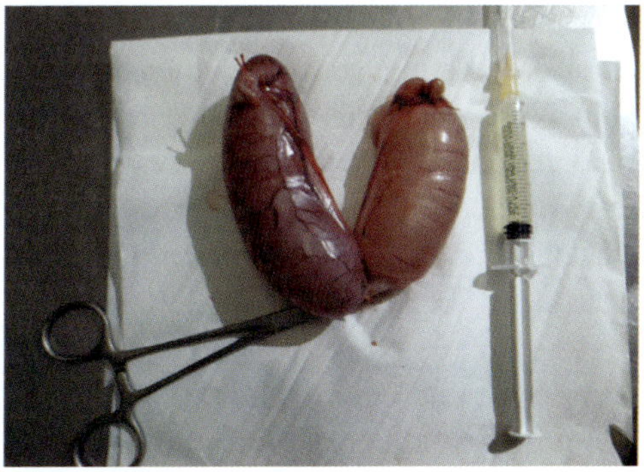

FIGURA 9 Hidrometra em ambos os cornos uterinos em felino.

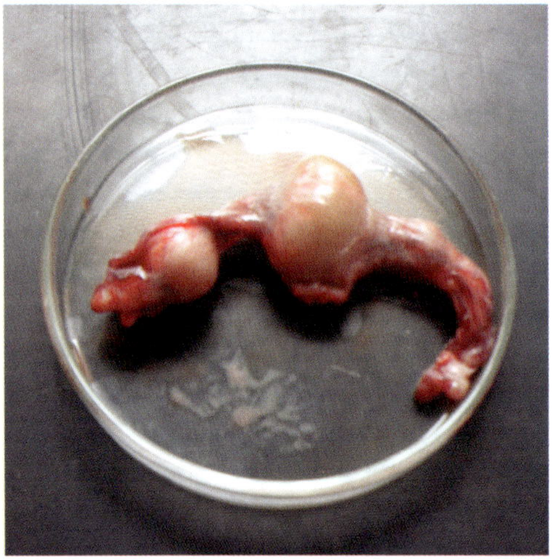

FIGURA 10 Leiomioma uterino.

dos tumores do sistema reprodutor e 0,1% a 0,2% de todos os tumores de gatas. Não há predisposição racial conhecida e podem ocorrer tanto em animais intactos como no coto de animais ovário-histerectomizados.

A ocorrência de tumores benignos (leiomioma, fibroleiomioma, lipoma e fibroma) e malignos (adenocarcinoma, fibrossarcoma, linfoma) tem sido relatada, assim como a de neoplasias mistas contendo tumores epiteliais e tumores mesenquimais. Já foram relatados casos de carcinossarcoma que apresentava características histológicas de carcinoma e sarcoma, adenossarcoma que apresentava tecido glandular benigno e células malignas no estroma[14] e um adenocarcinoma uterino em uma paciente felina de 2 anos, positiva para o vírus da leucemia felina (FeLV), postulando que a apresentação dessa neoplasia infrequente em felinos jovens poderia estar relacionada à depressão imunogênica causada pela FeLV.[5,14]

Os tumores benignos são não invasivos, não metastáticos e de crescimento lento. O adenocarcinoma é o tumor maligno mais comum e invade órgãos adjacentes e causando metástase em linfonodos, órgãos abdominais, pulmão, olhos e SNC. Os tumores uterinos geralmente não produzem síndromes paraneoplásicas.

Na maioria das vezes, quando a gata comparece à consulta, pode-se palpar uma massa abdominal e, ocasionalmente, observar secreção vulvar. Se o tumor comprimir ou invadir a bexiga, pode ocorrer incontinência urinária e/ou disúria. Em casos avançados com presença de metástase, ocorre caquexia. A avaliação ultrassonográfica permite observar aumento uterino e, eventualmente, presença de metástases. A biópsia com agulha fina guiada por ultrassom pode possibilitar o diagnóstico em alguns casos, embora em tumores mesenquimais benignos pode fornecer poucos dados por causa do escasso material citológico coletado. A coleta de material para biópsia e o estudo histológico do tumor permitem o diagnóstico definitivo. Tumores benignos podem ser eliminados com ovário-histerectomia, com bom prognóstico. O adenocarcinoma tem mau prognóstico por ser muito agressivo e na maioria das vezes quando a gata comparece à consulta, apresenta invasão de órgãos adjacentes ao útero e metástases em linfonodos e/ou pulmões. Não há estudos que demonstrem a eficácia da radioterapia e/ou da quimioterapia.[1]

Torção uterina

Na torção uterina, um ou ambos os cornos uterinos podem girar em torno de seu eixo longitudinal, comprometendo os vasos sanguíneos, causando necrose e complicações metabólicas e hematológicas. Essa condição ocorre com pouca frequência em felinos. Está associada a aumentos no tamanho uterino por causa da gestação ou da coleção líquida.[15] Sua ocorrência tem sido relatada no meio e no final da gestação, bem como em úteros moderada a severamente aumentados por coleções uterinas. A frouxidão do ligamento largo do útero observada em gatas pluríparas pode ser um fator predisponente. O grau de torção do útero pode variar de 180° a 900° e sinais clínicos menos graves estão associados a menor grau de torção.[16]

Os sinais clínicos são variados e incluem secreção vulvar mucoide, serossanguinolenta ou hemorrágica; distocia, dor e/ou distensão abdominal; hipotermia, taquicardia e palidez. A ultrassonografia pode ser usada para a abordagem diagnóstica e o Doppler para identificar a alteração do fluxo sanguíneo no(s) corno(s) afetado(s). A resolução final é ovário-histerectomia na maioria dos casos. Embora a realocação do órgão seja possível, ela deve ser feita rapidamente antes que a alteração do fluxo sanguíneo comprometa a viabilidade do órgão. A sobrevivência do animal depende da gravidade do caso associado à doença de base e do tempo decorrido entre a torção e sua resolução. No entanto, em um registro de 14 gatas com torção uterina, três animais morreram apesar da rápida realização da cirurgia.[16]

Abortamentos

Causas de perda gestacional

A ocorrência e o tipo de perda gestacional em fêmeas felinas (reabsorção embrionária, abortamento, natimortos) dependem da causa e da idade gestacional em que ocorre a perda gestacional. Em gatos domésticos ocorrem aproximadamente 30% de perdas embrionárias. Essas perdas ocorrem principalmente antes do processo de implantação, que se inicia 13 a 14 dias após o acasalamento. Nos casos em que ocorre a morte embrionária, geralmente não há sinais clínicos, nem secreção vulvar. Quando ocorre abortamento com óbito fetal na segunda metade da gestação, observa-se secreção vulvar hemorrágica. Se a morte fetal e o abortamento ocorrerem em fases posteriores da gestação, os fetos expelidos podem ser observados (Figura 11). No entanto, muitas vezes, é difícil para o tutor visualizar o aborto, pois a gata ingere os fetos e as membranas fetais.[17]

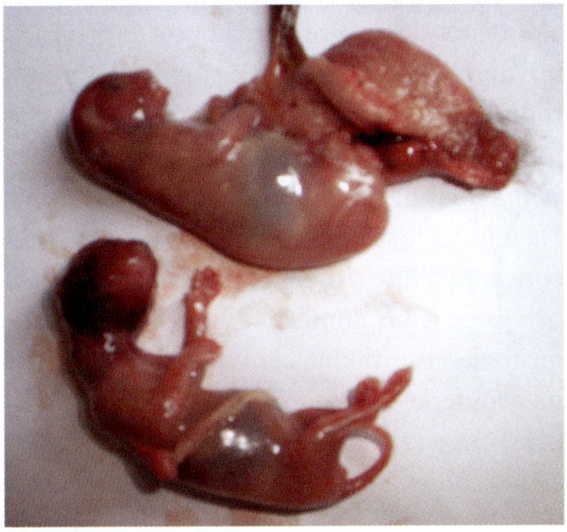

FIGURA 11 Fetos felinos abortados aos 43 dias de gestação.

Diferentes agentes infecciosos podem afetar o desenvolvimento gestacional normal. Os seguintes vírus podem causar abortamentos e natimortos: vírus da rinotraqueíte viral felina, herpes-vírus felino tipo 1 (FHV-1); vírus da imunodeficiência felina (FIV), vírus da panleucopenia felina (FPLV); vírus da leucemia felina (oncoviírus [FeLV]) e vírus da peritonite infecciosa felina (PIF).[8]

A produção de progesterona luteal e placentária é um evento essencial para o desenvolvimento bem-sucedido da gestação.[18] Se as concentrações séricas de progesterona forem insuficientes ou o útero for privado desse hormônio, o desenvolvimento gestacional será afetado. Após a fertilização e o desenvolvimento inicial do zigoto, a interação entre o embrião e o endométrio depende da intercomunicação entre os dois.[19] Assim, é bem conhecido que um embrião bem desenvolvido sob a influência da progesterona é necessário para produzir quantidades suficientes de interferon-tau para que ocorra o reconhecimento materno da gestação em ruminantes. Na gata doméstica, foi relatada a presença de uma proteína que é encontrada no útero antes da implantação e que diminui rapidamente à medida que a implantação progride. Em felinos, essa proteína pode desempenhar papel importante na implantação. Da mesma forma, as chamadas "proteínas do concepto felino" foram identificadas em embriões de gatas domésticas antes da implantação. Essas proteínas têm papel importante na proliferação celular, atividade imunossupressora e transporte de íons.[20] Os estudos citados mostram a importância dos processos de reconhecimento materno da gestação e da implantação em gatas domésticas para o desenvolvimento gestacional.

AFECÇÕES VAGINAIS

Vaginite

É infrequente e ocasionalmente está associada à rinotraqueíte viral felina. A ocorrência de fístula retovaginal com eliminação de material fecal na vagina pode ser a origem da vaginite. Os sinais clínicos associados a essa condição são polaquiúria, disúria, lambeduras frequentes e secreação vulvar em pequena quantidade. O diagnóstico diferencial deve ser feito com afecções urinárias e infecções uterinas.[1]

Neoplasias vaginais

São infrequentes, sendo o leiomioma o tumor primário mais frequentemente observado. Massas tumorais podem ocorrer dentro da vagina e não serem vistas de fora ou se exteriorizarem pelos lábios vulvares. Podem ser observadas secreção vulvar, disúria e polaquiúria na presença de neoplasias vulvovaginais. A remoção cirúrgica geralmente resolve os sinais clínicos associados.[1]

AFECÇÕES DO SISTEMA REPRODUTOR DO GATO

Criptorquidismo

Falha unilateral ou bilateral da descida testicular e retenção no canal inguinal ou abdome pode ser observada no gato (Figura 12). Embora não tenha sido demonstrado ser uma condição hereditária, a predisposição na raça Persa ao criptorquidismo sugere essa condição. Machos com criptorquidismo bilateral podem parecer castrados, porém, diferentemente desses, possuem espículas penianas (Figura 13), são atraídos por fêmeas no estro, brigam por elas com outros machos e urinam com forte odor demarcando o território, uma vez que possuem gônadas ativas na produção de testosterona.[1,21,22] Esses fatos e o aumento da testosterona após a administração de hCG possibilitam o diagnóstico de criptorquidismo. A concentração sérica de testosterona deve ser medida antes da administração de 100 UI de hCG/IM, e 4 horas após a aplicação. Um aumento de 2 a 4 vezes na concentração sérica de testosterona após a administração de gonadotrofina é indicativo da presença de

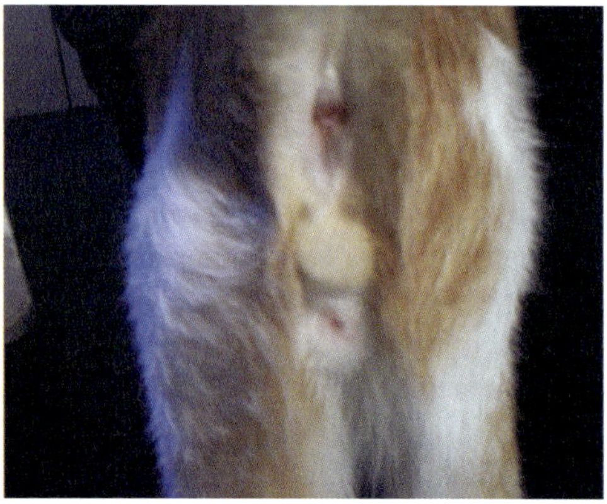

FIGURA 12 Criptorquidismo unilateral. Retenção de testículo direito no abdome.

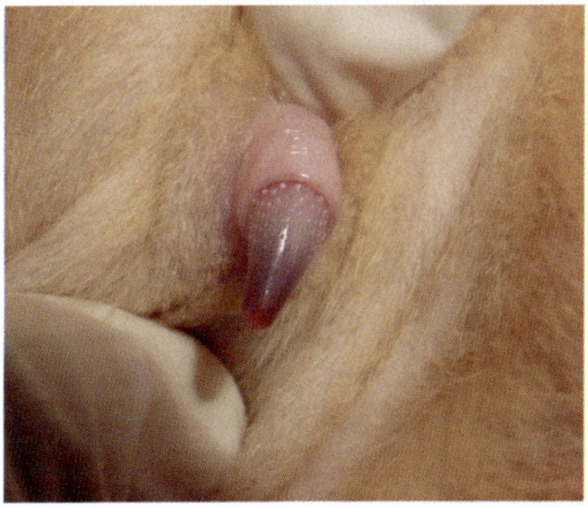

FIGURA 13 Pênis felino com espículas visíveis associadas à presença de testículos secretores de testosterona.

um testículo retido. Recomenda-se a remoção cirúrgica dos testículos retidos.[3]

Neoplasias testiculares

São raras no gato. Apenas alguns casos foram relatados, incluindo a ocorrência de tumor de células de Sertoli, seminoma, tumor de células intersticiais e teratoma. A maioria dos tumores relatados foi benigna, e a síndrome de feminização associada ao tumor de células de Sertoli não foi relatada. O tratamento inclui a remoção cirúrgica do testículo afetado.[1]

AFECÇÕES PROSTÁTICAS

Distúrbios da glândula prostática e bulbouretral são incomuns em gatos. Apenas alguns casos de adenocarcinoma prostático foram relatados, sendo a maioria achados de necropsia, bem como lesões císticas presentes nas glândulas bulbouretrais.[1]

REFERÊNCIAS

1. Johnston S, Root Kustritz M, Olson P. Canine and feline theriogenology. Philadelphia: W.B. Saunders Company; 2001.
2. Morris J. Mammary tumours in the cat: size matters, so early intervention saves lives. Journal of Feline Medicine and Surgery. 2013;15(5):391-400.
3. Feldman EC, Nelson RW. Feline reproduction. In: Canine and feline endocrinology and reproduction. In: Feldman EC, Nelson RW. Missouri: Elsevier Saunders; 2004. p.1016-45.
4. Hahn KA, Adams WH. Feline mammary neoplasia: biological behavior, diagnosis and treatment alternatives. Feline Pract. 1997;25:5-11.
5. Stornelli MA, de la Sota RL. Manual de reproducción de animales de producción y compañía. Buenos Aires: Edulp; 2016.
6. Krawczyk M, Lopuszynski W, Millan Y. Progesterone receptor expression and proliferative activity in relation to histological architecture of feline mammary fibroadenomatous change. Med Weter. 2017;73(1):33-8.
7. Jurka P, Max A. Treatment of fibroadenomatosis in 14 cats with aglepristone changes in blood parameters and follow-up. Vet Re. 2009;165:657-60.
8. Greene CE. Infectious disease of the dog and cat. 4 ed. St. Louis: Elsevier; 2012
9. Kustritz M R. How do I treat mastitis in a nursing queen? In Clinical canine and feline reproduction. Iowa: Wiley- Blackwell. 2010. p.249.
10. Fossum T.W. Small animal surgery. 3.ed. St. Louis: Elsevier; 2007.
11. Stornelli MA, de la Sota RL. Atlas de reproducción de animales de producción y compañía. Buenos Aires: Edulp; 2017.
12. García Mitacek MC, Stornelli MC, Tittarelli CM, Nuñez Favre R, de la Sota RL, Stornelli MA. Cloprostenol treatment of feline open-cervix pyometra. J Feline Surg. 2014,:16 (2):177-9.
13. Arauz MA, Scodellaro CF, Pintos ME, Stornelli MC, Stornelli MA, Savignone CA et al. Atlas de hematología veterinaria en pequeños animales. Buenos Aires: Edulp; 2020.
14. Miller MA, Ramos-Vara JA, Dickerson MF, Johnson GC, Pace LW, Kreeger JM et al. Uterine neoplasia in 13 cats. J Vet Diagn Invest. 2003;15:175-22.
15. Biller D, Haible G. Torsion of the uterus in a cat. J Am Vet Med Asso. 1987;191:1128-9.
16. Root Kustritz MV. Clinical management of pregnancy in cats. Theriogenology. 2006; 66:145-50.
17. García Mitacek MC, Bonaura MC, Praderío R, Nuñez Favre R, de la Sota RL, Stornelli MA. Progesterone and ultrasonographic changes during aglepristone or cloprosternol treatment in queens at 21-22 or 35-38 days of pregnancy. Theriogenology. 2017;88:106-17.
18. Siemieniuch MJ, Jursza E, Szostek AZ, Skarzynski DJ, Boos A, Kowalewski MP. Steroidogenic capacity of the placenta as a supplemental source of progesterone during pregnancy in domestic cats. Reprod Biol Endocrinol. 2012;10:89.
19. García Mitacek MC, Stornelli MC, Praderio R, Stornelli MA, de la Sota RL. Efficacy of cloprostenol or

aglepristone at 21-22 and 35-38 days of gestation for pregnancy termination in queens. Reprod Dom Anim. 2012;47(6):200-3.

20. Thatcher MD, Shille VM, Fliss MF, Bazer FW, Sisum W, Randal S. Characterization of feline conceptus proteins during pregnancy. Biol Reprod. 1991;44:108-20.
21. Stornelli MA. Semiología del aparato reproductor del macho. In: Minovich F, Morales Torres C (eds.). El gato no es un pero chico. Leon: Rayo; 2017.
22. Stornelli MA. Fisiología reproductiva en felinos. In: Unguerfield R (ed.). Reproducción de los animales domésticos. Zaragoza: Servet-Asís; 2020.

CAPÍTULO **18**

Manejo reprodutivo em gatos

Camila Louise Ackermann

INTRODUÇÃO

O manejo reprodutivo é um conjunto de práticas relacionadas à reprodução animal, cujo objetivo é otimizar a eficiência reprodutiva de determinada população. Esse conjunto de práticas inclui aspectos como documentação dos acontecimentos (número de partos, filhotes, intercorrências), escolha e preparo das matrizes e reprodutores, período de estação de monta, sistema de acasalamento, controle da ciclicidade, entre outros.

Por meio do manejo reprodutivo, é possível aumentar a eficiência reprodutiva de um gatil, ou seja, empregar menos tempo e esforço para que, no final, seja obtido o maior número de filhotes saudáveis em determinado período.

Antes de iniciar o estabelecimento do manejo reprodutivo de um gatil, é preciso ter certeza de que os proprietários estão instruídos quanto ao comportamento reprodutivo da espécie. A falta de informações corretas acerca da reprodução dos gatos gera falhas importantes e, muitas vezes, irreversíveis no sistema de acasalamento. Compreender os aspectos relacionados ao comportamento reprodutivo é um pré-requisito mandatório para a implantação de um manejo reprodutivo correto e eficaz.

Em espécies de produção, como bovinos o sucesso do manejo reprodutivo depende do emprego de biotécnicas reprodutivas e pilares como a tríade nutrição/sanidade/ambiente.[1,2] Para gatos domésticos, além desses pilares, a compreensão da fisiologia e o comportamento reprodutivos são tão importantes quanto, ou até mais, assegurar que determinada matriz esteja em estado nutricional e sanitário adequados, pois nessa espécie o sucesso reprodutivo ainda está intrinsecamente relacionado ao comportamento reprodutivo natural. E é por esse motivo que, em muitos momentos, será traçado um paralelo entre o que é feito nos gatis e o que é esperado no comportamento sexual da espécie.

Em razão da dificuldade de solucionar o problema de superpopulações de gatos errantes, criou-se a falsa ideia, entre a população leiga, de que gatos não possuem problemas reprodutivos e, ainda, que não há necessidade de realizar nenhum protocolo ou procedimento de manejo reprodutivo para a espécie. Possivelmente por isso, a maioria das informações disponíveis sobre manejo reprodutivo de gatos trata de controle populacional e não de eficiência reprodutiva. Porém, as práticas para o manejo reprodutivo eficaz são essenciais para o sucesso dos gatis, experimentais e de criação.

É relevante esclarecer que gatis experimentais são regidos e fiscalizados por comitês de ética, em sua maioria estão sob a responsabilidade de médicos-veterinários ou empresas realmente comprometidas com o bem-estar animal; da mesma forma, os gatis de criação são regidos por regras da *World Cat Congress* (WCC), que promove o trabalho cooperativo entre as grandes associações de criação de gatos. Gatis de criação sérios normalmente estão associados a clubes do gato, que, por sua vez, estão sob normativas das grandes associações regidas pela WCC.[3] Manter gatis de criação requer seriedade e compromisso com a excelência.

A demanda por produtos e serviços relacionados à reprodução dos gatos domésticos tem crescido rapidamente, é cada vez mais comum que os proprietários de gatis de criação busquem ajuda especializada por enfrentarem problemas como a infertilidade, ninhadas pouco numerosas e fêmeas que se deitam no momento da cópula. Neste capítulo, serão abordados os principais aspectos a serem observados para a implantação de um manejo reprodutivo eficaz.

DOCUMENTAÇÃO DO HISTÓRICO

Registrar todos os acontecimentos do gatil é o primeiro e, muitas vezes, o mais omisso passo do manejo reprodutivo. É muito difícil memorizar quando cada fêmea entrou no estro, quanto tempo foi o intervalo entre os estros e quantos filhotes nasceram em cada estação. Quanto maior a riqueza de detalhes, mais fácil será identificar os pontos que requerem atenção e até mesmo os que são responsáveis por problemas.

Assim, os registros devem incluir: nome, idade, históricos geral e reprodutivo detalhados – idade ao primeiro estro, montas que não resultaram em gestação, montas que resultaram em gestação, número de filhotes, duração da gestação, intercorrências no parto e pós-parto, habilidade materna, desmame, libido, comportamento sexual dos machos e preferências. Essas informações são imprescindíveis no momento de montar um plano de manejo.

ESCOLHA DAS MATRIZES E DOS REPRODUTORES

A escolha das matrizes e dos reprodutores de um gatil é uma etapa crucial no manejo reprodutivo. É muito comum que os pareamentos sejam feitos objetivando melhorar ou consolidar determinados aspectos físicos nas ninhadas, por exemplo, a coloração da pelagem, a inserção das orelhas ou ainda o tamanho da cauda. Em contrapartida, quando se leva em consideração apenas a conformação, corre-se o risco de produzir ninhadas com aspectos comportamentais ou doenças indesejadas.

Ao se escolher uma matriz ou um reprodutor, o primeiro aspecto a ser observado é a sua genética, por exemplo, exames para a detecção de genes causadores da doença do rim policístico (PKD) e da cardiomiopatia hipertrófica felina são muito importantes para selecionar quais fêmeas devem ser utilizadas na reprodução de um gatil. Em países desenvolvidos, é muito comum que se faça mapeamentos genéticos com mais de 30 genes causadores de doenças, porém o acesso a esses tipos de testes, no Brasil, é restrito, já que, além do alto custo, é necessário o envio internacional de material biológico, o que muitas vezes é impraticável por causa das exigências sanitárias.

Outro ponto a ser observado antes do manejo de acasalamento de determinado casal de gatos é o tipo sanguíneo. Os gatos podem ser A, B ou AB. No Brasil, a grande maioria da população felina é tipo A, porém quando a fêmea é tipo B, deve-se evitar o acasalamento com um macho tipo A, visto que gatos com tipagem sanguínea tipo B possuem aloanticorpos tipo anti-A e, por essa razão, há grande risco dos filhotes tipo A e tipo AB desenvolverem isoeritrólise neonatal. Apesar de ser uma doença rara, sua taxa de mortalidade é elevada.[4]

Devem-se considerar também os aspectos físicos e comportamentais. Qualquer defeito ou característica indesejada cuja origem não é conhecida deve ser considerado fator excludente. Por exemplo, um macho criptorquida ou uma fêmea agressiva ou com pouca habilidade materna devem ser retirados da reprodução. Acasalamentos que geraram descendentes com fendas palatinas ou outro defeito congênito devem ser encerrados, e seus filhotes comercializados já castrados para evitar a disseminação dessas características indesejadas.

A escolha das matrizes e reprodutores também deve levar em consideração a preferência de cada animal. Por serem poligâmicos, há a falsa ideia de que os(as) gatos(as) não escolhem seus parceiros, porém é notório que muitos animais possuem preferências sexuais e que muitas vezes não aceitam o(a) parceiro(a) designado(a) para aquela ocasião. Inclusive já se relatou que em colônias de gatos ferais com alta taxa de endogamia, as fêmeas – quando entram no estro – saem do território da colônia em busca de novos parceiros sexuais.

É comum que os proprietários não percebam a seleção dos parceiros sexuais por parte dos gatos. Isso se deve ao fato de que nem sempre a seleção é demonstrada com gestos agressivos, dando a impressão de que aquele macho "está com a libido baixa" ou "aquela fêmea se deita no momento da monta". Quando uma fêmea está no estro e se deita ou apresenta comportamento de brincadeira ou até mesmo agressividade em vez de aceitar a corte do macho, é muito comum que ela simplesmente esteja indicando que não possui interesse sexual por aquele gato. O mesmo pode acontecer com os machos: se há duas fêmeas no estro e o macho prefere a fêmea que não foi apresentada a ele para cobertura, é comum observá-lo ignorando a fêmea designada ao mesmo tempo em que "chora" e chama pela gata de sua preferência.

Outro aspecto a ser considerado no momento da escolha dos casais é a idade dos animais. As fêmeas entram na puberdade quando atingem pelo menos 75% de seu peso adulto, e isso ocorre entre 4 e 12 meses. O primeiro estro da vida e da estação reprodutiva não devem ser utilizados para a reprodução, já que, em geral, são estros inférteis, seja por serem anovulatórios e/ou pelo despreparo uterino para a manutenção da gestação. Ainda que, a partir do segundo estro, em teoria, a fêmea já esteja fisiologicamente preparada para gestar, recomenda-se que ela possua pelo menos 1 ano de idade antes de ser designada para a reprodução.[5,6] Essa idade mínima se deve primeiro aos aspectos físicos, nem sempre uma gata que já atingiu 75% a 80% de seu peso adulto já tem o tamanho adulto, podendo apresentar partos laboriosos ou até mesmo distócicos. Outro ponto é a imaturidade emocional que as fêmeas muito jovens apresentam, podendo levar a comportamentos maternos inadequados e consequentemente gerando riscos à ninhada.

Em contrapartida, os machos devem iniciar sua vida sexual após o 10º mês de vida. Nesse período, a espermatogênese já ocorre com regularidade e a capacidade ejaculatória já foi desenvolvida. É importante lembrar que a maturidade sexual dos machos só ocorrerá após 1,5 ano e está diretamente relacionada à experiência de vida desse indivíduo.[5,6] Um gato de 2 anos que nunca foi apresentado à fêmea no estro será tão inexperiente quanto um filhote de 8 meses; quanto mais inexperientes, maiores as chances do macho ter um encontro sexual desagradável, já que eles ainda não sabem realizar a corte com paciência e "ler" o comportamento das fêmeas, percebendo quando elas permitem ou não a monta e, principalmente, a penetração. É comum que machos inexperientes façam a mordedura da nuca de maneira incorreta, irritando e, até mesmo, machucando a fêmea.

Casos de machos traumatizados por apanharem repetidamente durante os encontros sexuais não são raros. Em casos extremos, o macho associa a ereção à dor (já que apanha das fêmeas no momento da monta). Ao passo que a experiência só pode ser adquirida quando há a chance de encontros reais, o ideal é que os primeiros pareamentos levem em consideração o temperamento do macho e da fêmea. Jovens mais afoitos devem ser pareados com fêmeas mais pacientes e experientes. Fêmeas que apresentam tendência a se deitar durante a monta devem ser pareadas com machos que apresentam uma corte mais rápida e prática.

Quando há problemas de imaturidade comportamental, deve-se recordar que os gatos também aprendem quando observam outros gatos, assim, é possível "ensinar" um(a) gato(a) como agir nos encontros sexuais, mostrando a eles um casal de gatos que realiza uma cópula bem-sucedida.

Em suma, para decidir se determinada fêmea será utilizada para a reprodução, é necessário respeitar aspectos relacionados à fisiologia, o escore corporal, saúde física e emocional, e resguardo pós-parto. É importante notar que a Fédération Internationale Féline (FIFe), órgão máximo das federações de gatos, só permite a emissão de *pedigrees* de três ninhadas a cada 24 meses por gata, com exceção de aprovações prévias, por escrito, de um médico-veterinário e/ou de um membro da FIFe.[7]

ESTAÇÃO REPRODUTIVA

É muito comum que os proprietários de gatis de criação programem o nascimento dos filhotes para que estejam em idade adequada para serem entregues às novas famílias em datas comemorativas. Assim, a programação de estações ou miniestações reprodutivas durante o ano facilita o manejo pós-parto, traz previsibilidade ao gatil e concentra os nascimentos em datas predeterminadas.

Apesar de as gatas serem poliéstricas estacionais, é muito comum que apresentem atividade reprodutiva o ano inteiro no Brasil, seja pela localização geográfica ou por serem domiciliadas e, portanto, estarem sob a ação da luz artificial da residência. Independentemente de apresentarem anestro estacional ou não, é possível definir um sistema de estação reprodutiva em qualquer época do ano, já que a manipulação do ciclo estral das gatas é uma biotécnica acessível.

Após definir o período em que se deseja fazer os acasalamentos, deve-se estabelecer se será necessário ou não manipular o ciclo estral, e isso inclui tanto a indução do estro e da ovulação, como a supressão do ciclo estral. Independentemente da manipulação ou não do ciclo, é importante lembrar de que o primeiro estro da estação, normalmente, é infértil e não deve ser utilizado. Por conta dessa particularidade, recomenda-se associar a manipulação do fotoperíodo com uso de gonadotrofinas exógenas.

SISTEMA DE ACASALAMENTO

A próxima etapa é definir o sistema de acasalamento que será empregado: monta natural, monta natural controlada ou inseminação artificial. Na monta natural, os gatos são mantidos juntos o tempo todo e copulam sempre que as fêmeas estão no estro; na monta controlada, os machos e as fêmeas só são reunidos para a cópula; e, na inseminação artificial, o sêmen é depositado artificialmente no sistema reprodutor das fêmeas.

A monta natural sem controle não é uma prática interessante para gatis, pois a manutenção dos machos e das fêmeas sem separação dificulta a observação do estro e das montas, gera dúvidas quanto à realização das cópulas (se elas realmente ocorreram ou não), dificulta o manejo das fêmeas gestantes e puérperas, além do estresse.

Um ponto muito importante que é negligenciado na monta natural é a construção da relação entre os animais. É muito comum que depois de algum tempo mantidos juntos comece a haver desinteresse sexual (na maioria das vezes por parte dos machos), de repente aquele macho não procura mais a fêmea, mesmo quando ela está em pleno estro e, algumas vezes, chega a ser agressivo. Isso ocorre porque os gatos são poligâmicos e naturalmente buscam por diferentes parceiras sexuais, além de buscarem novos territórios. Esse comportamento de desinteresse sexual pode ser corrigido com alteração do manejo.

Outro problema comum de manter os machos e as fêmeas em um mesmo ambiente é a agressividade das fêmeas quando os machos a procuram e elas não estão no estro. Esse tipo de agressão quando repetitiva gera traumas, principalmente em machos jovens e inexperientes.

De maneira geral, recomenda-se que as gatas sejam mantidas em pequenos grupos de, no máximo, cinco fêmeas, respeitando-se as interações positivas entre elas (Figura 1).

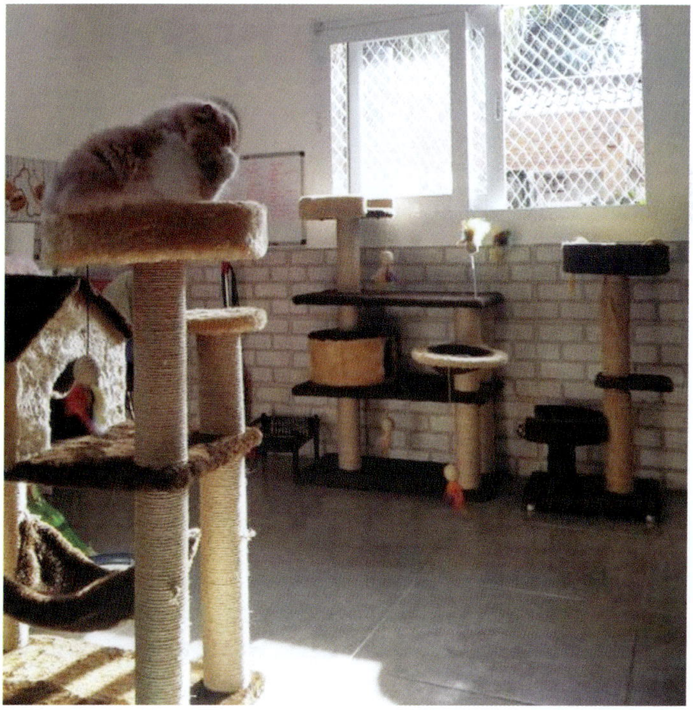

FIGURA 1 Quarto das matrizes. Notar a presença de diversos arranhadores, garantindo espaço aéreo e lazer para cada indivíduo.

Fonte: Dra. Alessandra Comenale Rodrigues, responsável pelo Gatil Deity Bastet – especializado na raça Persa.

Em grupos de mais de 5 animais, é altamente recomendado que cada gata passe pelo menos um momento do dia em uma baia individual. Esse manejo garante a observação individual dos hábitos hídricos, alimentares e sanitários.

Fêmeas muito dominantes devem ser mantidas em grupos ainda menores ou mesmo isoladas, já que é comum que as fêmeas submissas não manifestem estro quando mantidas com fêmeas dominantes.

No terço final da gestação, as gatas devem ser isoladas ou mantidas no máximo com uma fêmea gestante para evitar acidentes no pós-parto, sempre respeitando o temperamento natural de cada indivíduo (Figura 2). Cerca de 10% das fêmeas gestantes apresentam sinais de estro durante a 3ª e 6ª semana de gestação, gerando o risco de superfetação caso não estejam mantidas afastadas dos machos.

Durante o puerpério, gatas estressadas ou agressivas devem ser mantidas em baias individuais. Notar que algumas puérperas podem roubar filhotes de ninhadas vizinhas. De modo geral esse "roubo" não traz implicações sérias, mas quando a diferença da idade dos filhotes é grande, há o risco de acidentes e dos filhotes menores não conseguirem acessar as mamas da mãe adotiva. Portanto, preconiza-se manter ninhadas com idades similares juntas. Após o desmame, os filhotes podem ser mantidos em um quarto "creche" com filhotes de outras fêmeas para aprender os comportamentos sociais desejados (Figura 3).

Para os machos, a recomendação é mantê-los isolados ou em duplas. A manutenção de dois ou mais machos inteiros é uma prática comum em gatis, porém assim como nas fêmeas, pode haver relações de dominância que trazem resultados indesejados, como brigas, masturbação e supressão da libido dos machos submissos.[6] Portanto, gatos muito dominantes devem ser mantidos isolados ou ser retirados do plantel. A maioria dos proprietários alega que não possui espaço físico suficiente para

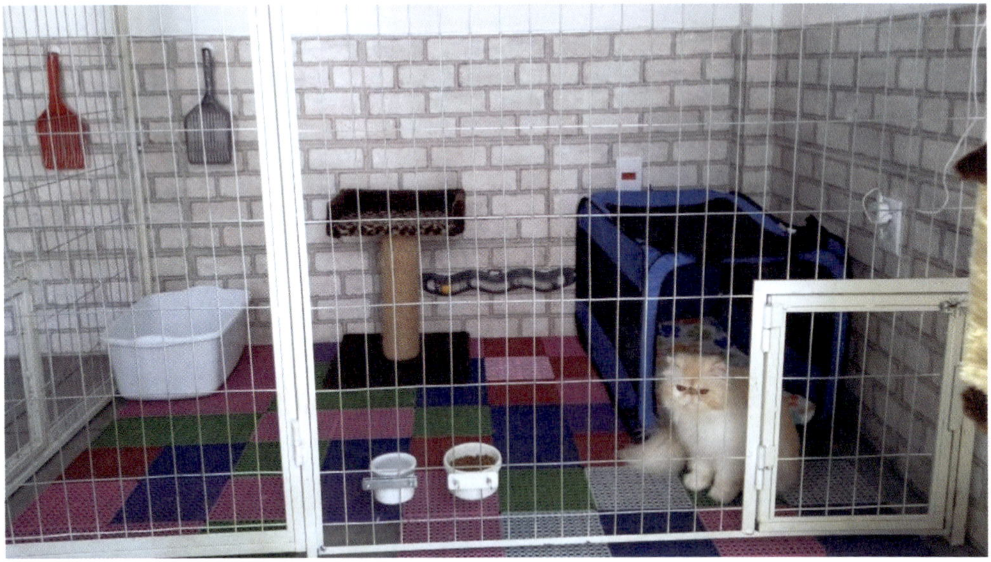

FIGURA 2 Baia tipo maternidade. As fêmeas gestantes devem ser mantidas isoladas 10 dias antes do parto para evitar acidentes. Na maternidade, além dos itens básicos, como liteira, comedouro, bebedouro e arranhador, deve-se incluir uma toca para ninho e cobrir o piso com material antiderrapante para que os filhotes tenham maior firmeza em seus primeiros passos.

Fonte: Dra. Alessandra Comenale Rodrigues, responsável pelo Gatil Deity Bastet – especializado na raça Persa.

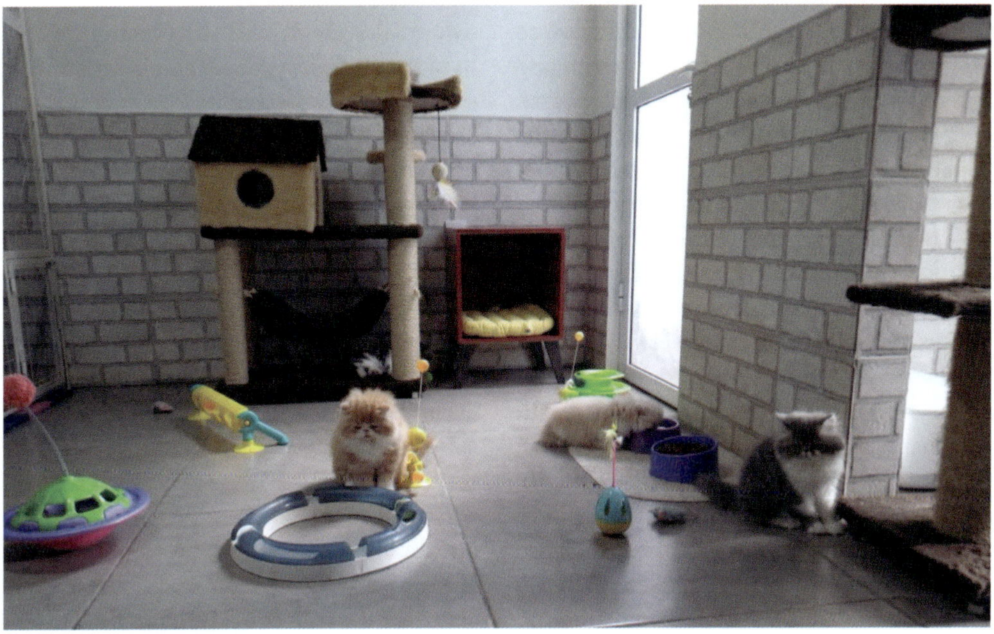

FIGURA 3 Área da creche para filhotes desmamados. Notar que, mesmo nessa idade, a presença de arranhadores altos já é indicada.

Fonte: Dra. Alessandra Comenale Rodrigues, responsável pelo Gatil Deity Bastet – especializado na raça Persa.

garantir o isolamento dos machos, nesses casos é necessário aumentar o espaço aéreo e garantir pontos de fugas para que os machos submissos se sintam confortáveis e confiantes naquele ambiente. Uma opção é mantê-los soltos na casa para que se valham da companhia humana.

O acesso livre ao solário/jardim é tão importante quanto a garantia de acesso à baia individual. Dessa maneira os gatos ficam livres para circularem onde se sentirem mais à vontade (Figuras 4 e 5). É interessante construir baias lado a lado e que possuam passagens entre elas, assim, nos dias de acasalamento é possível realizar a separação do casal mantendo o contato auditivo, visual e físico (Figura 6).

Quando há a manutenção desse manejo com machos, fêmeas e gestantes, é possível implantar de maneira eficaz o sistema de monta controlada. Nesse sistema, a fêmea deve ser apresentada ao macho quando estiver no estro. O ambiente para a realização das coberturas pode ser a baia do macho ou um ambiente designado só para as coberturas, como um quarto. O quarto deve ter poucos móveis, sem prateleiras (evitando acidentes como quedas), com dois pontos de escape para que ambos tenham um esconderijo seguro, principalmente se a cópula não for acompanhada integralmente (Figura 7), além de água, comida e caixas de areia.

Duas grandes vantagens de ter um quartinho para as coberturas é que os machos ficarão condicionados àquele ambiente, isto é, quando eles entram no quartinho eles já sabem o que esperar naquele ambiente e, consequentemente, sentem-se mais seguros e confiantes, refletindo na libido. A outra vantagem é que, se for necessário colher o sêmen

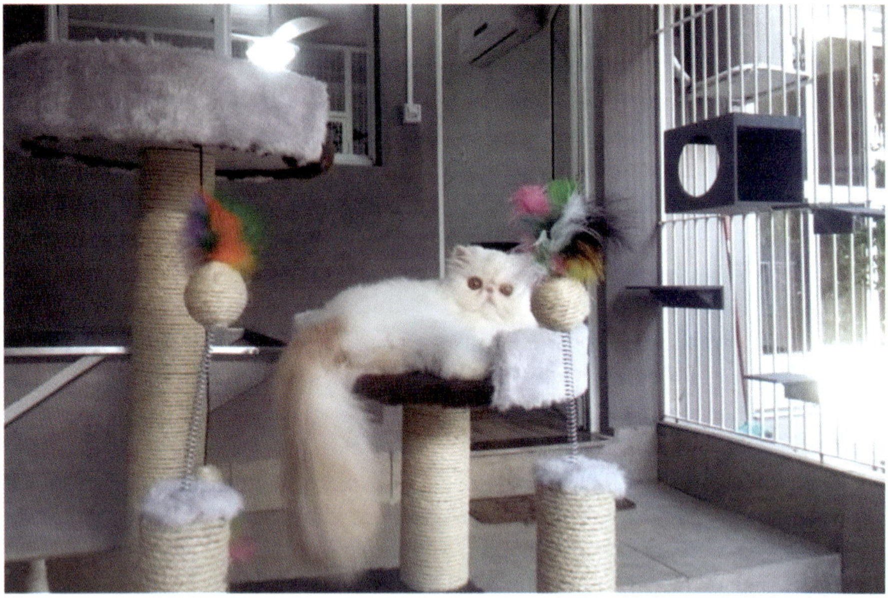

FIGURA 4 Solário da área dos machos. Notar a presença de arranhadores e prateleiras para aproveitamento do espaço aéreo, além do acesso livre à área climatizada.

Fonte: Dra. Alessandra Comenale Rodrigues, responsável pelo Gatil Deity Bastet – especializado na raça Persa.

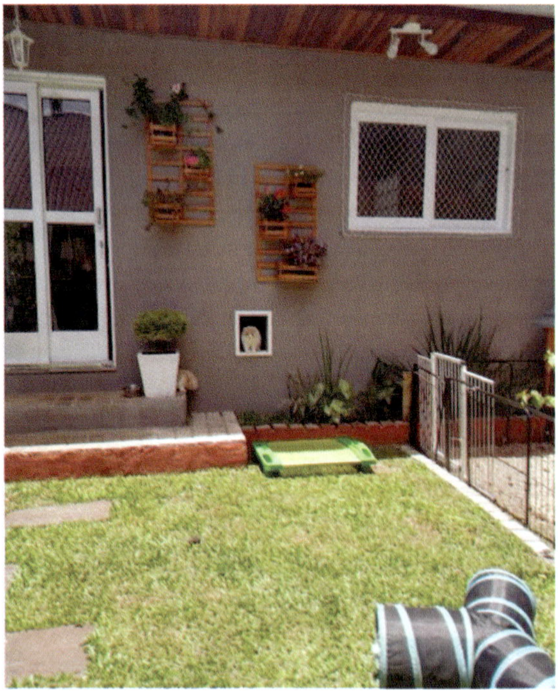

FIGURA 5 Solário externo de fêmeas e filhotes. Os passeios são realizados em horários alternados, evitando-se o contato entre as categorias.

Fonte: Dra. Alessandra Comenale Rodrigues, responsável pelo Gatil Deity Bastet – especializado na raça Persa.

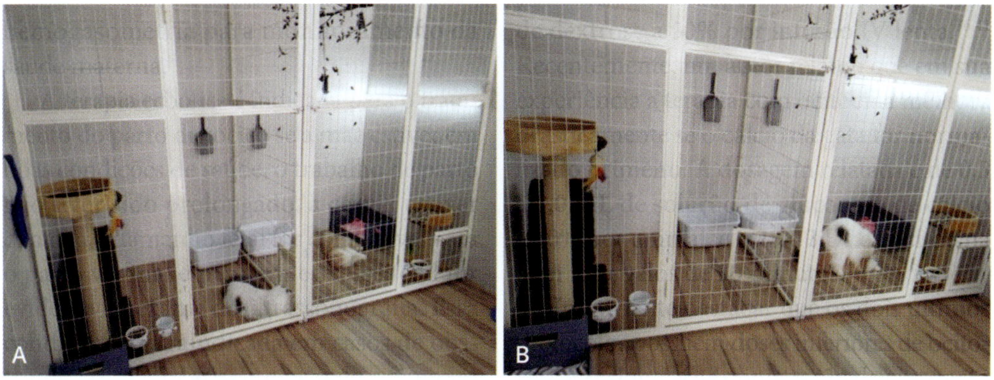

FIGURA 6 Baias na área dos machos. A: passagem entre as baias fechada, mas com possibilidade de contato indireto entre o casal. B: passagem aberta com a cobertura e o acompanhamento pelo responsável.

Fonte: Dra. Alessandra Comenale Rodrigues, responsável pelo Gatil Deity Bastet – especializado na raça Persa.

desses animais utilizando vagina artificial, o processo de treinamento se torna mais rápido (Figura 7).

No momento de fazer o pareamento, é interessante que o macho já esteja no ambiente, caso contrário, o gato gastará parte do tempo investigando o ambiente antes que a monta ocorra. Dessa maneira, o gato irá focar na novidade, que é a fêmea, e não no ambiente. É muito comum que os proprietários façam o pareamento e deixem os gatos sozinhos por três dias para realizarem o maior número de montas possível. Esse tipo de manejo é contraproducente, já que ao permitir que o casal de gatos copule sem o devido acompanhamento, aspectos importantes deixam de ser observados.

Em um estudo, sobre fertilidade e manejo reprodutivo de gatos de raça, ao serem questionados sobre a observação das cópulas apenas 35% dos criadores relatam acompanhar as cópulas.[8] A maioria dos proprietários

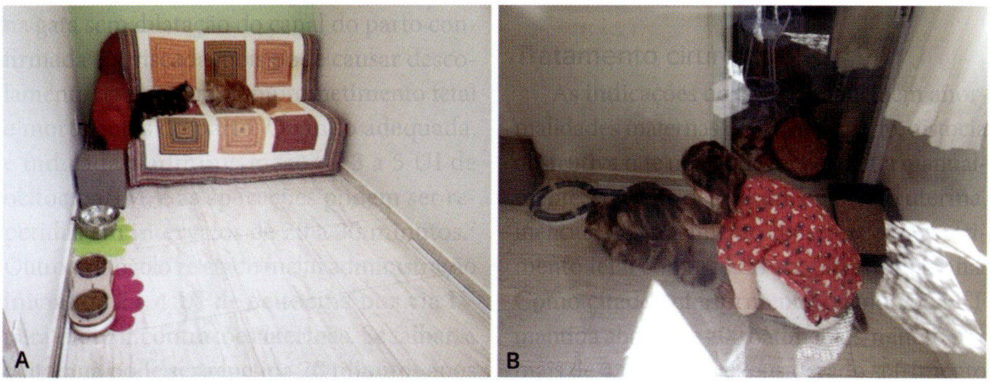

FIGURA 7 Quartinho de coberturas. A: observar um casal de gatos realizando a corte. B: notar que a imagem foi feita através de uma porta de vidro, ideal para esse cômodo, pois permite a visualização das coberturas, além de manter o contato audiovisual entre os animais. O mesmo cômodo pode ser usado para a colheita de sêmen por vagina artificial.

Fonte: Gatil BlackTie – especializado na raça Siberiano.

considera que a cópula ocorreu, ao ouvir o "grito do coito" ou ainda por ter visto tufos de pelos espalhados pelo ambiente. O "grito do coito", som que a fêmea faz antes de entrar em um período de refratariedade pós-coito, nem sempre é realmente precedido de penetração, cerca de 50% das fêmeas que gritam não foram penetradas. Em outros casos, os machos chegam a montar na fêmea e até mesmo ejacular no dorso delas, mas não consegue penetrar, de fato, gerando falsa impressão que ocorreu a cópula.

Ainda, é comum que o pareamento ocorra no primeiro dia em que a fêmea começou a ficar receptiva, porém isso não significa que esse é realmente o primeiro dia do estro. Sabe-se que as gatas precisam do *priming* estrogênico para que a ovulação ocorra, e isso significa que nos primeiros dias do estro essa gata não possui a habilidade fisiológica de ovular, consequentemente esse pareamento é improdutivo. Em suma, as gatas precisam estar há, pelo menos, 2 a 3 dias no estro para que a ovulação ocorra.

Quando apresentadas precocemente aos machos, há grandes chances de só ovularem no último dia de coberturas, gerando ninhadas pequenas tanto pelo número de ovulações reduzidas, como pela qualidade seminal comprometida pelo excesso de cópulas e consequente depleção espermática.

Fêmeas que se deitam ou são agressivas ao serem apresentadas ao macho também podem passar despercebidas, dando a falsa impressão de infertilidade. Esse comportamento pode ser por causa da fase do ciclo estral, preferência sexual ou ainda sobrepeso dos machos. A causa primária deve ser investigada para ser corrigida posteriormente.

Diante de tantas nuances e detalhes importantes, a monta controlada deve ser, de fato, assistida pelos proprietários. Em vez de deixar o casal de gatos à vontade por três dias – prática mais comum nos gatis –, preconiza-se que, por três dias, o proprietário esteja presente e realize o controle do número de cópulas. Preconizam-se duas cópulas pela manhã e duas à tarde, pelos três dias consecutivos, resguardando dessa maneira tanto o macho como a fêmea. Machos podem submetidos a um regime de 3 cópulas por 3 dias consecutivos sem que haja mudanças notáveis na qualidade espermática e no tamanho das ninhadas. A monta natural controlada previne o esgotamento seminal, já que possibilita o repouso sexual por algumas horas.

Por sua vez, os sistemas de acasalamento em que se permite a monta em um único dia, ainda que a fêmea já tenha passado pelo *priming* estrogênico, são contraproducentes. Sabe-se que o número de cópulas tem influência direta na ovulação, porém pode demorar até 48 horas, pós-coito, para que a ovulação ocorra, assim, o intervalo entre a cópula e a ovulação pode ficar muito longo e, portanto, diminuir as chances de sucesso reprodutivo nesse tipo de protocolo.

Por fim, em alguns casos, a inseminação artificial (IA) é o sistema de acasalamento indicado. A IA é uma biotécnica reprodutiva em que o sêmen é depositado artificialmente no sistema reprodutor das fêmeas. O primeiro registro de IA em gatos domésticos foi realizado nos anos 1970, e, a partir de então, outros estudos foram publicados demonstrando a eficácia da técnica.[9]

As indicações para o uso da IA incluem: distância geográfica entre o casal; um dos gatos possui preferências sexuais, ou seja, não aceitam o macho ou a fêmea designados para aquela estação de monta; contato físico indesejado por questões sanitárias; maximização do uso de um mesmo macho em um curto período; ou, ainda, o uso de sêmen congelado ou refrigerado.

Ao contrário dos cães, a IA em gatos ainda é uma técnica pouco utilizada comercialmente por diversos motivos. Na maioria das vezes, a IA é buscada como alternativa para o pareamento em que a gata se deita e não permite a cópula, o macho possui baixa libido ou, ainda, a fêmea, a despeito de ter sido coberta múltiplas vezes, não emprenha. Ou seja, a IA é tida como tratamento ou solução de problemas reprodutivos, por essa razão os resultados acabam sendo abaixo do esperado. Além disso, a colheita de sêmen utilizando a técnica da vagina artificial ainda é pouco difundida, apesar de já se saber que mais de 80% dos gatos podem ser treinados com sucesso.[10] Ainda, o número de médicos-veterinários capacitados a realizar inseminações artificiais em gatas ainda é muito reduzido, sendo o maior impeditivo da popularização da técnica.

CONSIDERAÇÕES FINAIS

O manejo reprodutivo é uma prática subutilizada em gatis. Existem poucos médicos-veterinários que possuem formação adequada para dar assistência reprodutiva a gatis, provavelmente essa lacuna é resultado dessa situação. Além disso, existem poucas publicações sobre o assunto, corroborando para a falta de informações.

A despeito das dificuldades para a implantação de um manejo reprodutivo de sucesso em um gatil, existem diversas técnicas simples que podem colaborar de forma positiva na eficiência reprodutiva dos gatos, e é importante que médicos-veterinários tenham o conhecimento delas para melhor orientar os clientes.

Vale ressaltar que não existe nenhum protocolo de manejo reprodutivo que assegure com 100% de certeza que filhotes saudáveis serão produzidos, porém, ao seguir as indicações e os procedimentos, levando-se em consideração a biologia reprodutiva da espécie e suas particularidades, promove-se a criação saudável de gatos.

REFERÊNCIAS

1. Lee CN. Environmental stress effects on bovine reproduction. Veterinary Clinics of North America: Food Animal Practice. 1993;9:263-73.
2. Sheldon IM, Wathes DC, Dobson H. The management of bovine reproduction in elite herds. The Vet Jour. 2006;171(1):70-8.
3. World Cat Congress. Disponível em: https://worldcatcongress.org/. [Acesso em: 29 nov 2023.]
4. Silvestre-Ferreira AC, Pastor J. Feline neonatal isoerythrolysis and the importance of feline blood types. Vet Med Inter. 2010;1-8.
5. Schmidt PM. Feline breeding management. Vet Clin North Am Small Anim Pract. 1986;16:435-51.
6. Fédération Internationale Féline. Disponível em: http://fifeweb.org/index.php [Acesso em: 29 nov. 2023.]
7. Beaver BV. Mating behavior in the cat. Vet Clin North Am. 1977;7:729-33.
8. Romagnoli S, Bensaia C, Ferré-Dolcet L, Sontas HB, Stelletta C. Fertility parameters and reproductive management of Norwegian Forest Cats, Maine Coon, Persian and Bengal cats raised in Italy: a questionnaire-based study. J Feline Med Surg. 2019;21(12):1188-97.
9. Sojka NJ, Jennings LL, Hamner CE. Artificial insemination in the cat (Felis catus L). Lab Anim Care. 1970;20:198-204.
10. Ackermann CL, Lopes MD. Training tom cats for semen collection using an artificial vagina: a retrospective study. J Feline Med Surg. 2020;22(12):1155-9.

CAPÍTULO 19

Hormonioterapia em felinos

Paulo Borges

INTRODUÇÃO

Os gatos, com uma população global estimada em 600 milhões, são considerados os animais de estimação mais populares em todo o mundo. Estão adaptados a todos os ambientes e a diferentes estilos de vida e impactam enormemente a vida das pessoas. A proporção relativa de gatos nascidos nas ruas ou na natureza, totalmente dissociados do contato humano (gatos ferais) e de gatos de rua abandonados, que retêm e podem até precisar de interação humana (gatos errantes) pode trazer importantes preocupações sobre possíveis conflitos com a população humana e sobre saúde pública, bem como sobre seus reflexos na ecologia de determinadas espécies silvestres, tradicionalmente predadas por felinos.[1] Em contrapartida, dividir o ambiente familiar com um gato macho não castrado ou fêmea não castrada é, no mínimo, desafiante. Nesse sentido, e para o conforto humano, a maioria das pessoas é confrontada com a premissa, proposta culturalmente, de que a esmagadora maioria dos gatos não destinada à reprodução deve ser castrada, embora esta seja uma questão que suscita diferentes preocupações em relação à castração ou à contracepção.[1,2]

Em geral, os gatos domésticos apresentam uma reprodução altamente eficiente,[3] o que contribui, em grande parte, para a superpopulação de felinos errantes. O controle da atividade reprodutiva nessas populações específicas tem estado em foco há algum tempo, e essas preocupações endossam, atualmente, a pesquisa no desenvolvimento de novas alternativas de métodos contraceptivos eficazes, reversíveis, seguros, práticos e de baixo custo para gatos domésticos, de preferência livre de efeitos secundários. Possivelmente, em um futuro não muito distante, teremos acesso a algum fármaco ou outra solução não cirúrgica que nos permita obter todas essas vantagens. Neste capítulo, será revisto o ciclo reprodutivo característico dos felinos domésticos e serão discutidos os métodos alternativos para contracepção temporária, assim como os métodos definitivos para a castração de gatos.

CICLO ESTRAL NO GATO DOMÉSTICO

O início da puberdade em gatos domésticos (*Felis catus*, Linnaeus, 1758) ocorre em média aos 8 a 10 meses, embora a idade à puberdade possa variar de 4 meses a 1 ano, dependendo de vários fatores.[4] Alguns desses fatores são a data de nascimento, a genética, a nutrição, a taxa de crescimento, a ocorrência de doenças, o comprimento da pelagem (raças de pelo longo atingem a puberdade mais tarde que as de pelo curto) e a existência de estímulos sociais positivos (presença de macho ou fêmeas ciclando).[5,6]

O gato doméstico é uma espécie poliéstrica sazonal, considerada de dias longos.[7] Ao contrário do hemisfério sul, no hemisfério norte, a estação reprodutiva pode durar de janeiro a setembro, com um pico de atividade em fevereiro e março, se os animais forem expostos a regimes de luz e temperatura naturais. O anestro ocorre em dias curtos, mas a duração do anestro sazonal varia muito de acordo com a localização geográfica e o estilo de vida.[5,6,8] Gatos domésticos, mantidos com 14 horas de luz e temperatura ambiente moderada, mantém ciclos estrais regulares, e o anestro pode ser mínimo ou mesmo inexistente.[5,9] Uma diminuição da luz diária para 8 ou 10 horas pode resultar na supressão da atividade reprodutiva em gatos.

Após uma gestação, as gatas conseguem voltar a ciclar de maneira relativamente rápida, e o primeiro estro pós-parto pode começar 10 dias após o desmame.[5] No entanto, se apresentar uma condição corporal boa, assim como uma exposição a um fotoperíodo adequado, a gata, na presença de um macho, pode apresentar um estro discreto antes do desmame, podendo este, levar à gestação.

As gatas apresentam uma particularidade em seu ciclo estral, em que contrariamente às cadelas, a ovulação não é espontânea, mas desencadeada pelo acasalamento. Receptores na vagina, estimulados durante o coito, provocam a liberação de hormônio luteinizante (LH) 5 minutos a 2 horas após o coito, e o pico hormonal resultante ativa a cascata de ovulação. Acasalamentos repetidos e próximos cronologicamente são necessários para garantir uma estimulação consistente do pico de LH.[5,10] Além disso, é necessário um *priming* mínimo de estrógenos para garantir um aumento consistente de LH e a consequente ovulação. A ovulação geralmente ocorre 24 a 36 horas após a cópula.[5] No entanto, em alguns casos (25%-30%), foram observadas ovulações espontâneas em gatas, mais frequentemente descritas em animais que vivem em grupos maiores, possivelmente em associação a estímulos visuais e/ou feromônios.[10,11]

As gatas podem apresentar dois tipos de ciclo estral: anovulatório, em que não ocorre ovulação, ou ovulatório, quando ocorre acasalamento ou ovulação espontânea. Na primeira situação, o ciclo é caracterizado por sucessivas ondas foliculares com intervalos de 2 a 3 semanas, separadas entre si por uma curta fase, sem influência de componente lúteo, correspondente ao período de atresia folicular.[5,8,12] O intervalo interestro (o período entre dois estros consecutivos) dura em média 9 ± 7,6 dias, variando mais frequentemente entre 14 e 19 dias.[12] Em gatos, o comportamento sexual corresponde principalmente ao estro, embora modificações comportamentais possam ser observadas 1 a 2 dias antes do estro e, portanto, esse estágio é denominado proestro.[5] O estro dura cerca de 5 a 6 dias, embora em algumas fêmeas possa prolongar-se até 16 a 20 dias.[6]

CASTRAÇÃO CIRÚRGICA

Atualmente, o método mais utilizado para a castração de gatos machos é a técnica cirúrgica de gonadectomia bilateral. A esterilização cirúrgica, ou seja, a inibição de reprodução desses indivíduos, leva à remoção de ambos os testículos, ou pode ser conseguida pela realização de vasectomia bilateral. Esta última não diminui o componente hormonal, portanto, não diminui a incidência de problemas derivados da influência da testosterona, como lutas, perambulação ou fugas, disseminação de doenças, comportamento agressivo, marcação e *spraying* de seu território. No entanto, a vasectomia, em determinados países como os Estados Unidos, está sendo mais frequentemente utilizada, sobretudo em um panorama de animais errantes, de forma a não prejudicar a hierarquia e harmonia presente nas colônias ferais. Em gatas, a gonadectomia também é o método cirúrgico de escolha, por meio de ovariectomia ou ovário-histerectomia e, em alguns locais, histerectomia sem remoção das gônadas.

Um ponto fundamental a ser levado em consideração é a idade à qual se realiza a castração. Uma tendência para castrar, de forma precoce, está culturalmente cada vez mais enraizada entre os criadores de gatos. A principal razão é o fato de não quererem que outras pessoas reproduzam seus gatos, levando-os a castrar os gatos antes da venda, portanto, com cerca de 2 a 4 meses de idade. Embora tenham surgido, na última década, várias publicações sobre algumas vantagens e inconvenientes da castração de gatos, não há ainda diretrizes sobre a idade de castração. Do ponto de vista ético, os médicos-veterinários são diariamente confrontados com essa questão, e a falta de argumentos científicos não permite, atualmente, tomar uma decisão informada e sustentada.

CONTRACEPÇÃO NÃO CIRÚRGICA

Atualmente, sobretudo em animais que têm função de reprodução, a castração química apresenta um real valor, sobretudo para criadores. A base dessa metodologia é a inibição da ação de esteroides sexuais pela utilização de determinados agentes farmacológicos.[13]

Andrógenos

Estas moléculas podem também ser usadas para a prevenção do cio em cães e gatos, embora haja pouca informação disponível sobre elas. A molécula mais utilizada é possivelmente o mibolerone, estando disponível para uso em cães em apenas alguns países.[14] Os andrógenos podem causar efeitos secundários anabolizantes, como efeitos de virilização, dominância, marcação territorial, assim como hipertrofia clitoridiana, vaginite ou mesmo incontinência urinária.[15,16]

Progestinas

Em gatas, as moléculas mais utilizadas, da família dos progestágenos, ou seja, análogas da progesterona, são acetato de medroxiprogesterona, acetato de megestrol e proligestona. Sua ação baseia-se em manter a fêmea em um estado lúteo artificial, provocando diminuição na produção de GnRH, induzindo uma retroalimentação negativa no hormônio foliculoestimulante (FSH) e no LH. Uma ação suplementar é a de alterar a motilidade do sistema tubular, inibindo o transporte de gametas e alterando o meio uterino e tubárico.[3,17]

O efeito das progestinas sobre os hormônios sexuais e outros sistemas orgânicos é notório, e, portanto, seu uso deve ser bem ponderado e é crucial ter em conta a posologia, assim como o momento de administração em função da fase do ciclo estral do animal. Os progestágenos podem ser responsáveis por efeitos colaterais graves em gatas e são contraindicados em animais imaturos ou pré-púberes, com doença uterina, hepática ou metabólica, visto eles poderem ser exacerbados por essas doenças. A presença de uma gestação, durante a administração dessas moléculas, pode comprometer o seu desenvolvimento.[10,18] A utilização dessas moléculas pode excepcionalmente ser feita nos primeiros dias do estro, no entanto, é recomendada sua administração no anestro ou no interestro[16] para diminuir a probabilidade de desenvolvimento de fibroadenomatose mamária felina[19] ou piometra, entre outras doenças.[18]

As progestinas mais frequentemente utilizadas têm ações substancialmente diferentes em função das propriedades antigonadotróficas, progestagênicas e antiestrogênicas. Classicamente, as moléculas com maior ação tissular progestagênica possuem maior efeito potencial relativamente ao desenvolvimento de efeitos secundários, sendo as mais comuns o acetato de medroxiprogesterona[18] e o acetato de megestrol.

A posologia deve levar em conta o peso corporal de cada animal e um dos efeitos secundários do tratamento é o incremento do peso.[10,16] É também aconselhada a não administração de progestinas durante um período de mais de 18 a 24 meses, de forma continuada, devendo-se respeitar o intervalo de 2 a 3 meses ou 3 a 5 ciclos espontâneos.[15,16]

O acetato de megestrol, segundo alguns autores, deve ser evitado em gatos.[15,17] É uma molécula de curta ação, metabolizada mais rapidamente que a medroxiprogesterona, portanto, na teoria, apresenta menos efeitos secundários.[14] É frequentemente utilizada em apresentação oral e provavelmente é ainda o progestágeno mais utilizado em gatos. É aconselhado iniciar o tratamento no anestro ou no interestro com uma posologia de 2,5 a 5 mg/animal/dia durante 3 a 5 dias, continuando a administração de forma semanal.[17] Foi proposto por uma equipa italiana a diminuição da dose de tratamento para 5 mg/animal a cada 2 semanas ou 2,5 mg/animal/semana, na tentativa de minimizar os efeitos secundários.[16] Se for necessário realizar o tratamento durante o estro (se o tratamento começar durante a fase folicular), tendo em conta que aumenta o risco de efeitos secundários, a administração deve ser feita na dose de 5 mg/animal/dia até à interrupção do cio (3 a 4 dias em média), continuando-se a dose de manutenção como descrito anteriormente.[16,17]

O acetato de medroxiprogesterona possui ação antigonadotrófica intensa e, como resultado, seu efeito é mais duradouro. Assim sendo, apresenta também intenso efeito progestagênico, o que o torna mais propício ao desenvolvimento de efeitos secundários, sobretudo afetando o tecido mamário e uterino. A dose recomendada pode ser de 2,5 mg/animal/semana por via oral, ou 2 mg/animal a cada 2 semanas, mais uma vez com o intuito de reduzir o aparecimento de efeitos secundários.[16] É potencialmente a progestina mais perigosa em gatos e, portanto, deve ser administrada com muito cuidado e vigilância do animal, ou mesmo evitar seu uso.[15,17]

O acetato de delmadinona e clormadinona são progestinas de origem sintética, geralmente de apresentação injetável ou oral, respectivamente. O acetato de delmadinona pode ser administrado por via subcutânea em intervalos de 6 meses com uma posologia de 2,5 a 5,0 mg/animal, idealmente no anestro ou no interestro. Similarmente, se o animal já estiver em estro, a posologia inicial deve ser de 0,5 a 1 mg/kg/dia durante 6 dias, seguida da dose de manutenção apresentada anteriormente. O acetato de clormadinona é apresentado na forma oral e pode ser administrado semanalmente na dose de 2 mg/animal.[20] Não obstante, pouca informação está disponível relativamente a essas duas moléculas para inibição de cio em gatos.

Existe uma progestina de nova geração, denominada proligestona, cuja ação antigonadotrófica é maior; no entanto, a ação progestagênica é menor que as anteriores, apresentando, em teoria, menores efeitos secundários.[3,14,15] É uma molécula frequentemente usada via injetável, subcutânea, cuja posologia é de 10 mg/kg, repetida após 3 a 4 meses e logo, a cada 5 meses.[16] A ação do efeito é de aproximadamente 8 meses após a interrupção do tratamento. Assim como com as moléculas anteriormente descritas, esse tratamento deve ser realizado durante os períodos de anestro e interestro. Os tratamentos são adaptados do tratamento feito no cão, e algumas variações na terapêutica estão descritas, como a utilização de doses de 30 mg/animal a cada 6 meses.[21]

Agonistas de GnRH

Nos últimos anos, houve uma revolução por meio do uso de agonistas do hormônio liberador de gonadotrofinas (GnRH), principalmente o acetato de deslorelina, por meio da forma de implante de liberação lenta. Recentemente também foi feita a indicação oficial do produto para gatos machos, além de cães e furões. Eles têm como objetivo abolir a secreção de esteroides sexuais pela inibição da produção de GnRH. Atualmente, o valor de mercado é substancialmente superior ao das opções anteriores.

Implantes de deslorelina

Os implantes de deslorelina agem por meio da supressão do eixo hipotálamo-hipófise-gônadas em um mecanismo que funciona em duas fases: em uma primeira etapa, há estimulação do eixo pituitário (efeito *flare-up*), liberando o FSH e o LH; em uma segunda fase, a ativação das vias resulta em uma retroalimentação negativa dos receptores de GnRH por meio da inibição do RNAm, que codifica as subunidades β das gonadotrofinas LH e FSH. Na fêmea, o efeito inicial – a indução de cio – acaba por ser, potencialmente, uma desvantagem nesse tipo de utilização, visto que o objetivo do acetato de deslorelina é a supressão do cio. Até ao momento, nenhum método satisfatório para prevenir a indução do estro após a inserção do implante foi descrito em cães ou gatos. Por sua vez, esse efeito inicial tem sido aplicado com sucesso para induzir o cio em cadelas. Portanto, dependendo do tempo em que o implante é deixado no animal, ele pode ser usado para indução (implante removido logo após a inserção) ou supressão de cio (implante deixado no animal até que ocorra a inibição das gonadotrofinas hipofisárias). A inibição reprodutiva, provocada por agonistas GnRH, foi relatada como totalmente reversível com a descontinuação do fármaco. A implantação pode ser feita na região interescapular ou na região pós-umbilical, onde é mais fácil sua remoção, caso seja necessária. Normalmente não é necessário sedar o animal para esse procedimento. A maioria dos estudos foi realizada em cadelas, por causa da importância da segurança e da eficácia no manejo zootécnico por meio dos implantes agonistas GnRH nessa espécie.

Na maioria dos gatos machos tratados com implantes de 4,7 mg de deslorelina, a esterilização química tende a iniciar-se 1 a 2 meses após o implante, enquanto a duração de ação, ou seja, o retorno da atividade reprodutiva pode aparecer entre 12 e 36 meses, dependendo do autor.[3,16] No entanto, o retorno prévio da fertilidade pode ser almejado pela remoção do implante de forma precoce; a remoção do implante após 2 meses resultou no aparecimento de um estro espontâneo em média 1,5 mês depois.[22]

Da mesma forma, o implante com acetato de deslorelina (Suprelorin® 4,7 mg) com o intuito de suprimir o estro em gatas provoca um efeito com duração para cada indivíduo que pode ser muito variável de 6 meses a 37 meses. Alguns pesquisadores obtiveram taxas de fertilidade normais após o término de um único implante, resultando na supressão da atividade reprodutiva por uma duração média de 650 dias.[23]

Dados sobre a fertilidade subsequente em gatos após o uso de um único implante de deslorelina ainda são escassos. Foi relatado que, em 8 gatos implantados, após o efeito do implante terminar, os acasalamentos com esses indivíduos culminaram em uma prolificidade de 3,3 ± 1,5 gatinho.[23] Não há relatos descrevendo o efeito de implantes repetidos de deslorelina na fertilidade pós-tratamento ou no tamanho da ninhada. No entanto, na cadela, não foi encontrada diminuição da fertilidade, nem da prolificidade das ninhadas, com um ou mais implantes repetidos de Suprelorin® 4,7 mg.[24]

MELATONINA

Aproveitando as características de sazonalidade na espécie felina, foi desenvolvida uma nova abordagem para contracepção temporária. A secreção de melatonina é controlada pelo fotoperíodo predominante, com maiores concentrações durante a fase escura. Esse período, geralmente, varia entre novembro e fevereiro no hemisfério norte e tipicamente coincide com o período de anestro. Já no hemisfério sul, ocorre o oposto. Em contrapartida, perto da linha do Equador, as gatas tendem a não apresentar sazonalidade.

Em suma, durante os períodos de ausência de luz, existem níveis aumentados de melatonina, provocando inibição da pulsatilidade de GnRH, diminuindo dessa forma a quantidade de LH e FSH, o que suspende o ciclo reprodutivo, principalmente em gatas. Conhecendo essa particularidade dessa espécie, a melatonina pode ser utilizada para inibir o cio de uma gata ou modular a época de reprodução, segundo a indicação desejada. Isso pode ser conseguido por um método natural, que consiste simplesmente em controlar a exposição do animal à luz natural, usando protocolos que mimetizam os dias curtos, isto é, pelo menos 14 horas de escuro com períodos alternados de exposição à luz. Esse tipo de método, normalmente, demora cerca de 3 semanas para começar a produzir efeitos, e a intensidade luminosa deve ser devidamente controlada (300 lux). No entanto, por causa do componente logístico necessário para a metodologia anterior, a melatonina administrada de forma exógena pode ser uma opção preferível.

Existem vários tipos de formulações para a melatonina, como a via oral, seja em apresentações líquidas seja em cápsulas ou comprimidos. Os regimes orais, segundo alguns estudos,[25,26] necessitam de administração diária, o que torna o processo por vezes pouco aceito pelos tutores, no entanto, segundo a experiência do autor, a maioria dos criadores prefere essa opção. Se o limiar da dose para determinado gato for atingido, o efeito de supressão de cio pode variar entre determinado período definido pelo proprietário que administra o produto e que pode parar o fornecimento quando assim o desejar. Existe também a possibilidade de apresentação em forma de implante subcutâneo, que é comercialmente indicado para ovinos, não tendo, ainda, indicação para uso em gatos (Melovine® 18 mg, CEVA Santé Animal). Os implantes de melatonina devem ser inseridos na região interescapular ou umbilical, sob as condições assépticas necessárias, e é importante que o implante não tenha contato com líquidos, sobretudo álcool, antes ou durante o implante. O seu efeito apresenta algumas variações em função da fase do ciclo estral em que é administrado. Iniciar o tratamento com melatonina em períodos fora da estação reprodutiva (no anestro ou antes da puberdade) não aparenta ser vantajoso.[26,27] Para maximizar o efeito, o implante de melatonina deve ser colocado durante a fase de interestro inicial. Quando inserido nessa fase, o anestro provocado é sensivelmente duas vezes mais longo que o obtido com o implante durante a fase de estro (cerca de 110 dias *vs.* 60 dias, respectivamente).[26,28]

Em fêmeas pré-púberes, o tratamento com implantes de melatonina não adiou significativamente a puberdade, embora as fêmeas fossem ligeiramente mais velhas (próximo de 40 dias a mais) quando expressavam o estro, em comparação com as fêmeas-controle. O peso corporal na puberdade foi igual para animais tratados e não tratados.[26]

Existe pouca informação disponível sobre os potenciais efeitos colaterais dos implantes de melatonina. Evidência refere a inexistência de doença uterina em animais tratados;[26,28] no entanto, os estudos precedentes tiveram um período de observação relativamente curto e envolveram animais jovens, com idades entre 1 e 4 anos de idade. Todavia, não se espera encontrar evidências de efeitos colaterais de doenças associadas aos esteroides sexuais em animais saudáveis.

CONSIDERAÇÕES FINAIS

Existe, atualmente, uma interessante gama de opções disponíveis para contracepção em gatos domésticos. A maioria das vantagens e inconvenientes para cada um deles foi discutida no capítulo. A opção para cada indivíduo deve ser cuidadosamente considerada, consoante o intuito e a finalidade do tratamento (tratamento de curta/longa duração *vs.* esterilização). As características de cada animal devem ser cuidadosamente avaliadas, existência de doenças concomitantes, idade, estado reprodutivo, doenças prévias, entre outras, pois podem influenciar a eficácia do mesmo e a ocorrência de efeitos colaterais. Outros fatores a considerar seriam a *compliance* do tutor para respeitar o calendário de administrações, os custos da terapêutica, o comportamento do felino em questão e o modo de vida do animal. Visto que nem todos os produtos atendem aos requisitos mínimos de segurança, é da responsabilidade do profissional alertar e antecipar possíveis complicações, sobretudo em medicamentos sem autorização para determinada espécie. Nos últimos anos, novos produtos têm sido estudados em gatos; embora estudos de curto prazo tenham demonstrado que são mais seguros que os progestágenos tradicionais usados como anticoncepcionais, estudos de longo prazo são necessários para investigar seus efeitos sobre a saúde da gata, principalmente sendo administrados de forma repetida ou mesmo crônica.

REFERÊNCIAS

1. Levy JK, Crawford PC. 2004: Humane strategies for controlling feral cat populations. J Am Vet Med Assoc. 2004;225:1354-60.
2. Sparkes AH, Bessant C, Cope K, Ellis SL, Finka L, Halls V et al. ISFM guidelines on population management and welfare of unowned domestic cats (Felis catus). J Feline Med Surg. 2013;15:811-7.
3. Goericke-Pesch S, Wehrend A, Georgiev P. Suppression of fertility in adult cats. Reprod Domest Anim. 2014;49 Suppl 2:33-40.
4. Stabenfeldt GH, Pedersen NC. Reproduction and reproductive disorders. In: Pedersen NC (ed.). Feline husbandry. Disease and management in the multiple-cat environment. Goleta: American Veterinary; 1991. p.129-62.
5. Tsutsui T, Stabenfeldt GH. Biology of ovarian cycles, pregnancy and pseudopregnancy in the domestic cat. J Reprod Fertil Suppl. 1993;47:29-35.
6. Fontbonne A, Garnier F. Données récentes en physiologie et endocrinologie sexuelles dans l'espèce féline. Le Point Veterinaire. 1998;29:1107-12.
7. Wildt DE, Chan SY, Seager SW, Chakraborty PK. Ovarian activity, circulating hormones, and sexual behavior in the cat. I. Relationships during the coitus-induced luteal phase and the estrous period without mating. Biol Reprod. 1981;25:15-28.
8. Feldman EC, Nelson RW. Feline reproduction. In: Canine and feline endocrinology and reproduction. St. Louis: Saunders/ Elsevier Health Sciences; 2004. p.1016-45.
9. Root MV, Johnston SD, Olson PN. Effect of prepuberal and postpuberal gonadectomy on heat production measured by indirect calorimetry in male and female domestic cats. Am J Vet Res. 1996;57(3):371-4.
10. Goericke-Pesch S. Reproduction control in cats: new developments in non-surgical methods. J Feline Med Surg. 2010;12;539-46.
11. Gudermuth DF, Newton L, Daels P, Concannon P. Incidence of spontaneous ovulation in young, group-housed cats based on serum and faecal concentrations of progesterone. J Reprod Fertil Suppl. 1997;51:177-84.

12. Stornelli MA. Particularidades fisiológicas de la reproducción en felinos. Rev Bras Reprod Anim. 2007;31:71-6.
13. Massei G, Miller LA. Nonsurgical fertility control for managing free-roaming dog populations: a review of products and criteria for field applications. Theriogenology. 2013;80:829-38.
14. Max A, Jurka P, Dobrzynski A, Rijsselaere T. Non-surgical contraception in female dogs and cats. Acta Sci Pol Zootechnica. 2014;13:3-18.
15. Kutzler M, Wood A. Non-surgical methods of contraception and sterilization. Theriogenology. 2006;66:514-25.
16. Romagnoli S, Sontas BH. Prevention of breeding in the female. In: England G, von Heimendahl A (ed.). BSAVA Manual of Canine and Feline Reproduction and Neonatology. 2.ed. Gloucester: British Small Animal Veterinary Association; 2010. p.23-33.
17. Munson L. Contraception in felids. Theriogenology. 2006;66:126-34.
18. Romagnoli S, Concannon PW. Clinical use of progestins in bitches and queens: a review. Recent Advances in Small Animals Reproduction. Ivis; 2003.
19. Payan-Carreira R. Feline mammary fibroepithelial hyperplasia: a clinical approach. In: Payan-Carreira R (ed.). Insights from veterinary medicine. London: InTech; 2013.
20. Tamada H, Kawate N, Inaba T, Sawada T. Long-term prevention of estrus in the bitch and queen using chlormadinone acetate. Can Vet J. 2003;44(5):416-7.
21. Findik M, Maral N, Aslan S. The use of proligestone, megestrol acetate and GnRH on queens with the aim of hormonal contraception. Turkish J Vet Anim Sci. 1999;23 455-9.
22. Ackermann C L, Volpato R, Destro FC, Trevisol E, Sousa NR, Guaitolini CR et al. Ovarian activity reversibility after the use of deslorelin acetate as a short-term contraceptive in domestic queens. Theriogenology. 2012;78:817-22.
23. Goericke-Pesch S, Georgiev P, Atanasov A, Albouy M, Navarro C, Wehrend A. Treatment of queens in estrus and after estrus with a GnRH-agonist implant containing 4.7 mg deslorelin; hormonal response, duration of efficacy, and reversibility. Theriogenology. 2013;79:640-6.
24. Borges P, Fontaine E, Maenhoudt C, Payan-Carreira R, Santos N, Leblond E et al. Fertility in adult bitches previously treated with a 4.7 mg subcutaneous deslorelin implant. Reprod Domest Anim. 2015;50(6):965-71.
25. Graham LH, Swanson WF, Wildt DE, Brown JL. Influence of oral melatonin on natural and gonadotropin-induced ovarian function in the domestic cat. Theriogenology. 2004;61:1061 76.
26. Faya M, Carranza A, Priotto M, Graiff D, Zurbriggen G, Diaz JD et al. Long-term melatonin treatment prolongs interestrus, but does not delay puberty, in domestic cats. Theriogenology. 2011;75:1750-4.
27. Gulyuz F, Tasal I, Uslu BA. Effects of melatonin on the onset of ovarian activity in Turkish Van cats. J Anim Vet Advances. 2009;8:2033-7.
28. Gimenez F, Stornelli MC, Tittarelli CM, Savignone CA, Dorna IV, de la Sota RL et al. Suppression of estrus in cats with melatonin implants. Theriogenology. 2009;72:493-9.
29. Johnston SD, Kustritz MV, Olson PN. The feline estrous cycle. Canine and Feline Theriogenology. Philadelphia: Saunders/Elsevier; 2001. p.396-405.

CAPÍTULO **20**

Tecnologia do sêmen e inseminação artificial em gatos domésticos

Maria Isabel Mello Martins
Myrian Megumy Tsunokawa Hidalgo

INTRODUÇÃO

O gato doméstico faz parte do grupo de 38 espécies que constituem a família *Felidae*. Colônias da espécie *Felis lybica* foram apontadas como ancestrais do gato doméstico moderno, pela concordância na análise filogenética e pelo maior potencial para domesticação.[1,2]

Indícios históricos apontam que a domesticação do gato ocorreu no Antigo Egito há pelo menos 4.500 a.C. Contudo, em 2004, estudos sobre os padrões de variação de sequência genômica de gatos e achados arqueológicos na região do Chipre apontaram que esses animais já mantinham contato com o homem há pelo menos 9.500 anos. Acredita-se que a procriação e a distribuição desses animais em diferentes regiões do planeta após sua domesticação deram início ao processo de seleção natural e aos programas de cruzamento controlado, resultando em padrões morfológicos e genéticos que constituem as raças de gatos domésticos.[1]

O gato doméstico não é a principal espécie para o uso em biotécnicas reprodutivas, quando o interesse é a multiplicação populacional, no entanto, vem assumindo papel fundamental como modelo experimental para os felinos selvagens ameaçados de extinção, por causa das semelhanças fisiológicas da família *Felidea*, da facilidade de manejo e do maior número de exemplares.[2-4] Nesse contexto, é de interesse científico e geral o desenvolvimento das biotécnicas de criopreservação dos espermatozoides, pois permite a preservação do material genético por períodos indefinidos para utilização em reprodução assistida.[2,3]

MÉTODOS DE COLHEITA DE SÊMEN

A colheita de sêmen em felinos apresenta alguns desafios, como o número total de espermatozoides e o volume do ejaculado significativamente inferior quando comparado a outras espécies. Dessa forma, quando se considera o uso na reprodução assistida, o volume se torna um desafio, pois a amostra colhida precisa ser suficientemente preservada para a análise espermática, inseminação ou criopreservação.[5]

A técnica comumente escolhida para a colheita de sêmen em felinos é a eletroejaculação (EEJ), uma vez que possibilita a obtenção do ejaculado em animais mais agressivos, que apresentem problemas de libido ou em situações em que o treinamento para colheita por vaginal artificial não seja prático ou viável.[5,6] Diferentes protocolos de estímulos elétricos têm sidos relatados,[7-10] o mais utilizado consiste em 80 estímulos divididos em três séries de 30 (10 estímulos de 2, 3 e 4 V), 30 (10 estímulos de 3, 4 e 5 V) e 20 (10 estímulos de 4 e 5 V) com intervalo de 5 minutos entre as séries.[9] No entanto, uma metodologia alternativa foi descrita, também utilizando 80 estímulos divididos em 3 séries de 30 (10 estímulos de 2, 2 e 3 V), 30 (10 estímulos de 2, 2 e 3 V) e 20 (10 estímulos de 2 e 3 V), tendo como vantagem uma colheita de sêmen eficiente mesmo utilizando baixa voltagem, uma vez que o risco de contaminação com urina aumenta em voltagens mais elevadas.[11] Cabe ressaltar que o equipamento utilizado deve ser adaptado para a espécie, com voltagem máxima de 12 V e probes retais que se diferenciam com o porte do animal[9] (Figura 1). Diversos protocolos anestésicos têm sido descritos para realizar a eletroejaculação em felinos: cetamina isolada ou associada à medetomidina[12,13] ou à dexmedetomidina,[14] ou associação de zolazepam, tiletamina e morfina.[15] Sabe-se que o sucesso da colheita, ou seja, boa qualidade do ejaculado, volume suficiente para análise e/ou criopreservação e ausência de contaminação da amostra com urina é atribuída ao protocolo anestésico administrado,[13,15] pois alguns fármacos podem promover o relaxamento do colo vesical, causando contaminação do sêmen com urina.[5] A contaminação com urina pode ocorrer quando altas voltagens (8 V) são aplicadas ou quando a probe e eletrodos estão posicionados cranialmente à próstata.

Quando a probe está posicionada corretamente, o animal cruza os membros posteriores e expões as garras durante o estímulo elétrico (Figura 2). Ademais, apesar de ser o método de eleição para felinos e trazer a possibilidade de realizar a técnica em qualquer macho sem a necessidade de treinamento prévio do animal, as desvantagens desse procedimento são a necessidade de anestesia geral, equipamento especializado e treinamento da equipe, o que gera maior custo.[2,6]

Outra opção de colheita do sêmen em gatos é o método da vagina artificial. Essa técnica possui algumas vantagens, como: o baixo custo, pode ser realizado em machos sem a necessidade de sedação e permite que a ejaculação seja completa.[5] Além disso, a confecção da vagina artificial é fácil, consiste na adaptação de um bulbo de borracha cortado, acoplado a um tubo plástico de 1,5 mL tipo *eppendorf*[16] (Figura 3). No entanto, o fator limitante dessa técnica está na necessidade de

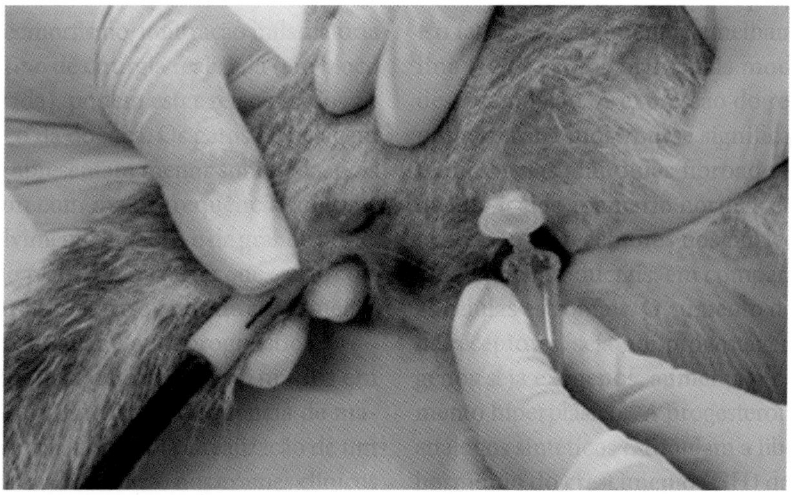

FIGURA 1 Colheita de sêmen de gato por eletroejaculação.

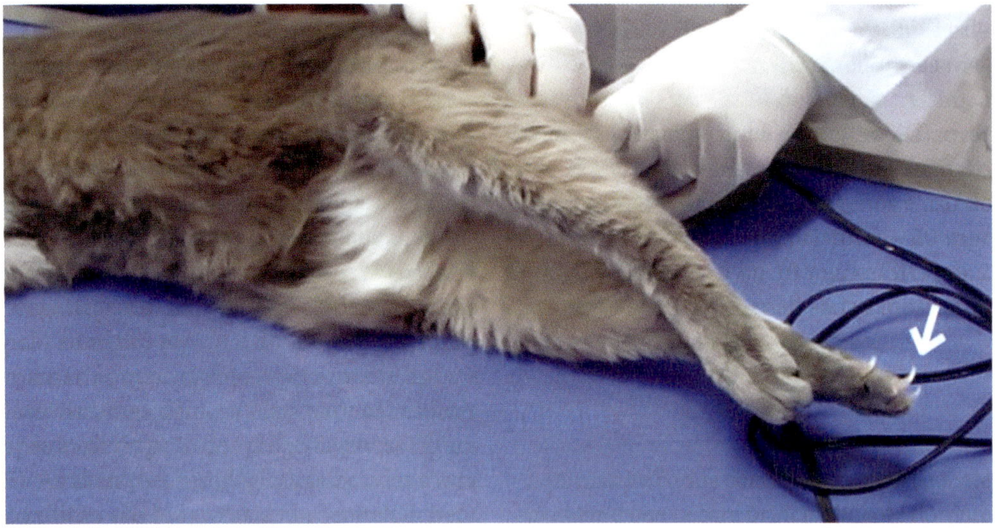

FIGURA 2 Eletroejaculação em gatos. Membros posteriores cruzados e exposição das garras durante os estímulos elétricos (seta).

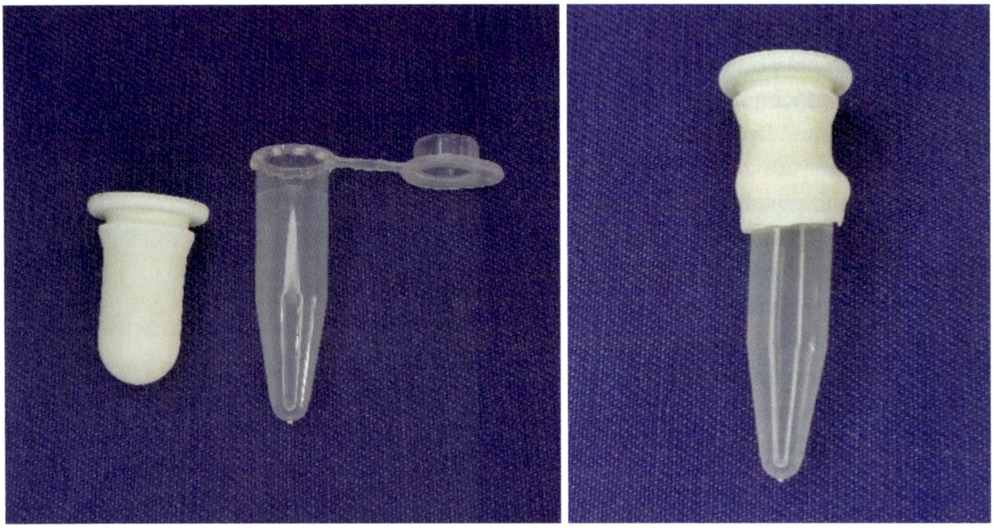

FIGURA 3 Vagina artificial para colheita de sêmen em gatos. O equipamento é um tubo plástico descartável acoplado a um bulbo de borracha cortado (conta-gotas).

um período de treinamento do animal de 2 a 3 semanas e em alguns casos até meses para conseguir colher ejaculados consistentes, e muitas vezes o treinamento é sem sucesso.[5,17] Geralmente, são utilizadas fêmeas no estro, porém o macho também pode ser treinado com uma gata submissa, castrada ou não, que aceite a monta ou um manequim de pelúcia.[6] A colheita por vagina artificial tem grande aplicabilidade em gatis, quando há colheita regularmente, porém é muito desafiador para uma única avaliação andrológica ou em ambiente clínico.[5,6] A obtenção do sêmen por lavagem vaginal pós-coito já foi descrita em gatas domésticas, porém tem pouca aplicabilidade, uma vez que é usada apenas para determinar se há ou não presença de espermatozoide.[5,18]

A colheita por cateterização uretral tem se tornado um método promissor, visto que a eletroejaculação requer um grau de treinamento da equipe e equipamento específico e, do ponto de vista ético, vem sendo cada vez mais questionada, sendo restrita em alguns países da Europa. A ejaculação farmacológica consiste na introdução de uma sonda uretral (tipo *tomcat*), após a sedação do animal com um agonista α2-adrenérgico (medetomidina ou dexmedetomidina), que permite a eliminação uretral de espermatozoides, uma vez que promove a contração dos ductos deferentes, do trígono vesical e do esfíncter da bexiga durante a ejaculação.[19] Entre os protocolos anestésicos e técnicas de cateterização uretral reportadas, os melhores resultados foram alcançados com maior dose de sedação (medetomidina: 130 μg/kg) e um único cateterismo realizado, logo após a sedação máxima ser atingida.[5] A introdução da sonda *tomcat* cerca de 15 minutos após a administração de dexmedetomidina (Dormitor®, Zoetis) foi o método que proporcionou a colheita dos melhores volumes e concentrações espermáticos. A possibilidade da reversão com uso do antagonista α2-adrenérgico, o atipamezol é uma segurança ao procedimento. Entretanto, como desvantagens têm-se a necessidade de sedação do macho e o baixo volume ejaculado, cerca de 20 μL[19] (Figura 4).

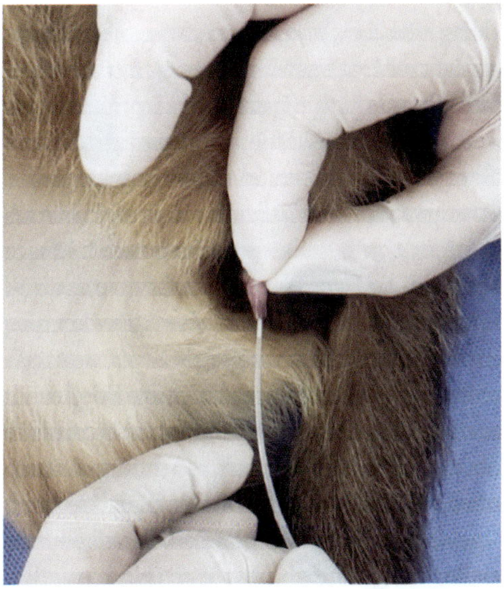

FIGURA 4 Colheita de sêmen por cateterização uretral em gatos.

A recuperação espermática da cauda do epidídimo e do ducto deferente é um método amplamente utilizado na reprodução assistida, uma vez que possibilita preservar o material genético de animais de alto valor zootécnico e/ou de grande estima *post-mortem*, sendo fundamental para os avanços nas pesquisas de preservação do gameta, principalmente para espécies ameaçadas de extinção.[20,34] A recuperação dos espermatozoides do epidídimo pode ser realizada das seguintes formas:

- Pela técnica de flutuação, no qual o epidídimo é seccionado, em contato com o meio de recuperação, e os fragmentos são mantidos em repouso para favorecer a migração dos espermatozoides para o meio.
- Por fluxo retrógrado, uma agulha ou cateter é inserido no canal deferente proximal e um meio é utilizado para lavar o conteúdo da cauda do epidídimo em um tubo plástico ou placa de Petri.
- Por fatiamento, a cauda do epidídimo é fragmentada e comprimida simultaneamente, promovendo o extravasamento do fluido epididimário para o exterior.
- Pela técnica de compressão da cauda do epidídimo e ducto deferente, com auxílio de pinças hemostáticas, depositando a secreção epididimária em meio diluente na placa de Petri[2] (Figura 5).

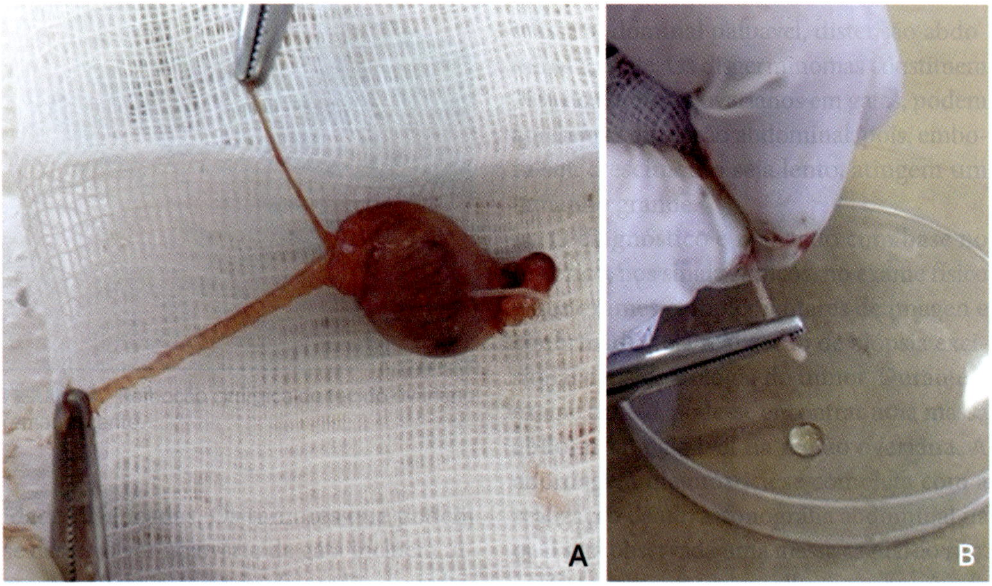

FIGURA 5 Recuperação de espermatozoides da cauda do epidídimo de gato, utilizando a técnica de compressão. A: dissecação do ducto deferente; B: compressão da cauda do epidídimo e ducto deferente em placa em meio de recuperação.

Em pequenos animais, os métodos preferencialmente utilizados são: técnica de flutuação, fluxo retrógrado e compressão da cauda do epidídimo e ducto deferente. Autores descrevem melhores resultados de morfologia quando os espermatozoides são recuperados pela técnica de fluxo retrógrado comparada à técnica de flutuação.[21,22] O método de compressão por meio de pinças hemostáticas também tem sido utilizado com bons resultados, entretanto, exige maior habilidade do técnico, visto que pode ocorrer o rompimento do ducto deferente, ocasionando a perda do material espermático.[23]

Outra técnica para a recuperação de espermatozoides é a colheita por aspiração da cauda do epidídimo *in vivo*. Esse método é derivado da medicina humana e é conhecido como aspiração percutânea de espermatozoides epididimários (*percutaneous epididymal sperm aspiration* – Pesa). O procedimento é simples e rápido e minimamente invasivo. Consiste na aspiração com agulha de espermatozoides epididimários sem incisão escrotal.[20]

AVALIAÇÃO ESPERMÁTICA

Para a avaliação espermática, a literatura recomenda que, após a colheita, o sêmen seja mantido em uma faixa de temperatura entre 35 e 37°C, protegido da luz direta.[2] Contudo, os autores deste capítulo observaram, na experiência prática, uma rápida perda de motilidade quando a amostra é mantida dentro dessas condições. Dessa forma, sugere-se que a amostra seja mantida durante a análise em temperatura ambiente, entre 22 e 30°C, uma vez que foi observada a menor perda de viabilidade espermática.

Em seguida, o sêmen é avaliado para as características macroscópicas e microscópicas. Macroscopicamente o material deve ser avaliado quanto ao volume, ao pH e à presença ou não de sangue, pus ou urina.[2]

Em gatos, o volume do ejaculado sofre variação conforme o método de colheita utilizado. Quando utilizada a técnica de EEJ, a média do volume recuperado é 200 µL, ao passo que, em ejaculados colhidos com vagina artificial, o volume varia entre 100 e 120 µL.[24] O pH é entre 6,8 e 7,4, caso seja detectado aumento do pH, acima de 7,8, pode ser indicativo de contaminação com urina. Quanto à avaliação microscópica, a amostra deve ser avaliada no mínimo para motilidade espermática, vigor, concentração e morfologia espermática. Outros exames, mais específicos, podem ser utilizados para complementar a análise, como: integridade de membrana espermática e acrossomal, fragmentação de DNA, capacitação espermática, peroxidação lipídica, índice de apoptose, teste de ligação/penetração de oócitos e fertilização *in vitro*.

A motilidade espermática é um dos parâmetros mais afetados no processo de congelação e descongelação do sêmen, pode ser avaliado de forma subjetiva, com uma amostra de sêmen colocada entre a lâmina e a lamínula, pré-aquecidas a 37 °C em microscópio óptico. A porcentagem de células móveis varia de 0 (todas as células estáticas) a 100% (todas as células em movimento). O vigor, ou seja, a qualidade de movimento progressivo dos espermatozoides, pode ser classificado de forma subjetiva, com pontuação entre 0 (nenhum movimento) e 5 (movimento progressivo retilíneo e muito rápido).[2]

Para reduzir a subjetividade na avaliação da motilidade espermática em microscopia óptica, adotou-se o uso da análise computadorizada de sêmen (sistema CASA – *Computer Assisted Sperm Analysis*) que permite a identificação da cinética espermática e o registro individual de sua trajetória, detectando mudanças sutis nos parâmetros e aprimorando a compreensão das características espermáticas. O sistema CASA avalia a motilidade espermática total (%), motilidade progressiva (%), velocidade do trajeto (VAP, µ/s), velocidade linear progressiva (VSL, µ/s), velocidade curvilinear (VCL, µ/s), amplitude de deslocamento lateral de cabeça (ALH, µm), frequência de batimento de cauda (BCF, Hz), retilinearidade [STR% = (VSL/VAP) × 100], linearidade [LIN% = (VSL/VCL) × 100], coeficiente de oscilação (WOB% = VAP/VCL × 100). Além disso, é possível calcular o número de células com velocidade rápida (RAPID, %), velocidade média (MEDIUM, %), lentas (SLOW, %) e estáticas (STATIC, %) na alíquota analisada.[2,6]

Para a determinação da concentração espermática, rotineiramente se usa uma diluição, em formol salina, glutaraldeído 2,5% tamponado ou água, de 1:100 (1 parte de sêmen + 99 partes de solução de diluição), com a leitura realizada em câmara de Neubauer. A concentração espermática (número de espermatozoide/mL) dependerá do método de colheita do ejaculado, variando de 168 a 198,88 × 10^6/mL quando colhido por EEJ (25,26) e 1,73 × 10^9/mL usando vagina artificial.[26] Cabe ressaltar que a estação do ano pode exercer influência sobre a concentração espermática dos gatos domésticos, embora naqueles que vivem nas zonas tropicais, essas variações são mínimas.[2]

Para gatos não existe nenhuma determinação quanto à quantidade máxima aceitável de defeitos morfológicos espermáticos, pois sabe-se que os felinos possuem altas proporções de espermatozoides anormais, sendo classificados como teratospérmicos, quando mais de 60% dos espermatozoides são anormais. As anormalidades espermáticas mais frequentes são macrocefalia, microcefalia, formas duplas, cauda fortemente dobrada ou enrolada, peça intermediária dobrada, gota citoplasmática proximal ou distal, inserção abaxial da peça intermediária e cabeça isolada normal.[2] A avaliação da morfologia espermática é realizada preferivelmente em um esfregaço de sêmen em lâmina de vidro, corado, realizando a contagem de 100 a 200 células em microscópio óptico (1.000 ×). Entre os corantes: vermelho-congo, Giemsa, rosa bengala e *fast green*,[27] Spermac, panótico rápido ou karras modificado, sendo os mais utilizados rosa bengala, *fast green*[27] e eosina/nigrosina.

CRIOPRESERVAÇÃO DO SÊMEN

Nos felinos, a criopreservação dos espermatozoides ainda é um desafio, pois as células teratospérmicas são mais susceptíveis a danos na membrana plasmática, induzidos pelo processo de refrigeração, assim como a reação acrossomal prematura e a criocapacitação espermática. Nesse contexto, a investigação de taxas de refrigeração e de congelação, antioxidantes, concentração de crioprotetores e técnicas de armazenamento que sejam mais adequadas para o sêmen de felinos é de extrema importância para o sucesso na preservação espermática e aplicação comercial na espécie.[6,28]

As alternativas para a criopreservação do sêmen que permitem o transporte das células em baixas temperaturas são: refrigeração (entre 4 e 15 °C) ou congelação (–196 °C). Em gatos, a refrigeração do sêmen é pouco descrita, provavelmente por causa do número reduzido de inseminações artificiais. A refrigeração e o armazenamento de sêmen a 5 °C, por até 72 horas, após a diluição em meio diluente, podem ser realizados com sucesso. Entretanto, a redução da motilidade e do vigor e o aumento de células anormais ocorrem, em sua maioria, nas primeiras 24 horas de refrigeração. A congelação do sêmen permite o armazenamento por tempo indeterminado, aumentando o potencial para conservação e transporte a longas distâncias, embora promova maiores danos às células espermáticas.[2,6]

Após a colheita e a análise espermática, o sêmen deve ser centrifugado (300 G/10 min) e diluído, de acordo com a concentração espermática do ejaculado, em um meio diluente, que forneça substrato para o metabolismo espermático. O meio diluente ideal deve conter fonte de nutrição, como açúcares (glicose, frutose ou lactose); proteção das proteínas da membrana espermática (gema de ovo ou lecitina de soja); antimicrobianos para impedir a multiplicação de microrganismos (amicacina ou penicilina e streptomicina); soluções-tampão para manutenção de pH ideal; antioxidantes para minimizar os níveis de espécies reativas a oxigênio (ROS) e crioprotetores para prevenir a formação de cristais de gelo dentro das células e manter a integridade dos espermatozoides.[2]

Os diluentes mais utilizados são a base de tampão TRIS (tris-hidroximetil-aminometano) ou do TES (ácido sulfônico N-tris-hidroximetil-metil-2-aminometano) isolados, ou em associação TRIS-TES adicionado à frutose ou à glicose, não sendo reportadas diferenças entre os dois açúcares quanto à capacidade de manutenção da qualidade espermática antes ou pós-criopreservação.[5] Entretanto, diluentes alternativos estão sendo testados com o intuito de melhorar a qualidade espermática pós-criopreservação,[28,29] entre eles a água de coco em pó (ACP®), que vem apresentado resultados promissores na criopreservação de espermatozoides epididimários.[29,30] Em gatos domésticos, o crioprotetor mais utilizado é o glicerol, que pode ser adicionado em concentrações finais de: 3%,[31] 4%,[32,33] 5%,[6,34,35] 6%[36] e 7%.[37-39] Rotineiramente, nos protocolos de criopreservação para a espécie felina, utiliza-se a gema de ovo entre 10% e 20% associada ao glicerol em concentrações finais de 5% ou 7%.[6] Não foi identificada interferência da temperatura na adição do crioprotetor, sendo a diluição em uma única etapa em temperatura ambiente mais prática, prevenindo alterações bruscas durante a manipulação das amostras a 4 °C no momento da adição do crioprotetor.[2]

Após a diluição e o envase em palhetas de 0,25 mL, lacradas, preferencialmente, com álcool polivinílico, as amostras seminais são levadas à refrigeração em equipamento de temperatura controlada (4 a 5 °C). Se esse processo não for controlado adequadamente, pode ocasionar danos oxidativos à célula espermática, por causa da produção de espécies reativas de oxigênio em decorrência do aumento da permeabilidade celular. Além disso, são reportados danos parcialmente irreversíveis à motilidade espermática, alterações em membranas acrossomal e plasmática, diminuição da atividade metabólica e perda dos componentes intracelulares.[2,39] Cabe ressaltar, que o controle da curva de refrigeração é fundamental para que os espermatozoides interajam com os crioprotetores e ocorra a desidratação gradativa da célula, de modo a reduzir as crioinjúrias. Em felinos, preconiza-se curvas lentas, sendo o arrefecimento a 4 °C por 1[40] ou 2 horas[28] nos protocolos de criopreservação. Durante a refrigeração, as palhetas devem ser acomodadas em uma grade de metal que deve estar na mesma temperatura. Após a refrigeração, a grade de metal contendo as palhetas deverá ser posicionada em uma caixa de poliestireno expandido (38 × 15 × 24 cm) preenchida com 4 cm de nitrogênio líquido, entre 3,5 e 8 cm (mais comum entre 4 e 6 cm) acima do nível do nitrogênio líquido. A congelação dos espermatozoides de fato ocorre quando as palhetas são submetidas ao vapor de nitrogênio (–70 °C);[2] esse processo pode variar de 20,[34] 15[41] a 10 minutos,[42] após esse período, as palhetas devem ser imersas em N_2L (–196 °C) e armazenadas em botijão criogênico, onde poderão ser mantidas por tempo indeterminado.[2]

Em relação à descongelação, várias são as temperaturas (37, 38, 42, 65 e 70 °C) e tempos (5 a 30 s) descritos.[2,3,6] A escolha do protocolo de descongelação depende da curva de congelação adotada, sendo assim, espermatozoides submetidos à congelação lenta serão destinados à descongelação lenta, para permitir a completa dissolução dos cristais de gelo extracelulares, a diluição dos solutos no meio e a reidratação lenta das células. Por sua vez, espermatozoides congelados em curvas rápidas devem ser descongelados rapidamente, a fim de impedir a recristalização do gelo intracelular e consequente criação de pequenos cristais que possam causar danos à estrutura celular.[2,40]

INSEMINAÇÃO ARTIFICIAL EM GATAS

Histórico

A primeira inseminação artificial (IA) bem-sucedida em gatos domésticos foi relatada na década de 1970, utilizando sêmen fresco via intravaginal.[17] Em 1978, relataram o nascimento de filhotes, após a IA intravaginal com sêmen congelado.[43] A realização da inseminação intrauterina por laparoscopia[44] e celiotomia, depositando o sêmen diretamente no lúmen uterino ou ovidutos das fêmeas, foi efetiva, porém o grau de intervenção cirúrgica restringiu a aplicabilidade.[45-47]) Os métodos de IA transcervicais foram desenvolvidos com o objetivo de eliminar a necessidade de procedimentos cirúrgicos.[48,49]

Apesar da IA ser uma técnica aplicada na reprodução assistida em cães, assim como nas outras espécies, nos gatos domésticos, não é comercialmente utilizada com frequência, provavelmente pela necessidade de indução da ovulação e pelo número restrito de gatis comerciais que investem em biotecnologias reprodutivas.

Considerações sobre aspectos reprodutivos dos felinos

A vagina da gata se estende caudalmente à cérvix até a região cranial do orifício uretral externo, no início do vestíbulo vaginal. O comprimento total, da porção cranial até a vulva, é de 40 a 45 mm, com estreitamento na porção cranial, ao longo de 25 mm e diâmetro entre 1,5 e 2,0 mm. Durante as fases do ciclo estral, a gata sofre variações hormonais que geram mudanças tanto no comportamento sexual como na morfofuncionalidade do trato reprodutivo. As principais modificações incluem: aumento do comprimento do fórnix, redução da altura da vagina cranial e diminuição da largura do ângulo formado entre os eixos cervical e vaginal. Essas variações poderiam explicar as maiores taxas de sucesso durante o procedimento de cateterização da cérvix durante ou próximo ao período folicular.[50,51]

O estudo sobre a distribuição de espermatozoides no trato reprodutivo de gatas domésticas após acasalamento identificou espermatozoides na tuba uterina 30 minutos após o acasalamento e indicou que uma grande proporção de espermatozoides é perdida durante as fases iniciais de transporte, provavelmente essa perda esteja ligada à cérvix e à junção uterotubárica que servem como principais barreiras durante o transporte inicial de espermatozoides no útero da gata.[50,52]

Indução da ovulação

O estímulo mecânico originado pelo coito nas gatas domésticas é indispensável para que ocorra o desencadeamento da ovulação. Dessa forma, são necessários estímulos mecânicos ou hormonais para a indução da ovulação na realização da IA. Diversos protocolos são descritos, porém os mais rotineiros incluem a gonadotrofina coriônica equina (eCG) para indução do estro e a gonadotrofina coriônica humana (hCG) para indução da ovulação, ambas têm meia-vida longa e podem permanecer na circulação por 120 (eCG) e 96 horas (hCG).[4,50]

Os primeiros estudos a respeito da indução da ovulação em gatas domésticas reportaram a utilização de diferentes concentrações de hCG, das quais 37,5 e 50 UI foram as que obtiveram o maior número de oócitos ovulados.[17] Enquanto a utilização de 75 ou 100 UI em dose única do hCG não apresentaram diferenças quanto a indução ou ao número de oócitos ovulados.[44] Por sua vez, fêmeas do 2º ao 4º dia do estro natural obtiveram 100% de ovulações com 100 UI de hCG em duas doses com intervalo de 24 horas e de 91,7% com 250 UI de hCG em dose única.[16]

A IA pode ser realizada após a indução com hormônios, sendo consenso entre os estudos que 30 horas seja o período que se obteve melhores resultados de IA.[46] Achados indicam que com apenas uma aplicação de hCG em doses mais baixas (25 a 50 UI) a ovulação ocorreu entre 26 e 27 horas e que a IA ou a monta natural pode resultar em gestação quando realizadas até 49 horas após a indução.[17] Estudo semelhante também demonstrou que, com 2 aplicações de 100 UI ou dose única de 250 UI de hCG, foi possível obter 100% de taxa de ovulação, 30 horas após a indução.[46]

Para realizar a inseminação artificial intravaginal (IAIV), embora a sedação não seja essencial, o uso dela facilita o posicionamento da sonda de inseminação e evita a ocorrência da reação pós-coito, a qual é resultante da estimulação intravaginal induzida pela sonda.[4] A sedação é indispensável para a realização da inseminação artificial intrauterina (IAIU), visto que esta técnica requer procedimento cirúrgico ou passagem de uma sonda pela cérvix. Em estudo de Howard et al.[44] foi observado que a anestesia com cetamina (25 mg/kg) realizada previamente à ovulação, 25 a 33 horas, após administração do hCG, pode comprometer o processo de ovulação com aumento no número de folículos não ovulados e redução na taxa de concepção comparada à taxa obtida com IA após a ovulação, 31 a 50 horas, após hCG (pré--ovulação: 14% × pós-ovulação: 50%). Desse modo, em casos em que o protocolo anestésico se faz necessário, a IA deve ser realizada 30 a 35 horas após administração do hCG.

A indução da ovulação pode ser realizada utilizando machos vasectomizados[43] ou por meio de estimulação mecânica da vagina com um *swab* de algodão estéril, a cada 30 minutos, por cinco vezes; o estresse em decorrência de transporte e manipulação pode tornar esse método ineficaz.[50]

INSEMINAÇÃO ARTIFICIAL

O sêmen pode ser depositado no fundo de vagina, no útero por celiotomia, laparoscopia ou via transcervical e via intratubárica. O local de deposição do sêmen, quando se utiliza o sêmen congelado/descongelado, interfere nos resultados de gestação, visto que o tempo de sobrevivência desses espermatozoides é, significativamente, menor em comparação com o sêmen fresco.[4,50]

Inseminação intravaginal

Para a IAIV, na maioria das vezes, não é necessária a anestesia, porém, em gatas mais agressivas ou inquietas, é indicada a sedação ou anestesia. A inseminação pode ser realizada com um cateter uretral rígido para gatos, com diâmetro de 1 mm[53] ou sonda rígida fina de 9 cm × 1,5 mm.[54]

Com a fêmea posicionada em decúbito dorsal ou lateral com o posterior elevado, o cateter, ou a sonda, é introduzido em direção cranial, aproximadamente 3 a 4 cm, o mais próximo possível da abertura cervical, onde se faz a deposição do sêmen com uma seringa de 1 mL. Após a inseminação, a gata deve ser mantida com os membros posteriores elevados em ângulo de 45°, durante 10 a 20 minutos, com o intuito de se evitar o refluxo e facilitar a infusão do sêmen para o interior do útero. O volume utilizado para IAIV é descrito entre 50 e 100 μL, e a concentração espermática varia entre 0,5 e 100 × 10^6 espermatozoides (sptz) com sêmen fresco ou congelado.[50] As diferenças nas taxas de concepção entre os estudos variam para o sêmen fresco e congelado e podem ter ocorrido por causa das condições experimentais, bem como da concentração e da qualidade espermática e do estro natural ou induzido das gatas inseminadas (Tabela 1).

Inseminação intrauterina

A técnica de IAIU consiste na deposição do sêmen diretamente no interior do útero e tem como vantagem a necessidade de menor quantidade de espermatozoides na dose inseminante e maiores chances de gestação, podendo ser associada ao uso de sêmen fresco ou descongelado. Existem várias técnicas de IAIU, como: celiotomia, laparoscopia e cateterização transcervical. A IAIU pode ser realizada em um ou nos dois cornos uterinos, entretanto, o ideal é que o sêmen seja infundido no corno uterino com o maior número de folículos ovarianos ou ovulações. Para a inseminação, o volume (30 a 500 μL) e a concentração espermática (6,6 a 100 × 10^6 sptz) podem variar conforme o uso de sêmen fresco e congelado, proveniente do epidídimo ou do ejaculado.[50]

A IA por celiotomia ou laparoscopia permite a deposição do sêmen dentro do útero. O desafio da técnica está associado à necessidade de cirurgia e anestesia. Para a técnica de IA por laparoscopia, o abdome é insuflado com CO_2 utilizando uma agulha de verres ou utilizando-se da técnica aberta. A óptica é conectada a uma fonte de luz e uma câmera é introduzida na cavidade por meio de um trocater, possibilitando a visibilidade da cavidade e dos cornos uterinos. Um segundo trocater é introduzido e então posicionado

TABELA 1 Taxas de gestação em gatas domésticas obtidas após inseminação artificial (IA) com espermatozoides a fresco e após descongelação

Local deposição do sêmen	Sêmen	Dose inseminante (× 10^6)	Estro	Momento da IA pós-hCG (horas)	Taxa de gestação (%)	Referência
Intravaginal	Fresco (ejaculado)	0,5 e 1,25 5 e 10 25 e 50	Natural e hCG	0 e 24	9,38 21,88 18,75	Sojka et al., 1970
Intravaginal	Fresco (ejaculado)	5	Natural e hCG	24	75	Sojka et al., 1970
Intravaginal	Fresco (ejaculado)	20 40 80	Natural e hCG	15 a 30	6,6 33,3 77,8	Tanaka et al., 2000
Intravaginal	Congelado (ejaculado)	50 a 100	Natural ou induzido (FSH e hCG)	24 e 48	10,6	Platz et al., 1978
Intrauterino bilateral (laparoscopia)	Fresco (ejaculado)	0,9 a 74	Induzido (eCG e hCG)	80	50	Howard et al., 1992
Intrauterino unilateral (laparoscopia)	Fresco (ejaculado)	2 4 8	Natural e hCG	15, 20 e 30	12,5 31,3 80	Tsutsui et al., 2000
Intrauterino unilateral (laparoscopia)	Congelado (ejaculado)	100	Natural e hCG	20	57,1	Tsutsui et al., 2000
Intrauterino unilateral (laparoscopia)	Congelado (epidídimo)	50	Natural e hCG	20	27,3	Tsutsui et al., 2003
Intrauterino (transcervical)	Fresco Congelado (ejaculado)	10 30	Natural e hCG	25 a 30	50 50	Zambelli e Castagnetti, 2001
Intrauterino (transcervical)	Congelado (ejaculado)	20	Natural e hCG	28	41,7	Chatdarong et al., 2007
Intrauterino (laparotomia)	Congelado (ejaculado)	25	hCG	30	75%	Villaverde et al., 2009
Intratubárico bilateral	Fresco (ejaculado)	2 4	Natural e hCG	15 a 30	25 42,9	Tsutsui et al., 2001
Intratubárico unilateral	Congelado (epidídimo)	10	Natural e hCG	24 30	80 20	Toyonaga et al., 2011

uma pinça de apreensão. Por meio da pinça, o útero é apreendido na região da bifurcação dos cornos e posicionado rente à parede abdominal. Via transparietal, é introduzido um cateter venoso (22 G) dentro do lúmen, permanecendo apenas a porção flexível do cateter no lúmen uterino, e feita a deposição do sêmen.[50]

Na celiotomia, é feita uma pequena incisão (2 cm) na linha média na região retroumbilical. Após a localização e a exposição parcial do útero, é inserido um cateter (22 G) próximo ao ápice de um dos cornos, permanecendo apenas a porção flexível do cateter no lúmen uterino. Assim como na laparoscopia, na celiotomia o sêmen também deverá ser colocado em uma seringa de 1 mL, acoplada ao cateter, e depositado no lúmen uterino.

Em relação a técnica transcervical, vários modelos de sondas foram propostos. Os primeiros estudos descreveram a cateterização da cérvix em gatas com o objetivo de colher embriões via transcervical. O desafio da técnica foi associado à prega dorsal média, que impede que o cateter seja direcionado para o orifício cervical, podendo ocorrer perfuração do fórnix por causa da utilização de cateter e agulha, mesmo com a ponta arredondada.[55] Posteriormente, foi utilizado um cateter urinário de polipropileno adaptado (2,7 a 2,8 mm) como espéculo e uma sonda *tomcat* (3,5 Fr). O espéculo posicionado na região do fórnix vaginal permitiu a passagem dos cateteres pelo óstio cervical, impedindo que fosse direcionado para o fórnix.[56,57] Em 2001, foi descrita a primeira IA via transcervical, utilizando sêmen fresco e descongelado de gatos. A técnica propõe o uso de cateter *tomcat*, acoplado a uma agulha com a ponta arredondada (0,65 mm diâmetro × 30 mm comprimento) inserida na extremidade cortada. O cateter é introduzido na vagina até 2 cm da porção cranial da cérvix e guiado pela região do canal cervical, até que seja possível palpar a ponta do cateter e o colo do útero com o dedo indicador no reto. Já na cérvix, o cateter desliza facilmente até atingir o colo do útero. A palpação transretal facilita a cateterização (o operador sente a passagem do cateter) e, ao mesmo tempo, diminui o risco de perfuração[48] (Figura 6).

Em outro estudo que descreveu a IA via transcervical, foram utilizadas uma sonda urinária (1,5 mm) como espéculo vaginal e a sonda *tomcat* (1,0 mm) como cateter transcervical. A cateterização transcervical foi realizada inserindo o espéculo na vagina até que nenhum movimento pudesse ser realizado. Em seguida, o cateter transcervical foi introduzido no espéculo até sua abertura

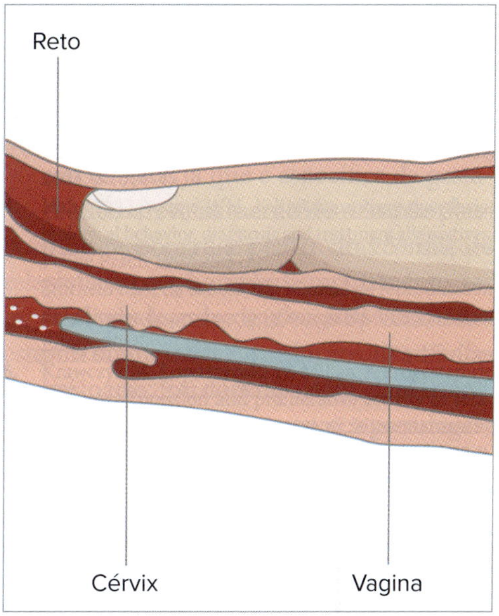

FIGURA 6 Representação esquemática da cateterização transcervical na gata.
Fonte: adaptado de Zambelli e Cunto.[58]

cranial e direcionado dorsalmente até o canal cervical e o colo de útero. Portanto, a utilização dos cateteres transcervicais com diâmetros menores facilita a passagem pela vagina cranial estreita no nível do colo do útero.[48] É importante considerar que pode existir uma variação nas taxas de gestação dependendo da técnica utilizada, da concentração da dose inseminante e do tipo de sêmen utilizado, se fresco ou descongelado (Tabela 1). A Figura 7 descreve a IA transcervical com sonda rígida.

Inseminação intratubárica

A primeira descrição de IA intratubárica em gatas foi utilizando sêmen fresco, com deposição bilateral na ampola da tuba uterina. Foram utilizadas diferentes concentrações, sendo a gestação detectada em 25% das fêmeas inseminadas com 2×10^6 sptz e 42,9% nas fêmeas inseminadas com 4×10^6 sptz[47]. Posteriormente, com espermatozoides epididimários criopreservados, obtiveram-se

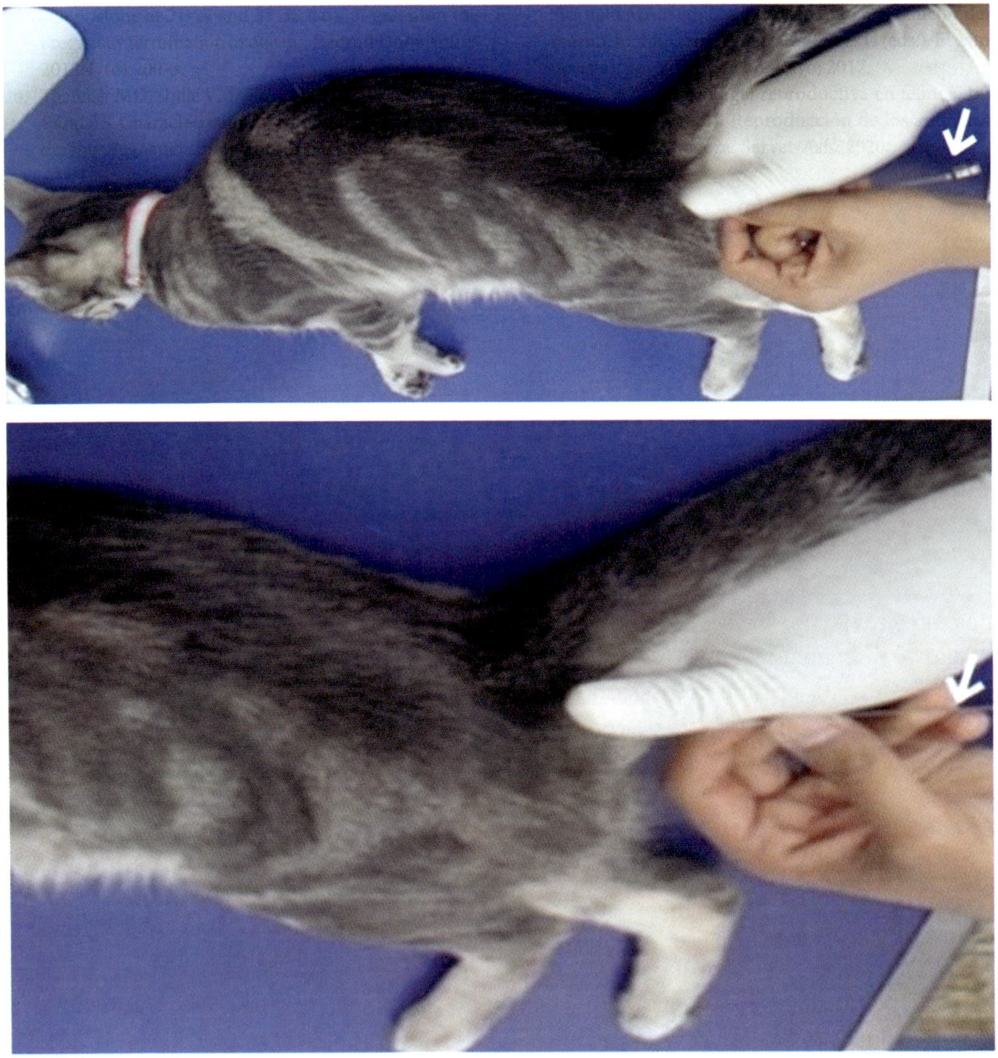

FIGURA 7 Inseminação artificial intrauterina transcervical com sonda rígida em gatas, guiada por palpação transretal, após anestesia.

taxas de gestação de 80% em gatas inseminadas após 24 horas da indução da ovulação e 20% quando inseminadas 30 horas após a aplicação do hCG.[45]

A taxa de gestação na inseminação intratubárica é superior, principalmente quando utilizado sêmen fresco, comparada à inseminação intrauterina em gatas. Além disso, outra vantagem da deposição do sêmen diretamente no interior do útero ou tubas é a necessidade de uma menor quantidade de espermatozoides comparada a IAIV[4] (Tabela 1).

CONSIDERAÇÕES FINAIS

A conservação dos espermatozoides de gato doméstico tem despertado crescente interesse científico, visto que, além de ser modelo para o desenvolvimento de protocolos de criopreservação aplicáveis a felídeos em situação de risco, a criação comercial vem sendo intensificada. A investigação de novos diluentes e curvas de refrigeração, congelação/descongelação mais eficientes é fundamental para a implantação de criobancos de germoplasma em criatórios comerciais e em programas de conservação de espécies felídeas.

Os relatos de IA comercial em gatos são escassos. Os resultados obtidos até o momento apresentam variação considerável entre os estudos, dependendo do tipo e da dose inseminante utilizadas e do local de deposição dos espermatozoides. Sem dúvida, mais estudos devem ser conduzidos para identificar os principais fatores necessários para obter consistentemente taxas de concepção satisfatórias, de modo que a IA possa se tornar uma técnica aplicável para aumentar a produção de genótipos desejáveis, tanto para fins de melhoramento genético das raças como de conservação de espécies ameaçadas de extinção.

REFERÊNCIAS

1. Driscoll CA, Clutton-Brock J, Kitchener AC, O'Brien SJ. The taming of the city. Genetic and archaeological findings hint that wilcats became housecats earlier – and in a different place – than previously thought. Sci Am. 2009;300(6):68-75.
2. Martins MIM, Souza FF, Ackermann CL. Biotécnicas do sêmen. In: Apparício M, Vicente WR., editors. Reprodução e Obstetrícia em cães e gatos. São Paulo: MedVet; 2015. p. 371-93.
3. Chatdarong K. Retained fertilizing capability in cryopreserved feline spermatozoa. Reprod Domest Anim. 2017;52:261-4.
4. Villaverde AIBS, Lopes MD. Inseminação artificial em gatos domésticos utilizando sêmen criopreservado. Rev Bras Reprod Anim. 2007;31(Xvii):77-83.
5. Johnson AK. Assisted Reproduction in the Male Cat. Vet Clin North Am – Small Anim Pract. 2018;48(4):511-21.
6. Martins MIM, Justino RC. Criopreservação espermática em felinos: estado da arte. Rev Bras Reprodução Anim. 2015;39(1):129-35.
7. Wildt DE, Bush M, Howard JG, O'Brien SJ, Meltzer D, Van Dyk A, et al. Unique seminal quality in the South African cheetah and a comparative evaluation in the domestic cat. Biol Reprod. 1983;29:1019-25.
8. Howard JG, Pursel VG, Wildt DE, Bush M. Comparison of various extenders for freeze-preservation of semen from selected captive wild ungulates. J Am Vet Med Assoc. 1981;179:1157-61.
9. Howard JG, Brown JL, Bush M, Wildt DE. Teratospermic and Normospermic domestic cats: ejaculate traits, pituitary – gonadal hormones, and improvement of spermatozoal motility and morphology after swim-up processing. J Androl. 1990;11(3):204-15.
10. Howard JG. Semen collection and analysis in carnivores. In: Zoo and wild animal medicine: current therapy. Fowler ME. Philadelphia: WB Saunders; 1993. p. 390-9.
11. Martins MI., Levy X, Nuldeman N, Routier JY, Elbaz JM, Fontbonne A. New stimulation protocol of eletroejaculation for semen collection in cheetahs. In: XIX EVSSAR Congress. 2016. p.11.
12. Souza AK, Trautwein LGC, Paranzini CS, Perencin FM, Cardoso GS, Martins MIM. Influence of cooling temperature in sperm subpopulations of domestic cats. Anim Reprod Sci. 2018;189(June 2017):1-10.
13. Zambelli D, Cunto M, Prati F, Merlo B. Effects of ketamine or medetomidine administration on quality of electroejaculated sperm and on sperm flow in the domestic cat. Theriogenology. 2007;68:796-803.
14. Trautwein LGC, Cardoso GS, Almeida ABM, Hidalgo MMT, Haddad Neta J, Paranzini CS, et al. Correlation between sperm kinetics and Doppler velocimetry of domestic feline testicular artery. In: 22nd EVSSAR Congress. 2019. p.54.
15. Ackermann CL, Souza NR, Trevisol E, Volpato E, Lopes MD. Avaliação da associação de tiletamina, zolazepam, tramadol e isoflurano na coleta de sêmen de gatos domésticos por eletroejaculação. In: XX Congresso Brasileiro de Reprodução Animal. 2013. p.91.
16. Tanaka A, Kuwabara S, Takagi Y, Nakagawa K, Fujimoto Y, Murai M, et al. Effect of ejaculation intervals on semen quality in cats. J Vet Med Sci. 2000;62(11):1157-61.
17. Sojka NJ, Jennings LL, Hammer CE. Artificial insemination in the cat (Felis catus). Lab Anim Care. 1970;20:198-204.
18. Sojka NJ. Management of artificial breeding in cats. In: Current therapy in theriogenology: diagnosis, treatment and prevention of reproductive diseases in large and small animals. Philadelphia: WB Saunder; 1986. p. 805-8.
19. Zambelli D, Prati F, Cunto M, Iacono E, Merlo B. Quality and in vitro fertilizing ability of cryopreserved cat spermatozoa obtained by urethral catheterization after medetomidine administration. 2008;69:485-90.
20. Luvoni GC, Morselli MG. Canine epididymal spermatozoa: a hidden treasure with great potential. 2017;52:197-201.
21. Paula TAR, Silva T, Bergo L, Carazo LRB, Mateus L. Effect of different media used during the collection of spermatozoa from the tail of the epididymis in the dog. In: Congress European Veterinary Society for Small Animal Reproduction-EVSSAR. 2018. p.21.

22. Lopes STP, Filho MACS, Silva JHL, Barros FN, Branco MAC, Evangelista LSM, et al. Efficiency of two techniques for recovering epididymal spermatozoids from dogs and seminal evaluation post cryopreservation. Arq Bras Med Vet e Zootec. 2020;72(5):1758-66.
23. Savi PAP, Motheo TF, Padilha-Nakaghi LC, Pires-Buttler E, Vicente WRR. Técnica modificada de compressão do ducto deferente e cauda do epidídimo para obtenção de espermatozoides caninos. Investigação. 2015;14(1):18-22.
24. Johnston SD, Kustriz MVR, Olson PNS. Canine and feline theriogenology. Philadelphia: Saunders Elsevier; 2001. 592p.
25. Axnèr E, Linde-Forsberg C. Semen collection and assessment, and artificial insemination in the cat. In: Concannon PW England, G Verstegen, J Linde-Forsberg, C Recent Advances in Small Animal Reproduction. New York: International Veterinary Information service, Ithaca NY; 2002.
26. Zambelli D, Cunto M. Semen collection in cats: Techniques and analysis. Theriogenology. 2006;66(2):15965.
27. Pope CE, Zhang YZ, Dresser BL. A simple staining method for evaluation acrossomal status of cat spermatozoa. J Zoo Wildl Med. 1991;22(1):87-95.
28. Brusentsev E, Kizilova E, Mokrousova V, Kozhevnikova V, Rozhkova I, Amstislavsky S. Characteristics and fertility of domestic cat epididymal spermatozoa cryopreserved with two different freezing media. Theriogenology. 2018;110:148-52.
29. Barbosa B de S, Izzo RG, Silva HVR, Nunes TGP, Brito BF, Silva TFP da, et al. Recovery and cryopreservation of epididymal sperm from domestic cat using powdered coconut water (ACP-117c) and TRIS extenders. Cryobiology. 2020;92(August 2019):103-8.
30. Lima DBC, Silva TFP, Aquino-Cortez A, Pinto JN, Caldini BN, Magalhães FF, et al. Epididymal sperm evaluation of domestic cats after recovery with ACP--117c or Tris egg yolk addition and cooling at 4° C for 24h. Cienc Anim. 2014;24(01):3-10.
31. Thuwanut P, Arya N, Comizzoli P, Chatdarong K. Effect of extracellular adenosine 5'-triphosphate on cryopreserved epididymal cat sperm intracellular ATP concentration, sperm quality, and in vitro fertilizing ability. Theriogenology. 2015;84(5):702-9.
32. Zambelli D, Caneppele B, Castagnetti C, Belluzzi S. Cryopreservation of cat semen in straws: Comparison of five different freezing rates. Reprod Domest Anim. 2002;37(5):310-3.
33. Villaverde AISB, Mello CM, Martin I, Ferreira TH, Papa FO, Taconeli CA, et al. Comparison of efficiency between two artificial insemination methods using frozen – thawed semen in domestic cat (Felis catus) artificial insemination in domestic cats. Anim Reprod Sci. 2009;114:434-42.
34. Buranaamnuay K. Determination of appropriate cryopreservation protocols for epididymal cat spermatozoa. Reprod Domest Anim. 2015;50(3):378-85.
35. Buranaamnuay K. Cryopreservation and storage of cat epididymal sperm using -75 °C freezer vs liquid nitrogen. Anim Reprod Sci. 2018;191(December 2017):56-63.
36. Prochowska S, Niżański W, Partyka A. Comparative analysis of in vitro characteristics of fresh and frozen--thawed urethral and epididymal spermatozoa from cats (Felis domesticus). Theriogenology. 2016;86(8):2063-72.
37. Tsutsui T, Tanaka A, Nakagawa K, Fujimoto Y, Murai M, Anzai M, et al. Unilateral intrauterine horn insemination of frozen semen in cats. J Vet \Med Sci. 2000;62:1247-51.
38. Tsutsui T, Wada M, Anzai M, Hori T. Artificial insemination with frozen epididymal sperm in cats. J Vet Med Sci. 2003;65:397-9.
39. Cheuquemán C, Faúndez R, Sánchez R, Risopatrón J. Changes in sperm function and structure after freezing in domestic cat spermatozoa. Andrologia. 2018;50(9):1-8.
40. Buranaamnuay K. Protocols for sperm cryopreservation in the domestic cat: a review. Anim Reprod Sci. 2017;183(November 2016):56-65.
41. Klaus C, Eder S, Franz C. Successful cryopreservation of domestic cat (Felis catus) epididymal sperm after slow equilibration to 15 or 10 °C. Reprod Domest Anim. 2016;51:195-203.
42. Thuwanut P, Arya N, Comizzoli P, Chatdarong K. Effect of extracellular adenosine 5 0 -triphosphate on cryopreserved epididymal cat sperm intracellular ATP concentration , sperm quality, and in vitro fertilizing ability. Theriogenology. 2015;84(5):702-9.
43. Platz CC, Wildt DE, Seager SWJ. Pregnancy in the domestic cat after artificial insemination with previously frozen spermatozoa. Reproduction. 1978 Mar;52(2):279-82.
44. Howard JG, Barone MA, Donoghue AM, Wildt DE. The effect of pre-ovulatory anaesthesia on ovulation in laparoscopically inseminated domestic cats. J reprod Fert. 1992;96(1):175-86.
45. Toyonaga M, Sato Y, Sasaki A, Kaihara A, Tsutsui T. Artificial insemination with cryopreserved sperm from feline epididymides stored at 4 °C. Theriogenology. 2011;76(3):532-7.
46. Tsutsui T, Tanaka A, Takagi Y, Nakagawa K, Fujimoto Y, Murai M, et al. Unilateral intrauterine horn insemination of fresh semen in cats. j Vet Med Sci. 2000;62:1241-5.
47. Tsutsui T, Tanaka A, Hori T. Intratubal insemination with fresh semen in cats. J reprod Fert. 2001;57:347-51.
48. Zambelli D, Castagnetti C. Transcervical insemination with fresh or frozen semen in the domestic cat: new technique and preliminary results. In: 5th Annual Conference of the European Society for Domestic Animal Reproduction (ESDAR). Vienna, Austria; 2001. p.34.
49. Chatdarong K, Axnér E, Manee-In S, Thuwanut P, Linde-Forsberg C. Pregnancy in the domestic cat after vaginal or transcervical insemination with fresh and frozen semen. Theriogenology. 2007;68(9):1326-33.

50. Souza FF, Martins MIM, Tavares DC. Inseminação artificial em gatas. In: Apparício M, Vicente WRR, editors. Reprodução e obstetrícia em cães e gatos. São Paulo: MedVet; 2015. p. 413-21.
51. Watson PF, Glover TE. Vaginal anatomy of the domestic cat (Felis catus) in relation to copulation and artificial insemination. J Reprod Fertil. 1993;47:355-9.
52. Chatdarong K, Lohachit C, Linde-Forsberg C. Distribution of spermatozoa in the female reproductive tract of the domestic cat in relation to ovulation induced by natural mating. Theriogenology. 2004;62(6):1027-41.
53. Zambelli D, Buccioli M, Castagnetti C, Belluzzi S. Vaginal cervical anatomic modification during the oestrus cycle in relation to transcervical catheterization in the domestic cat. Reprod Domest Anim. 2004;39:76-80.
54. Tanaka A, Takagi Y, Nakagawa K, Fujimoto Y, Hori T, Tsutsui T. Artificial intravaginal insemination using fresh semen in cats. J Vet Med Sci. 2000;62(11):1163-7.
55. Hurlbut SL, Bowen MJ, Kraemer DC. The feasibility of transcervical catheterization and nonsurgical embryo collection in the domestic cat. Theriogenology. 1988;29:264.
56. Swanson WF, Godke R. Transcervical embryo transfer in the domestic cat. lab anim care. 1994;44:288-91.
57. Chatdarong K, Lohachit C, Ponglowhapan S, Linde-Forsberg C. Transcervical catheterization and cervical patency during the estrus cycle in domestic cat. J Reprod Fertil. 2001;57:353-6.
58. Zambelli D, Cunto M. Transcervical artificial insemination in the cat. 2005;64:698-705.

Índice remissivo